Das Unsagbare

Die Arbeit mit Traumatisierten im Behandlungszentrum für Folteropfer Berlin

Springer-Verlag Berlin Heidelberg GmbH

A. Birck C. Pross J. Lansen (Hrsg.)

Das Unsagbare

Die Arbeit mit Traumatisierten im Behandlungszentrum für Folteropfer Berlin

Festschrift zum 10jährigen Bestehen des Behandlungszentrums für Folteropfer Berlin

Springer

Dr. phil. Angelika Birck
Dr. med. Christian Pross
Dr. med. Johan Lansen
Behandlungszentrum für Folteropfer e.V.
Klinikum Westend
Spandauer Damm 130
14050 Berlin

e-mail: mail@bzfo.de
http://www.folteropfer.de

Mit freundlicher Unterstützung der Ärztekammer Berlin
und der Firma Gambro

ISBN 978-3-642-62864-1

Die Deutsche Bibliothek – CIP-Einheitsaufnahme
Das Unsagbare: die Arbeit mit Traumatisierten im Behandlungszentrum für Folteropfer Berlin/Hrsg.: Angelika Birck ... – Berlin; Heidelberg; New York; Barcelona; Hongkong; London; Mailand; Paris; Tokio: Springer, 2002

ISBN 978-3-642-62864-1 ISBN 978-3-642-56086-6 (eBook)
DOI 10.1007/978-3-642-56086-6

http://www.springer.de

Originally published by Springer-Verlag Berlin Heidelberg New York in 2002
Softcover reprint of the hardcover 1st edition 2002

Einbandgestaltung: de'blik, Berlin

Gedruckt auf säurefreiem Papier SPIN 10973530 26/3111 5 4 3 2 1

Geleitwort zur Festschrift aus Anlass des zehnjährigen Bestehens des Behandlungszentrums für Folteropfer

Das Behandlungszentrum für Folteropfer feiert sein zehnjähriges Bestehen. Das Zentrum hat sich in diesem Zeitraum ein hohes Maß an Anerkennung erworben. Die Verleihung des Annette-Barthelt-Preises, die Besuche und vielfältige Unterstützung durch prominente Persönlichkeiten sind dafür sichtbare Zeichen.

Das Behandlungszentrum für Folteropfer bietet Opfern organisierter staatlicher Gewalt bei körperlichen Leiden, seelischen Langzeitschäden und psychosomatischen Störungen umfassende Hilfen an. Die betreuten Menschen kommen vor allem aus der Türkei einschließlich Kurdistan, dem Bürgerkriegsgebiet des ehemaligen Jugoslawien und aus dem Iran und Libanon. Die Arbeit im BZFO, die Förderung durch die Bundesregierung und andere Institutionen, aber auch die privaten Spenden zeigen Solidarität mit Menschen aus allen Ländern der Welt. Die verdienstvolle Arbeit im Behandlungszentrum für Folteropfer ist ein vorbildliches Beispiel für das Engagement gegen die Unmenschlichkeit und den Terror undemokratischer, extremistischer politischer Systeme.

Durch die Bereitstellung der nötigen finanziellen Starthilfe im Jahre 1992 konnte der Bund nicht unwesentlich zur Arbeitsaufnahme des Behandlungszentrums für Folteropfer beitragen. Die Förderung durch den Bund läuft seither unvermindert. Auch das belegt die Wertschätzung, die der Bund dieser unentbehrlichen Arbeit entgegenbringt. Geld ist sicherlich eine wichtige Voraussetzung für die Arbeit des Behandlungszentrums. Aber ohne das hohe persönliche Engagement der hier arbeitenden Menschen wären die heute erkennbaren Leistungen nicht möglich gewesen. Die Mitarbeiterinnen und Mitarbeiter des Behandlungszentrums haben durch ihr Engagement und durch ihren Einsatz die Arbeit geprägt, vielen Menschen Hilfe geboten und ihnen dadurch wieder Mut zum Leben gegeben. Ihnen möchte ich dafür ganz besonders danken

Organisierte staatliche Gewalt gegen Schwache gibt es auch heute noch in vielen Teilen der Welt. Folter ist eine der schrecklichsten Verhaltensweisen, zu denen Menschen gegenüber Menschen fähig sind. Die Opfer solcher Gewalt sind an Körper und Seele verwundet. Ihre Behandlung und die Auseinandersetzung mit dem Leiden führt auch zu großen psychischen Belastungen der Helferinnen und Helfer. Auch deshalb verdient ihre Arbeit hohe Wertschätzung.

Einrichtungen wie das Behandlungszentrum für Folteropfer helfen nicht nur den Opfern, sondern setzen auch Signale im Kampf gegen die Folter. Die Stiftung zur Förderung der Arbeit des Behandlungszentrums für Folteropfer zu gründen und damit Finanzierungsmöglichkeiten aus nichtöffentlichen Quellen zu erschließen, war ein richtiger Schritt, um den Kreis derjenigen stetig wachsen zu lassen, die Unterstützung aus Solidarität leisten wollen.

Ich wünsche dem Behandlungszentrum für Folteropfer und damit allen Mitarbeiterinnen und Mitarbeitern weiterhin viel Kraft für die verdienstvolle und erfolgreiche Arbeit im Sinne aktiver Humanität und Solidarität.

Dr. Christine Bergmann
Bundesministerin für Familie, Senioren, Frauen und Jugend

Zum Geleit
Zehn Jahre Behandlungszentrum für Folteropfer in Berlin

Gewöhnlich sind Jubiläen Anlass zu Freude und lärmender Fröhlichkeit der das Jubiläum feiernden und sich mit diesen verbunden fühlenden Menschen. Auch das zehnjährige Bestehen des Behandlungszentrums und das ungebändigte Engagement seiner Mitarbeiterinnen, Mitarbeiter und Mitglieder, die schon lange vor der Eröffnung des Zentrums im Januar 1992 auf dem Gelände des DRK-Klinikums Westend in Berlin entschieden für die Belange der gefolterten Menschen in aller Welt eintraten, bietet allen Grund zur Freude über das Geschaffene angesichts der Probleme und Widerstände, die es vor und nach der Gründung gab und die durchaus auch gegenwärtig noch zu überwinden sind. In diesem Buch, das Sie, lieber Leser, in der Hand halten, ist manches darüber zu erfahren.

Die Freude über das Geschaffene und immer noch nicht Selbstverständliche erfährt jedoch eine gänzlich andere Qualität angesichts der Wurzeln, aus denen das Behandlungszentrum für *Folteropfer* und der entschiedene Einsatz seiner Mitarbeiterinnen und Mitarbeiter und aller Unterstützer erwachsen ist. Sind es doch Menschen als Opfer von politischer Verfolgung, Folter und Krieg, die es irgendwie geschafft haben, sich der Gewalt zu entziehen und nach entbehrungsreicher und schmerzlicher Flucht aus der Heimat zumindest vorübergehend Schutz vor weiterer Verfolgung in der Bundesrepublik Deutschland zu finden, welche ein derartiges Zentrum erforderlich machen! Ein Ende dieser Erfordernisse ist nicht zu erkennen und angesichts der Entwicklungen in aller Welt gewiss auch nicht zu erwarten.

So ist die Freude über das zehnjährige Bestehen des Behandlungszentrums eher verhalten, umso mehr, als die Rahmenbedingungen zur Therapie und Betreuung seiner Patienten noch immer als mangelhaft bezeichnet werden müssen. Mit diesem ernüchternden Befund ist zunächst nicht einmal die höchst unsichere und sich von Haushaltsjahr zu Haushaltsjahr schleppende Finanzierung der überaus wichtigen Arbeit des Zentrums angesprochen; zu beklagen ist hier vielmehr das Fehlen der wichtigsten Voraussetzungen für ein Weiterleben der Patienten nach erlittenem und noch nicht überwundenem Trauma: sicherer Aufenthalt am Zufluchtsort, Zukunftsperspektive für den Betroffenen und dessen Familie sowie die Möglichkeit einer neuen und Autonomie verheißenden Existenz ohne Furcht vor Abschiebung, erneuter Verfolgung und neuerlichem Leiden.

Überhaupt ist Freude im eigentlichen Wortsinne erst dann angebracht, wenn eine Einrichtung wie das Behandlungszentrum für Folteropfer, das sich übrigens den Nöten der Betroffenen gehorchend längst weiter entwickelt hat, ja weiter entwickeln *musste* zu einer Stelle, der auch die Aufgabe der Beratung von Politik und Rechtspflege zugefallen ist, überflüssig wäre. Erst wenn es keine Menschen mehr gäbe, die hier Hilfe in Anspruch nehmen müssen, wenn Leid und Elend, Drangsalierung, Gewalt und Folter endlich ein Ende hätten, könnte sich Freude ausbreiten über eine neue, menschlich gewordene Welt. Doch die Verhältnisse sind nicht so!

Und so wird es auch weiterhin die Notwendigkeit des entschiedenen Eintretens für die Belange der Verfolgten und Gequälten auf unserer Erde geben mit dem Ziel der weltweiten Ächtung menschenverachtender Gewalt und – wenn dem Grauen schon kein Ende gesetzt werden kann – der Linderung der unmenschlichen Folgen von Folter und Traumatisierung.

Aus all diesen Gründen betrachte ich das zehnjährige Bestehen des Behandlungszentrums für Folteropfer und die Herausgabe dieser Schrift nicht als ein zu bejubelndes Ereignis. Sehr wohl jedoch ist das Bestehen des Behandlungszentrums für Folteropfer Anlass und Herausforderung zugleich für die Vertiefung des Verständnisses in Gesellschaft und Politik für die Bedeutung des Engagements gegen das menschliche Leid, das durch die Folter verursacht wird. Dieses Engagement, das sich auf der Ebene der völkerrechtlichen Verpflichtungen (wie etwa die Erklärungen der Vereinten Nationen und der Europäischen Gemeinschaft), die auch die Bundesrepublik Deutschland ratifiziert hat, ebenso vollzieht, wie in der tagtäglichen Arbeit aller Mitarbeiterinnen und Mitarbeiter in psychosozialen Beratungs- und Behandlungszentren für Folteropfer, fordert zugleich breiteste Unterstützung und Förderung durch alle gesellschaftlichen Kräfte in unserem Lande.

Nach den Grundsätzen der weltweit gespannten Bewegung des Roten Kreuzes und des Roten Halbmondes gilt es, menschliches Leiden überall und jederzeit zu verhüten und zu lindern, der Würde des Menschen Achtung zu verschaffen und menschenunwürdige Situationen zu beseitigen. Dies alles fordert nicht nachlassendes Engagement ohne Gewalt und Waffen für eine menschliche Welt. Wir werden in unseren Anstrengungen keinesfalls nachlassen und daher in solidarischer und engagierter Gemeinschaft mit allen Menschen, die sich für Gefolterte und Drangsalierte einsetzen, auch weiterhin entschieden für deren Belange eintreten – weit über das Bestehen des Behandlungszentrums für Folteropfer hinaus.

In diesem Sinne ist die mit dieser Schrift vorgelegte Sammlung von Beiträgen ein Aufruf gegen Unmenschlichkeit und zugleich der Versuch, den Phänomenen „politische Verfolgung" und „Folter" mehr Beachtung zu verleihen, nicht nur in der Fachöffentlichkeit! Ich wünsche diesem Buch von Herzen die ihm gebührende Beachtung.

Berlin, im Januar 2002

Soscha Gräfin zu Eulenburg
Vizepräsidentin des Deutschen Roten Kreuzes

Vorwort

Ulrich Venzlaff

Im Brockhauslexikon (1999) ist die Folter wie folgt definiert: „Auferlegen körperlicher Qualen um Geständnisse zu erzwingen; die Folter wurde am Ende des Mittelalters in Deutschland bei Prozessen gegen Hexen und Ketzer angewandt, im Laufe des 18. Jahrhunderts als Mittel der Verbrechensaufklärung abgeschafft; in totalitären Staaten und Militärdiktaturen im 20. Jahrhundert erneut verbreitet." Die Abschaffung der Folter im 18. Jahrhundert ist mit zwei Namen verbunden: Die erste Amtshandlung Friedrich des Großen war 1740 ein Dekret, das für den Bereich des Königsreiches Preußen die Folter verbot. Etwas später erregten die Schriften des in Mailand wirkenden italienischen Juristen Cesare Beccaria in ganz Europa Aufsehen, da er in ihnen sowohl die Folter nicht nur als falsches Mittel zur Verbrechensaufklärung, sondern auch als inhuman anprangerte, außerdem sich auch noch leidenschaftlich für eine Abschaffung der Todesstrafe einsetzte. Im 19. Jahrhundert wurde die Folter wie auch jede Form der Gefangenenmisshandlung zunächst im preußischen Strafgesetzbuch von 1831 und dann im Reichsstrafgesetzbuch 1871 zum Straftatbestand. Im Strafgesetzbuch der BRD ist die Gefangenenmisshandlung als Körperverletzung im Amt im § 340 des BGB ebenso strafbar wie die Aussageerpressung (343 StGB). Als Aussageerpressung gilt hier die körperliche Misshandlung, die Anwendung von Gewalt, die Androhung von Gewalt aber auch seelisches Quälen mit dem Ziel, eine Aussage zu erzwingen. Die Strafandrohung reicht von einem bis zu zehn Jahren Freiheitsstrafe. Die Aussage im Lexikon, dass die Folter ab Mitte des 18. Jahrhunderts abgeschafft wurde, kann sich aber nur auf Europa und die nordamerikanischen Staaten beziehen. Bis in die Mitte des 20. Jahrhunderts gab es noch keine Mediengesellschaft, ebenso wenig Menschenrechts- oder Hilfsorganisationen, so dass im Dunkeln bleiben muss, in welchem Umfange Folter auch weiterhin im Orient, in Asien, in Afrika oder Südamerika angewandt wurde. Die Aussage über ein Wiederaufleben der Folter in totalitären Staaten oder Militärdiktaturen im 20. Jahrhundert nach einer Pause von fast 200 Jahren muss aus diesem Grunde relativiert werden.

Das Wiederaufleben von Folterpraktiken im westlichen Kulturkreis im 20. Jahrhundert hat ausgerechnet in Deutschland einen makabren Vorläufer. Die deutsche Heeresleitung im 1. Weltkrieg wurde mehr und mehr mit einem bis dahin unbekannten Phänomen konfrontiert, das zunehmend die Kampfkraft der Truppe zu unterminieren drohte, nämlich dem der „Kriegszitterer". Der Krieg war von seiner traditionellen Form der offenen Feldschlacht und des Kampfes Mann gegen Mann zur Materialschlacht übergegangen, in der vor allem junge und in der Heimat nur wenige Wochen ausgebildete Soldaten hilflos dem tage- bis wochenlangen Trommelfeuer vor Verdun oder an der Somme ausgesetzt waren, so dass viele von ihnen unter diesem Druck mit neurotischen Konversionssyndromen (Zittern, psychogene Lähmungen, Gleichgewichtsstörungen u.a.) psychisch dekompensierten.

1916 entwickelte der Arzt Kaufmann hiergegen die „Persuasionstherapie“, eine Foltertherapie, bei der die gelähmten und zitternden Gliedmaßen der Soldaten mit hoch-gespannten faradischen Strömen „behandelt“ wurden, und zwar unter der – wenn auch unausgesprochenen – Vorstellung, das Kranksein noch schrecklicher zu machen als den Dienst bei der Truppe. Einem Menschen, der gefoltert wird, ist jedes Mittel recht, sich dieser zu entziehen, und hierauf beruhte der Effekt der Kaufmannschen Kur. Namhafte Psychiater wie Bonhoeffer, Goldstein oder Simmel erhoben auch mehr und mehr Bedenken gegen diese Art der Behandlung, und sie hatte auch nach Ende des Krieges ein psychiatriehistorisch interessantes, von Eissler (1979) ausführlich dokumentiertes Nachspiel: Wagner von Jauregg, Ordinarius für Psychiatrie in Wien, musste sich wegen der unmenschlichen Behandlung von Kriegsneurotikern in der Wiener Klinik 1920 vor einer Kommission zur Erhebung militärischer Pflichtverletzungen verantworten. Dass der Vorwurf dann doch gegen ihn fallen gelassen wurde, verdankte er übrigens einem Gutachten von Sigmund Freud, das sich durch vornehme Zurückhaltung ebenso auszeichnete wie durch zwischen den Zeilen zu erkennende Kollegialität.

Insgesamt kann man aber davon ausgehen, dass die Folter zumindest in der westlichen Welt im 19. und 20. Jahrhundert, nicht nur moralisch verdammt, sondern auch ein strafbarer Tatbestand war, was vielleicht der Grund dafür ist, dass man den psychophysischen Auswirkungen der Folter auf die Opfer keine Beachtung schenkte. Die Zeit nach dem 1. Weltkrieg war in der Psychiatrie von einer „herrschenden Lehre“ überschattet, die z.B. nach den Grundsätzen von Kurt Schneider besagte, dass abnorme Erlebnisreaktionen (also seelische Reaktionen nach psychotraumatischen Einwirkungen) grundsätzlich nach Wochen bis Monaten abklingen, weil nämlich – wie der Wiener Psychiater A. Hoff es noch nach dem 2. Weltkrieg postulierte – die Belastbarkeit der menschlichen Seele im Unendlichen liege. Anhaltende und überdauernde „abnorme Erlebnisreaktionen“ beruhten daher angeblich grundsätzlich auf einer vorbestehenden psychopathischen Konstitution.

Ein Wandel in der Beurteilung psychotraumatischer Schäden bahnte sich erst in Deutschland und in Westeuropa nach dem 2. Weltkrieg an. Es waren ja nicht nur annähernd 50 Millionen Soldaten und Zivilisten Opfer der kriegerischen Ereignisse geworden, sondern es gab im Nazi-Regime schon Vorläufer in den Gestapo-Gefängnissen und den Konzentrationslagern. Häftlinge, insbesondere Regimegegner wurden unbeschadet der nach wie vor bestehenden Strafbestimmungen misshandelt und gefoltert. Die Konzentrationslager wurden im Kriege nicht nur zu einer entsetzlichen Tötungsmaschinerie oder für die Überlebenden zu Einrichtungen mit dem Ziele einer extremen Ausbeutung der Arbeitskraft, sondern zu Stätten einer extremen menschlichen Entwürdigung, brutalster Behandlung unter extremen Lebensbedingungen, und in ihnen waren auch Misshandlungen und Folterpraktiken an der Tagesordnung. Ab Mitte der 50er Jahre erschienen in Deutschland, in den westeuropäischen Ländern und dann auch in den USA zahlreiche Publikationen, die schwere psychische Dauerveränderungen nach Konzentrationslagerhaft, aber auch bei den Überlebenden von Praktiken der Gestapo beschrieben, für die ich selber in meiner Monographie (1958) den Begriff „erlebnisbedingter Persönlichkeitswandel“ vorgeschlagen habe. Leitsymptome waren in einer geradezu frappierenden fotografischen Übereinstimmung eine völlige Veränderung des Lebensgefühls, eine depressiv-ängstliche Dauergestimmtheit, Anhedonie, eine nach jahrelang erduldeten Qualen konditionierte Angstsymptomatik und bei jenen, die viele oder alle Angehörigen im KZ verloren hatten, ein lastendes Überlebens-Schuldgefühl (W.G. Niederland). Die sogenannte „herrschende Lehre“, nach der „abnorme Erlebnis-reaktionen“ grundsätzlich innerhalb von Monaten abklingen, und ihr Persistieren einer psychopathischen Konstitution zuzuschreiben sei, war damit endgültig zu Grabe getragen. Der Blick für die Folgen psychotraumatischer Einwirkungen war mehr und mehr geschärft, und man konnte die oft schweren und mitunter andauernden psychischen Folgen anderer Belastungen nunmehr vorurteilsfrei und aufgeschlossen sehen: Bei verbrechensopfern (Vergewaltigung, Geiselnahme), nach Naturkatastrophen und insbesondere auch bei Folteropfern. Viele unter dem Pinochet-Regime in Chile Gefolterte fanden Asyl in europäischen Ländern, andere Asylsuchende waren von Foltermaßnahmen in orientalischen Ländern, wie z.B. der Türkei seelisch gezeichnet, aber erst 1992 konnte auf der Basis vorausgehender Erfahrungen z.B. in Dänemark in Berlin das Behandlungszentrum für Folteropfer gegründet werden. Das vorliegende Buch legt nicht nur Rechenschaft über eine 10-jährige Arbeit, sondern die aus dieser Arbeit gewonnenen wissenschaftlichen Erkenntnisse ab und soll mit dazu beitragen, nicht nur im Wissenschaftsbereich, sondern auch gegenüber der Gesellschaft aufzuzeigen, in welchem Maße Folter seelisch zerstörend wirkt, ebenso wie es langdauernd und unendlich schwierig ist, den Opfern zu helfen, ihnen ihre Menschenwürde aber auch Lebensqualität wiederzugeben.

Nach wie vor wird Folter aber weitestgehend als das Zufügen körperlicher Qualen verstanden. In gleichem Maße seelisch zerstörend ohne jede körperliche Gewalt können sich aber auch seelisches Quälen und Psychoterror auswirken und müssen daher unzweifelhaft ebenfalls als Folter angesprochen werden. Der amerikanische Psychiater Robert J. Lifton hat 1963 erstmals „Brain-Washing“-Methoden beschrieben, denen US-Soldaten in koreanischer Kriegsgefangenschaft unterzogen wurden. Durch ein perfides System psychischer Indoktrination wurden sie zu überzeugten Kommunisten, traten zum Teil im koreanischen Rundfunk auf und geißelten hier das kapitalistische System der USA und deren Kriegseinsatz in Korea, was zur Folge hatte, dass einige von ihnen nach Rückkehr als „Vaterlandsverräter“ vor ein Kriegsgericht gestellt wurden. Als Beispiel für Psychoterror und psychische Quälereien könnte man auch die „Psychiatrierung“ von Regimegegnen der Sowjetunion anführen, die dort in psychiatrische Anstalten eingewiesen und mit hochdosierten Neuroleptika behandelt wurden. Besonders perfide Methoden der psychischen Folter wurden dann in den Stasi-Gefängnissen der DDR entwickelt, die man im Stasi-Jargon als „operative Psychologie“ mit dem Ziele einer „Zersetzung“ bezeichnete. Der Aufsatz von Chr. Pross in diesem Band schildert am Beispiel einiger Fälle die Auswirkungen dieser „operativen Psychologie“ bis hin zum Auftreten schwerer und die Haft lange überdauernder Haftpsychosen.

Wenn ich die Hoffnung ausgesprochen habe, dass dieses Buch nicht nur der wissenschaftlichen Erkenntnis dient und die Möglichkeit in einer Therapie aufzeigt, sondern auch der Gesellschaft die Augen für das Leiden von Folter- und Gewaltopfern öffnet, so sind abschließend Gedanken darüber angebracht, wie eine Gesellschaft mit ihren Opfern umgeht. In den meisten Staaten der Welt wird zu bestimmten Terminen und mit großem Pomp der toten Opfer der Kriege gedacht. Grabmäler des unbekannten Soldaten werden mit Blumen bekränzt, und Paraden ziehen an ihnen vorbei. Wohlgemerkt, es wird der toten Opfer gedacht. Hierbei wird man aber das fatale Gefühl nicht los, dass sich solche Gedenkveranstaltungen auch hervorragend zur Selbstdarstellung der Herrschenden und Mächtigen eignen. Lebenden Opfern wird, soweit die Beschädigung erkennbar materiell ist, Anerkennung und Hilfe zuteil, wenn auch meist materiell nur in Form sehr bescheidener Renten. Wer als Amputierter Ski läuft oder ein Richteramt bis zum 65. Lebensjahr erfolgreich wahrnimmt, wer bei einer Rollstuhlfahrer-Rallye als erster durchs Ziel geht oder als Kriegsblinder meisterhaft Klavier spielt, ist für die Gesellschaft ein leuchtendes Beispiel dafür, wie man auch als Schwerbeschädigter ein Leben meistern kann. Aber der „Kriegszitterer" des 1. Weltkrieges passte nun einmal nicht in das Bild des heldenhaften Vaterlandsverteidigers ebenso wenig der seelisch am Konzentrationslager Zerbrochene oder nach Folter oder Gewaltverbrechen ängstlich-resignierende Mensch in ein uns aufoktroyiertes Menschenbild, dessen seelische Belastbarkeit angeblich im Unendlichen liegt. Lebende, seelisch traumatisierte Opfer sind unbequem. Sie konfrontieren mit der Unmenschlichkeit von Systemen, deren Existenz oder zumindest deren Schrecklichkeit nur allzu gern verleugnet wird etwa mit der Tendenz „es war doch etwas Gutes dran" oder dem Ruf danach, „endlich einen Schlussstrich zu ziehen". Es ist eine schwer zu verarbeitende narzisstische Kränkung, eine Ideologie oder ein Regime zu verdammen, dem man, auch wenn man kein fanatischer Anhänger war, widerspruchslos gefolgt war.

Inhaltsverzeichnis

Geleitwort v
Familienministerin Dr. Christine Bergmann

Geleitwort vii
Gräfin Soscha zu Eulenburg, Vizepräsidentin des DRK

Vorwort ix
Prof. Dr. Ulrich Venzlaff

Verzeichnis der Autorinnen und Autoren xv

10 Jahre BZFO – Einleitung 1
Christian Pross, Sepp Graessner

„Wir sind hier total aufgeschmissen!" – Subjektive Krankheits-, Problem- und Therapievorstellungen extremtraumatisierter Flüchtlinge im Exil 17
Anke Ollech

Wahrnehmung und Erzählverhalten von Patienten aus einem Entwicklungsland bei Helfern eines Industrielandes 31
Teshome Gutteta

Dolmetschen im BZFO 45
Dafina Sejdijaj, Helen Younansardaroud, Ana Wegener

Folgen sexualisierter Folter – Therapeutische Arbeit mit kurdischen Patientinnen 57
Mechthild Wenk-Ansohn

Sozialarbeit und Sozialtherapie mit traumatisierten Flüchtlingen 79
Claudia Kruse

Heilung durch Begegnung – Systemische Familientherapie mit Folterüberlebenden 95
Salah Ahmad, Wiltrud Müller Schöll

Therapie in Musik: Entdeckungen, Probleme und Ideen aus der Musiktherapie mit Folterüberlebenden und traumatisierten Flüchtlingen. 107
Oksana Zharinova-Sanderson

„Wir sitzen alle in einem Boot" – Erfahrungen mit Gestaltungstherapie und Konzentrativer Bewegungstherapie als handlungsorientierte Therapiemethoden innerhalb einer interkulturellen Frauengruppe 123
Sylvia Karcher, Carolin Tschiesche-Zimmermann

Der Fluss des Lebens – Die Bearbeitung der individuellen Lebensgeschichte im Psychodrama 143
Frank Merkord

Zur Bedeutung der Psychiatrie in der Therapie von Folterüberlebenden oder Braucht eine Behandlungseinrichtung für Folteropfer einen Psychiater?... 173
Ferdinand Haenel

Zwischen Leben und Tod. Behandlung von Flüchtlingskindern und Jugendlichen 187
Eva Waitzmann-Samulowski

Psychotherapeut und Traumaopfer – Risiken und Ressourcen des intersubjektiven Erlebens von Traumatherapeuten........ 199
Ralf Weber

Folterüberlebende nach psychotherapeutischer Behandlung – Untersuchung ehemaliger Patienten zwei Jahre nach Therapieende 227
Angelika Birck

Supervision für Helfer von Opfern organisierter Gewalt........ 239
Johan Lansen

Gesundheitliche Auswirkungen von Langzeithaft mit Isolation – Historische Wurzeln und Forderungen........ 253
Sepp Graessner

„Zersetzung" – Psychologische Techniken der Staatssicherheit und ihre Folgen. Ein Blick in das zukünftige Instrumentarium von Diktaturen?...... 271
Christian Pross

Die Kampagne gegen Folter in der Türkei 289
Veli Lök, Coskun Üsterci

Verzeichnis der Autorinnen und Autoren

Salah Ahmad, Dipl.Päd., geboren am 28.12.1959 in Kirkuk, Kurdistan. Ausbildung als Lehrer in Sulaimai. Arbeit mit Kindern sowie in der Alphabetisierung in den kurdischen Gebieten. 1981 Flucht nach Deutschland. Studium der Pädagogik an der Freien Universität Berlin, Fachbereich Erziehungswissenschaften (Erwachsenenbildung). Bis 1992 tätig als Einzelfall- und Familienhelfer. Seit 1992 Mitarbeiter im BZFO. Kinder- und Jugendlichenpsychotherapeut, Ausbildung zum Systemischen Familientherapeuten 1995–1999.

Angelika Birck, Mag., Dr. phil., geb. 1971 in Dornbirn, Österreich. Studium der Psychologie an den Universitäten Innsbruck und Köln. 2001 Promotion über die Verarbeitung sexualisierter Gewalt in der Kindheit. Seit 1998 wissenschaftliche Mitarbeiterin im BZFO. Arbeitsschwerpunkte: Psychotherapiebegleitforschung, politische und soziale Rahmenbedingungen für traumatisierte Flüchtlinge in Deutschland, Beurteilung der Glaubhaftigkeit traumatisierter Flüchtlinge, frauenspezifische Verfolgung und Asylproblematik. Seit 2000 in Ausbildung bei der Deutschen Gesellschaft für Verhaltenstherapie.

Sepp Graessner, Dr. med., DTMH, geb. 1943. Mitbegründer des BZFO. Arbeit als niedergelassener Arzt, Notfallmedizin, Tropenmedizin. Interesse an forensischen und historischen Fragen. Zahlreiche Veröffentlichungen vor allem zu folgenden Themenschwerpunkten: traumatisierte Flüchtlinge im Asylverfahren, verschiedene Verfolgungsgründe und ihre Asylrelevanz, somatische und psychische Folgen von Verfolgung und Folter, Mit-Autor von „Die Spuren von Folter. Eine Handreichung“ (Graessner u. Wenk-Ansohn, 2000, BZFO Berlin).

Teshome Gutteta, Dr. med., geb. 1962 in Bako, Oromia, Äthiopien. Ausbildung in Elektrotechnik, danach 1979–1985 Studium der Medizin an der Addis Abeba Universität, anschließend zwei Jahre als Praktischer Arzt in Krankenhäusern tätig, ein Jahr Assistententätigkeit am Gondar College of Medical Sciences. Seit 1987 in Deuschland, 1987–1989 Ausbildung zum Facharzt in Pathobiochemie an der Universität Leipzig. 1989–1999 im Asylverfahren in Berlin. Seit 1997 Tätigkeit im BZFO, zunächst ehrenamtlich, seit 1999 angestellt. Tätigkeitsschwerpunkte: Medizinische und psychologische Diagnostik, Stellungnahmen im Rahmen von Asylverfahren, medizinische Behandlung und psychosoziale Betreuung.

Ferdinand Haenel, Dr. med., geb. 1953 in Mannheim. Arzt für Psychiatrie und Psychotherapie, verheiratet und Vater dreier Kinder. Nach dem Abitur Studium der Mathematik/Informatik in Freiburg i. Brsg. Seit 1976 in Berlin, Studium der Medizin. Danach wissenschaftlicher Mitarbeiter am Institut für Physiologie der FU Berlin. Facharztausbildung u.a. am Krankenhaus am Urban in Berlin Kreuzberg. Ausbildung in Gestalttherapie und tiefenpsychologisch fundierter Psychotherapie. Seit 1993 am BZFO mit dem Tätigkeitsschwerpunkt der psychiatrischen und psychotherapeutischen Diagnostik, Begutachtung und Behandlung. Konzeptionelle Erarbeitung eines Behandlungssettings mit Dolmetschern. Zahlreiche Veröffentlichungen zu diesen Themen.

Sylvia Karcher, geb. 1940 in Kiel, aufgewachsen in Österreich. Physiotherapeutin, Körperpsychotherapie mit Konzentrativer Bewegungstherapie (DAKBT). Weiterbildung in Gesprächstherapie, Themenzentrierter Interaktion und systemischer Familientherapie. Erlaubnis zur Psychotherapie (HPG). Längere Auslandsaufenthalte in Israel und den USA. Langjährige klinische Erfahrung mit den Schwerpunkten Neurologie, Psychiatrie, Psychosomatik und Suchterkrankungen in Einzel- und Gruppentherapie sowie in freier Praxis und in der Weiterbildung für Konzentrative Bewegungstherapie. Seit 1992 im BZFO.

Claudia Kruse, Dipl.-Soz. Päd., geb. 1971 in Jena, Diplom- Sozialpädagogin und Sozialarbeiterin. Seit 1996 Mitarbeiterin im BZFO, sozialtherapeutische Qualifizierung. Arbeitsschwerpunkte: aufenthaltsrechtliche Beratung und sozialtherapeutische Begleitung von Frauen und Jugendlichen.

Johan Lansen, Dr. med. Geboren 1933. Niederländischer Staatsbürger, wohnhaft in Amersfoort (NL). Ausgebildet als Psychiater, Psychotherapeut und Psychoanalytiker. Ehemaliger Chefarzt und Direktor der Jüdischen Enrichtungen für ambulante und klinische psychische Gesundheitsfürsorge („Sinai Centrum") in Amsterdam und Amersfoort, Niederlande. Zurzeit tätig in Weiterbildung, Supervision und Beratung für Hilfeleistende und Leitung in Behandlungszentren in Europa für Opfer von Krieg, Verfolgung und organisierter Gewalt. Veröffentlichungen über Spätfolgen und Behandlung dieser Opfer.

Veli Lök, Prof. Dr. med., geb. 1932 in Izmir. Orthopäde und Traumatologe, Leiter des Behandlungszentrums für Folteropfer in Izmir. Seit 1958 an der Ägäischen Universität in Izmir, Abteilung für Orthopädie und Traumatologie, seit 1975 Professur. Von 1982 bis 1990 wurde ihm auf Militärbefehl seine Lehrtätigkeit an der o.g. Universität untersagt. Er klagte und nahm 1990 auf Entscheidung des obersten Gerichts die Lehrtätigkeit wieder auf. Seit 1987 widmet er sich der medizinischen Beweisführung von Folterspuren und der Behandlung von Folteropfern in der Türkei. Mitbegründer des türkischen Menschenrechtsvereins (IHD, gegründet 1987), und der türkischen Menschenrechtsstiftung (TIHV, gegründet 1990), die fünf Behandlungszentren in der Türkei gegründet hat (Ankara, Istanbul, Izmir, Adana und Diyarbakir). Träger zahlreicher Menschenrechts- und Friedenspreise.

Frank Merkord, geb. 1952. Dipl. Sozialpädagoge und Psychodramaleiter/Gruppentherapeut. Mehrere Semester Soziologie und Psychologie in Heidelberg, danach Soziale Arbeit. In den 70er und 80er Jahren Mitbegründer und Mitarbeiter in Selbsthilfegruppen und Einrichtungen im sozialpolitischen Bereich. Leitende Tätigkeiten in der offenen Jugendarbeit und im Bereich Flucht und Migration. Fortbildung in Sozialmanagement. Seit 1993 im BZFO, Aufbau des Fachbereichs Soziale Arbeit. Sozialtherapeutische Qualifizierung, diplomierter Begleiter in Integrativer Imaginationsarbeit; langjährige Erfahrungen mit Körper-Entspannungstechniken und TaiChi-Kineo. Arbeitsschwerpunkt: sozialtherapeutische und interkulturelle Gruppenarbeit.

Wiltrud Müller-Schöll, geb. 1977 in Bad Mergentheim, Dipl.Soz.-Päd. und Sozialarbeiterin (FH). Längere Auslandsaufenthalte in Israel und in Lateinamerika; Studium der Sozialarbeit/Sozialpädagogik an der Evangelischen Fachhochschule

Berlin 1998–2002; Studienschwerpunkt Interkulturelle Sozialarbeit; Diplomarbeit zum Thema: Auswirkungen von Folter, Traumatisierung und Exil auf kurdische Familien. Handlungsstrategien und Erleben im Exil; 2001 sechsmonatiges Praktikum im BZFO.

Anke Ollech, geb. 1969, Dipl.-Psych., Psychologische Psychotherapeutin (Verhaltenstherapie). Mitarbeit im BZFO seit 1996, Diagnostik und Begutachtung traumatisierter Flüchtlinge, Mitgestaltung eines Curriculums „Traumatherapie". Derzeit Promotion zum Thema „Kulturspezifische Krankheits- und Therapievorstellungen extremtraumatisierter Flüchtlinge in Deutschland", qualitative Studie, gefördert durch die Heinrich-Böll-Stiftung.

Christian Pross, Dr. med., geb. 1948 in Göppingen. Studium der Medizin in Heidelberg, Ausbildung zum Arzt für Allgemeinmedizin und Psychotherapie. 1983–1989 medizinhistorische Forschungsarbeit und zahlreiche Veröffentlichungen über Medizin in der Weimarer Republik und im Nationalsozialismus. 1987/88 ein Jahr als Stipendiat der Deutschen Forschungsgemeinschaft an der Johns Hopkins University in Baltimore, USA tätig. 1989 Leiter des Ausstellungsprojektes der Ärztekammer Berlin „Der Wert des Menschen – Medizin in Deutschland 1918–1945" zum Deutschen Ärztetag in Berlin. Mitbegründer und seit 1992 Leiter des Behandlungszentrums für Folteropfer am Klinikum Westend in Berlin.

Dafina Sejdijaj, M.A., geb. am 15.10. in Lubozhde bei Istok, Kosova/Jugoslawien. Lebt seit Sommer 1970 in der Bundesrepublik Deutschland, verbrachte Kindheit und Jugend in Wuppertal. Ab 1990 Studium der Musikwissenschaft, Neueren Geschichte und Linguistik in Bochum, Magisterprüfung im Dezember 1994. Danach Arbeit in den Bereichen Dramaturgie und Öffentlichkeitsarbeit für die Bochumer Symphoniker sowie die Musikfabrik NRW in Düsseldorf. Lebt seit 1996 in Berlin, wissenschaftliche Arbeit im Bereich der Musikgeschichte, die Doktorarbeit steht kurz vor ihrem Abschluss. Seit 1999 Engagement in unterschiedlichen humanitären Einrichtungen (DRK, Xenion) als Dolmetscherin für Albanisch, ab Juni 1999 tätig für das BZFO.

Carolin Tschiesche-Zimmermann, geb. 1966 in Essen, Studium der Architektur in Köln, Ausbildung als Fotografin, berufsbegleitende Weiterbildung in klinischer Kunst- und Gestaltungstherapie (DAGTP), Erlaubnis zur Psychotherapie (HPG), 1993–1997 in psychiatrischen und psychosomatischen Kliniken tätig, seit 1997 am BZFO und in eigener Praxis tätig.

Coskun Üsterci, geb. 1954 in Izmir, administrativer Sekretär des Izmirer Behandlungszentrums der Türkischen Menschenrechtsstiftung (TIHV). Studium der Wirtschaft an der Universität Izmir, Abschluss 1976. 1979 aufgrund seiner politischen Aktivitäten verhaftet, 12 Jahre im Gefängnis. 1991 durch einen allgemeinen Straferlass entlassen, einer der ersten Patienten des damals neu gegründeten Izmirer Behandlungszentrums der Menschenrechtsstiftung. Seit 1992 hauptamtlicher Sekretär der Stiftung. Aufgrund des bedingten Straferlasses sind seine öffentlichen Rechte schwerwiegend eingeschränkt. Trotzdem ist er aktives Mitglied des Menschenrechtsvereins (IHD) und des Vereins der KriegsgegnerInnen Izmir (SKD). Engagement für Menschenrechte, Antimilitarismus und Gewaltfreiheit.

Eva Waitzmann-Samulowski, Dipl.-Pol., geb. 1951. Studium der Politischen Wissenschaft, Arbeit als Erzieherin. 1977–79 Aufenthalt im Rahmen der Entwicklungshilfe in Mexiko. Seit 1996 Analytische Kinder- und Jugendlichentherapeutin in eigener Praxis. 1996–97 therapeutische Arbeit in der Landesklinik für Neurologie. 2000–01 als Kinder- und Jugendlichenpsychotherapeutin im BZFO.

Ralf Weber, Dipl.-Psych., geb. 1964. Psychotherapeut, Gestalttherapeut und Dipl.-Betriebswirt (BA). Tätigkeiten in der Jugend-, Familien-, Aids- und Suchtbetreuung. Seit 1994 am BZFO und in freier Praxis. Mitglied im Berliner Arbeitskreis Gesundheit und Menschenrechte. Interessensgebiete: Psychotherapieforschung, Psychotraumatologie; Qualitätssicherung in der Psychodiagnostik, Begutachtung und Einzel-/Gruppenpsychotherapien mit traumatisierten Menschen, Traumabewältigung im ehemaligen Jugoslawien. Veröffentlichungen zur psychosozialen Situation von extremtraumatisierten Flüchtlingen in der BRD und in Bosnien-Herzegowina sowie im Bereich der Psychotraumatologie.

Ana Wegener, geb. 1954 in Zavidovici in Bosnien-Herzegowina. Seit 1974 in Deutschland, seit 1978 in Berlin. Verheiratet, 1 Tochter. Seit 1978 ehrenamtliche Mitarbeiterin der Caritas, Engagement in der Katholischen Kroatischen Gemeinde in Kreuzberg. Nach Ausbruch des Krieges in Ex-Jugoslawien Dolmetscherin für Kroatisch, Bosnisch und Serbisch bei der Caritas und beim Diakonischen Werk. Seit 1996 Vorsitzende des kroatischen Kulturvereines „Vladimir Fran Mazuranic“ und seit 2001 Vorsitzende des Verbandes kroatischer Vereine, Berlin. Redakteurin des Buches „Bleib, was du bist“ (Hrsg. Kroatischer Kulturverein V. F. Mazuranic, 2000) , das in Kroatisch und Deutsch erschienen ist. Seit 1997 Dolmetscherin im BZFO.

Mechthild Wenk-Ansohn, Dr. med., geb. 1952. Praktische Ärztin, Psychotherapie, Atemtherapie. Engagement in Menschen- und Frauenrechtsinitiativen und medizinischen Selbsthilfegruppen. Mehrjährige klinische Tätigkeit in Innerer Medizin, Chirurgie und psychosomatischer Medizin. 1989–1994 Projekttätigkeit in der Entwicklungszusammenarbeit in Brasilien mit Straßenkindern und Prostituierten. Seit 1994 Mitarbeiterin im BZFO. Mit-Autorin von „Die Spuren von Folter. Eine Handreichung“ (Graessner u Wenk-Ansohn, 2000, BZFO Berlin).

Helen Younansardaroud, Dr. phil, geb. am 24.07.1962 in Urmia im Nordwest-Iran, lebt seit dem 25.9.1985 in Berlin. Nach dem Abitur 1980 war es ihr im Iran als Assyrerin (eine ethnische und christliche Minderheit) nicht möglich, eine Hochschule zu besuchen. Durch den Asylstatus bedingt musste sie auch in Deutschland 4 Jahre auf die Zulassung zur Universität warten. Ab 1990 Studium an der Freien Universität (FU) Berlin mit der Fächerkombination Semitistik, Altorientalistik und Alte Geschichte. 1996 Abschluss mit Magistergrad, im Sommer 1999 Promotion im Fachbereich Geschichts- und Kulturwissenschaften der FU Berlin. Ab Januar 1999 als Dolmetscherin für Assyrisch, Armenisch, Türkisch-Azerbaidjanisch, Persisch und Dari für das BZFO tätig.

Oksana Zharinova-Sanderson, geb. 1973 in Lviv (Lemberg) – Ukraine. Magister der Musik als Pianistin und Musikwissenschaftlerin am Lviv Conservatoire. 1996–1998 Studium in London im Nordoff-Robbins Music Therapy Centre, abgeschlossen mit dem „Masters Degree in Music Therapy with Honours“, danach Arbeit in London als Musiktherapeutin in der Psychiatrie und mit behinderten Erwachsenen. Ab Oktober1999 angestellt als Musiktherapeutin an der Universität Witten-Herdecke für das Projekt „Musiktherapie im BZFO“ mit Unterstützung der Stiftung für die Förderung der Nordoff-Robbins Musiktherapie.

10 Jahre Behandlungszentrum für Folteropfer Suche nach Wegen zu einer Traumatherapie von Flüchtlingen und politisch Verfolgten

Christian Pross, Sepp Graessner

Fragen über Fragen

Im Jahre 1992 hatten die Initiatoren eines Behandlungszentrums für Folteropfer (BZFO) in Deutschlands Hauptstadt selbst noch keine ausgearbeiteten Vorstellungen von ihrer Tätigkeit. Vage Vermutungen und Projektionen beherrschten die ersten Schritte. Wir stellten rasch fest, dass der Umgang mit dem Thema Folter Parallelen mit der Geschichte des Nationalsozialismus aufwies. Sie lagen und liegen in der gesellschaftlichen Vermeidung einer Konfrontation mit den Folgen eines Desasters durch Menschenhand. Vor zehn Jahren hatten wir sehr viele Fragen. Nur einen kleinen Teil haben wir befriedigend beantwortet, zahlreiche Fragen sind weiterhin offen oder in Bearbeitung. Zuweilen geben wir Antworten, die durch eine Theorie noch nicht befriedigend gedeckt sind. Sie sind dann tröstliche Annäherungen an ein Feld, für dessen mühevolle Bestellung die Werkzeuge erst durch die Arbeit entstehen.

Die Vorbereitungsgruppe, die identisch mit dem ersten Vereinsvorstand war und aus drei Ärzten, einer Ärztin und einem Journalisten bestand, hat die ersten Mitarbeiter gestellt. Bei allen bestand eine gewisse Unerfahrenheit, da eine Traumabehandlung von Flüchtlingen und Asylbewerbern eine „terra incognita" in Deutschland darstellte. Zwar gab es zu jener Zeit schon praktisch arbeitende Einrichtungen, allerdings ohne wegweisende Veröffentlichungen. Den Kreis der Mitarbeiter vereinten die alles entscheidenden Fragen: Was ist Traumatherapie von Asylbewerbern und Flüchtlingen? Wie geht man mit Folterüberlebenden um? Wie lange dauern die Behandlungen und was sind die Behandlungsziele? Wie können die unterschiedlichen methodischen Ansätze koexistent und synergetisch miteinander arbeiten? Wie können wir uns vor der Flut der Gewaltdarstellungen schützen? Wie schützen wir die Patienten vor unseren und der Medien voyeuristischen Blicken?

Sehr rasch ergaben sich weitere Fragen: Wenn man mit Asylbewerbern, die keinen gesicherten Aufenthalt in Deutschland haben, arbeitet, so muss man ihre Symptomatik trennen in den Bereich, der durch die Foltererfahrung verursacht wurde und den Bereich, der aus ihrem rechtsarmen Status im Exil resultiert. Oftmals kommt es zu innigen Vermischungen: Die vielfach demütigenden Bedingungen des Exils erschwerten eine gezielte Traumatherapie. Sie führten zu einem Verlust an Menschenwürde, der die Opferrolle verfestigte und eine Orientierung auf die Rolle des/der Überlebenden behinderte.

So sahen wir in den 10 Jahren bei unseren Patienten Angst in allen Ausformungen: existentielle Angst, Angst vor der Nacht, Angst vor Uniformierten, psychotische Angst, Angst vor der Ausländerbehörde und dem Sozialamt, Angst vor der Abschiebung, Angst vor den unbekannten therapeutischen Sitzungen und Angst vor den Erinnerungen. Die ersten Sitzungen standen stets unter den Zeichen von Angst. Einige Menschen konnten und wollten ihre Angst nicht mehr ertragen. Sie unternahmen Suizidversuche oder erfolgreiche Bilanzsuizide.

Stationen auf dem Weg zur Gründung

Der Golfkrieg zu Beginn des Jahres 1991 und das Drama um die kurdischen Flüchtlinge an der türkisch-irakischen Grenze stellte den gerade erst gegründeten kleinen Verein Behandlungszentrum für Folteropfer e.V. plötzlich vor ungeahnte Herausforderungen. Das Zentrum existierte noch nicht, und alles befand sich im Planungsstadium. Eine kurdische Ärztegruppe trat an die Ärztekammer Berlin heran mit der Bitte, eine Hilfsaktion zu Gunsten der Flüchtlinge zu initiieren. Die Giftgasangriffe Saddam Husseins gegen kurdische Städte drei Jahre zuvor waren noch in lebendiger Erinnerung, und man befürchtete diesmal Schlimmeres. Die Ärztekammer sagte zu und beauftragte unseren Verein mit der Durchführung. Wir starteten eine Sammelaktion zusammen mit der Berliner Morgenpost, dem Deutschen Roten Kreuz und dem Senator für Gesundheit. Der Gründerkreis des Zentrums hatte einen plötzlichen, nie dagewesenen Zulauf. Dutzendweise strömten Helfer mit Sammelbüchsen auf die Straßen und kehrten mit Waschkörben voller Spenden zurück. Es herrschte eine Begeisterung und Aufbruchstimmung, wie man sie selten erlebt. Unser noch völlig unbekannter Verein, der das Zentrum nur im Namen trug, aber noch keines betrieb, stand auf einmal im Mittelpunkt des Medieninteresses. Die Hilfsbereitschaft der Berliner war enorm. Ganze Betriebe und Schulen spendeten. Innerhalb eines Monats kam über eine Million DM zusammen, aus denen drei Hilfsmissionen in die Flüchtlingsregion finanziert wurden mit einem komplett ausgerüsteten Feldlazarett des Deutschen Roten Kreuzes und vom Verein rekrutierten Teams von Ärzten und Krankenschwestern. Obwohl wir weder über die entsprechende Erfahrung und Logistik noch über das Personal für eine Aktion dieser Größenordnung verfügten, gelang uns das nicht für möglich Gehaltene. Von dem kleinen Büro in der Ärztekammer aus schickten wir Transportflugzeuge der Bundeswehr auf den Weg, Lastwagen voller Medikamente durch die Türkei u.v.a. Profis von Hilfsorganisationen wie Cap Anamur und dem Deutschen Roten Kreuz halfen uns dabei. Einer ersten Herausforderung hatten wir uns gestellt.

Von Seiten bestehender Flüchtlingsberatungsstellen begrüßten einige unsere Initiative, von anderen schlug uns eher Misstrauen entgegen. Es hieß, schließlich gebe es schon etliche psychosoziale Einrichtungen, wozu brauche man da noch ein Zentrum mit Ärzten... Jedoch der Berliner Ärztekammerpräsident Ellis Huber, ein Visionär und Förderer von Projekten außerhalb des medizinischen Mainstreams, half uns über solcherlei Entmutigung hinweg. Mit Unterstützung des Grünen Abgeordneten Bernd Köppl beantragte er eine Anschubfinanzierung im Berliner Abgeordnetenhaus, das war im November 1989, just als die Mauer fiel. Da hing die Stadt West-Berlin noch am Tropf der Bonner Republik und kein Mensch redete vom Konkurs. Und da es der Monat November war, empfingen wir die Segnungen des „Novemberfiebers". So nennt man die hektische Vergabe von ungenutzten Haushaltsgeldern zum Jahresende zur Vermeidung einer Rückzahlung und Nichtbewilligung für das nächste Haushaltsjahr. Es gab eine Projektvorfinanzierung für ein Jahr zur Erstellung eines Gutachtens. Unser Arbeitskreis, inzwischen zum gemeinnützigen Verein Behandlungszentrum für Folteropfer e.V. avanciert, bezog ein winziges Büro in der Ärztekammer Berlin. Einer von uns wurde so vorübergehend zum Angestellten einer Körperschaft des öffentlichen Rechts, Steckkarte und Teilnahme an Betriebsweihnachts- und -faschingsfeiern inbegriffen. Man begegnete uns mit Wohlwollen, gelegentlich spöttelnd über das „Folterzentrum".

In einem solchen Frühstadium balanciert man zwischen Scheitern und Hoffnung. Zwei Jahre lang zogen wir von Verband zu Verband, von Ministerium zu Ministerium ohne Erfolg. Das Gutachten über die Konzeption eines Behandlungszentrums für Folteropfer im Auftrag des Senators für Gesundheit von Berlin war fertiggestellt und wanderte in die Papierkörbe. Mit einer großzügigen Spende der Firma Schering und des UNO-Menschenrechtszentrums in Genf konnte das Projekt, das sich nach wie vor im Planungsstadium befand, vorübergehend am Leben gehalten werden.

Inzwischen hatten wir auf unserem mühseligen Weg von Tür zu Tür in Bonn und anderswo einen Mann kennengelernt, der uns half, bislang verschlossene Türen zu öffnen. Dieser Mann, ein Glücksfall für unser Projekt, heißt Bernd Döveling, damals Abteilungsleiter für Sozialarbeit beim DRK-Generalsekretariat in Bonn. Bernd Döveling, ein Verbandsfunktionär mit Herz und politisches Naturtalent, der versteht Dinge zu bewegen, gehört zu den Mitbegründern von „Pro Asyl" und zahlreichen anderen Flüchtlingsprojekten. Er erkannte in unserem Projekt die Chance, einen vor Jahren schon gefassten Beschluss des Internationalen Roten Kreuzes, in dem jeder Nationalverband dazu aufgefordert wurde, Rehabilitationszentren für Folteropfer zu gründen, für das DRK in die Tat umzusetzen. Nachdem es ihm auch gelungen war, den Präsidenten des DRK Botho Prinz zu Sayn-Wittgenstein für diese Idee zu begeistern, verschaffte dieser uns ein Entrée bei Albrecht Hasinger, Staatssekretär im Bundesfamilienministerium. Hasinger, ehemaliger Staatssekretär beim Senator für Gesundheit in Berlin und profilierter Sozialpolitiker der CDU, machte das Projekt Behandlungszentrum zu seiner Sache. Es kam wieder der Monat November, und im Januar 1992 konnte das Zentrum schließlich seine Pforten öffnen. Neben dem Bundesfamilienministerium kamen nach und nach andere Förderer hinzu wie die Alfried Krupp von Bohlen und Halbach-Stiftung, das Hamburger Institut für Sozialforschung, die Kommission der Europäischen Union und die Dr. Josef und Sybille Krettner-Stiftung, sowie die Firmen Heinrich Blickle, Fresenius Medical Care, Schering, Janssen-Cilag, Hoffmann La Roche, Amgen und Gambro.

Standortbestimmungen und Klimaveränderungen

Bei der Suche nach unserem eigenen Konzept hatten wir die Schwächen und Stärken der beiden führenden Zentren in Europa im Auge, der Medical Foundation for the Care of Victims of Torture in London, und dem Rehabilitation Center for Torture Victims (RCT) in Kopenhagen. Inhaltlich stand uns das Londoner Zentrum mit seiner offenen Struktur, seinem stärker psychosozial orientierten Ansatz näher. Das Kopenhagener Zentrum war uns zu sehr organmedizinisch orientiert, Psychotherapie spielte nur eine untergeordnete Rolle. Die Stärke von Kopenhagen war damals und ist heute mehr denn je seine hochprofessionelle Öffentlichkeitsarbeit und seine treibende Rolle bei der Vernetzung und Bündelung der Kräfte der internationalen Bewegung gegen Folter, allerdings um den Preis eines gewissen Eurozentrismus. Der internationale Arm des RCT, der International Rehabilitation Council for Torture Victims (IRCT), umfasst das größte und einflussreichste weltweite Netzwerk von Zentren für Folteropfer. Wir haben uns diesem Netzwerk angeschlossen und an verantwortlicher Stelle in dessen Vorstand mitgearbeitet, wo wir den Transformationsprozess zu einer Demokratisierung und Dezentralisierung vorantreiben halfen.

Auch innenpolitisch war das Behandlungszentrum nie eine Insel. Es war und ist eingebettet in die Aktivitäten anderer Behandlungseinrichtungen, Flüchtlingsräte, Betreuungsinitiativen und Einzelpersonen, die mit traumatisierten Flüchtlingen professionell oder semiprofessionell arbeiten. So wurde unsere Bibliothek Teil eines Netzwerkes zur Dokumentation von Menschenrechtsfragen, und wir schlossen uns der bundesweiten Arbeitsgemeinschaft der Psychosozialen Zentren für Flüchtlinge und Folteropfer (BAFF) an. Wir unterhalten kontinuierliche Kontakte zu zahlreichen Einrichtungen im Ausland. Dabei bilden die intensiven und freundschaftlichen Kontakte zu den Kollegen in der Türkei einen Schwerpunkt. Prozessbeobachtungen in Verfahren gegen Mitarbeiter türkischer Behandlungseinrichtungen konnten mit Hilfe der Ärztekammer Berlin durchgeführt werden und hatten einen Schutzaspekt für die Betroffenen (vgl. Beitrag von *Veli Lök und Coskun Üsterci*). Wir beteiligten uns an der Evaluation und Neugründung von Behandlungseinrichtungen in anderen Staaten, so z.B. dem Zentrum für Folteropfer des Schweizerischen Roten Kreuzes in Bern.

Die Resonanz auf unsere ersten Jahresberichte und Publikationen bestärkte uns darin, nicht zu sehr nach großen Vorbildern zu schielen, sondern unseren eigenen Weg zu gehen und uns nicht in eine Schublade stecken zu lassen. Die Kopenhagener hatten uns gewarnt, wir sollten wie sie nur anerkannte asylberechtigte Flüchtlinge behandeln, andernfalls gerieten wir in die Mühlen einer zermürbenden Auseinandersetzung mit staatlicher Flüchtlingspolitik, die unseren therapeutischen Zielen schaden würde. Das Londoner Zentrum warnte uns, man dürfe keine Regierungsgelder annehmen, das schade der Unabhängigkeit und unterminiere den Status einer Nichtregierungsorganisation (NGO). Wir sind diesen Konflikten nicht ausgewichen, wir nahmen Geld von der Regierung und wir entschieden uns, auch Asylbewerber zu behandeln. Gleichzeitig bauten wir ein Netz von einflussreichen Unterstützern mit Persönlichkeiten aus Politik, Wirtschaft und Medien auf, das uns vor Instrumentalisierungen schützte.

Am Beispiel zweier kritischer Situationen sei das verdeutlicht. 1996 veröffentlichten zwei Kollegen eine Studie über den Umgang mit Folterüberlebenden im Asylverfahren, die erhebliche Mängel bei den Anhörungen des Bundesamtes für die Anerkennung ausländischer Flüchtlinge feststellte (Graessner u. Weber 1996). Die Studie erregte Aufsehen, es gab ein großes Medienecho, Politiker wie Heiner Geißler machten sie sich zu eigen und beriefen sich auf sie in Reden und Publikationen. Das Bundesamt reagierte gereizt, es erschien die vernichtende Rezension eines Bundesamtsmitarbeiters in einer juristischen Zeitschrift (Kade 1997). Gleichzeitig beschwerte sich das Bundesinnenministerium beim Bundesfamilienministerium über die Angriffe des Zentrums gegen eine ihm unterstellte Behörde. Die Autoren kommentierten die polemische Rezension mit einer sachlichen Richtigstellung, die das Familienministerium offenbar überzeugte und dazu veranlasste, die Förderung des Zentrums nicht in Frage zu stellen. Kurz zuvor hatte Bundespräsident Prof. Roman Herzog das Zentrum besucht und seine Unterstützung zugesichert.

Im Jahr 2000 veröffentlichte eine Mitarbeiterin des Behandlungszentrums (Birck 2000) eine Vergleichsstudie von Stellungnahmen des Polizeiärztlichen Dienstes in Berlin und von niedergelassenen Fachkollegen, die in der Beurteilung der Traumatisierung von bosnischen Kriegsflüchtlingen zu gravierend unterschiedlichen Ergebnissen gelangten. Die Studie stieß ebenfalls auf ein großes Medienecho, der Innensenator von Berlin, Dr. Eckart Werthebach, war verärgert, er polemisierte öffentlich gegen das Zentrum, es sei unseriös und seine Ärzte seien nicht qualifiziert. Die Kritik an der Praxis des Polizeiärztlichen Dienstes wurde von einem breiten Bündnis aus Parlamentariern, Ärztekammer, niedergelassenen Ärzten und Psychologen sowie Flüchtlingsberatungsstellen mit getragen und brachte den Innensenator schließlich dazu, die fragwürdige Begutachtungspraxis einzustellen (Pross 2000). Beide Konflikte haben langfristig verändernd auf das gesellschaftliche Klima gewirkt. Mittlerweile hat das Bundesamt für die Anerkennung ausländischer Flüchtlinge einen neuen Leiter (seit Juli 2000 Dr. Albert M. Schmid), der deutlich spürbar einen anderen Stil pflegt. Es gibt Anzeichen dafür, dass Anhörer mehr auf die Besonderheit und die Verletzlichkeit von Folterüberlebenden, insbesondere auch von Frauen achten. Das Bundesamt veranstaltet Fortbildungsseminare mit Fachleuten der psychozialen Zentren für Flüchtlinge und des BZFO. Zahlreiche Verwaltungsrichter zeigen eine ähnliche Aufgeschlossenheit. Mittlerweile hat sich ein großes bundesweites Netzwerk von Psychiatern und Psychologen gebildet, das sich kritisch mit der Begutachtung von traumatisierten Flüchtlingen durch Amts- und Polizeiärzte auseinandersetzt und Verfehlungen z.T. mit Rückendeckung der entsprechenden Landesärztekammer öffentlich macht. Den Anstoß zu den hier genannten Veränderungen haben viele gegeben, Kollegen aus Menschenrechtsorganisationen wie amnesty international, pro Asyl, aus den psychosozialen Zentren für Flüchtlinge und Folteropfer. Wir nehmen für uns in Anspruch, einen nicht unwesentlichen Beitrag dazu geleistet zu haben.

Der Begriff „Traumatisierung" wird mittlerweile inflationär gebraucht. Allerorten entstehen neue Traumakliniken und -ambulanzen. Kurkliniken eröffnen auf der Suche nach neuen Kunden Traumaabteilungen. Das spiegelt einerseits eine gewachsene gesellschaftliche Wahrnehmung und Akzeptanz von Psychotrauma, andererseits verwässert es die genaue Definition und Abgrenzung dessen, was ein

Trauma ist. Es ist allerdings ein Fortschritt und Ausdruck eines veränderten Bewusstseins, dass mit dem Daytoner Friedensabkommen erstmals der Begriff des traumatisierten Flüchtlings Teil einer völkerrechtlichen Vereinbarung geworden ist, ebenso ist der Beschluss der Innenministerkonferenz vom November 2000 zu begrüßen, der traumatisierten bosnischen Kriegsflüchtlingen eine Bleiberecht verschafft oder in Aussicht stellt.

Anfangseuphorie, Krisen, Auswege

In den ersten Jahren waren wir beflügelt von einer Aufbaustimmung, einem Pioniergeist, die Atmosphäre im Zentrum hatte etwas Familiäres. Praktikanten und Besucher nahmen uns wahr als eine Gruppe, in der viel gerungen wurde um den richtigen Weg, die aber wie Pech und Schwefel zusammenhielt, wenn Schaden von der Einrichtung abzuwenden war. Wie eine kalte Dusche kam die erste Krise über uns, als auf einen Schlag ein Viertel der Kollegen nach einem unüberbrückbaren Zerwürfnis das Zentrum verließ. Wir waren knapp einem Auseinanderbrechen des Zentrums entkommen, obwohl wir, das warnende Beispiel von anderen Zentren vor Augen, alle nur möglichen Sicherungen eingebaut hatten: kollegialer Führungsstil, Mitarbeiterpartizipation an Entscheidungen, Teamsupervision, Fallsupervision. Wir haben sehr viel Lehrgeld gezahlt, inzwischen sind wir nüchterner, weniger idealistisch und bescheidener in unseren Zielen geworden. Ein Kollege brachte es auf den Punkt mit den Worten: „Als ich anfing, dachte ich, wir können mit unserer Arbeit langfristig die endlose Spirale von Gewalt und Unterdrückung aus der Welt schaffen, wir können die Folter abschaffen wie man einst die Sklaverei abgeschafft hat. Mittlerweile habe ich mich von meinen Illusionen verabschiedet mit der Einsicht, dass Gewalt ein immanenter Bestandteil menschlichen Seins bleiben wird. Seitdem fühle ich mich freier, als sei eine Last von meinen Schultern genommen." Trotzdem kommt es in regelmäßigen Abständen aus kleinstem Anlass zu heftigen Spannungen, die mit der Materie unserer Arbeit zu tun haben. Von schwer gestörten Patienten, von Patienten mit Borderline-Symptomatik ist bekannt, dass ihre Dynamik ganze Pflege- und Therapeutenteams auf psychiatrischen Stationen gegeneinander aufbringt. Ähnliches gilt für das, was unsere Patienten in die Therapiestunden hineinbringen. Hier geht es um Misstrauen, Verrat, Missbrauch, Zerstörung, dem Ausgeliefertsein an grenzenlose Gewalt, Ohnmacht, Hass- und Rachegefühle von einem Ausmaß, das die menschliche Vorstellungskraft übersteigt. Als Behandler sind wir mit diesen Gefühlen unserer Patienten teilweise identifziert. Es ist eine äußerst schwierige Gratwanderung, hier das richtige Maß zwischen therapeutischer Empathie und professioneller Distanz zu bewahren (siehe Beiträge von *Ralf Weber und Johan Lansen*).

Eine Entlastung und Korrektur durch neutrale außenstehende Fachkräfte – Supervisoren – ist unabdingbar, um sich nicht in den Fallstricken dieser Arbeit zu verlieren und zu zerreiben. Ebenso wichtig ist das Pflegen der eigenen Ressourcen: Freunde, Familie, Hobbies, Sport, Kultur. Zu viel nimmt man von den Geschichten, die man täglich hört, mit nach Hause und entfremdet sich von der sog. „Normalwelt". Wurden die ersten Weggänge von Kollegen noch als ein Scheitern empfunden, hat sich mittlerweile die nüchterne Einsicht durchgesetzt, dass man auf diesem Feld nicht ein Leben lang arbeiten kann. Das Risiko von Burn-Out und stressbedingten Krankheitsausfällen ist in unserem Metier sehr hoch. Wir haben eine interne Studie über Burn-Out und stellvertretende Traumatisierung erstellt (Birck 2001). Dieses Thema ist bisher kaum erforscht.

Folter ist ein Tabuthema, mit dem der Normalmensch sich verständlicherweise nicht gerne befasst, es wird an eine Einrichtung wie amnesty international oder die unsere delegiert, etwas dagegen zu tun. Dafür wird man mit Lob und Anerkennung bedacht. Das ist verführerisch und fördert eine narzisstische Selbstüberschätzung, der Arbeit haftet etwas Pionierhaftes, Missionarisches an. Die Gefahr besteht, den Bezug zur Wirklichkeit zu verlieren, es entwickelt sich ein elitärer Teamgeist, in dem die Außenwelt als feindlich erlebt wird oder pauschal in gut und böse unterteilt wird. Das überhöhte Selbstbild führt unweigerlich zu Enttäuschungen, die sich in Konflikten untereinander entladen. Im Prinzip ist ein Behandlungszentrum für Folteropfer ein sozialmedizinisches Dienstleistungsunternehmen wie jedes andere, wie ein Kinderschutzzentrum, eine Suchtklinik, eine Schmerzambulanz o.ä. Es würde die ideelle Überfrachtung unserer Arbeit, die überhöhten Ansprüche abbauen und die Mitarbeiter entlasten, wenn das Zentrum Teil der medizinischen und sozialen Regelversorgung würde. Ein großer Teil unserer Energie, die wir in erster Linie für die Betreuung unserer Patienten, die wissenschaftliche Auswertung unserer Arbeit bräuchten, geht in das permanente Werben um Unterstützer, in das Sammeln von Spenden. Ständig müssen wir der Öffentlichkeit beweisen, dass wir etwas Besonderes sind. In den Niederlanden haben unsere Schwestereinrichtungen in mühsamer jahrelanger Lobbyarbeit die Integration der Behandlung von traumatisierten Flüchtlingen in das medizinische Versorgungssystem durchgesetzt. Das hat zu einer spürbaren Entlastung und erhöhten Professionalisierung der Zentren geführt. Zugegebenermaßen geht dabei etwas von dem ursprünglichen Pioniergeist verloren, die Arbeit wird mehr zum Routinebetrieb. Wir sind an einem Punkt, an dem diese Veränderung in Angriff genommen werden muss. Erste Schritte sind getan, die eingeschränkte kassenärztliche Ermächtigung für drei Ärzte wird ausgebaut und auf mehr Ärzte und auch Psychologen ausgedehnt werden, so hoffen wir. Im Landeskrankenhausplan von Berlin sind uns vier teilstationäre Betten für einen Tagesklinikbetrieb zugestanden worden, den wir de facto mit einem Teil unserer Patienten schon seit Jahren betreiben.

Langfristig sollte es für Helfer, die mit Extremtraumatisierten arbeiten, Regeln für Auszeiten geben, vorübergehende oder permanente Stellenwechsel in weniger belastende Tätigkeiten sollten erleichtert werden. Bei Katastrophenhelfern, Feuerwehrleuten, Piloten etwa ist es üblich, dass sie nach einem längeren Einsatz zu Ruhepausen ausgewechselt werden und dass sie früher in Rente gehen als andere Berufe.

Forschung

Ein weitere ungelöste Frage war und ist die Forderung nach wissenschaftlicher Tätigkeit. Was kann Forschung in diesem Feld bedeuten – sind Überlegungen zu den physiologischen Implikationen nach Folter oder anderer Extremtraumatisierung nur unter mühevoller Abstraktion vom Einzelschicksal möglich? Brauche ich die Kenntnis von der Funktion des Mandelkerns für eine humanitäre Praxis? Inwieweit lassen sich Forschung und eine empathische humanitäre Behandlungsarbeit überhaupt vereinbaren? Eine eindeutige Lösung dieser Frage können wir nicht anbieten. Wir haben uns bemüht, durch die Beschäftigung von wissenschaftlichen Mitarbeitern das Problem zu verlagern. Eine Evaluation der Behandlungsarbeit sollte möglich werden durch eine Dokumentation, die die notwendigen Daten bereitstellt. In diesem Feld sind noch viele Schritte zu gehen, um zusätzlich zur Selbstreflexion von Behandlungsverläufen durch die Therapeuten selbst andere und validere Maße der Beurteilung des Behandlungserfolges in unsere tägliche Arbeit miteinzubeziehen, sowie den Geldzuwendern hinlängliche Rechenschaft zu geben (erste Ergebnisse siehe Beitrag von *Angelika Birck*). Die Ausweitung der Bibliothek spielt dabei eine hilfreiche Rolle. Die von der gleichnamigen Firma geförderte Fresenius-Bibliothek wird zunehmend von externen Interessenten genutzt. Eine große Zahl von Diplomarbeiten und Dissertationen wurde durch die Bestände der Bibliothek unterstützt. Diese Arbeiten ergänzen unsere eigenen Publikationen, die sich z. T. in rechtliche, forensische und traumatheoretische Bereiche einmischten. Neben kasuistischen Darstellungen von Foltertraumata und deren Verläufen wurde auch immer wieder die Lebenssituation von traumatisierten Flüchtlingen in Deutschland thematisiert. Es sei dazu verwiesen auf die erste vom Behandlungszentrum veröffentlichte Anthologie (Graessner, Gurris u. Pross 1995).

Als klassifikatorisches Gerüst für die Zuordnung der Symptome war dabei das Konzept der posttraumatischen Belastungsstörung hilfreich. Es wurde im wesentlichen an amerikanischen Vietnam-Veteranen entwickelt und hat im Zentrum die akute oder chronische Symptomatik nach (wiederholter) Todesangst. Der interne Diskurs bei den MitarbeiterInnen hat jedoch immer zu der Einschätzung geführt, dass dieses Konzept nicht hinlänglich ausweist, was foltertraumatisierte Flüchtlinge an Symptomatik und Verläufen zeigen. So ergaben sich Bewertungen, dass ein wiederholtes Foltertrauma zuweilen eher durch das Modell der wiederholten (sequentiellen oder kumulativen) Traumatisierung erklärbar sei. Auch sei das (überlebenssichernde) Verhältnis zwischen Tätern und Opfer nicht hinreichend durch die PTBS-Systematik erklärbar. Vor allem aber sei das Modell statisch und könne die Dynamik des posttraumatischen Verlaufs *im Exil* nicht ausreichend erklären. Auch physiologische Modelle der „erlernten Hilflosigkeit" mit ihren suchtstrukturellen Bahnungen können nur Teilsymptomatiken abdecken helfen. Bei diesen doch unterschiedlichen Annäherungen an den verursachenden Pathomechanismus wählt man dann doch oftmals lieber die deskriptive Form der „dichten Beschreibung", die zugleich das eigene Bezugssystem reflektiert (Geertz 1987). Die Diagnostik steht ohne eine präzise benennbare Kausalität zuweilen auf sandigem Boden, zumal die Verlaufsbeschreibung noch nicht hinreichende Erkenntnisse zum physiologischen Geschehen geliefert hat. Erzwungene Regression, wie sie sich im Folterakt ausdrückt, sind jeweils Annäherungen in psychosozialer Hinsicht. Sie bleiben Erklärungsversuche.

Therapeutische Praktiker oszillieren somit zwischen verschiedenen Modellen und praktizieren im optimalen Fall eine eklektische Synopse von Methoden, die aus Erfahrung wirksam sind. Dabei ist sehr bedauerlich, dass die sehr exakten Beobachtungen von Freud und Ferenczi zur „Kriegshysterie" oder „Kriegsneurose" während des 1. Weltkriegs so lange in Vergessenheit geraten sind. Wenn man nach über 80 Jahren die Falldarstellungen von Ferenczi zu Kriegstraumatisierten liest, so fallen nicht nur die Ähnlichkeiten zum Foltertrauma auf, sondern auch die Bewertungen zu den Selbstheilungstendenzen bei den Betroffenen, die von Therapeuten berücksichtigt werden müssen (Ferenczi 1984). Auch an die fast schon wieder vergessene Kontroverse über das „KZ-Syndrom" nach 1945 (Pross 1988), die Debatten über Vergewaltigungsopfer und Vietnam-Veteranen in den USA in den 70er Jahren sei in diesem Zusammenhang erinnert (vgl. dazu den Beitrag von *Ulrich Venzlaff*).

Ein besonderes Kapitel der empirischen Evaluation stellt der Komplex des Umgangs mit dem „Narrativen" im Verhältnis zur biographischen Wahrheit dar. Therapeuten können kaum Nebenprüfer von Glaubwürdigkeit sein. Man entgeht dem Problem der Glaubhaftigkeitsprüfung, wenn man lediglich anerkannte Asylbewerber mit Foltererfahrung behandelt. Sowie sich ein sekundäres Begehren (Aufenthaltssicherung) in die Behandlung mischt, steht man vor einem Dilemma. Therapeutische und begutachtende Rolle müssen getrennt werden. Das ist in der Praxis nicht immer leicht zu vollziehen, weil man die Patienten zwingt, ihre Verfolgungsgeschichte zweimal oder öfter zu erzählen. Dann treten die klassischen Probleme des Gedächtnisses auf. Es zeigt sich dann in luzider Weise, dass das Gedächtnis kein Speicher von immer gleichen Fakten ist, sondern Lebensgeschichte wird situationsabhängig konstruiert. Die Beurteilung von Glaubhaftigkeit, wie sie vom Bundesamt oder einzelnen Gerichten vorgenommen wird, folgt immer noch dem Muster des Gedächtnisses als einem Speicher, dem die immer gleichen Inhalte entlockt werden können. Dieses Muster entspricht nicht mehr dem heutigen Stand der Erkenntnisse (Graessner u. Wenk-Ansohn 2000; Birck 2002).

Verrat

Das Thema „Verrat" spielt in den Biographien unserer Patienten eine große, zumeist vermiedene Rolle. Die meisten sind Opfer von Verrat. Nur wenige geben darüber Auskunft, ob sie unter dem extremen Druck auch selbst Verrat begangen haben. Ihr Schweigen dient der Erhaltung ihres Selbstwertgefühls, und es sollte nicht unbedingt daran gerührt werden.

Kann ein ehemaliges Opfer von Folter ein hinreichend nützlicher Behandler werden? Wählt er nicht eingeengt die Methode, die ihm half? Ist er nicht viel gefährdeter durch Retraumatisierung? Wird der unsichtbare Folterer, der in der Therapie immer mit am Tisch sitzt, nicht übergroß? Und mobilisiert er nicht (Gewalt-)Fantasien, von denen sich der Behandler nicht freimachen kann? Wann wird das menschenrechtliche Engagement zu einer Fessel, das spontane Reaktionen verbietet? Das Thema „Verrat" betrifft auch uns. Dürfen wir zur Unterstützung eines Asylbegehrens Berichte über Vorgeschichte, Symptome und Verlauf an Behörden weitergeben? Inwieweit wird davon das aufgebaute Vertrauensverhältnis berührt? Die Dolmetscher fühlen gleichfalls die Gratwanderung. In der italienischen Sprache kommt die Verwandtschaft von Sprachmittlung und Verrat zum Ausdruck: Traduttore ist der Dolmetscher, Traditore der Verräter. Immer wieder erneute Skrupel sind in diesem Feld unvermeidbar.

Die „dritte Person"

Tiefenpsychologisch fundierte Behandlungen dulden keine dritte Person in der Beziehung zwischen Therapeut und Patient. Dieser klassische Merksatz der Psychotherapie muss aufgegeben werden, wenn sich Behandler und Patienten nicht „verstehen" können. Die sprachliche Vermittlung von Biographien verschafft Sprachmittlern eine überragende Bedeutung, die Therapeuten und Patienten erst lernen müssen. Sprachmittler werden zwangsläufig zu Kotherapeuten. Die Therapeuten „verstehen" ja nur den Dolmetscher. Zum Gegenstand von Behandlung machen sie, was der Dolmetscher an Bedeutung transportiert. Ist es das, was der Patient gesagt oder gemeint hat? Es ging bei den sprachvermittelten Behandlungen also immer um die Frage, wie einfühlsam und kompetent lassen sich Metaphern und Bilder, die für die Behandlung bedeutsam sein können, ins Deutsche übertragen (siehe dazu den Beitrag von *Sejdijaj, Younansardaroud und Wegener*).

Wie lässt sich die historisch-kulturelle Dimension von Muttersprache der Patienten ins Deutsche vermitteln? Welche unterschiedlichen Formen bzw. Akzentuierungen von Sprache wählen Männer und Frauen? Sind sie im Vermittlungsprozess zu erkennen? Kommt es zur Einebnung von geschlechtsspezifischen Differenzen? Wieviel Sprache geht Traumatisierten verloren? Können Traumatisierte überhaupt ihre angemessene Sprache wieder finden? Die Fragen, die uns hier bewegten, waren nicht immer leicht zu beantworten, zumal auch der psychischen Belastung der SprachmittlerInnen Rechnung getragen werden musste. Es wurde daher ein bedeutsamer Fortschritt in der Beziehung zwischen den Behandlern und Dolmetschern erzielt, als wir eine spezifische Supervision für DolmetscherInnen einrichteten. Hier konnten erstmals die Probleme der Sprachmittlung und des Rollenverständnisses der Sprachmittler ausgesprochen und bearbeitet werden. Das Bewusstsein von der schwierigen Rolle der „dritten Person" hat in der Vergangenheit Wünsche wachgerufen, zunehmend Therapieformen einzusetzen, die nicht primär auf Sprache angewiesen sind: Musiktherapie und Gestaltungstherapie (Kunsttherapie) sind im Zentrum inzwischen ausgewiesene Behandlungsmethoden in der Behandlung traumatisierter Flüchtlinge und Asylbewerber (siehe dazu die Beiträge von *Zharinova-Sanderson* und *Karcher/Tschiesche-Zimmermann*).

Interkulturelle Kompetenz

Behandlungsarbeit ist Integrationsarbeit. Sinnvolle Integration sucht stets den Dialog in „gleicher Augenhöhe", vor allem über die Anerkennung, dass Menschen aus fremden Kulturen auch „Kultur haben". Dies lässt sich leicht sagen, ist jedoch ein Feld für zahlreiche Fehler. Die Beziehung von Therapeuten zu traumatisierten Flüchtlingen im Exil ist jedoch primär asymmetrisch. Die einen gewähren, die anderen empfangen. Die einen kennen die geschriebenen und ungeschriebenen Gesetze des Exillandes, die anderen nicht. Die kulturell geprägten Wege zur Durchsetzung von Grundbedürfnissen sind unterschiedlich, das Rollenverständnis (einschl. der Geschlechterrollen) divergiert, die Stellung des Einzelnen in der Gesellschaft wird unterschiedlich definiert, die Form der Präsentation von seelischen und körperlichen Beschwerden weicht stark voneinander ab usw. Jede Behandlung sucht die Elemente der Kultur eines Asylbewerbers (Ressourcen) für eine Beziehung zu nutzen, ohne dabei in Folklore zu verfallen. Zugleich soll jedoch auch ein weicher Übergang zum Verständnis der Kultur des Exillandes erreicht werden, das durch den Therapeuten repräsentiert wird.

Unterschiedliche Kulturen transportieren unterschiedliche Machtverhältnisse in symbolischer Form. Das reicht von der Mann-Frau-Beziehung bis zur aktiven oder passiven Kolonialismus-Erfahrung. Auch in der Psychotherapie äußern sich Machtverhältnisse. Integrative Behandlungsansätze laufen folglich über die Bewusstmachung von Machtverhältnissen, z.B. in kognitiver oder dramatischer Form. Da die Foltererfahrung in hohem Maße ein extremes Machtverhältnis spiegelt, lässt sich darüber Arbeit am Trauma mit Integration verbinden.

Eine detaillierte Kenntnis fremder Kulturen lässt sich nicht erreichen, wenn man mit Menschen aus über dreißig Herkunftsländern arbeitet. Aber Grundfunktionen interkultureller Kommunikation lassen sich erlernen und verwenden. Nach zehn Jahren haben die Mitarbeiter des Zentrums besonders auch mit Hilfe der Dolmetscher sich eine interkulturelle Kompetenz erworben (mit diesem Thema befassen sich vor allem die Beiträge von *Anke Ollech und Teshome Gutteta).*

Pathologie des Exils

10 Jahre Arbeit mit Folteropfern haben, wenn wir die oft tödlichen und pogromartigen Anschläge auf Flüchtlingen in Deutschland betrachten, auch Empörung über die Verhältnisse hierzulande ausgelöst. Sie beeinflusst die Wahrnehmung und Verarbeitung von Verfolgungsbiographien durch Patienten und Therapeuten. Es ist ja sicher nicht ganz zufällig, dass die Opfer rechtsradikaler Gewalt Menschen mit deutlich geminderten Rechten (und Zugang zu Rechtsvertretung) sind: Flüchtlinge, Obdachlose und Behinderte.

Für die Behandlungen bedeutete dies, dass zunehmend die Realität des Exils mit ihren pathologisierenden Mechanismen ins Visier geriet. Es bedeutete zunehmend Konfrontation mit angstvollen Menschen. Die Pathologie des Exils überragte vielfach die Folgen des ursprünglichen Traumas. Eine Differenzierung war nicht immer einfach zu machen. Es kam wiederholt zu Retraumatisierungen, die die Behandlung zurückwarfen, oder zu einer schwer beherrschbaren Kumulation von Symptomen.

Politisch Verfolgte genießen Asyl. Folter per se ist kein Asylgrund. Der Begriff der „politischen Verfolgung" ist in Europa von der Vorstellung eines verfolgten parteipolitischen Engagements geprägt. Gebildete und redegewandte Flüchtlinge genießen leichter Asyl. Menschen mit geringer Schulbildung und Analphabeten sind de facto weitgehend vom Asylrecht ausgeschlossen. Unser Augenmerk hat sich besonders dieser Gruppe zugewandt: Frauen und ländliche Bewohner. Sie berichten meist ungeordnet und ohne Datierungssicherheit. Ihre Anhörungen vor dem Bundesamt dauern im allgemeinen viel kürzer als bei Gebildeten. Menschen aus ländlichen Kulturen sind im allgemeinen wesentlich traditioneller in ihrer Auffassung von Höflichkeit, Scham und Selbstdarstellung. Sie kommen oftmals aus kollektiven Gesellschaften und sollen sich im deutschen Asylrecht als Individuen begreifen. Sie können, eine Foltererfahrung vorausgesetzt, einen Abschiebeschutz oder Aufenthaltstitel erhalten. Daran können und werden wir weiterhin mitwirken.

Die Lager

Der italienische Philosoph G. Agamben hat die Lager als biopolitisches Paradigma der souveränen Macht der Moderne bezeichnet (Agamben 1995, S. 185–201). Lager hätten seit dem Beginn des 20. Jahrhunderts eine spezifische Funktion. Sie seien Ort und Vorstufe von Selektion. Sie demonstrieren Macht und entmutigen. Sie werden durch das Recht legitimiert und umschließen Menschen mit reduzierten Rechten. Mit Wachposten und Hunden, umgeben von Zäunen, abgeschnitten von Kommunikation in abgelegener Region. Lager in Form von Sammelunterkünften, Heimen sind heute für Menschen, die als Asylsuchende oder abgelehnte Asylbewerber gelten, Realität. Um Verwaltungsentscheidungen durchzusetzen, werden Flüchtlinge in ihrer Freiheit beschränkt. Die Unverhältnismäßigkeit der Maßnahmen wird durch die vorausgegangene Rechtsarmut oder den real geminderten Zugang zum Rechtsschutz begünstigt.

Das erste Lager (als Konzentrationslager so bezeichnet) für Flüchtlinge in Deutschland wurde während der Weimarer Republik für osteuropäische Juden in Cottbus-Sielow errichtet (Agamben 1995, S. 186). Heute kennen wir die weitgehende Incommunicado-Haft von Flüchtlingen in internationalen Flughäfen, wir erinnern uns an die Zusammenpferchung von albanischen Flüchtlingen im Stadion von Bari, das australische Woomera mit seinen inhumanen Zügen wurde propagandistisch mit Hilfe von Lügen für Wahlsiege der Regierungspartei genutzt, in einem Massenlager für Abschiebehäftlinge in England, dem größten in Europa, entfachten die dort mit Asylbewerbern im Asylverfahren einsitzenden Gefangenen ein lebensgefährliches Feuer aus Protest. In Deutschland entstehen gleichfalls Massenlager zur Durchführung der Abschiebung, in denen Flüchtlinge „Hoffnungslosigkeit und Desorientierung erfahren sollen", so ein Verwaltungsbeamter. „Ihr, die Ihr eintretet, lasst alle Hoffnung fahren" – als Asylprinzip? Wer wird vor wem oder was geschützt? Wer ist überhaupt bedroht? Lagerleben und die begleitende Ohnmacht prägen auch die Alltagsrealität unserer Patienten. Kann in diesem Klima Rehabilitation gelingen? Zahlreiche Patienten klagen, sie seien aus dem Gefängnis ihrer Heimat entkommen, nun seien sie erneut Gefangene. Die mit dieser subjektiven Auffassung verbundene Entwertung hat einen sehr negativen Einfluss auf die Behandlung.

Ausblick

Von unserem Anspruch, ein reines *Behandlungs*zentrum zu sein, haben wir uns über die Jahre ein Stück weit entfernt. Das haben wir nicht freiwillig getan, sondern es hat sich aus Sachzwängen heraus so entwickelt. Die Tatsache, dass es kaum Einrichtungen zur Betreuung von Folterüberlebenden und traumatisierten Flüchtlingen gibt, zwang uns dazu, Rollen zu vermengen, die in der medizinischen

Regelversorgung klar voneinander getrennt sind: die Rollen von Behandler und Gutachter. Je bekannter wir wurden, desto mehr forderten Anwälte, Behörden und Gerichte von uns medizinische und psychologische Stellungnahmen über unsere Patienten ein. Wir sind dem, so gut es ging, nachgekommen im Interesse unserer Patienten. Denn die mit dem unsicheren Aufenthaltsstatus eines Asylbewerbers verbundenen Existenzängste und Unsicherheiten stehen der Behandlung eines Foltertraumas im Wege. Daneben begutachten wir auch als unabhängige Sachverständige im Auftrag Gerichte Traumatisierte, die nicht bei uns in Behandlung sind.

Über die Jahre ist der Anteil von weiblichen Patienten gewachsen. In unserem Gründungskonzept und unserem Stellenplan waren wir daran ausgerichtet, dass politische Flüchtlinge überwiegend Männer seien, da sie sich in ihren Heimatländern politisch am stärksten exponieren und unter Zurücklassen von Frau und Kindern fliehen müssen. Das hat sich insbesondere seit dem Jugoslawienkrieg mit den Massen-Vergewaltigungen geändert. Auch mehr und mehr Kurdinnen aus der Türkei fliehen vor der sexuellen Gewalt in türkischen Gefängnissen und Polizeistationen als Teil einer systematischen Zerstörung des kurdischen Gemeinwesens (siehe Beitrag von *Mechthild Wenk-Ansohn*). Eine wachsende Zahl von ihnen bricht das Tabu und spricht darüber in der Öffentlichkeit. Zumindest hier haben wir uns den Veränderungen angepasst, und versuchen, der besonderen Situation von Flüchtlingsfrauen gerecht zu werden. Auch in der Flüchtlingspolitik sind enstprechende Änderungen überfällig. Die geschlechtsspezifische Verfolgung von Frauen sowie die nichtstaatliche Verfolgung wird, so hoffen wir, von der derzeitigen Regierungskoalition im geplanten neuen Einwanderungsgesetz endlich als Fluchtgrund anerkannt.

Nach wie vor sind die Rahmenbedingungen, unter denen wir unsere Patienten betreuen, mehr als mangelhaft. Die wichtigsten Voraussetzungen für das Weiterleben nach einem Trauma, die wichtigsten Heilungsfaktoren, sind Sicherheit, Autonomie und die Möglichkeit zum Aufbau einer neuen Existenz. Das zeigen die Erfahrungen mit den Überlebenden der Konzentrationslager. Ein traumatisierter Flüchtling, bei dem alle diese Voraussetzungen fehlen, kann nicht gesunden. Jahrelang in Angst vor Abschiebung zu leben, keine geschützte Privatsphäre zu haben, in einem schäbigen, lagerartigen Heim auf engem Raum mit Menschen aus fremden Kulturen leben zu müssen, mit denen man sich kaum verständigen kann, wo ständig Lärm und Unruhe herrschen, so dass man zu wenig Schlaf findet, das macht einen kränker, als man schon ist. Dazu kommt die verordnete Untätigkeit, das Arbeitsverbot für Asylbewerber und die allzu häufigen, alltäglichen Schikanen in Behörden sowie die Residenzpflicht, sprich das Verbot den Aufenthaltsort zu verlassen – eine Reglementierung, wie sie in totalitären Staaten üblich ist. Diese entwürdigende Gängelung und die gesellschaftliche Entwertung auf die Stufe eines Almosenempfängers und Bittstellers bedeutet für viele unserer Patienten, die vordem einen qualifizierten Beruf ausgeübt und eine angesehene Stellung in ihrer Gesellschaft inne hatten, einen empfindlichen sozialen Abstieg, einen Autonomieverlust und einen Verlust ihres Selbstwertgefühls. Sie können sich nur über die Identität des traumatisierten Opfers Gehör und Anerkennung verschaffen, eine u.U. verhängnisvolle Verkehrung des eigentlichen Therapieauftrags. Einem bosnischen Kriegsflüchtling sagt man: solange Du krank und behandlungsbedürftig bist, bekommst Du einen Aufenthalt, wenn Du gesund wirst, verlierst du die Aufenthaltsberechtigung. Das Arbeitsverbot für traumatisierte Flüchtlinge muss aufgehoben werden, ebenso die Residenzpflicht und die Internierung in den sog. Läusepensionen und Lagern, welche absurd hohe Kosten für den Steuerzahler verursachen. Der extremen Ohnmacht, der ein Folterüberlebender ausgesetzt war, muss die Chance entgegengesetzt werden, autonome Entscheidungen zu treffen, sein Leben ein Stück weit wieder selbst bestimmen zu können. Ansonsten bleiben unsere therapeutischen Bemühungen stecken und werden zur Sisyphusarbeit (siehe Beitrag von *Claudia Kruse*).

Traumatherapie mit Flüchtlingen und politisch Verfolgten lässt sich nicht auf eine bündige Formel bringen. Voraussetzung ist ein gesicherter Schutzraum, in dem Vertraulichkeit besteht und Vertrauen aufgebaut werden kann. Traumatisierte haben ein hohes Maß an Misstrauen. Traumatherapie fokussiert zu einem gemeinsam vereinbarten Zeitpunkt das Foltertrauma. Sie differenziert zwischen den Noxen des Exils, dem Primärtrauma im Heimatland und den Wechselbeziehungen. Die Bearbeitung der Beziehung spielt wie in anderen Therapien eine zentrale Rolle. Als Behandlungsziel lässt sich formulieren: Das Opfer soll zu einem Über*lebenden* werden. Die Erinnerungen werden nicht verschwinden. Sie können aber verblassen und dadurch neue Handlungsoptionen entstehen lassen. Eine deutliche Reduzierung der Symptome, eine bessere Bewältigung des Alltags und eine Entwicklung von neuen Lebensperspektiven sollte erreicht sein, wenn die Behandlung beendet wird. Auch bei chronischen Entwicklungen sollte das spezifische Symptom des Flashbacks nur noch in großen Abständen auftreten und seinen lähmenden Charakter verlieren. Dies mag zumeist gelingen, allerdings werden wiederholte Interventionen auch nach jahrelangen symptomarmen Intervallen mitunter erforderlich (siehe Beitrag von *Birck*).

Eine abgerundete Behandlungsphilosophie wird keiner, der praktisch mit dieser Klientel arbeitet, vorweisen können. Auch wir nicht. Es gibt für diese schweren Traumata kein therapeutisches Allheilmittel, kein Patentrezept. Die Patienten waren und sind unsere besten Lehrmeister. Jeder Fall ist anders gelagert. Unser Ansatz war von Anfang an, sich nicht auf eine Methode zu versteifen. Bei uns sind die verschiedensten Richtungen vertreten: bei den Ärzten organmedizinisch-forensische, psychosomatisch-hausärztliche Ausrichtung und Psychiatrie (siehe Beitrag von *Ferdinand Haenel*), die Psychotherapeuten kommen aus der Gestalttherapie, Verhaltenstherapie, Psychoanalyse, Familientherapie (siehe Beitrag von *Ahmad/Müller-Schöll*), Psychodrama (siehe Beitrag von *Frank Merkord*), die Sozialarbeiter kombinieren traditionelle Sozialberatung mit sozialtherapeutischem training (siehe Beitrag von *Claudia Kruse*). Dazu kommen Kunst- und Gestaltungstherapie, Krankengymnastik mit Konzentrativer Bewegungstherapie und Musiktherapie (siehe Beitrag von *Oksana Zharinova-Sanderson*) sowie seit neuestem die Kinder- und Jugendlichentherapie (siehe Beitrag von *Eva Waitzmann-Samulowski*). Außerdem haben wir den letzten Jahren unseren Schwerpunkt von der Einzeltherapie mehr und mehr auf die Arbeit mit Gruppen verlagert (siehe die Beiträge von *Karcher/Tschiesche-Zimmermann und Merkord*). Eine ehemalige Therapiegruppe trifft sich weiterhin regelmäßig als Selbsthilfegruppe in unseren Räumen. Dieser „ökumenische“ Ansatz hat sich bewährt. Man kann voneinander lernen und bleibt flexibel. Auf Fachkongressen erlebt man leider zu oft, dass die verschiedenen „Schulen“ nichts voneinander wissen wollen und sich wie Glaubensgemeinschaften gegenseitig befehden. Es war auch kein Fehler, dass das Zentrum ursprünglich stark medizinisch ausgerichtet war und sich im Laufe der Jahre mehr und mehr anderen Heilberufen geöffnet hat. Es gibt andere Einrichtungen, die ausschließlich psychosozial ausgerichtet sind, in denen Ärzte wenn überhaupt nur extern hinzugezogen werden und eine Nebenrolle spielen. Vielen unserer Patienten aus anderen Kulturkreisen ist alles, was mit Psychologie zu tun hat, fremd, sie verbinden damit das Stigma des Verrücktseins. Sie kommen zu uns, weil sie zum „Doktor“ wollen.

Für Behandler von Folteropfern gilt, dass die Informationen und Erkenntnisse aus den Behandlungen zu präventiven und vernetzten Aktivitäten drängen. Das bedeutet, dass ein Trauma aus dem politischen Feld wieder ins gesellschaftliche Feld zurückgetragen wird, also nicht im psychotherapeutischen Setting versteckt und damit individualisiert bleibt. Der Anlass für ein bedeutsames Spätsymptom und eine Reaktualisierung des Foltertraumas kann in der weitgehenden Straflosigkeit der Folterer liegen. Auch hier sind wir in den politischen Raum verwiesen, wenn ein transkulturelles Gerechtigkeitsstreben nicht Illusion bleiben soll. Wir müssen dazu gar nicht in andere Länder blicken: Die Gequälten der Stasi prägen dieses Streben nach Gerechtigkeit hautnah mit.

Literatur

Agamben G (1995) Homo sacer – Il potere sovrano e la nuda vita. Einaudi Verlag, Torino

Birck A (2000) Wie krank muss ein Flüchtling sein, um von der Abschiebung ausgenommen zu werden? Informationsbrief Ausländerrecht 4:209–216

Birck A (2001) Secondary Traumatization and Burnout in Professionals Working with Torture Survivors. In: Traumatology 7 (2) On line: www.fsu.edu/~trauma/v7/v7i2.html

Birck A (2002) Traumatisierte Flüchtlinge. Wie glaubhaft sind ihre Aussagen? Asanger, Heidelberg

Geertz C (1987) Dichte Beschreibung. Suhrkamp, Frankfurt

Ferenczi S (1984) Über zwei Typen der Kriegshysterie (1916); Die Psychoanalyse der Kriegsneurosen (1918). In: Bausteine zur Psychoanalyse Bd. III; Arbeiten aus den Jahren 1908–1933. Ullstein, Frankfurt Berlin Wien, S 58–79 u. 95–118

Graessner S, Gurris N, Pross C (1995) Folter – An der Seite der Überlebenden. Beck, München

Graessner S, Weber R (1996) Umgang mit Folteropfern im Asylverfahren. Republikanischer Anwaltsverein (Hrsg) Hannover

Graessner S, Wenk-Ansohn M (2000) Spuren der Folter. Schriftenreihe Behandlungszentrum für Folteropfer, Berlin

Innenministerkonferenz (2000) Beschluss der Innenministerkonferenz zu Bürgerkriegsflüchtlingen vom 23./24.11.2000. On line: www.bundesauslaenderbeauftragte.de/-themen/beschluss232411.htm.

Kaden D (1997) Zum Verhältnis von Asylrecht und Wissenschaft am Beispiel des Berliner Zentrums für Folteropfer – Zugleich eine Rezension. Zeitschrift für Ausländerrecht und Ausländerpolitik. 3/1997:137–138

Pross C (1988) Wiedergutmachung – Der Kleinkrieg gegen die Opfer. Athenäum, Frankfurt. (Reprint Philo Verlagsgesellschaft 2001)

Pross C (2000) The Police medical service of Berlin: doctors or agents of the State? Lancet 356:1435–1436

„Wir sind hier total aufgeschmissen!“ Subjektive Krankheits-, Problem- und Therapievorstellungen extremtraumatisierter Flüchtlinge im Exil

Anke Ollech

Einleitung

Effektive Hilfsangebote für Flüchtlinge, die in ihren Herkunftsländern Opfer von Folterungen oder politisch motivierter Gewalt geworden sind, sollten die besondere Lebenslage und Lebenswelt dieser Menschen berücksichtigen. Dies bedeutet, dass ihre persönliche Sicht auf die eigene Problematik und wünschenswerte Hilfsangebote Beachtung finden sollten, statt die gängigen Traumakonzepte unhinterfragt auf diese Gruppe zu übertragen. Folterüberlebende haben nicht allein schwerste, durch Menschenhand zugefügte Gewalt erfahren. Darüber hinaus sind sie im Exil besonderen psychosozialen Belastungen, beispielsweise durch den häufig ungesicherten Aufenthaltsstatus und die damit verbundenen Beschränkungen im Alltag, die Trennung von den vertrauten Lebensbedingungen ihres Geburtslandes und dem Druck, sich den gesellschaftlichen Verhältnissen im Aufnahmeland anzupassen, ausgesetzt. Traumatisierte Flüchtlinge waren oft über Jahre hinweg massiven Belastungen ausgesetzt, so dass ein anderes Vorgehen erforderlich ist als bei der Therapie von Menschen nach einem einmaligen traumatischen Ereignis (Becker 1995). Zusätzlich kann der kulturelle Hintergrund Gewaltüberlebender die Inanspruchnahme der vorhandenen psychosozialen Hilfsangebote im Fluchtland beeinflussen, denn er bestimmt, auf welche Weise Symptome erlebt und ausgedrückt werden und stellt einen Verständnisrahmen für die traumatischen Erlebnisse, die Heilungschancen wie auch Therapiemöglichkeiten zur Verfügung (Dawes 1997, Gottschalk-Batschkus 1998, Tanaka-Matsumi u. Draguns 1996, Raminez 1999).

Die Krankheits- und Therapiekonzepte können je nach Herkunft der Patienten variieren und stark von den westlichen psychologischen Theorien abweichen, wie dies insbesondere für die indigene Bevölkerung Nordamerikas und Australiens sowie Länder Afrikas, Südamerikas und Asiens festgestellt wurde (Cawte 1996, Eisenbruch 1992, Mullings 1984, Ruiz 1998). Die unterschiedlichen Grundannahmen im Gesundheitsbereich können sich hinderlich auf ein bikulturelles Behandlungssetting auswirken, da eine gemeinsame Sicht auf das Problem und das therapeutische Vorgehen von Therapeut und Patient als Voraussetzung für eine effektive Therapie gilt (Berg 1998, Collatz 1998). Auch im Bereich der Psychotraumaforschung belegen zahlreiche Studien die Unvereinbarkeit der Sicht außereuropäischer Patienten auf ihre Beschwerden mit den gängigen westlichen

Traumakonzepten. Neben universell auftretenden Kernsymptomen als Reaktion auf traumatische Ereignisse existieren dabei erhebliche ethnische Variationen in der Symptomatologie sowie der Bewertung der Beeinträchtigungen durch die Beschwerden (Boia 1997, Manson 1997, Marsella et al. 1996). Die westlichen Traumatherapieverfahren können daher keine allgemeine Gültigkeit in Anspruch nehmen (Elsass 1998, Kleber et al. 1995, Scurfield 1996, Silver u. Wilson 1998). Vielmehr muss das Therapieangebot den Hilfesuchenden im konkreten Fall sinnvoll erscheinen, um positive Resultate zu erzielen. Dazu ist es notwendig, dass die Patienten die geplante Intervention angesichts ihrer Problematik für glaubwürdig und potentiell wirkungsvoll halten und der durchführenden Person die notwendige Kompetenz in diesem Bereich zusprechen. Darüber hinaus muss den Betroffenen das Behandlungssetting akzeptabel, das Behandlungsrationale einleuchtend sowie das Vorgehen konsistent erscheinen (Frank 1982). Für Institutionen, in denen Vertreter des westlichen Gesundheitssystems mit traumatisierten Flüchtlingen außereuropäischer Herkunft arbeiten, bedeutet dies, dass die geplante Intervention vor Therapiebeginn auf ihre Akzeptanz durch die Patienten überprüft werden sollte. Gegebenenfalls müssen Patient und Behandler gemeinsam das Problem definieren und den Inhalt, die Ziele und Kriterien der Therapie festlegen. Bislang sind transkulturelle Aspekte der Behandlung von traumatisierten Flüchtlingen jedoch auf geringes wissenschaftliches und praktisches Interesse gestoßen, und es existieren nur wenige therapeutische Ansätze, die versuchen, subjektive Erklärungen des Problems aus Sicht der Patienten sowie therapeutische Prozeduren, die in den Herkunftsländern zum Einsatz kommen, zu eruieren und in den Behandlungsprozess zu integrieren. Ziel dieses Forschungsprojektes ist es daher, mit offenen, qualitativen Methoden aus der Innensicht von Menschen, die extreme politisch motivierte Gewalt erlitten haben und nach Deutschland geflüchtet sind, die wahrgenommen Auswirkungen des Traumas sowie wünschenswerte Hilfsangebote zu erfassen, um so einen Beitrag zu einem wenig beachteten Bereich der Psychotraumaforschung zu leisten.

Methodisches Vorgehen und Sample

Im Rahmen der Studie wurden bislang drei Experten- und dreizehn Patienteninterviews mit einer Länge zwischen 45 und 190 Minuten durchgeführt. Als Methode wurde das Episodische Interview nach Flick (1995) gewählt, eine offene und flexible Form der qualitativen Datenerhebung, die den Relevanzsystemen der Befragten einen möglichst großen Raum lässt. Ein solches Vorgehen bot sich an, da es sich um ein bisher kaum erforschtes Thema handelt, so dass nicht auf standardisierte Verfahren zurückgegriffen werden konnte. Das episodische Interview soll erfahrungsnahes, auf konkrete Situationen und Umstände bezogenes Wissen wie auch abstrahierte verallgemeinerbare Annahmen der Befragten zu einem Gegenstandsbereich erfassen und beide Wissensausschnitte systematisch verknüpfen, um durch die Kombination von Erzählungen und Argumentation unterschiedliche Zugänge zur Datenbasis zu erhalten. Die Befragten erhalten im Interview Anregungen für Erzählungen, die Erlebtes unmittelbar abbilden. Daneben werden konkret-zielgerichtete Fragen nach subjektiven Definitionen zielgerichtete Fragen nach subjektiven Definitionen gestellt, die für die Fragestellung relevant sind. Die Darstellungsform der Erzählung oder Beschreibung kann von den Gesprächspartnern nach den Aspekten persönlicher Relevanz gestaltet werden. Ein zuvor erstellter Interviewleitfaden dient zur Orientierung über die thematischen Bereiche, die es zu erfragen gilt, und erlaubt es dem Interviewer, steuernd in das Gespräch einzugreifen. Durch die Verbindung von Frage-Antwort-Sequenzen und Erzählungen soll ein der Alltagskommunikation möglichst ähnlicher offener Dialog zwischen den Gesprächspartnern entstehen und eine künstliche Situation, wie sie durch die verfahrensbedingte Dominanz einer der beiden Seiten bedingt sein kann, vermieden werden. Die Experteninterviews mit Therapeuten des BZFO, die nach Deutschland migriert waren, bezogen sich auf ihre Wahrnehmung der Probleme und Behandlungswünsche von Patienten wie auch das persönliche möglicherweise kulturell geprägte therapeutische Vorgehen.

Die Flüchtlinge, die in ihren Herkunftsländern Opfer von Folter bzw. organisierter politischer Gewalt geworden waren, wurden mit Hilfe von muttersprachlichen Dolmetschern gleichen Geschlechts zu ihrer subjektiven Wahrnehmung und Erklärung der aktuellen Beschwerden und Probleme, deren Auswirkungen auf die Lebensgestaltung sowie wünschenswerte Hilfsangebote befragt. Es wurden Fragen bezüglich des Hilfesuchverhaltens im Heimatland, der Akzeptanz evtl. vorhandener traditioneller Interventionsformen, der Ablehnung von Therapieverfahren sowie der Nützlichkeit von Gesprächen im professionellen Rahmen für die eigenen Probleme und Beschwerden gestellt. Die sieben Frauen und sechs Männer, die an der Studie teilnahmen, waren zwischen 18 und 39 Jahre alt und kamen in der Mehrzahl (11 Personen) aus den kurdischen Gebieten der Türkei. Zwei weitere Personen hatten vor der Flucht nach Deutschland in Bosnien-Herzegowina und Guinea-Bissau gelebt. Der Bildungsstand der Männer war im Vergleich zu den gefragten Frauen deutlich höher. Lediglich zwei der befragten Männer hatten nicht die Hochschulreife erlangt und waren vier bzw. sieben Jahre zur Schule gegangen. Dagegen hatten nur zwei Interviewteilnehmerinnen das Äquivalent zum deutschen Abitur erworben, während vier Frauen fünf Jahre lang die Schule besucht hatten und eine der Befragten über keinerlei formale Bildung verfügte. Zehn der Interviewten hatten bereits Aufnahmegespräche im BZFO hinter sich, die Therapie jedoch nicht begonnen. Lediglich drei der Befragten befanden sich bereits in Einzel- oder Gruppentherapie. Das Asylverfahren von sechs Interviewten war zum Zeitpunkt der Untersuchung noch nicht entschieden. Bei drei Flüchtlingen war der Asylantrag abgelehnt worden und drei hatten eine positive Entscheidung nach § 51 AuslG und somit ein Bleiberecht erhalten. Eine Person lebte mit dem Aufenthaltstatus einer Duldung als Bürgerkriegsflüchtling in Deutschland. Sieben der Flüchtlinge waren zum Zeitpunkt des Interviews in einem Wohnheim für Flüchtlinge und Asylbewerber untergebracht, die übrigen lebten in privaten Unterkünften.

Die auf Tonband aufgezeichneten Gespräche wurden nach der Transkription mit der sehr offenen qualitativen Methode des Theoretischen Kodierens (Strauss 1998) ausgewertet, wobei natürliche Kodes herausgearbeitet, untereinander verglichen und schließlich Schlüsselkategorien bezüglich der Grundprobleme der Befragten, deren Lösung und Bearbeitung identifiziert wurden. Es ist geplant, weitere Interviews zu führen und das Sample um einige Nationalitäten zu erweitern, so dass die angeführten Ergebnisse als vorläufig angesehen werden müssen, da sie durch die Erhebung und Auswertung weiterer Daten möglicherweise modifiziert werden.

Flucht als ultima ratio

Die befragten Flüchtlinge haben das Herkunftsland nicht unmittelbar nach erlittener Folter bzw. politisch motivierter Gewalt verlassen, sondern erst als sie sich zunehmend bedroht fühlten und keinerlei Handlungs- und Kontrollmöglichkeiten bezüglich ihrer Lebensgestaltung mehr wahrnehmen konnten. Sie befürchteten, dass ein weiterer Verbleib im Herkunftsland das eigene Leben oder das Leben Angehöriger durch erneute Festnahme und Folter gefährdet hätte, und ihre Lebenssituation war von steter Anspannung, Angst und Unsicherheit geprägt. In einem Fall begründete nicht primär die erlittene Folter und die Furcht vor erneuter Gewalterfahrung, sondern der bevorstehende Militärdienst die Flucht, da nur so vermieden werden konnte, selbst Gewalt gegen die eigene ethnische Gruppe auszuüben. Stets beschrieben die Flüchtlinge einen Punkt, an dem sie die Situation im Herkunftsland derart kritisch erlebten, dass die Flucht ins Ausland als einzige Möglichkeit erschien, sich der vermehrten Gefahr zu entziehen und ein menschenwürdiges Leben zu führen. Das Verlassen des Landes stellte somit eine Überlebensstrategie für die Befragten dar, die nur gewählt wurde, nachdem alle anderen Versuche, sich mit der bedrohlichen Situation zu arrangieren ausgeschöpft und letztlich gescheitert waren. Aufgrund fehlender Alternativen wurde die Migration von allen Befragten nicht als freiwillige Entscheidung, sondern als Zwang und letztmögliche Reaktion auf staatliche Repressionen und Verfolgung eingeschätzt. Ein Interviewteilnehmer beschrieb die Alternativlosigkeit seiner Flucht mit den Worten: „Ich liebe meine Heimat, und hätte ich es aushalten können, wäre ich da geblieben. Ich hatte keine andere Wahl. Ich musste flüchten. Entweder sterben oder flüchten. Aber ich war gezwungen worden. Ich hatte keine andere Wahl."

Das Fluchtland wurde von den Teilnehmern der Studie eher zufällig gewählt. Vorrangig war es ihr Bestreben, den beschriebenen Verhältnissen zu entkommen. Entscheidend für die Wahl des Exils waren die Zugänglichkeit des Staates, die verfügbaren finanziellen Mittel, aber auch familiäre Bindungen bzw. bestehende soziale Kontakte. Die Betroffenen erhofften sich durch die Rahmenbedingungen der Rechtsstaatlichkeit und Demokratie im europäischen Ausland sicher vor weiterer Verfolgung und Gewalt zu sein, humanitäre Grundrechte zu erhalten und, wie ein Befragter formulierte, „wie ein Mensch behandelt zu werden".

Subjektive Einschätzung der Folgen von Folter und politisch motivierter Gewalt

Alle Teilnehmer der Studie beschrieben eine Reihe somatischer und psychischer Beschwerden, die sie auf die erlittene Gewalt zurückführten. An erster Stelle wurde die körperliche Symptomatik als direkte Folge der Folter oder der schlechten Haftbedingungen angeführt. Genannt wurden vorrangig Schmerzzustände wie Kopf-, Rücken-, Magen- und Nierenschmerzen, Schmerzen in den Extremitäten und an den Geschlechtsorganen. Diese wurden als Folgeerscheinungen der Verletzungen betrachtet, die den Betroffenen unter der Folter, insbesondere durch Schläge zugefügt wurden. Als weitere verfolgungsbedingte körperliche Probleme wurden Hepatitis, Gastritis, Zerstörung der Nerven, allgemeine Schwäche, sexuelle Funktionsstörungen, gynäkologische und urologische Beschwerden sowie Verspannungen genannt. Die Befragten sahen diese Krankheitsanzeichen jedoch nicht allein durch die Foltermethoden, sondern auch durch unzureichenden Schutz vor Kälte, Hitze, Feuchtigkeit und schlechte hygienische Bedingungen während der Internierung verursacht. Im Herkunftsland wurden die Symptome oft gar nicht, unzureichend oder zu spät versorgt, so dass nach Ansicht der Betroffenen eine Heilung verzögert oder verhindert wurde. Die Beschwerden wirkten sich zum Zeitpunkt der Befragung einschränkend auf die Alltagsbewältigung aus, da die Befragten beispielsweise in ihrer Mobilität eingeschränkt waren, leicht ermüdeten und sich nicht in der Lage sahen, über einen längeren Zeitraum Arbeiten zu verrichten.

Tiefgreifender als die körperlichen Leiden erschienen den traumatisierten Flüchtlingen die psychischen Folgen der Gewalt. Es wurden typische Symptome einer posttraumatischen Belastungsstörung aufgeführt, hauptsächlich Intrusionen, das heißt sich aufdrängende Gedanken und Erinnerungsattacken bezüglich der Folter. Alle Patienten berichteten, sich ungewollt an die traumatischen Erfahrungen erinnern zu müssen und dabei starke Unruhe und Angst zu verspüren. Alpträume sowie damit verbundene Schlafstörungen beschrieben fünf Patienten. Die Träume hatten tatsächlich erlebte Details der Verfolgung, Haft und Folter, aber auch Formen massiver Gewalt, die nicht in Zusammenhang mit den realen Erfahrungen standen, sowie Situationen, in den denen sich die Befragten hilflos und ausgeliefert fühlten, zum Inhalt. Teilweise konnten die Patienten die Angstträume nach dem Aufwachen nicht erinnern, verspürten jedoch ein Gefühl intensiver Angst und Bedrohung. Weiterhin wurden negative Veränderungen der zwischenmenschlichen Beziehungen, insbesondere eine misstrauische Haltung gegenüber anderen Personen mit den traumatischen Erlebnissen in Verbindung gebracht. Die Befragten erlebten soziale Kontakte als potentiell belastend und wenig befriedigend. Sie vermieden diese eher und verhielten sich verschlossener wie auch argwöhnischer als vor der Folter.

Daneben wurden von einzelnen Patienten Symptome wie Trauer, Angst, innere Leere und Unruhe, Interesse- und Hoffnungslosigkeit, Reizbarkeit, Neigung zu verbalen aggressiven Durchbrüchen, Vergesslichkeit und Konzentrationsstörungen genannt. Während jedoch die Intrusionen, Alpträume und interpersonellen Schwierigkeiten von den Flüchtlingen in direktem Zusammenhang mit der erfahrenen Gewalt gesehen wurden, erschienen ihnen die übrigen Beschwerden durch Wechselwirkungen zwischen den traumatischen Erlebnissen und den Belastungen im Exil bedingt. Die Lebenssituation im Fluchtland wurde als dauerhafter Stress empfunden, der sich negativ auf das bereits durch die Gewalterfahrung gestörte psychische Gleichgewicht auswirkte. Diese additive Wirkung von Verfolgung, Folter und aktuellen psychosozialen Schwierigkeiten beschrieb ein Befragter als einen Zustand, in dem „die alten und neuen Probleme sich übereinander, aufeinander sammeln“, wodurch die Stimmung und die allgemeine psychische Verfassung längerfristig negativ beeinflusst werde.

Den stärksten psychosozialen Belastungen im Fluchtland sahen sich die Teilnehmer der Befragung, deren Asylantrag noch nicht entschieden oder abgelehnt worden war, ausgesetzt, wobei als vorrangiges Problem die fehlende Sicherheit vor einer Abschiebung und weiterer Gewalt im Herkunftsland beschrieben wurde. Der ungesicherte Aufenthaltsstatus war mit Gefühlen permanenter Ungewissheit, innerer Anspannung, Ohnmacht, Bedrohung und Angst verbunden. Das Asylverfahren wurde als langwierig, undurchsichtig und tendenziell ungerecht wahrgenommen. Die Flüchtlinge hatten gehofft, dass ihre Gewalterfahrungen im Exil hinreichende Würdigung erfahren würden und zeigten sich enttäuscht, wie wenig dies der Fall war. Die Anhörung beim Bundesamt wurde ähnlich wie Verhörsituationen im Herkunftsland erlebt, was die Einschätzung förderte, sich nicht in einer grundsätzlich besseren Situation als vor der Flucht zu befinden. Eine Ablehnung des Asylantrags zerstörte die Hoffnungen, außerhalb des Verfolgungslandes eine humane und gerechte Behandlung zu erfahren, und wurde als retraumatisierend erlebt. Ein Interviewteilnehmer, dessen Asylantrag trotz Verfolgung und Folter nicht stattgegeben wurde und der länger als einen Monat in Abschiebehaft verbrachte, schilderte den Freiheitsentzug und die Ungewissheit seiner Lage, die mit der Gefahr einer erneuten Festnahme im Falle der drohenden Abschiebung ins Herkunftsland verbunden war, als ähnlich belastend wie die Foltererfahrungen.

Die Teilnehmer der Studie, deren Aufenthalt nicht gesichert war, sahen sich in einem institutionell aufgezwungenen, fremdbestimmten Zustand, in dem die Zukunft unberechenbar und daher angstbesetzt erschien, sowie eigene Lebenspläne nicht realisierbar waren. Die Betroffenen wünschten sich eine schnelle aufenthaltsrechtliche Entscheidung, um Klarheit über ihre Situation zu erhalten und anschließend selbstdefinierte Ziele verfolgen zu können. So schilderte einer der Befragten seinen vorrangigen Wunsch nach einer schnellstmöglichen Entscheidung über seinen Asylantrag, unabhängig davon, ob dies eine Abschiebung oder einen sicheren Aufenthaltstitel bedeuten würde, da ihm die ungewisse Wartesituation auf Dauer unerträglich erschien und den Lebensmut nahm: „Ich kann nicht zehn Jahre so leben. Also ich sterbe jeden Tag. Ich will nicht jeden Tag sterben.“

Mit dem Status von Asylsuchenden waren für die Befragten negative Lebensbedingungen verbunden, die es nicht erlaubten, über die eigenen Belange zu entscheiden, und den Eindruck vermittelten, der sozialen Rechte beraubt zu sein. Dazu zählte für sieben der Interviewteilnehmer die Unterbringung in einem Wohnheim außerhalb Berlins. Da sich die Wahl des Wohnorts ihrem Einfluss entzog und sie aufgrund der abgeschiedenen Lage der Unterkunft sowie der vom Asylrecht auferlegten eingeschränkten Mobilität nur selten Kontakte zu Landsleuten in anderen Städten halten konnten, sahen sich die Flüchtlinge in unfreiwillige soziale Isolation gedrängt. Verstärkt wurde diese Einschätzung durch die hohe Fluktuation wie auch die unterschiedlichen Nationalitäten der Heimbewohner, welche die Verständigung und den Aufbau stabiler Bekanntschaften erschwerten. Die Enge der Wohnverhältnisse, die Feindseligkeit vieler Deutscher gegenüber den Flüchtlingen in den Provinzorten und die Angst vor rassistischen Übergriffen waren weitere Stressoren. Ein Interviewteilnehmer beschrieb seine mehrjährige Unterbringung in einem Wohnheim im Land Brandenburg als ein offenes Gefängnis, das ihn zunehmend psychisch und physisch beeinträchtigt habe. Neben den Wohnverhältnissen wurde das Arbeitsverbot für Asylsuchende kritisiert, da die Befragten in einen Zustand unfreiwilliger Passivität gerieten, der das Grübeln förderte und das Gefühl, gesellschaftlich nutzlos zu sein, vermittelte. Als besonders kränkend empfanden die Flüchtlinge die mit dem Arbeitsverbot einhergehende Abhängigkeit vom Wohlfahrtssystem. Die staatlichen Zuwendungen erschienen ihnen nicht als Rechtsanspruch sondern als Almosen. So drückte eine der Befragten aus, sie fühle sich auf dem Sozialamt wie eine Bettlerin. Die Flüchtlinge, die auf die Entscheidung ihres Asylantrags warteten, hatten den Eindruck, von der aufnehmenden Gesellschaft willentlich sanktioniert und an den Rand gestellt zu werden. Sie sahen kaum Chancen, sich den Handlungsbeschränkungen, die mit ihrem Status verbunden waren, zu widersetzen und ihr Leben sinnvoll nach eigenen Vorstellungen zu gestalten. Auch die Interviewteilnehmern, deren Aufenthalt bereits gesichert war, hatten die Lebensumstände während des Asylverfahrens sehr belastend und potentiell gesundheitsschädigend in Erinnerung.

Neben den Auswirkungen der Asylgesetzgebung auf das Leben der traumatisierten Flüchtlinge erschwerte für alle Befragten der als schmerzlich erlebte Verlust ihrer Heimat im Sinne der gewohnten Umgebung und Kultur, der sozialen Kontakte sowie der Muttersprache das Leben im Exil. Die Flüchtlinge fühlten sich in Deutschland „heimatlos“ und „zerrissen irgendwo in der Welt“. Insbesondere der größere Familienverband, der durch das Gefühl der Zugehörigkeit und des Aufgehobenseins den Verbleib im Geburtsland trotz der Verfolgung lange Zeit hatte ertragen lassen, wurde schmerzlich vermisst. Das soziale Netzwerk war nicht mehr intakt, da bei allen Interviewten Familienangehörige, Freunde und Bekannte in unterschiedliche Staaten geflohen und nur sporadische Kontakte möglich waren. Alte und kranke Familienmitglieder blieben oft in der Heimat zurück, so dass ihnen gegenüber keine Fürsorgepflicht wahrgenommen werden konnte, was von den Befragten mit großer Sorge geschildert wurde und mit Schuldgefühlen besetzt war.

Das Exil blieb für die Interviewten fremd und unwirtlich. Der Kontakt zu Einheimischen entsprach, sofern er stattfand, nicht den vertrauten Umgangsformen und erschien daher nicht als geeigneter Ersatz für die sozialen Kontakte im Herkunftsland. Die kaum zu überbrückende Distanz zwischen der Bevölkerung des Aufnahmelandes und den Flüchtlingen umschrieb ein Teilnehmer der Studie damit, dass die Deutschen zueinander warm seien und sich durchaus um die Migranten bemühten: „Aber ihre Wärme ist zu uns kalt.“

Das Gefühl der Fremdheit und Nichtzugehörigkeit wurde durch die unbekannte Sprache intensiviert. Die Flüchtlinge schätzten ihre Möglichkeiten, Deutsch zu lernen, vor allem aufgrund der kaum vorhandenen Kursangebote sowie ihrer geringen finanziellen Mittel sehr begrenzt ein. Die unzureichenden Sprachkenntnisse erschwerten oder verunmöglichten die Alltagskommunikation und die Teilnahme am sozialen Leben. So waren die Befragten in der Mehrzahl nicht in der Lage, Arzt- oder Beratungstermine wahrzunehmen. Einkäufe, Telefongespräche oder das Auffinden von Adressen wurden als unüberwindliche Hürden wahrgenommen, die nur mit der Hilfe von Bekannten oder der eigenen Kinder, die sich die neue Sprache in der Regel schnell aneigneten, zu bewältigen waren. Bei fünf der Befragten fand eine adäquate medizinische Versorgung der körperlichen Beschwerden im Fluchtland nicht statt, da Diagnosen und therapeutische Anweisungen des Personals nicht verstanden wurden. In drei Fällen wurde eine stationäre Therapie abgelehnt, da die Betroffenen aufgrund mangelhafter Deutschkenntnisse befürchteten, nicht in den Behandlungsprozess eingreifen zu können und somit dem Personal ausgeliefert zu sein. Die mit der Unkenntnis der fremden Sprache verbundene Hilflosigkeit war für die Befragten mit negativen Zuschreibungen, etwa dumm, infantil oder gar verrückt zu wirken, verbunden und wurde schambesetzt und stigmatisierend erlebt.

Die beschriebenen Lebensumstände führten bei elf der befragten Flüchtlinge zu der Einschätzung, dass die erhoffte Verbesserung ihrer Situation im Exil ausgeblieben war. Sie fühlten sich im Fluchtland weiterhin fremdbestimmt und nur sehr eingeschränkt handlungs- und entscheidungsfähig, oder wie eine Befragte es formulierte, „total aufgeschmissen." Alle Interviewten erwähnten, dass sie angesichts der so wenig veränderten Lage bereits erwogen hätten, ins Herkunftsland zurückzukehren. Da eine solche Rückkehr jedoch mit dem Risiko erneuter Inhaftierung und Folter verbunden und ihnen somit ebenso wie eine Weiterwanderung verwehrt war, verharrten die Befragten in einem Zustand der Lähmung und Passivität. Fünf der Befragten hatten angesichts der wahrgenommen Stagnation ihrer Situation einen Suizid als letzten Ausweg aus dem Dilemma erwogen.

Lediglich zwei der interviewten Frauen und ein Mann, die jung, ungebunden und politisch aktiv waren, gelang es das Leben im Exil als Chance zu betrachten und innerhalb des engen durch den Aufenthaltsstatus definierten Rahmens nach eigenen Vorstellungen zu gestalten. Ihnen war es im Gegensatz zu den anderen Interviewteilnehmern gelungen, stabile soziale Kontakte aufzubauen und mittels politischer oder ehrenamtlicher Tätigkeit eine sinnvolle und befriedigende Beschäftigung zu finden.

Präferierte Hilfsangebote

Die befragten Flüchtlinge wünschten sich vorrangig eine adäquate ärztliche Versorgung der somatischen Beschwerden im Sinne einer Abklärung organischer Ursachen sowie deren medizinische Behandlung. Hierfür erachteten sie eine Sprachvermittlung durch Dolmetscher oder muttersprachliches medizinisches Personal für notwendig, da Kommunikationsprobleme wie bereits oben angeführt die Nutzung des Gesundheitssystems in der Vergangenheit erschwert oder verunmöglicht hatten. Auffällig war das große Vertrauen, das die Befragten den schulmedizinischen Behandlungsformen in Deutschland entgegenbrachten, während sie das Gesundheitssystem im Herkunftsland vergleichsweise defizitär einschätzten. Traditionelle Behandlungsformen erschienen, soweit sie überhaupt bekannt waren, nur als ergänzende Interventionsformen akzeptabel.

Weiterhin wurde kompetenter Rechtsbeistand in Aufenthaltsfragen, insbesondere im Falle einer Abschiebung, mit dem Ziel dauerhaft im Fluchtland bleiben zu können, als notwendige Unterstützungsmassnahme erwähnt. Zur Veränderung der sozialen Lage erschienen Sozialberatungsangebote in der Muttersprache sowie konkrete Hilfen im Umgang mit Behörden wünschenswert. Ein sicherer Aufenthaltsstatus und verbesserte psychosoziale Lebensbedingungen waren nach Ansicht der Befragten die Vorraussetzung dafür, zur Ruhe zu kommen und sich dauerhaft psychisch zu stabilisieren. Über eine Normalisierung ihres Alltags, im Sinne einer Angleichung an die durchschnittlichen Lebensbedingungen im Aufnahmeland würden sich nach Ansicht der Befragten die Belastungen minimieren und die psychischen Probleme deutlich reduzieren lassen.

Erwartungen an Psychotherapie

Der von den Flüchtlingen wahrgenommene direkte Zusammenhang zwischen ihrer sozialen Situation und psychischen Verfassung wirkte sich auf die Erwartungen bezüglich einer psychotherapeutische Intervention aus. Eine Psychotherapie ohne eine gleichzeitige Verbesserung der Lebensbedingungen im Exil wurde als wenig sinnvoll betrachtet. Vielmehr sollte die psychotherapeutische und medizinische Intervention von Unterstützungsmassnahmen im rechtlichen und sozialen Bereich ergänzt werden, um wirksam zu sein. Ein Interviewteilnehmer stellte in diesen Zusammenhang fest, dass „derjenige, der Folter erlebt hat, auch einen sicheren Aufenthalt haben muss. Tabletten werden für längere Zeit keine Wirkung haben. Therapie ohne Aufenthalt nützt nicht viel. Man muss sich hier in Sicherheit fühlen, also finanziell, sozial, gesundheitlich. Man muss sich in einem sehr, sehr sicheren Zustand fühlen. Wenn man im Heim lebt und ein oder zweimal in der Woche hierher zu Therapie kommt, ich glaube das, es würde nicht viel helfen.“

Generell waren die Befragten den Möglichkeiten einer therapeutischen Veränderung der psychischen Folterfolgen gegenüber skeptisch eingestellt. Sie waren der Ansicht, dass eine Besserung sich nicht psychotherapeutisch induzieren lasse, und auch der eigene Einfluss sowie die Wirksamkeit traditioneller Behandlungsmethoden des Herkunftslandes auf die Beschwerden wurde gering eingeschätzt. Die psychischen Symptome erschienen als eine tiefe Verletzung, die sich allein mit zunehmendem zeitlichen Abstand zum traumatischen Ereignis bessern konnte und die sich im Gegensatz zu körperlichen Beschwerden dem Einfluss willentlicher Veränderungsversuche von außen entzog. Trotz grundsätzlicher Bedenken bezüglich der Nützlichkeit von Maßnahmen zur dauerhaften Verbesserung der psychischen Beschwerden wurden psychotherapeutische Gespräche aufgrund ihrer kurzfristigen entlastenden und stützenden Wirkung positiv bewertet. Die Flüchtlinge empfanden die Möglichkeit, einem anderen Menschen gegenüber offen ihr Leid und ihre Probleme mitteilen zu können, als bereichernd und hoffnungsspendend. Sie gaben jedoch an, dass sie sich im Heimatland nicht an einen Psychotherapeuten wenden, sondern das soziale Netzwerk in Anspruch nehmen würden. Die

Unterstützung, die sie über ihre Familie und das größere soziale Umfeld in Form von Trost, Ratschlägen, beruhigenden Versicherungen und Beschwichtigungen erfahren würden, hätte ihrer Ansicht nach die gleiche Wirkung wie die therapeutischen Hilfsangebote im Exil. Die Vertrautheit und kulturelle Nähe zu den Personen des natürlichen Umfelds würde nach Meinung der Befragten eine bessere Verständigung garantieren, als dies im Kontakt mit professionellen Helfern im Fluchtland möglich sei. Die Inanspruchnahme professioneller psychosozialer und psychotherapeutischer Hilfe in Deutschland kommt somit einem Ersatz der Alltagskommunikation im sozialen Netzwerk gleich, das durch die Umstände der Migration nicht mehr zugänglich ist.

Lediglich zwei Patientinnen hatten gerade aufgrund der sozialen Distanz mehr Vertrauen zu professionellen Helfern als zu Mitgliedern der Familie. So stellte eine Patientin fest, dass sie über ihre sexuellen Gewalterfahrungen niemals im familiären Rahmen hätte sprechen können, da dies unweigerlich zu Sanktionen geführt hätte, während die Therapeutin offen und stützend reagierte. Eine andere Patientin berichtete, dass sie nach ihrer Flucht nur Vertrauen zu Mitarbeitern psychosozialer Institutionen aufbauen konnte, da diese keine Verbindung zu ihrer Vergangenheit hatten und sie ihnen unbefangener entgegentreten konnte.

Den Mitarbeitern im BZFO wurden aufgrund ihrer Spezialisierung und den Darstellungen ehemaliger Patienten besondere Fähigkeiten im Umgang mit Folterüberlebenden zugesprochen. Diese Kompetenz bezog sich auf ihre Fachkenntnisse und ihr Erfahrungswissen bezüglich der Foltermethoden und Folterfolgen sowie der spezifischen Problematik von Migranten im Exil. Darüber hinaus wurde ihre Menschlichkeit und Freundlichkeit im Umgang mit Flüchtlingen hervorgehoben. Die angebotene Sprachvermittlung durch Dolmetscher wurde als besonders wichtig eingeschätzt, da dies eine Verständigung zwischen Mitarbeitern und Hilfesuchenden erst möglich machte. Das BZFO galt den Interviewten als Ort, an dem Flüchtlinge mit Gewalterfahrungen grundsätzlich willkommen sind, verstanden werden und Unterstützung erfahren. Von den Psychotherapeuten im Zentrum erhofften sich die Befragten Hilfe, um kompetenter und selbstständiger ihre psychischen und sozialen Probleme bewältigen zu können. Dies sollte über aktives Zuhören, Erklärungen bezüglich der Zusammenhänge der psychischen Probleme sowie Ratschläge für den Umgang mit den Symptomen und äußeren Belastungen geschehen. Auch Hinweise für die Annäherung an die neue Gesellschaft und Kultur wurden gewünscht. Weiterhin war für die Flüchtlinge wichtig, dass sich die therapeutischen Kontakte durch Berechenbarkeit, Verfügbarkeit und Kontinuität auszeichneten. Die sprachvermittelten psychotherapeutischen Kontakte stellten für die Befragten eine Klammer zwischen Herkunftsland und Exil dar, indem sie verloren gegangene soziale Strukturen teilweise ersetzen, die Sicht von Mitgliedern der neuen Kultur vermitteln, sowie Hinweise für den Umgang mit Problemen im neuen Umfeld geben sollten.

Fazit

Die Teilnehmer der Studie fühlten sich durch ihre Gewalterfahrungen körperlich und psychisch stark beeinträchtigt. Im Bereich der psychischen Beschwerden sahen sie jedoch nur wenige Symptome ausschließlich durch die Folter verursacht. Dagegen erschienen ihnen die meisten psychischen Probleme durch Wechselwirkungen zwischen den Gewalt- und Fluchterfahrungen sowie den Belastungen im Exil bedingt. Die Flucht nach Deutschland wurde als letzte Möglichkeit gesehen, sich vor weiterer Gewalt und Repressionen zu schützen, und war mit der Hoffung verknüpft, ein selbstbestimmtes, angstfreies Leben führen zu können. Die realen Lebensbedingungen der asylsuchenden Flüchtlingen, die sich u.a. durch einen ungesicherten Aufenthalt, Arbeitsverbot und die Unterbringungen in einem Wohnheim auszeichneten, vermittelten den Befragten jedoch nicht den Eindruck sich in einer grundsätzlich besseren Situation zu befinden als vor der Flucht. Die Situation im Exil wurde als dauerhafte Belastung wahrgenommen und erschien den Befragten aktuell relevanter als die erfahrene Gewalt im Herkunftsland. Die Lebensverhältnisse in Deutschland hatten großen Einfluss auf die Erwartungen der Flüchtlinge an mögliche Hilfsangebote. So wünschten sich die Teilnehmer der Studie neben einer sprachvermittelten medizinischen Versorgung der somatischen Folterfolgen soziale und juristische Unterstützung zur Verbesserung der Lebensbedingungen. Hierzu zählte vor allem ein gesicherter Aufenthalt sowie die Zuerkennung der landesüblichen bürgerlichen Rechte, die u.a. eine Arbeitserlaubnis und freie Wohnortwahl umfassen sollten. Die auf diese Weise zu erzielende Reduktion der psychosozialen Belastungen könnte aus Sicht der Flüchtling zu einer deutlichen Reduktion der psychischen Beschwerden führen. Einer auf die psychischen Folgen der Folter fokussierende individualisierten Psychotherapie ohne flankierende juristische und soziale Unterstützung sprachen sie dagegen die Wirksamkeit ab. Die direkten Folterfolgen waren nach Meinung der Befragten generell nur sehr gering durch traditionell-kulturspezifische oder psychotherapeutische Intervention beeinflussbar. Sie standen psychotherapeutischen Gesprächen jedoch nicht ablehnend gegenüber, sondern betrachteten diese als kurzfristig entlastend und bei der Entwicklung von Problemlösestrategien hilfreich. Psychotherapie hatte für die Flüchtlinge einen ähnlichen Stellenwert wie die Alltagskommunikation im sozialen Umfeld des Heimatlandes, das jedoch fluchtbedingt nicht mehr zugänglich war. Darüber hinaus dienten regelmäßige vertrauensvolle Gespräche mit einer zugewandten professionellen Person der Orientierung in der neuen Gesellschaft und bildeten eine Brücke zwischen der Kultur des Herkunftslandes und des Fluchtlandes.

Wirksame Hilfsangebote für traumatisierte Flüchtlinge sollten aus der Sicht der Betroffenen nicht allein auf die direkten Folterfolgen zielen, sondern zugleich die psychosoziale Situation der Menschen berücksichtigen. Die Intervention sollte interdisziplinär erfolgen, medizinische Hilfe ebenso wie soziale und juristische Unterstützung umfassen und durch stützende Gespräche ergänzt werden.

Literatur

Becker D (1995) The deficiency of the concept of Posttraumatic stress disorder when dealing with victims of human rights violation. In: Kleber R J, Figley CR, Gersons BR (Hrsg) Beyond trauma. Cutural and societal dynamics. New York, S 99–109

Berg G (1998) Subjektive Krankheitskonzepte – eine kommunikative Voraussetzung für die Arzt-Patienten-Interaktion. In: David M, Borde T, Kentenich H (Hrsg) Migration und Gesundheit. Mabuse, Frankfurt a. M., S 81–96

Boia E (1997) Timangane: Über die psychosoziale Heilung ehemaliger Kindersoldaten. In: Medico International (Hrsg) Schnelle Eingreiftruppe Seele. Frankfurt a. M., S 68–79

Cawte J (1996) Healers of Arnhem Land. University of New South Wales Press, Sydney

Collatz J (1998) Kernprobleme des Krankseins in der Migration – Versorgungsstruktur und ethnozentristische Fixiertheit im Gesundheitswesen. In David M, Borde T, Kentenich H (Hrsg) Migration und Gesundheit. Mabuse, Frankfurt a. M., S 33–58

Dawes A, Honwana A (1997) Kulturelle Konstruktionen von kindlichem Leid. In: Medico International (Hrsg) Schnelle Eingreiftruppe Seele. Frankfurt a. M., S 57–67

Eisenbruch M (1992) Toward a culturally sensitive DSM: Cultural bereavement in Cambodian refugees and the traditional healers as taxonomists. J Nervous and Mental Disease 180:8–10

Elsass P (1998) Treating victims of torture and violence. Theoretical, cross-cultural and clinical implications. University Press, New York

Flick U (1995) Psychologie des Sozialen. Repräsentationen in Wissen und Sprache. Rowohlt, Reinbeck

Flick U (1999) Qualitative Forschung. Theorie, Methoden, Anwendung in Psychologie und Sozialwissenschaften. Rowohlt, Reinbeck

Frank JD (1982) Therapeutic components shared by all psychotherapies. In: Harvey JH, Parks MM (Hrsg) The master lecture series: Psychotherapy research an behavior change. Am Psychological Assoc, Washington DC, S 9–37

Gawatz R, Novak P (1993) Soziale Konstruktionen von Gesundheit. Wissenschaftliche und alltagspraktische Gesundheitskonzepte. Universitätsverlag, Ulm

Gottschalk-Batschkus CE, Rätsch C. (1998) Ethnotherapien – Ethnotherapies. Curare Sonderband 14. Verlag für Wissenschaft und Bildung, Berlin

Kleber RJ, Figley CR, Gersons BR. (1995) Beyond Trauma. Cultural and Societal Dynamics. Plenum, New York

Manson SM (1997) Cross-cultural and multiethnic assessment of trauma. In: Wilson JP, Keane TM (Hrsg) Assessing psychological trauma and PTSD. Guilford, New York, S 239–266

Marsella A, Friedman M, Gerrity E, Scurfield R (1996) Ethnocultural variations in trauma and PTSD. American Psychological Association, New York

Mullings L (1984) Therapy, Ideology and social change. Mental healing in Urban Ghana. Berkeley

Ramirez M (1999) Multicultural psychotherapy. An approach to individual and cultural differences. Allyn and Bacon, Needham Heights

Ruiz P (1998) The Role of Culture in Psychiatric Care. Am J Psychiatry 155(12): 1763–1765

Scurfield RM (1996) Healing the warrior: admission of two American Indian war-veteran cohort groups to a specialized inpatient PTSD unit. American Indian and Alaska Native Mental Health Research 6(3):1–22

Strauss AL (1998) Grundlagen qualitativer Sozialforschung. UTB, Stuttgart

Silver SM, Wilson JP (1998) Native American healing and Purification Rituals for war stress. In: Wilson JP, Harel Z, Kahana B (Hrsg) Human adaption to extreme stress: from Holocaust to Vietnam. Guilford, New York S 337–355

Tanaka-Matsumi J, Draguns J (1996) Culture and psychopatholoy. In: Berry JW, Poortinga YH, Pandey J (Hrsg) Handbook of cross-cultural psychology. Vol 1 – Ethnopsychology. Ally and Bacon, Needham Heights, S 449–489

Wahrnehmung und Erzählverhalten von Patienten aus einem Entwicklungsland bei Helfern eines Industrielandes

Teshome Gutteta

Einleitung

> Lamento: *„Selbst, wenn sie recht gut Deutsch sprechen, verstehen tun sie aber rein gar nichts!"* E.Z.

Es ist für Professionelle in verschiedenen Beratungsstellen, Arztpraxen und Behandlungszentren einschließlich des BZFO u.a. tagtäglich schwierig, Patienten aus nicht-westlichen Ländern, vor allem diejenigen aus Afrika, zu verstehen. Ihre Wahrnehmung und ihre Art zu erzählen weicht von jener „gewöhnlicher" Patienten aus Industrieländern ab. Die Biographie, Verfolgungs- und Krankengeschichte von Hilfesuchenden aus dem afrikanischen Kontinent klingt in den Ohren westlicher Professioneller häufig so, als ob sie Legenden erzählten.

Als ich vor 4 Jahren ins Zentrum kam, wurde ich als „Experte" für afrikanische Kultur betrachtet, obwohl ich nicht so viel Ahnung von allgemeiner Anthropologie und von der afrikanischen Kultur außerhalb meiner eigenen Subkultur hatte. Davon ausgehend entschied ich, mich mit diesem Thema auseinander zu setzen und darüber zu schreiben. Ich habe als Arzt aus Afrika und aufgrund meiner eigenen Lebenserfahrung daran Interesse entwickelt. Ich habe Erfahrungen gesammelt, indem ich die Interaktionen zwischen den Helfern und Klienten aus unterschiedlichen Kulturen, sowohl meines Heimatlandes, das zu den sogenannten Entwicklungsländern gehört, als auch der deutschen, welche ich als ein Beispiel für die Industriestaaten nehme, beobachtete. Die Grundlagen dieses Beitrags sind keine systematischen Untersuchungen, sondern meine Beobachtungen von jenen Interaktionsweisen zwischen Angehörigen verschiedener Kulturen im klinischen Kontext, welche nicht nur individuelle, sondern häufiger beobachtbare Reaktionen darstellen. Der Beitrag ist geprägt durch subjektives Erleben und persönliche Erfahrung.

In einem einzigen Beitrag kann man natürlich nicht die Eigenheiten vieler verschiedener Kulturen abhandeln. Um mich möglichst systematisch und konkret mit den Unterschieden sowie Schwierigkeiten der Interaktionen zwischen den Kulturen auseinander zu setzen, will ich mich nur auf die Besonderheiten der Wahrnehmungs- und Erzählweise von Menschen aus meinem Heimatland Äthiopien, die bei Deutschen Hilfe suchen, konzentrieren.

Wahrnehmung und Erzählweise der Kulturen im allgemeinen

„Nicht die Fakten sind wesentlich, sondern die Vorstellungen, die sich die Menschen von den Fakten machen.“ N. N.

Wir nehmen die Welt durch unsere Sinnesorgane war, dabei sind die fünf Sinne bei Individuen verschiedener Kulturgruppen unterschiedlich entwickelt und verschieden bedeutsam, entsprechend vielfältig wird die Welt wahrgenommen. Wahrnehmung ist ein höchst komplexer Vorgang. Aufgrund der riesigen Zahl aller möglichen Reize ist Wahrnehmen immer selektiv. Kulturelle Gewohnheiten prägen Denk- und Lernprozesse, Einstellungen, Motive, Wertesysteme und Verhaltensnormen, emotionalen Ausdruck, Interpretationen von Körperempfindungen und verschiedene Arten des Lebensstils. Jede Gruppe, Gemeinde und Gesellschaft hat eine eigene und mehr oder weniger standardisierte Art, Gegebenheiten wahrzunehmen, zu interpretieren und sich auszudrücken. Menschen aus verschiedenen (Sub-)Kulturen sehen, hören und erleben deshalb die gleichen Ereignisse unterschiedlich. Die Art, wie Ereignisse erzählt werden, ist ebenso von Motivationen, bisherigen Erfahrungen und Vorannahmen beeinflusst, einzelne Menschen erzählen dem entsprechend, wie kulturelle Gewohnheiten ihre Wahl einer bestimmten Interpretationsweise prädisponiert haben. Deshalb sind Verhaltensweisen, die z.B. im Westen als normal angesehen werden, andernorts nicht immer gewöhnlich oder erwünscht. Menschen erzählen ihre eigene Biographie auf der Basis ihrer Wahrnehmungen und Interpretationen, diese ist damit kulturell geprägt. Die erzählte Biographie spiegelt eine subjektive Realität wider, die grundsätzlich verschieden ist von einer (ohnehin nur angenommenen) „objektiven Wirklichkeit“.

Interkulturelle Kommunikationsschwierigkeiten sind von verschiedenen Fachbereichen wie Medizin, Psychologie, Wirtschaft, Sozial- und Geisteswissenschaften zu bewältigen. In einigen Ländern wurde das Fachgebiet der transkulturellen Medizin entwickelt. Sie befasst sich mit der medizinischen und kommunikativen Begegnung zwischen einem Arzt/Therapeuten einer ethnischen oder kulturellen Gruppe mit einem Patienten aus ein anderer Gruppe, dabei werden die Aspekte von Religion, Kultur und Ethnizität berücksichtigt. Kulturspezifische Präsentationen von Symptomen können im medizinisch-psychiatrischen Bereich zu gravierenden Fehldiagnosen führen. Im psychosozialen Bereich führen kulturspezifische Äußerungen häufig ebenfalls zu Missverständnissen.

Unterschiede der äthiopischen und der deutschen Kultur

Verschiedene Kulturen beinhalten unterschiedliche Lebensformen und spezifische Reaktionsweisen der ihr angehörenden Menschen auf Probleme und Bedürfnisse, die allen Menschen gemeinsam sind. Das weite Spektrum aller Kulturen der Welt wird meist vereinfacht und in zwei große Kulturblöcke eingeordnet (Süd/ Nord, Orient/Okzident, Entwicklungs-/Industrieländer, Ost/West usw.). Äthiopier und

Deutsche sind hier Beispiele für Subkulturen in unterschiedlichen Blöcken. Wie unterscheiden sich diese beiden Kulturen von einander?

Historische und gesellschaftliche Hintergründe. Abessinier waren entsprechend der Versammlung der Kolonialmächte in Berlin am Ende des 19. Jahrhunderts als einzige Afrikaner „berechtigt", ihre eigenen Kolonien zu besitzen. Deswegen betrachten sie sich heute als besondere, immer freie und stolze Afrikaner. Aus der westlichen Perspektive sind sie aber gleich wie die anderen afrikanischen, „magisch denkenden, unentwickelten, armen und schwer zu verstehenden" Kulturen. Es besteht eine große Diskrepanz zwischen diesem Selbstbild der Äthiopier, dem pauschalen Afrikabild der meisten Deutschen und der Realität unterschiedlicher Subkulturen. In Äthiopien sind viele Menschen arm, unterernährt und leiden unter verschiedenen Infektionserkrankungen. In den mehr als hundertjährigen gegenseitigen Kämpfen unterschiedlicher ethnischen Gruppen wurden viele Menschen traumatisiert, manche sind nachhaltig psychisch auffällig. Die ethnische Gruppe der Oromo (ca. 40% der Bevölkerung) und andere Ethnien des Landes wurden Jahrhunderte lang unterdrückt und sogar totgeschwiegen. Sie wurden von den A-bessiniern (Amharen und Tigrayen) beherrscht und diktatorisch kontrolliert. Trotz der sehr schwierigen wirtschaftlichen Lage sind Äthiopier sehr selbstbewusst. Die Menschen fühlen sich meist nicht als Äthiopier, sondern als Angehörige ihrer Ethnie (Oromo, Tigray, Amhara usw.). Frauen werden dazu erzogen, sich als schwach und zerbrechlich zu betrachten. Kinder werden stark behütet und haben viele Freiheiten, bis sie etwa drei Jahre alt sind, danach beginnt eine disziplinierende Erziehung, die Gehorsam und Höflichkeit fordert.

Kommunikations- und Höflichkeitsregeln. Viele Flüchtlinge kommen aus Herkunftsländern, in den Kommunikations- und Höflichkeitsregeln gelten, die sich von den mitteleuropäischen grundlegend unterscheiden (Regeln für Äthiopier sind z.B. möglichst große Zurückhaltung, leise sprechen, beim Erzählen von grausamen Erlebnissen lächeln, Probleme banalisieren, um den Zuhörer nicht zu belästigen). Kulturelle Regeln betreffen in besonderer Weise den Umgang mit Personen oder Institutionen, die als Autoritäten wahrgenommen werden, diese Regeln wurden von den historischen Erfahrungen einer Gesellschaft geprägt. Hilfesuchende Klienten aus Äthiopien wurden oft Opfer der sehr autoritären Regime in der Geschichte des Landes (monarchischer Absolutismus, militärisch-kommunistischer Totalitarismus, aktuell ethnozentrische Diktatur). Sie wurden in eine Welt der Gewalt geboren, sind dort aufgewachsen und haben dort gelebt, bevor sie ins Exil gingen. Viele von ihnen haben unterschiedlichste Gewalt und Demütigungen erfahren. Äthiopier (hauptsächlich Abessinier) haben im allgemeinen einen autoritär-hierarchisch organisierten familiären, schulischen, sowie sozialen Hintergrund, während Deutsche sich von Autoritarismus zu distanzieren versuchen und ein eher demokratisch-egalitäres System bevorzugen; zumindest haben die meisten Helfer ein autonom-egalitäres Menschenbild. Obwohl einige Völker in Äthiopien (z.B. Oromo) eine eigene egalitär-demokratische Tradition haben, wurden sie durch die Kolonialbesetzung und Unterdrückung durch die Abessinier beeinflusst. Im Gegensatz zu den autoritären Systemen in Äthiopien ist die heutige deutsche Gesellschaft vom Gedanken der Autonomie und Einmaligkeit des Individuums geprägt, jedoch hat auch Deutschland eine autoritäre Vergangenheit, die sich in verhältnismäßig kurzer Zeit radikal gewandelt hat: „Urteile über die Kultur eines Volkes sind daher nicht zeitlos" (Muller 1998, S. 36f.).

Flüchtlinge aus autoritären Regimen erleben oft, dass ihre Gewalterfahrungen mit den autoritären Machthabern in ihrer Heimat durch die deutschen Behörden, welche ihre „Gewaltabsicht" sehr subtil in systematischer und psychischer Repression ausdrücken können, fortgesetzt werden. Menschen, die massive Gewalt überlebt haben, verfügen oft über sehr feine Wahrnehmungsantennen für die zivilisierte und im deutschen Verwaltungssystem häufig nonverbal (in Verhalten und Körpersprache der zuständigen Sachbearbeiter) geäußerte systematische Gewalt und Benachteiligung. Sie neigen dazu, nicht nur ihre vergangenen traumatischen Erlebnisse im Herkunftsland, sondern auch ihre Erfahrungen mit den Behörden im Exil auf die professionellen Helfer zu übertragen. Hilfe suchende Menschen aus Äthiopien, vor allem junge Äthiopier im Exil, nehmen Helfer aus Industrieländern daher aufgrund ihrer Erfahrungen in der Regel als macht- und statusorientiert wahr. Sie verhalten sich im Industrieland dem entsprechend oft situationsunangemessen respektvoll und höflich gegenüber ihren Helfern und wirken so häufig unterwürfig, obwohl es sich eigentlich um stolze, selbstbewusste Menschen handelt. Es dauert verhältnismäßig lange, bis das notwendige Vertrauen entwickelt werden kann. Vereinfacht scheinen sich Äthiopier gegenüber Menschen, denen sie Macht zuschreiben, nach dem Motto: „Respektieren ja – Vertrauen nein!" zu verhalten.

Deutsche Helfer erwarten von ihren äthiopischen Klienten, dass sie eine eigene Meinung vertreten und nicht unbedingt immer zustimmen. Äthiopier sind jedoch in einer Kultur aufgewachsen, in der unterschiedliche Meinungen oft nicht erlaubt sind. Deshalb tendieren sie meistens dazu, Unterschiede zu vermeiden und die Ansichten der Helfer anzunehmen. Für fast ganz Äthiopien gilt, dass Rangniedrige eine eigene Meinung nur dann gegenüber Ranghöheren vertreten dürfen, wenn sie sich von vornherein dafür entschuldigen eine entsprechende Erlaubnis bekommen. In der äthiopischen Kultur hat der Ältere das Recht, vor allen anderen zu sprechen und man glaubt, dass man mit dem Älterwerden auch Weiser wird, deshalb haben die Älteren immer recht.

Eine Helfer-Klient-Beziehung beinhaltet strukturimmanent ein gewisses Machtgefälle. Zugang zu Information bedeutet ebenfalls Macht. Indem sich die Helfer-Klient-Beziehung um die Themen des Klienten dreht, wird der Helfer über seinen Klienten informiert und gelangt dadurch in eine Machtposition. Darüber hinaus neigen Menschen aus einem Land wie z.B. Äthiopien, in dem Familien, Gemeinden, Behörden, Kirchen und der gesamte Staat eine starke autoritäre Struktur haben, dazu, Beziehungen in autoritären Mustern zu interpretieren. Wohlwollende Helfer werden daher eher als „Machtmenschen" betrachtet denn als Mitmenschen. Hilfe suchende traumatisierte Flüchtlinge, die bereits in der traumatischen Situation hilflos und ohnmächtig waren, schreiben ihren Helfern oft sehr große Macht zu. Dies alles verstärkt das Machtgefälle in der Beziehung und vergrößert die Ohnmacht des Hilfesuchenden.

Sprachgewohnheiten. Einige alltägliche Gesten der verbalen oder nonverbalen Kommunikation haben in verschiedenen Kulturen unterschiedliche Bedeutungen. Während Deutsche bei Unterhaltungen oft ernste Gesichter machen und Blickkontakt häufig als Anzeichen für Aufrichtigkeit, Mut und Beziehungsfähigkeit interpretieren, lächeln Äthiopier, wenn sie sich unterhalten und vermeiden direkten

Blickkontakt als Zeichen des Respekts für das Gegenüber. Das ernste, nicht lächelnde spröde Wesen der meisten Deutschen wirkt besonders am Anfang des Exillebens als autoritäres Verhalten auf die freundlich lächelnden, Hilfe suchenden Äthiopier. Die schweigsamen, sich nicht miteinander unterhaltenden Deutschen auf den Straßen zu beobachten, ist der erste Schock, den äthiopische Immigranten in Deutschland erleben.

Das Verhalten der Äthiopier ist im allgemeinen durch religiöses Denken, das moralisch und emotional ist, geprägt. Das Verhalten von Deutschen ist dagegen von rationalem Denken gekennzeichnet, welches mehr praktisch und nicht emotional ist. Äthiopier drücken sich häufig nonverbal und emotional aus anstatt mit sachlichen verbalen Äußerungen. Diese Unterschiede können die Kommunikation zwischen deutschem Helfer und äthiopischem Klienten stören. In den meisten Sprachkulturen in Äthiopien und Eritrea wird der Kern eines Problems oder einer zur Diskussion stehenden Thematik nicht direkt angesprochen, sondern umschrieben. Sprache ist selten so verkürzt und auf Effektivität und Rationalität ausgerichtet wie im Westen, deshalb kann die Glaubwürdigkeit einer Aussage, die ein Flüchtling macht, nicht an westlichem Redeverhalten gemessen werden (Blaser et al. 1992, S. 36).

Religiöse Überzeugungen. Die säkularisierte Weltanschauung der meisten Deutschen und die Religiosität fast aller Äthiopier schlägt sich in der Wahl der jeweiligen Sprachsymbole sowie in der Konstruktion des Inhalts nieder. Dies kann dazu beitragen, dass Aussagen von Afrikanern von Europäern häufig als abenteuerlich, wunderlich oder unglaubwürdig betrachtet werden. Hinter den Berichten von unlogischen, magischen Wundern, die erfahren wurden, können sich nicht geäußerte Fakten verbergen. Äthiopier tendieren dazu, Ereignisse zu spiritualisieren, da sie oft ihren Glauben als Ressource benötigen, um nicht zu verzweifeln, und da sie vermuten, dass Europäer christlich gesinnt seien und daher ihre religiös geprägten Erzählmuster verstehen könnten. Sie haben erfahren, dass Europäer, die als Helfer in ihr Heimatland gehen, sich selbst meist als gläubige Christen bezeichnen.

Nach wiederholten Versuchen, den Sinn der Wundergeschichten von afrikanischen Flüchtlingen zu verstehen, bin ich zu der Annahme gelangt, dass religiöse Äthiopier diese Art von spirituellen Erzählungen auch an ihren Vorstellungen davon ausrichten, was bei europäischen Helfern erwünscht ist, und dabei die Zuhörer in Europa mit christlichen Entwicklungshelfern in ihrer Heimat oder mit religiösen Äthiopiern verwechseln, welche alle magisch-wunderlich klingenden Äußerungen als göttliche Wahrheit akzeptieren und respektieren. Äthiopier bewerten eine unlogische, wundersame Geschichte positiv und halten sie vor dem Hintergrund religiöser Überzeugungen für glaubhaft, dagegen ruft eine solche Erzählweise in Deutschland soziale Abwertung und Zweifel hervor.

In den Industrienationen sind Recht und Zweckmäßigkeit Kriterien angemessener Handlungen. Hier werden Dinge nicht nur deshalb getan, weil sie von der Religion oder den Sitten vorgeschrieben sind; in Äthiopien ist es umgekehrt. Das Wertesystem der äthiopischen Bevölkerung ist religiös-moralisch und orientiert sich an der Frage, ob ein Verhalten gut oder schlecht bzw. richtig oder falsch ist. Dagegen sind Normen „moderner" Gesellschaften wie die der Deutschen eher von individuellen und kollektiven ökonomischen Interessen beeinflusst und richten sich nach der Frage, ob Verhalten gesetzeskonform und rechtmäßig ist oder nicht.

Vorstellungen von Gesundheit und Normalität. Die Art der Wahrnehmung und die Erzählweise werden durch kulturelle Unterschiede und durch das Verständnis von Gesundheit und Normalität einer Gesellschaft beeinflusst. Individuumsorientierte Gesellschaften in Industrienationen interpretieren Merkmale wie autonomes Verhalten, biopsychosoziales Wohlbefinden, Entscheidungsfreiheit bzw. -freudigkeit und Funktionsfähigkeit eines Individuums als typische Zeichen von Gesundheit; diese Bedeutung von „gesundem Verhalten" ist jedoch nicht universal gültig. Für Äthiopier drückt eine Störung im Körper eine Disharmonie der sozialen Ordnung aus, die geeignete Behandlung ist daher eher somatisch oder moralisch und weniger psychologisch. Viele Verhaltensweisen, die in Äthiopien sinnvoll sind, funktionieren in einem westeuropäischen Gastland nicht mehr. Für Helfer erscheint die Symptompräsentation des Kranken oft diffus, weil ihnen kulturelle Zusammenhänge und entsprechende Äußerungsweisen nicht bekannt sind. Mangelhaftes Sprachverständnis trägt zu einer undifferenzierten Problemdarstellung bei. Eine weitere Ursache der Helfern oft diffus erscheinenden Symptomatik ist die in der äthiopischen und vielen anderen Gesellschaften vorherrschende ganzheitliche Auffassung von Leib und Seele und somit auch die Vorstellung des ganzheitlichen Betroffenseins aller Organe durch die Krankheit. Es ist für die akademisch nicht gebildeten äthiopischen Patienten kaum vorstellbar, dass – wie im Denken der naturwissenschaftlichen Schulmedizin – nur ein Organ oder ein Körperteil krank sein soll und der Rest des Körpers gesund. Aussagen äthiopischer Patienten wie „alles ist krank", „alles schmerzt" sind somit nicht auf Sprachschwierigkeiten zurückzuführen oder gar auf geringe Differenzierungsfähigkeit aufgrund mangelnder Intelligenz, sondern sie sind Ausdruck eines ganzheitlich empfundenen Krankseins.

Im Sinne des leiblich-seelischen und auch sozialen Betroffenseins durch eine Krankheit trifft ihre Wirkung nicht nur den einzelnen Kranken, sondern im besonderen Maße auch seine Mitwelt. Krankheit ist für Äthiopier nie ein individuelles Ereignis, sondern immer auch eine soziale und kollektive Angelegenheit. Weil jeder einmal krank werden kann, benötigt er – da ärztliche Hilfe nicht oder nur sehr beschränkt verfügbar ist – den intensiven Beistand seiner Angehörigen, Verwandten, Nachbarn und Freunde. Darüber wacht die soziale Kontrolle der Gruppe, die jeden auch noch so geringen Verstoß gegen diese Beistandspflicht negativ sanktioniert. Nach Ripke (1994) ist Krankheit in allen Gesellschaften mehr als ein rein individuelles Ereignis. Dies gilt umso mehr in Ländern, in denen prekäre ökonomische Verhältnisse herrschen. Kranksein betrifft immer auch die nähere und weitere soziale Mitwelt eines Menschen. Vor allem dort, wo kein spezialisiertes, umfassendes und engmaschiges Gesundheitssystem existiert, ist Krankheit ein Existenz bedrohendes und sozial desintegrierendes Ereignis, das grundsätzlich den Beistand vor allem von Familienangehörigen, aber auch von Freunde und Bekannten fordert (Ripke 1994). Die existentielle Gefährdung durch die Krankheit wird abgemildert, indem sie von der gesamten Bezugsgruppe mit getragen wird. Der Kranke erfährt permanente Zuwendung, wobei er sich geborgen fühlt, denn der Ausdruck des ihm entgegen gebrachten Mitleids geschieht in sozial institutionalisierten Rollen, die er kennt und auf die er Anspruch hat. Familien ziehen manchmal mit zum Patienten ins Krankenhaus, sie helfen bei der Pflege und versorgen den Patienten mit selbst gekochten Mahlzeiten. Patienten möchten nicht allein gelassen werden, wenn sie krank sind. Die Rolle des Kranken ist passiv, er erlebt sich als abhängig von Familie und Freunden.

Aus diesen Verhaltensnormen resultieren dann in deutschen medizinischen Institutionen Missverständnisse und oft sogar gravierende Konflikte, wenn z.B. äthiopische Mütter selbst dann nach Mitaufnahme drängen, wenn ihre stationär zu behandelnden Kinder schon im jugendlichen Alter sind und ihre Erkrankung keineswegs bedrohlich ist. Es bedeutet also nicht Misstrauen gegenüber den ärztlichen und pflegerischen Maßnahmen, wenn Angehörige nicht nur während des ganzen Tages am Bett ihres Patienten ausharren, sondern auch noch die Nachtwache übernehmen wollen. Den Angehörigen vermittelt diese kontinuierliche Zuwendung ein ruhiges Gewissen, alles Erdenkliche für die Gesundung beigetragen und sich gegenüber der Gruppe keiner Normverletzung schuldig gemacht zu haben. Dem Kranken bringt sie Trost und Beistand in seinem Leid und vermittelt ihm das Gefühl der Geborgenheit, das er sonst in anonymen deutschen Klinken nicht finden würde.

In Äthiopien werden Ärzte sehr respektiert. Hilfesuchende verhalten sich ihnen gegenüber in der Beziehung eher passiv und sind gewohnt, ihre Befehle zu befolgen, nicht aber, partnerschaftlich sich an der Lösung der eigenen Probleme zu beteiligen, mit zu denken und selbst zu entscheiden. Patienten aus Äthiopien überlassen oft dem Arzt die Entscheidungen. Vermeidung von Blickkontakt gilt als Zeichen von Respekt, Patienten neigen daher dazu, wenig Blickkontakt mit Ärzten und Pflegern herzustellen, da diese als Autoritätspersonen gelten. Wärme und Fürsorglichkeit im Umgang mit dem Patienten gelten mehr als professionelles Auftreten von Ärzten u.a. Helfern. Man grüßt sich mit drei oder vier Küsschen abwechselnd rechts und links auf die Wangen. Umarmungen zwischen Männern sind häufig und üblich. Auch ein Händedruck zur Begrüßung ist üblich, dabei verbeugt man sich oft.

Entwicklungsstufe der Gesellschaft. Unterschiedliche Grade der Modernisierung einer Gesellschaft oder ihre Einstellung zur „westlichen Zivilisation" können Missverständnisse mit Kommunikationspartnern einer anderen Kultur verursachen. Modernisierung fordert traditionelle Kulturen heraus (Muller 1998, S. 35). Äthiopier sind aufgrund aktuell benachteiligender Faktoren (z.B. im Vergleich zu Deutschland relativ schlechte Gesundheitsversorgung, geringere Ausbildungschancen, beengte wirtschaftliche Situation) und aufgrund ihrer Geschichte, die von gegenseitiger Unterdrückung gekennzeichnet ist, darin gehindert, ihre Werte und ihre Kultur optimal auszuleben oder ihre Meinung durchzusetzen. Äthiopische Immigranten in Deutschland sind sich hinsichtlich der Entwicklungsstufe sowie der wirtschaftlichen Lage ihres Herkunftslandes ihrer Unterlegenheit bewusst. Zusätzlich sind sie im Exil außerhalb ihres gewohnten Umfelds und können sich daher umso weniger kompetent fühlen. Das verführt die Mehrheitsgesellschaft des Gastlandes zur Geringschätzung der Fähigkeit der Immigranten. Durch all diese Faktoren werden von den Äthiopiern die Deutschen als mächtig und viel stärker wahrgenommen, Äthiopier im Exil idealisieren ihre deutschen Helfer zumindest in der Anfangsphase ihres Exils. Das Spektrum des Beziehungsverhaltens von Äthiopiern in der Begegnung mit deutschen Helfern reicht von einem Pol der Unterwürfigkeit (Unterlegenheit) der in besonderer Weise gedemütigten Asylbewerber bis zu einem von unmittelbaren negativen Erfahrungen ausgehenden Überlegenheitsgefühl (Verachtung, Hass) vor allem bei sehr religiösen oder übertrieben moralischen Äthiopiern, bei mit Deutschen verheirateten Äthiopiern oder bei jenen, die im angloamerikanischen Raum studierten.

Tabelle 1. Zusammenfassung der wichtigsten Unterschiede zw. Äthiopiern und Deutschen

Äthiopier	Deutsche
emotionsorientiert	problemorientiert
extern gesteuert	intern gesteuert
spiritualisierend	säkuliarisiert
in Bildern denkend	in Worten denkend
kollektiv	individuell
appellorientiert	selbstoffenbarungsorientiert
banalisierend	ernstnehmend
agierend	reflektierend

Die Helfer vor Ort im Entwicklungsland Äthiopien

Die Helfer-Patient-Beziehung ist unterschiedlich je nach dem, ob die Helfer im Heimatland der Hilfsbedürftigen arbeiten oder ob sie sich in ihrer eigenen Heimat mit Hilfe suchenden Immigranten befassen. Im ersten Fall sind die Helfer diejenigen, die fremd in eine ihnen unbekannte Gesellschaft kommen, in dieser sind sie als Helfer von der etablierten Gesellschaft erwünscht. Helfer aus Industrieländern werden in Äthiopien fast immer als Wissende und Wohlwollende betrachtet, manchmal sogar als Retter idealisiert und entsprechend respektiert sowie gastfreundlich behandelt. Seit meiner Kindheit bis zu meiner Ausreise nach Deutschland hatte ich mit Missionaren und Entwicklungshelfern in Äthiopien direkten sowie indirekten Kontakt. Ich erinnere mich nur an Gastfreundschaft, freundliche Geschenke, Einladungen zur typisch äthiopischen Kaffee-Zeremonie, zu speziell vorbereiteten Mahlzeiten in verschiedenen Familien usw., die die Helfer dort vor Ort genießen.

Dagegen sind im zweiten Fall die Hilfesuchenden die Fremden, die Immigranten werden von der etablierten Gesellschaft als unerwünscht betrachtet. Unfreundlichkeit und Ausländerfeindlichkeit sind in zumindest impliziten Formen in den meisten Instanzen des Exillandes zu beobachten, Hilfesuchende aus Entwicklungsländern werden als Unwissende und Arme betrachtet und entsprechend verachtet. Während in Äthiopien ein deutsch klingender Nachname seinem Träger Bedeutung verleiht, wird in Deutschland jemand mit einem nicht westlich klingenden Namen oft von Anfang an als inkompetent eingestuft.

Hilfsbedürftige Menschen in Äthiopien können kaum das in der westlichen Welt sehr hoch geschätzte Eigeninteresse oder Hintergrundmotiv (politisch, wirtschaftlich, wissenschaftlich, beruflich usw.) der Helfer erfassen. Ihnen werden oft ausschließlich idealistische, altruistische Motive zugesprochen, sie werden entsprechend idealisiert, dadurch haben einzelne westliche Helfer in der „Dritten Welt" einen großen Einfluss.

In Äthiopien gebietet es die Gastfreundschaft, Gäste allmählich als Freunde zu sehen, sie sogar wie Verwandte zu behandeln und sich darum zu bemühen, dass Gäste so lange in der aufnehmenden Familie leben können, wie sie möchten. Dies gilt nicht nur für „Gäste“ aus reichen westlichen Ländern, sondern auch für jene aus den ärmsten Gebieten des eigenen Landes sowie für die Flüchtlinge aus den Nachbarländern. Es ist umgekehrt, wenn Hilfe suchende Flüchtlinge nach Deutschland kommen. Äthiopische Immigranten können nicht verstehen, dass sogar befreundete Deutsche ihnen häufig die stereotype Frage stellen: „Wann kehren Sie in Ihr Land zurück?“

Beim Schreiben dieses Abschnittes habe ich mich an eine Fernsehkomödie in Äthiopien erinnert: Ein traditioneller Mann kommt zu einem Arzt in die Praxis, um wegen seiner Rückenschmerzen behandelt zu werden. Zunächst wird er von einem jungen äthiopischen Arzt wiederholt untersucht und mit verschiedenen medizinisch therapeutischen Maßnahmen behandelt, trotzdem leidet er weiterhin ständig an Schmerzen. Später kommt er in die gleiche Praxis und wird dort ein Mal von einem „weissen“ Mann behandelt. Plötzlich ist er sehr zufrieden, sagt, dass die Schmerzen weg seien und lobt den „weisen“ Arzt sehr... Beim nächsten Termin kommt er zum gleichen weisen Arzt und berichtet, dass er seit der letzten Behandlung ganz gesund sei. Der Arzt nimmt eine Maske ab und zeigt, dass er in Wirklichkeit der äthiopische Arzt ist. Blitzschnell fängt der Patient an, wieder unter Schmerzen zu leiden und zu jammern.

Die Klienten als Immigranten im Industrieland Deutschland

Aus den verschiedensten Ländern und aus unterschiedlichsten Gründen sind Menschen nach Deutschland gekommen. Wie alle anderen haben sie Anspruch auf Hilfe, wenn sie krank oder leidend sind. Die Bedürfnisse dieser ethnischen Minderheiten sind aufgrund ihrer kulturellen und religiösen Hintergründe oft anders die der etablierten Mehrheitsbevölkerung. Helfer benötigen daher spezielle transkulturelle Kenntnisse.

Als ich vor ca. 12 Jahren nach Berlin kam, wurde ich mit verschiedenen Problemen der Immigranten aus meiner Heimat und ähnlichen afrikanischen Ländern konfrontiert. Als Mediziner und Dolmetscher habe ich viele zu medizinischen und psychosozialen Helfern, zu Sozialämtern und zu Ausländerbehörden begleitet. Ich habe beobachtet, dass medizinische und psychosoziale Helfer mit den Menschen aus Afrika anders umgehen als viele Sachbearbeiter in deutschen Behörden. Im Gegensatz zur freundlichen, unterstützenden, warmen, akzeptierenden und respektierenden Haltung von Therapeuten wirken der unfreundliche, kalte, demütigende und menschenverachtende Umgang vieler Mitarbeiter von Behörden und ihre ablehnenden, bedrohlichen oder Schuld und Scham verursachenden Äußerungen sehr belastend und verursachen Schmerzen. Das erinnert mich an eine äthiopische Redewendung: „*Kefitfitu fiitu*“: „Lieber ein freundliches Gesicht als ein leckeres Gericht!“ Damit wollen Äthiopier sagen: Es ist wichtiger, mit welcher Haltung man einen Gast aufnimmt, als was für Essen man ihm anbietet. Freundschaft und Freundlichkeit wiegt mehr als materielle Unterstützung. Deshalb ist die Freundlichkeit wichtiger als materielle Sozialhilfe für Menschen aus dieser armen aber stolzen Kultur. Wenn die Sozialhilfe mit Unmenschlichkeit verbunden ist, fühlen sie sich gedemütigt. Sie beobachten, ob ein Helfer wirklich wohlwollend und menschlich ist oder aber nur seinen Job macht oder nur seine Berufskarriere verfolgt, dies beeinflusst ihre Erzählweise.

Am anderen Ende des Spektrums gibt es einige wenige, sich völlig anders verhaltende Deutsche. Sie sind vielleicht auch kompensatorisch für das Verhalten der anderen sehr freundlich, verständnisvoll, sehr kritisch gegenüber ihren Behörden. Sie versuchen, den Immigranten die Botschaft zu vermitteln, dass sie willkommen sind. Ich bin selbst solchen Menschen in einigen Beratungsstellen und besonders hier im BZFO begegnet. Bei diesen Menschen findet das Fremde aus anderen Kulturen hier in Deutschland Gehör, dieses Fremde kann innovative Impulse vermitteln und die in europäischer Tradition entstandenen Therapieformen verändern.

Besonders in der Anfangsphase ihres Exils ist es für Immigranten aus Äthiopien nicht einfach, Mitarbeiter in Behörden und solche in psychosozialen Beratungszentren und Behandlungseinrichtungen zu unterscheiden. Sie übertragen nicht nur die frühere Beziehung in ihrer Vorgeschichte, sondern auch die aktuellen Beziehungserfahrungen mit Sachbearbeitern in Ämtern und Behörden auf die wohlwollenden Helferinnen.

Helfer-Klient-Kommunikation

Ein wichtiger Faktor für die Arbeit mit Hilfe suchenden Menschen ist eine möglichst tragfähige Beziehung zwischen Helfer und Klient. Hilfesuchende betrachten ihre Helfer in der Regel als fähige und hilfsbereite Menschen. Wenn Menschen in der Lage sind, ihre Helfer selbst bewusst auszuwählen, sammeln sie häufig Informationen über die Kompetenz und Zuverlässigkeit eines in Frage kommenden Helfers. Danach treffen sie die Entscheidung, Kontakt zu suchen und die Phasen des Kennenlernens und Vertraut-Werdens zu durchlaufen. Damit wird eine auf Vertrauen basierende, tragfähige Beziehung aufgebaut. Es entwickelt sich eine dialogische Form des hilfreichen Gesprächs, wobei die Helfer zugleich als mitmenschliche Partner und als heilberufliche Experten in Erscheinung treten. Zum einen helfen sie den Klienten, ihre Intentionen zu artikulieren und damit zum selbstverantwortlichen Partner der Interaktion zu werden, zum anderen setzen sie ihre klinischen Fähigkeiten ein.

Für Hilfesuchende aus anderen Kulturen, für Migranten, die in ihrer Wahl des Helfers beschränkt sind und vor allem für sehr misstrauisch gewordene traumatisierte Flüchtlinge ist es schwierig, Vertrauen zu entwickeln. Eine unterschiedliche kulturelle Zugehörigkeit von Helfer und Klient führt dazu, dass Helfer mitunter klagen, die „wirklichen" Probleme des Patienten aufgrund seiner „irritierenden" kulturellen Besonderheiten nur schwer erkennen zu können. Helfer benötigen Wissen über den Umgang mit fremden Kulturen, Religionen, Sprachen, Traditionen und Mentalitäten, um eine Beziehung zu einem Klienten aus einer anderen Kultur aufbauen zu können. Selten strukturieren Klienten aus fremden Kulturen ihre Welt nach denselben Ideen und Konzepten wie die Helfer. Eine Vernachlässigung des kulturellen Hintergrundes eines Patienten kann dazu führen, dass seine Probleme falsch beurteilt werden. Eine ausführliche Anamnese mit optimaler Sensibilität ist notwendig, um die Art und Weise des Leidens des Menschen aus einer fremden Kultur zu verstehen, die richtige Diagnose zu treffen und seine spezifischen Probleme zu identifizieren.

Sowohl für Helfer vor Ort in Äthiopien als auch für Mitarbeiter verschiedener mit Immigranten arbeitenden Einrichtungen in Deutschland ist interkulturelles Verständnis keine leichte Aufgabe, denn soziokulturelle Unterschiede führen leicht zu Kommunikationsproblemen: Anliegen, Umgangs- und Ausdrucksformen von Patienten aus anderen Kulturen können vielfach nicht adäquat eingeschätzt werden, ihr Erleben und Verhalten ist oft fremd und ungewohnt, und ihre Erwartungen an Hilfe und Unterstützung können sich erheblich von jenen der Mitglieder der Mehrheitsgesellschaft unterscheiden.

Richtiges Verständnis der Hilfesuchenden bildet die Voraussetzung für ihre angemessene Unterstützung. Das Verständnis ist häufig beeinträchtigt, wenn Helfer die kulturelle Herkunft der Hilfesuchenden ignorieren, ausschnittweise Gehörtes wird so ausschließlich entsprechend der eigenen Kultur interpretiert und häufig missverstanden. Die in Gesellschaft und Politik des Gastlandes vorherrschenden Meinungen beeinflussen die Wahrnehmungen und Beurteilungen der Helfer. Das Verständnis von Hilfesuchenden aus anderen Ländern wird auch durch Vorurteile über bestimmte Ethnien, Religionen und Kulturen beeinträchtigt. Vor allem gegenüber sogenannten „Schwarzafrikanern" sind negativ getönte Vorurteile oft an der Wortwahl und am Tonfall zu bemerken. Afrikaner werden häufig vorschnell als „arm" beurteilt und alle ihre Äußerungen nach diesem generalisierenden Vorurteil verzerrt interpretiert. Die Realität, dass äthiopische Immigranten aus einem der ärmsten Länder der Welt kommen, verstellt häufig den Blick auf die Tatsache, dass Menschen, die es aus Afrika nach Deutschland geschafft haben, in der Regel nicht gänzlich hilflos und bettelarm waren. Ich erinnere mich an eine Sitzung in einer Beratungsstelle, wo ich für einen äthiopischen Akademiker gedolmetscht habe. Die Helferin sagte ganz frech zu ihm: „Ich verstehe, dass sie viele Probleme hier in Berlin haben. Aber zumindest haben Sie kein finanzielles Problem, weil Sie hier durch die Sozialhilfe mehr Geld bekommen, als Sie durch Ihre Arbeit in Äthiopien verdienen konnten." Das war für uns beide sehr schockierend. Zu meinem Verblüffen erwiderte der Akademiker: „Es ist Ihr Recht sich so zu äußern; was Sie vielleicht nicht wissen ist, dass Ihre Gesellschaft auf unsere Kosten reich geworden ist; bestimmt ist Ihr Geld ein Ergebnis der Verarbeitung unseren Goldes."

Solche Beispiele sind oft zu beobachten. Subtile wohlstands-chauvinistische Äußerungen und weniger subtile Vokabeln (Legende, Lüge, typisch für Afrika, Magie, Zauber, Wunder, Vorsicht! usw.) werden von Helfern gerne benutzt, wenn es um Flüchtlinge aus Afrika geht. Auch im BZFO ist diese Haltung verbreitet. Von Anfang an ist man voreingenommen und hat nicht die Geduld, die Wahrheit herauszufinden. Magisch klingende Erzählungen sind nicht „pathognomonisch" für Afrikaner. Sie sind auch bei Südeuropäern und Asiaten zu beobachten (Zimmermann 2000, S. 38–45). In der bäuerlichen Welt Afrikas werden zahlreiche Störungen, Erkrankungen, Behinderungen und verschiedene soziale Probleme, die die Volksmedizin nicht erklären kann, als magisch verursacht aufgefasst. Dem entsprechend und logischerweise erfolgt dann die Therapie auch durch „magische Mittel" und mit Hilfe von Gegenständen oder Menschen, denen „magische Kräfte" inhärent sind. Magisch klingende Geschichten von im Exil sehr belasteten afrikanischen Patienten sind ein Rückgriff auf diese magischen Erklärungen und Lösungsfindungen bei Krankheiten. Hinter der „afrikanischen Magie" stecken aber immer wertvolle Fakten, die wir nur in die „westliche Logik“ zu übersetzen brauchen.

Vorschnelle Beurteilungen lösen zwar seitens der Hilfesuchenden vielleicht keinen Protest aus, führen aber mit Sicherheit zu der Gewissheit, es mit einem arroganten oder zumindest einem sehr unwissenden Helfer zu tun zu haben. Es ist klar, dass sich viele Immigranten in dieser Situation manchmal auch von den Helfern nicht verstanden fühlen. Andererseits gibt es natürlich auch aus echter Überzeugung engagierte und sich für die Belange der Hilfesuchende einsetzende Helfer, die sich bemühen, differenziert die Hintergrundprobleme eines einzelnen Patienten zu verstehen.

„Ohne profunde Kenntnis des soziokulturellen Hintergrundes der Herkunftsgesellschaft, aus der die Hilfesuchenden stammen, führen die Formen und Inhalte der im Problemangebot vorgetragenen Beschwerden häufig zu (besonders in medizinischen Symptomen) ‚Verlegenheitsdiagnosen mit geringem Aussagewert‘ (Riedesser 1973, S. 167) und man muss hinzufügen: nicht selten auch zu gravierenden Fehldiagnosen und dementsprechend auch zu Fehltherapien“ (Zimmermann 2000, S. 32). Vor allem für psychisch kranke Immigranten müssen sich Integrationsbemühungen auf die medizinische und psychosoziale Versorgung ausdehnen, die bisher durch Sprachprobleme, kulturelles Nichtverstehen, latente und manifeste Vorurteile und mangelnde Erfahrung in ihrer Qualität beeinträchtigt ist.

Zusammenfassung

Der Dialog zwischen äthiopischen Patienten und deutschen Helfern muss mehrere Hindernisse überwinden. Neben kulturellen und sprachlichen Barrieren sind Unterschiede im wirtschaftlichen Bereich und im Bildungsniveau zu berücksichtigen. Die meisten Menschen aus Äthiopien hatten keine Möglichkeiten, ein ähnlich hohes Bildungsniveau wie in Deutschland üblich zu erreichen, darüber hinaus ist das zur Verfügung stehende Wissen für ein Leben in Deutschland oft nicht besonders nützlich. Wenn Flüchtlinge aus einem der ärmsten Länder der Welt kommen, verzerrt diese Tatsache die Wahrnehmung der deutschen Helfer, welche sofort wirtschaftliche Probleme im Hintergrund der Flucht vermuten und oft „wohlstandschauvinistisch“ denken. Die daraus resultierenden Missverständnisse sind oft sehr groß. Professionelle Helfer sollten immer berücksichtigen, dass trotz der Schwierigkeiten, einen Fremden zu verstehen, dieser mit Toleranz und Respekt behandelt werden sollte. Effektive Hilfe muss einem Individuum und seiner besonderen Situation angemessen sein. Effektive Hilfe an der Schnittstelle unterschiedlicher Kulturen darf dem Hilfesuchenden nicht seinen persönlichen Standpunkt nehmen und muss frei von Diskriminierungen bleiben. Professionelle sollten immer berücksichtigen, dass es sich hierbei nur um eine „Annäherungen an den fremden Anderen“ handeln kann und immer vorhanden bleibendes Nichtverstehen mit wechselseitiger Toleranz und Achtung respektiert werden sollte. Zur Bewältigung der interkulturellen Barriere müssen Helfer lernen, dass ein interkultureller Dialog nur geführt werden kann, wenn eine ausreichende Bereitschaft dafür besteht, Spannungen, Missverständnisse, unterschiedliche Zeit- und Stilvorstellungen und die damit verbundenen Affekte gelegentlich auch über längere Zeiträume zu ertragen. Die Bereitschaft zum Dialog kann dadurch sogar gefördert werden. Wie in jedem Dialog lernen interkulturelle Beziehungspartner in einem andauernden dynamischen Prozess, was sie eint und was sie von einander trennt.

Literatur

Blaser A, Heim E, Ringer C, Thomen M (1992) Problemorientierte Psychotherapie: ein integratives Konzept. Hans Huber, Bern

Muller H (1998) Das Zusammenleben der Kulturen. Fischer, Frankfurt am Main

Riedesser P (1973) Psychische Störungen bei ausländischen Arbeiternehmern in der BRD. In: Jahrbuch d. dtsch. Caritasverbandes, Freiburg, S 161–171

Zimmermann E (2000) Kulturelle Missverständnisse in der Medizin. Hans Huber, Bern

Käser L (1998) Fremde Kulturen: Eine Einführung in die Ethnologie. Verl. der Ev.-Luth. Mission, Erlangen

Ripke T (1994) Patient und Arzt im Dialog. Thieme, Stuttgart

Dolmetschen im BZFO

Dafina Sejdijaj, Helen Younansardaroud, Ana Wegener

Die Klienten des Behandlungszentrums für Folteropfer stammen aus vielen verschiedenen Ländern (vgl. Jahresbericht des BZFO für das Jahr 1998), eines jedoch haben sie gemeinsam: sie wurden aufgrund ihrer ethnischen oder religiösen Zugehörigkeit oder aufgrund ihrer Weltanschauung verfolgt und schwer misshandelt. Es gehört zu den Zielen des BZFO, schwer traumatisierten Menschen medizinische, psychologische und sozialarbeiterische Unterstützung zu gewähren. Bei der Arbeit mit Flüchtlingen, die die deutsche Sprache noch nicht hinreichend beherrschen, behilft sich das BZFO, das überwiegend deutschsprachige „Behandler" beschäftigt, mit Dolmetschern. Dabei handelt es sich sowohl um beeidigte Dolmetscher, die sich durch eine entsprechende Ausbildung oder langjährige Berufserfahrung qualifiziert haben, als auch um Muttersprachler, die in Deutschland eine anderweitige Ausbildung abgeschlossen oder studiert haben.

Wir, die Autorinnen dieses Beitrages, stammen aus unterschiedlichen, eher fachfremden beruflichen Zusammenhängen und arbeiten bereits seit mehreren Jahren für das BZFO. Unsere Mitarbeit ist dadurch motiviert, dass wir das BZFO darin unterstützen wollen, Menschen aus unserem Sprach- und Kulturkreis zu helfen, die in Deutschland Zuflucht suchen. Vor diesem persönlichen Hintergrund heben wir hervor, dass unser Beitrag nicht als repräsentativer Aufsatz zum Dolmetschen im therapeutischen Kontext gedacht ist (vgl. dazu Gondos 1992, Haenel 1997, Orth 2001), sondern als ein subjektiver Beitrag, der unsere Erfahrungen, Gefühle und Interpretationen wiedergibt. Wir möchten uns dabei auf die Schwierigkeiten und Chancen eines therapeutischen Settings konzentrieren, das aus drei Beteiligten besteht: dem Klienten, dem Therapeuten und dem Dolmetscher. Zwar existieren auch andere Arbeitssituationen, genannt seien Paar- und Gruppentherapien oder aber Projekte wie die derzeitige „Fotogruppe", in der eine Ausstellung zum Thema „Fremde Blicke" realisiert werden soll. Am häufigsten trifft man aber auf die Triade, auf die wir daher näher eingehen möchten. Dabei werden wir auf folgende zentrale Aspekte unserer Arbeit eingehen:

- Auf den Arbeitshintergrund im BZFO, worunter Vereinbarungen zwischen dem BZFO und den Dolmetschern fallen sowie die Erwartungen, die bezüglich unseres Verhaltens und unserer Kompetenzen an uns gerichtet werden,
- auf Erfahrungen im Umgang mit Therapeuten,
- auf Erfahrungen im Umgang mit Klienten.

Arbeitshintergrund im BZFO

Zunächst geht Dafina Sejdijaj auf die Arbeitshintergründe ein:

Jede begonnene Therapie soll in erster Linie eine Beziehungsaufnahme zwischen dem Klienten und dem Therapeuten darstellen. Da die Therapeuten die Fachkompetenz der „Behandlung" innehaben, tragen sie die Hauptverantwortung für den Verlauf der Therapie und das Wohl des Klienten. Doch ein anwesender Dolmetscher beeinflusst die Beziehung, da er kein technischer Schlüssel zur Kommunikation der beiden ist, sondern ein Mensch, der nicht nur seine Sprachkompetenz sondern auch einen Teil seines Wesens einbringt.

Zu den wichtigsten Richtlinien der Zusammenarbeit zählt daher, dass für den Klienten klar erkennbar sein muss, welche Rolle Therapeut und Dolmetscher jeweils in der Therapie einnehmen. Daraus folgt, dass ein Dolmetscher sich dessen bewusst sein muss, dass er grundsätzlich weder innerhalb noch außerhalb der Therapie intervenieren sollte. Zwar weisen einige Therapeuten auch den Dolmetschern Handlungsräume zu – beispielsweise werden Dolmetscher beauftragt, Klienten bei Behördengängen oder ähnlichem zu begleiten, doch wird dabei streng darauf geachtet, dass die Kompetenzverteilung für den Klienten klar erkennbar bleibt.

Man kann zu Beginn einer Therapie oft beobachten, dass sich ein stärkerer Blickkontakt zwischen dem Klienten und dem Dolmetscher einstellt. Dadurch dass der Dolmetscher die Sprache des Klienten spricht, hat er einen „Organisationsvorteil" gegenüber dem Therapeuten. Die Folge ist, dass er direkt angesprochen und zunächst vorrangig angeschaut wird. Um diesen möglicherweise zu starken Kontakt zu relativieren, achten Therapeuten bei der Sitzordnung darauf, dass sie dem Klienten direkt gegenüber sitzen, während der Dolmetscher etwa so zwischen beiden sitzt, dass ein gleichschenkliges Dreieck entsteht (zur Problematik der Sitzordnung vgl. Gondos 1992, Orth 2001). Es wird also eine Hauptachse zwischen Klient und Therapeut gebildet, während der Dolmetscher außerhalb dieser Achse positioniert wird. Diese räumliche Disposition symbolisiert die angestrebte Kommunikationsstruktur und wirkt dabei spürbar auf die Atmosphäre im Raum. Das wird vor allem deutlich, wenn die Sitzordnung während der Therapie unbewusst verändert wird (vgl. Bsp. 1 des Erfahrungsberichtes).

Das BZFO erwartet vom Dolmetscher, dass er sich persönlich zurücknimmt, sich reflektiert und kontrolliert verhält und dass er verlässlich ist. Verinnerlicht man diese Verhaltensmaximen – der Prozess der Verinnerlichung ist sicher individuell verschieden – ist die Voraussetzung dafür gegeben, sich hauptsächlich auf die Rolle als Sprachmittler konzentrieren zu können. Die vom BZFO formulierten Distanzregeln – das Gebot der persönlichen Zurücknahme gegenüber Klienten, wozu auch gehört, dass man keine private Telefonnummer an Klienten ausgibt und keine langen Gespräche außerhalb der Therapie führt – werden jedem Dolmetscher zu Beginn seiner Tätigkeit ausgehändigt. Sie dienen nicht nur dem Schutz des Dolmetschers, sondern auch dem des Klienten und der Klarheit der Verhältnisse. Es kommt immer wieder vor, dass z.B. meine albanischen Klienten von mir mehr „Engagement" – d.h. Interventionen – erwarten. Sie wünschen sich, dass ich die Rolle ihres Anwaltes oder Hintergrundberichterstatters übernehme und sprechen mich direkt an: „Du bist doch selbst Albanerin, ich brauche doch nicht zu erklären, wie es Frauen in der Gesellschaft ergeht, die Opfer sexueller Gewalt wurden!“ oder „Sag ihnen doch, was wir seit 1981 in Kosova durchgemacht haben?“ (1981 fanden in Kosova massive polizeiliche Ausschreitungen gegen Demonstranten, zumeist Studenten, die gegen ihre Benachteiligung und die schlechten Lebensbedingungen protestierten, statt. Den Demonstranten wurden Irridentismus und Separatismus vorgeworfen. Es folgten Festnahmen und langjährige Haftstrafen sowie sicherheitsdienstliche Observierungen „Verdächtiger“.) Andere möchten gerne den Menschen, der ihre „Geheimnisse“ mitgehört hat, näher kennenlernen.

Wenn man sich durch diese Erwartungen seitens der Klienten nicht unter Druck setzen lässt, sondern sie spüren lässt, dass eine professionelle Beziehung auch ihrem Schutz dient, kann langfristig ein Vertrauensverhältnis entstehen. Wichtig ist dabei, dass die faktische Kompetenzverteilung zwischen Therapeut und Dolmetscher auch real befolgt wird. In diesem Zusammenhang ist darauf hinzuweisen, dass ein Therapeut seinen Klienten – wenn es nötig erscheint – auch häufiger an unsere Schweigepflicht erinnert, die über jede Dienstzeit im BZFO hinaus besteht.

In Bezug auf unsere sprachlichen Verpflichtungen ist zu sagen, dass wir alles Gesagte inhaltsgetreu wiedergeben müssen. Dabei gilt es, nichts hinzuzufügen und nichts fortzulassen. Rück- oder Verständnisfragen des Klienten sind direkt zu dolmetschen, nicht etwa vom Dolmetscher zu klären. Generell wird im BZFO in der Ich-Form übersetzt. In die indirekte Rede kann der Dolmetscher wechseln, wenn er die Inhalte als so belastend empfindet, dass er sie nicht in der Ich-Form wiedergeben möchte. Überwiegend wird konsekutiv gedolmetscht. Auf diese Weise lässt sich inhaltsgetreues Übersetzen gut realisieren, wenn sich Therapeut und Klient auf diesen Gesprächsverlauf einstellen. Sie sollten nicht allzu ausschweifend berichten und fragen und auch Pausen während ihrer Rede machen. Simultanes Übersetzen bringt eine Unruhe mit sich, die für eine Therapie nicht förderlich ist; daher wird es nur ausnahmsweise eingesetzt, beispielsweise wenn der Therapeut den Redefluss eines Klienten nicht unterbrechen *will.*

Mögliche Probleme und Belastungen, die sich während der Therapiestunden ergeben, seien es Missverständnisse oder eine zu geringe Distanz des Dolmetschers gegenüber dem Klienten, besprechen Therapeut und Dolmetscher in der Regel in einem fünf- bis zehnminütigen Nachgespräch. Bei gravierenderen Problemen nimmt das Nachgespräch auch mehr Zeit in Anspruch. Wenn der Verlauf des Gespräches nicht zu sehr gestört wird, können kleinere Probleme wie sprachliche Ambiguitäten auch während der Therapie geklärt werden. Bei störenden Gefühlen wie Unsicherheit oder Unzufriedenheit gegenüber einem Menschen, mit dem man zusammenarbeitet, ist davon auszugehen, dass sie sich nicht etwa auflösen, indem man sie nicht äußert. Auch zu diesem Zwecke existiert die Einrichtung des Nachgesprächs; es kann verhindern, dass Konflikte unbewusst während der Therapie ausgetragen werden. Nachgespräche können wesentlich dazu beitragen, ein Vertrauensverhältnis zwischen Therapeut und Dolmetscher aufzubauen, was sich wiederum positiv auf die Therapie auswirkt.

Vorgespräche bilden im BZFO eher eine Ausnahme. Sie werden höchstens zu Beginn einer neuen Therapie geführt, wobei der Dolmetscher etwas über den Hintergrund des Klienten erfährt. In äußerst seltenen Fällen, und dann auch nur punktuell, werden Dolmetscher als Co-Therapeuten in die Arbeit einbezogen.

Die beschriebenen Grundsätze der Zusammenarbeit sind zwar unmissverständlich formuliert, sie sind dennoch nicht immer leicht zu befolgen. Gerade zu Beginn ihrer Tätigkeit fällt es vielen Kollegen schwer, Verhaltensregeln zu verinnerlichen, deren Sinn sie mit der Vernunft begreifen, gegen die sie sich bisweilen aber gefühlsmäßig sträuben. Im Umgang mit Traumatisierten ist es sehr wichtig, sich zu schützen, was manchmal nicht leicht fällt. Während der Therapie können Klienten ihr traumabedingtes Misstrauen oder aggressive Gefühle auf den Therapeuten und den Dolmetscher übertragen. Das heißt, man wird mit negativen Gefühlen konfrontiert, die man verstehen und mit denen man umgehen lernen muss. Dann wiederum gibt es Momente, in denen das Mitgefühl mit Menschen, die unsagbares Leid erfahren haben, einen so überwältigt, dass die gebotene Zurückhaltung schwer einzuhalten ist. In diesem Spannungsfeld zwischen notwendiger Empathie und notwendiger Distanz müssen wir uns bewegen lernen. Hilfreich sind dabei ein monatlich stattfindendes Dolmetscher-Treffen und die monatliche Supervision, die das BZFO ihren Dolmetschern anbietet. Im Dolmetscher-Treffen steht der Erfahrungsaustausch zwischen Dolmetschern und zwei Therapeuten des BZFOs im Vordergrund; hier reflektieren wir inhaltliche und technische Aspekte der Arbeit. In der Supervision werden Belastungen angesprochen, die bei der Arbeit auftreten. Dabei hilft eine externe Supervisorin, Auswege aus verfahrenen Arbeitssituationen, beispielsweise bei Rollenproblemen, zu entwickeln.

Ob ein Dolmetscher für die Mitarbeit im BZFO geeignet ist, lässt sich sicherlich nicht allein beim Vorstellungsgespräch feststellen. Daher werden die neu aufgenommenen Dolmetscher zunächst eingeladen, um für einen Klienten zu dolmetschen. Während ihrer Arbeit stehen sie insofern unter Beobachtung, als die Therapeuten schauen, ob sie die Arbeitssituation in sprachlicher und emotionaler Hinsicht souverän meistern und inwiefern sie mit den genannten Vereinbarungen zurecht kommen. Kritik seitens der Therapeuten, die als Anleitung zu verstehen ist, wird in der Regel im Nachgespräch geäußert. Nach einer halbjährigen Probezeit findet eine Rücksprache mit jedem Dolmetscher statt, in der geklärt wird, ob sich beide Seiten eine weitere Zusammenarbeit vorstellen können. Die Therapeuten behalten sich dennoch vor, immer wieder über eine weitere Mitarbeit der Dolmetscher zu befinden. Daraus resultiert eine gewisse Unsicherheit und Abhängigkeit, die von einigen Kollegen als sehr belastend empfunden wird.

Die Arbeit mit schwer Traumatisierten stellt an uns Dolmetscher – zumeist handelt es sich um Muttersprachler, die keine psychologische Ausbildung haben – hohe Anforderungen. Um in einer psychotherapeutischen Sitzung dolmetschen zu können, müssen wir nicht nur die betreffenden Sprachen sehr gut beherrschen, sondern auch den kulturellen Hintergrund der Klienten und der Hilfeleistenden verstehen. Nur so lässt sich eine Brücke zwischen Welten schlagen, die manchmal sehr weit voneinander entfernt sind. Man stößt nicht nur dann auf Probleme, wenn Klienten nicht denselben Bildungsstand haben wie ihr Therapeut, wenn sie also bestimmte fachliche Fragen nicht verstehen, so dass ein Gespräch schwer zu Stande kommt. Manchmal gibt es Ausdrücke, für die es in der jeweils anderen Sprache keine Entsprechung gibt. Während dies für einen literarischen Übersetzer die eigentliche Herausforderung ist und er wohl nicht eher aufhört zu suchen, bis er eine passende Annäherung für das gefragte Wort gefunden hat, lernt man aus der Arbeit mit Flüchtlingen sehr schnell, pragmatisch mit solchen Problemen umzugehen. Als ich beispielsweise für Kriegsflüchtlinge aus dem Kosovo zu dolmetschen begann, merkte ich bald, dass es keinen Sinn macht, ihnen mit konstruierten albanischen Entsprechungen für „(Übergangswohn-)Heim", „Kostenübernahme", „Krankenschein" usf. aufzuwarten. Gerade in Deutschland angekommen, hatten sie sich nämlich die wichtigsten Worte zur Bewältigung des Alltags angeeignet und machten mir vor, wie man sich unkompliziert verständigen kann. Ich überwand bald meine anfänglichen Hemmungen, die neuen deutschen Lehnwörter in mein albanisches Vokabular aufzunehmen. Selbst Langenscheidts deutsch-albanisches Wörterbuch nennt u.a. das Lehnwort „hajm" – mit dem Hinweis „Asylantensprache".

Generell gilt, dass „Engpässe" beim Dolmetschen nicht kaschiert, sondern kurz erklärt werden sollten. In den meisten Gesellschaften wurde eine standardisierte Hoch- oder Literatursprache entwickelt. Dennoch herrschen in vielen ländlichen Regionen weiter verschiedene Mundarten vor. Das hat zur Folge, dass man als Dolmetscher zwar viele sprachliche Eigentümlichkeiten aus dem Kontext heraus versteht, doch kann es manchmal passieren, dass man einen bestimmten Ausdruck nicht versteht. Es ist sehr wichtig, derartige Schwierigkeiten transparent zu machen. Offenheit fördert das Vertrauen zwischen allen Beteiligten besser, als wenn man versucht, über diese Probleme hinweg zu gehen. Unumgänglich ist auch die regelmäßige Zeitungslektüre, nicht nur, weil man sich über die Hintergründe der Klienten informieren sollte, sondern weil sich mit dem Wandel der Lebensumstände auch Sprachen ständig verändern.

Während wir bislang auf die Erwartungen, die an uns Dolmetscher gerichtet werden, eingegangen sind, möchten wir nachfolgend einen Einblick in die Abläufe unserer Arbeit vermitteln. Zunächst schildert Helen Younansardaroud ihre Erfahrungen innerhalb verschiedener Therapien, in denen sie gedolmetscht hat. Sie abstrahiert zwei sehr unterschiedliche Haltungen, die Therapeuten einnehmen können. Die eine ist gekennzeichnet durch ein rigides Befolgen von Distanzregeln und „bewährten" Methoden, die andere Haltung spiegelt den Versuch, Nähe herzustellen – „eine gemeinsame Sprache" zu finden, ohne dabei distanzlos zu sein. Indem die Gefühle der Dolmetscherin und die Reaktionen der Klienten während unterschiedlicher Sitzungen reflektiert werden, werden die Chancen und Schwierigkeiten der Dreierkonstellation Klient – Dolmetscher – Therapeut verdeutlicht. Sodann berichtet Ana Wegener darüber, wie einnehmend Klienten aufgrund der sprachlichen und biographischen Nähe sein können, was die Gefahr begründet, die Grenze zwischen notwendigem und zu starkem Mitgefühl während des Dolmetschens nicht mehr ziehen zu können. Im Anschluss an diese Berichte gehen wir resümierend auf einige wichtige Punkte ein.

Erfahrungen im Umgang mit Therapeuten

Ich möchte zwei Haltungen von Therapeuten vorstellen und aufzeigen, welche Folgen sie für meine Arbeit hatten: Die eine Haltung besteht darin, dass Therapeuten versuchen, bestimmte „Regeln" bei ihrer Arbeit zu befolgen, die andere besteht darin, dass Therapeuten sich bemühen, „die gleiche Sprache" zu sprechen wie ihr Klient.

Therapeuten, die „Regeln" befolgen. In manchen Therapiestunden konnte ich wiederholt beobachten, dass einige Therapeuten die Behandlung der Klienten nach herrschenden wissenschaftlichen Regeln bzw. nach akademischen Theorien durchführten. Dabei ließen sie meines Erachtens einige „Kleinigkeiten" außer Acht. Dadurch erschienen sie mir fremd und zu rational.

Belegen möchte ich dies zunächst anhand des Umgangs mit der Sitzordnung. Wie bereits ausgeführt, sitzen Klienten, Therapeuten und Dolmetscher in einem Dreieck, so dass der Klient und der Therapeut einander gegenüber sitzen und der Dolmetscher seitlich von beiden. Es passierte hin und wieder, dass ich mich bei aufregenden und überwältigenden Gesprächen durch das ständige Hin- und Herdolmetschen in einer unkontrollierten körperlichen Bewegung zu dem Klienten neigte. Als ich einmal mit der Übersetzung der von einer Klientin beschriebenen Foltermethoden so beschäftigt war, dass ich unbewusst die dreieckige Sitzordnung verlassen hatte, sagte die Therapeutin ganz förmlich zu mir: „Achten Sie zuerst auf ihre Sitzhaltung, dann übersetzen Sie mir, was die Patientin erzählt hat." Offenbar hatte ich mich durch meine zu starke Identifizierung mit der Klientin so in ihre Foltersituation hineinversetzt, dass ich die gleiche Körperbewegung ausführte wie sie. Der Satz der Therapeutin brachte mich einerseits in die reale Situation zurück und ich merkte, dass ich aufatmen konnte; andererseits bremste mich diese Äußerung in meinen Gefühlen aufs Äußerste, was mich kalt zurückließ. Durch ihre strenge Reaktion vermochte die Therapeutin es also nicht, mich wirklich zu befreien, denn ich fühlte mich bestraft für meine die „Regeln brechende" Verhaltensweise. Infolgedessen reagierte ich ihr gegenüber mit Abneigung, so dass die Klientin mich fragte, was denn plötzlich los sei. So brauchte ich viel Kraft, meine Betroffenheit über den geschilderten Ablauf gegenüber der Klientin zu verbergen. Weiterhin kostete es mich große Anstrengung, das Gefühl, zurechtgewiesen worden zu sein, gegenüber der Therapeutin zu unterdrücken.

Ein anderes Beispiel zeigt, wozu vorgeformte Konzepte, die nicht genügend auf die individuelle Situation des Klienten eingehen, führen können. Eine Klientin wurde von einer Therapeutin aufgefordert, ihre täglichen Erlebnisse aufzuschreiben und zur nächsten Sitzung mitzubringen. Dort sollten die problematisch erscheinenden Situationen besprochen werden. Die Klientin wandte ein: „Wissen Sie, ich tue alles, um möglichst viel vergessen zu können. Denn nur auf diese Weise schöpfe ich meine letzte Kraft aus, um die jetzigen Probleme lösen zu können. Außerdem weiß ich aus eigener Erfahrung, dass das, was man schreibt, zum Verhängnis werden kann, denn dies erlebte ich im Iran. Bei Hausdurchsuchungen fand man bei mir neben verbotenen Büchern auch ein Heft, in welchem ich Zitate aus Büchern notiert hatte, die mir wichtig erschienen. Man nahm alle mit, was zur Folge hatte, dass ich inhaftiert wurde. Ich wurde im Gefängnis unter Folter gezwungen zu erklären, was ich mit den Zitaten vorgehabt hätte. So hat man mir die Lust am Schreiben und den Sinn dafür weggenommen." Auf diesen starken Einwand hin beharrte die Therapeutin: „Versuchen sie es trotzdem. Je mehr sie schreiben, um so besser wird es ihnen gehen." Die Klientin schwieg daraufhin minutenlang. In dieser Situation hatte ich das Gefühl, dass die Therapeutin und die Klientin aneinander vorbei sprachen. Die Reaktion der Therapeutin war mir unverständlich; sie erschien mir unangemessen, da sie die Gefühle der Klientin außen vor ließ.

Therapeuten, die „die gleiche Sprache sprechen“ wie die Klienten. Der Zugang zum Innenleben Folterüberlebender ist oft mühsam. Einige haben gewissermaßen ein gestörtes Äußerungsvermögen: entweder klammern sie ihre Gefühle aus, oder ihre Aussagen bestehen nur noch aus Stereotypen.

Mit einer Therapeutin machte ich die Erfahrung, dass sie in solchen Fällen das Gespräch auf alltägliche Situationen lenkte, in denen Konflikte zur Sprache kommen sollten. Sie suchte dadurch an Gefühle und Einstellungen der Klientin hinsichtlich einiger Umgangsformen wie z. B. Ehrlichkeit und Höflichkeit heranzukommen. Dabei ging sie auf konkrete Situationen ein, fragte z. B. „Wie weit sind Ihre Kinder Ihnen gegenüber höflich und ehrlich?“ Auf diese Weise versuchte die Therapeutin, die kommunikativen Fähigkeiten der Klientin zu entdecken, die Störungen und ihre Ursachen zu erkennen.

In der Zusammenarbeit mit erfahrenen Therapeuten erfuhr ich, dass der Zugang zum Innenleben der Klienten auch über die Sprache oder über Literatur gefunden werden kann. Ein Therapeut zitierte beispielsweise aus den Werken berühmter persischer Schriftsteller und machte auf diese Weise einem Klienten den Weg frei, sich zu äußern. Ich bewunderte die Fähigkeit und die Geduld des Therapeuten, der sich so bemühte die Einbahnstraße der Kommunikation zwischen ihm und dem Klienten zu überwinden, indem er ihm das Gefühl vermittelte, von ihm und von seiner Kultur etwas gelernt zu haben. Mit der Frage „Wer ist ihr Lieblingsschriftsteller?“, versuchte er, den Klienten und seine Weltanschauung besser zu verstehen. In solchen Situationen konnte der Klient gelassen und frei sprechen. So fand immer wieder ein Austausch von Denkweisen statt, und Verhaltensstrukturen des Klienten konnten reflektiert werden. Einmal sagte der Klient zu mir: „Dieser Arzt verhält sich so höflich wie wir, aber er ist ehrlicher. Er sagt immer seine Meinung, ganz gleich, ob es uns passt oder nicht.“ Der Therapeut versuchte bei jeder Sitzung durch kurze Geschichten, Sprichwörter und eine bildhafte Sprache sich der Sprache des Klienten anzunähern. Dies erleichterte mir die Übersetzung. Wenn es zu einer Identifikation des Klienten mit den Helden der Geschichten kam, ermutigte der Therapeut ihn, seine Gefühle zu beschreiben und nach anderen Interpretationen und Erklärungen zu suchen.

Eine ganz besondere Erfahrung stellt die folgende Begegnung dar, an die ich mich noch lebendig erinnern kann. Es handelte sich um einen Klienten, der als Regimegegner mehr als zehn Jahre seines Lebens in Gefängnissen verbracht hatte. Einerseits war er stolz auf die Gefühle der Gruppenzugehörigkeit und der gegenseitigen Fürsorge, die er innerhalb seiner Partei erfahren hatte, andererseits litt er im Exil an der mangelnden Anerkennung seitens seiner Landsleute. Dies erklärte er so: „Meine Landsleute sind hier sehr oberflächlich geworden. Sie denken, dass meine Partei und das Programm meiner Partei keine grundsätzlichen politischen Veränderungen im Iran hervorgebracht hätten – was natürlich nicht stimmt – und deshalb machen sie einen großen Bogen um mich und meines gleichen.“ Der Therapeut hob eine Zeitung von seinem Tisch hoch und sagte: „Ich bin aber sehr stolz mit jemandem wie Ihnen Gespräche zu führen, mit jemanden, der nicht aufgehört hat zu kämpfen. Sehen sie, hier in dieser überregionalen Zeitung ist ihr Foto abgebildet, dort sieht man sie bei einer Demonstration.“ Der Klient lächelte zurückhaltend und war sichtlich überrascht. Dann fing er an zu erklären, was das Ziel der Demonstration war, welche Hindernisse es vor der Veranstaltung gab, etc. Ich merkte, dass der Klient erst dann bereit war, über seine Probleme zu sprechen, als er sich sicher sein konnte, dass seine persönliche Leistung von dem Therapeuten gewürdigt wurde.

> Im Allgemeinen klagte der Klient nicht über seine Situation, sondern über die seines Umfeldes. Auf die Frage, wie es ihm gehe, antwortete er: „Mir geht's gut, aber den Menschen in meiner Heimat geht's nicht gut." Daraufhin ermutigte der Therapeut ihn und sagte: „Ich finde es gut, dass sie trotzdem zu mir kommen, obwohl es Ihnen gut geht."
> Klient: „Ja, weil es mir gut tut über die Situation der Menschen in meiner Heimat mit ihnen zu sprechen."
> Therapeut: „Was tut ihnen dabei gut, über die Situation der Menschen mit mir zu sprechen?"
> Klient: „Während ich mit ihnen darüber spreche, vergesse ich meine eigenen Schmerzen."
> Therapeut: „Also, Sprechen ist besser als Medikamente gegen Schmerzen einzunehmen?"
> Klient: „Genauso ist es."
> Therapeut: „Sprechen sie auch mit ihren Genossen über die Probleme der Menschen in ihrer Heimat?"
> Klient: „Natürlich. Darum geht's die ganze Zeit, wenn wir uns treffen. Aber ich weiß nicht, warum ich danach mit Kopfschmerzen nach Hause komme, während ich mich nach dem Gespräch mit ihnen unglaublich erleichtert fühle."

Während dieser Therapie lernte ich den Weg kennen, den der Therapeut einschlug, um den Klienten, sein Verhalten, seine Weltanschauungen und seine politischen Konzepte zu erfassen. Dabei zeigte er dem Klienten, welche Fähigkeiten und Möglichkeiten er während seiner politischen Tätigkeiten entwickelt und welche er unterdrückt hatte. Es war dem Therapeuten wichtig herauszufinden, an welche persönlichen Erlebnisse und Konzepte er sich während seiner Tätigkeit erinnern konnte. Mir wurde klar, welche Chance die Ablösung von der Partei für den Klienten darstellen konnte.

Nach einigen Sitzungen hatte sich der Klient offenbar darüber informiert, was dieses ganze „Frage- und Antwortspiel" im Zentrum zu bedeuten habe. Bei seinem Erscheinen fehlte das Lächeln, mit dem er sonst immer erschienen war. Er wirkte sehr ernst und verzichtete auf seine Begrüßungsrituale. Voller Wut fing er an, sich zu beschweren: „Ich weiß nicht, was ihr alle darüber denkt, wer oder was ich sei. Ich bin weder verrückt noch leide ich an irgendeiner Krankheit. Einem Verrückten bietet man therapeutische Behandlungen an. Ich habe ihnen erzählt, dass ich mein ganzes Leben gekämpft habe; und hier höre ich, dass ich mich deshalb therapieren lassen soll. Wissen sie, vor einem politisch aktiven Mensch hat der normale Bürger im Iran Angst. Ich denke, er will sich dadurch schützen, damit er nicht gezwungen wird ‚nachzudenken', denn dieses ‚Nachdenken' könnte ihm Schwierigkeiten bereiten. Gleichzeitig spürt man einen gewissen Respekt vor der Selbstaufopferung, die ein politisch aktiver Mensch auf sich nimmt. Hier, im Exil spüre ich von meinen Landsleuten weder Respekt noch sonst etwas, für das, was ich erleiden musste. Durch das, was sie Therapie nennen, fühle ich mich abgelehnt und entwertet."

Ich geriet in Panik, als ich seine Wut miterleben musste. Während ich übersetzte, versuchte ich ihm das Gefühl zu geben, dass ich respektvoll mit seinem Gedankengut umging und es nicht kommentierte. Ich war auf die Reaktion des Therapeuten gespannt. Dieser blieb sehr ruhig und reagierte mit den Worten: „Herr N., sie wissen, wie sehr ich ihre Menschenkenntnis und ihre Lebenserfahrung schätze. Eben heute wollte ich sie fragen, ob sie bereit wären, mit mir zusammen ihre persönliche Biographie zu erstellen. Andere nennen dies Therapie." Als wir uns in der letzten Sitzung verabschiedeten, sagte der Klient zu mir: „Ich kann es kaum glauben, dass ich aufgrund meiner politischen Überzeugungen aus meinem eigenen Land vertrieben wurde und hier, in diesem fremden Land existiert ein Zentrum für meinesgleichen, in welchem wir Gehör finden."

Erfahrungen im Umgang mit Klienten

Dolmetschen *mit Gefühl* ist notwendig, um vertrauensbildend in der Therapie zu wirken; doch ist zu viel *Mitgefühl* noch professionell? Als mir eines Tages eine neue Klientin von der Therapeutin vorgestellt wurde, war ihre Reaktion: „Ach, Sie sind eine von den ‚Unsrigen', ein Glück, denn wissen Sie," sprudelte es aus ihr heraus, „zu den ‚Anderen' habe ich kein Vertrauen mehr nach den Greueln, die sie getan haben; ich habe viel Leid durch sie ertragen müssen." (Die Klientin war erleichtert darüber, dass sie eine kroatische Dolmetscherin hatte.) Die zierliche Frau, deren Augen bei unserer Begrüßung kurz aufgeblitzt hatten, begann zu weinen. Zunächst reichte die Therapeutin ihr ein Taschentuch und versuchte, die Situation zu steuern. Die Klientin schluchzte weiter, putzte sich die Nase und setzte unaufgefordert fort: „Sie verstehen doch, warum ich nicht eine von den ‚Anderen' als Dolmetscherin haben will?"

Ich schämte mich, weil ich das Privileg hatte, angenommen zu werden als die „Unsere", denn ich wusste, dass sich „unsere Völker" gegenseitig weh getan haben in diesem schrecklichen Bürgerkrieg, der so lange andauerte, bis die Weltgemeinschaft verbal mit Sanktionen drohte und sie zum Waffenstillstand zwang.

Kaum dass wir saßen, rissen uns ihre Worte in die Geschichte ihrer Verfolgung, ihrer Qualen; sie sprach vom Hunger, von der Vertreibung und der Flucht und von der übermächtigen Angst, die erneut aufflamme, wenn sie uniformierte Personen sieht; auch jedes laute Geräusch werde zur Bedrohung. Sie klagte über Alpträume in der Nacht und am Tage, über mühevolles „Fertigwerden" mit den alltäglichen Dingen des Lebens im Heim, mit den traumatisierten Kindern und einem aggressiven Mann, der mit seiner freien Zeit nichts anzufangen wisse und der seine Lagererlebnisse allein nicht bewältigen könne. Mit leiser Unterstimme musste ich simultan übersetzen, denn ihr Redefluss war nicht aufzuhalten. Die Worte drängten nur so aus ihr heraus.

„Ich kenne die Geschichte doch schon", dachte ich und wusste gleichzeitig, dass sich die Geschichten derer, die den Krieg erleiden mussten, sehr ähneln in ihrer Grausamkeit. Ich hatte sie viele Male gehört und übersetzt. Und doch ist es jedes Mal eine individuelle Geschichte. Die Klientin erzählte ihre persönliche Geschichte und mir war klar, dass wir sehr behutsam mit ihrer verletzten Seele würden umgehen müssen. Als sie stockte und wieder weinte, entstand eine bedrückende Situation der Stille und der Tränen. Auch ich weinte innerlich. Die Geschichte der Misshandelten und Vertriebenen ging mir sehr nahe, denn sie war auch irgendwie meine Geschichte, die Untergangsgeschichte der Heimat, der ich entstammte. Ich fühlte ihren Schmerz und ihre Verletzungen, die deswegen so unerträglich schlimm waren, weil sie ihr durch Personen aus der Umgebung, dem Kultur- und Sprachkreis, dem sie angehörte, zugefügt worden waren.

Auch in anderen Fällen hatte das Schicksal der Flüchtlinge mein Herz stark berührt. Ich konnte mich oft nur schwer losreißen. Die Sprache war das stillschweigendes Bündnis zwischen den Flüchtlingen und mir; ohne es zu wollen, waren wir Verbündete. Die Sprache war das Gefühl, das man nicht übersetzen konnte. Ich tröstete die Klientin. Genauer gesagt: ich übersetzte die Worte des Trostes der mitfühlenden Therapeutin, aber erst der bekannte Akzent, der Klang der Sprache, zeigten Erfolg. Ein kleiner Trost, aber die Wirkung war groß; die Klientin lächelte, sie hatte ein kleines bisschen von ihrer Bürde abgegeben.

Im Nachgespräch versuchte ich zum x-ten Male, eine Entschuldigung für das starke Mitgefühl, das ich den Klienten entgegenbrachte, zu finden. Ich hatte den Eindruck, es stellte meine Professionalität in Frage; und habe ich erfahren müssen, dass man in der Sprache gefangen ist, die die Gefühle leitet. Das Leid zu übersetzen, heißt, es fast selbst zu erleben. Distanzierungsvermögen ist hier gefragt, damit die Gefühle in lenkbaren Bahnen bleiben. Ausschalten lassen sie sich aber nicht auf Knopfdruck.

Resümee

Zu Beginn des ersten Erfahrungsberichtes kommen Verhaltensweisen und Gefühle zur Sprache, die eine Therapie stören können. Im ersten Beispiel wird ein Therapieablauf beschrieben, in dem es zu einer zu starken Identifikation der Dolmetscherin mit der Klientin kommt. Aufgrund der Tatsache, dass wir Dolmetscher das Gesagte unmittelbar verstehen, kann dieses leicht geschehen. Außerdem bleibt zwischen Hören, innerlichem Übersetzen und Wiedergeben kaum Zeit, um sich von dem Gehörten zu distanzieren. Es ist auch nicht immer möglich, sich beim Dolmetschen nur auf der sprachlichen Ebene zu bewegen. Die Vorstellungskraft, die man nicht ausschalten kann, weil das Gesagte nur dann präzise verstanden wird, wenn dessen gesamter Kontext einbezogen wird, kann einen manchmal so überwältigen, dass man plötzlich zu nah bei den Ereignissen oder Gefühlen ist, von denen der Klient erzählt. Nun gibt es verschiedene Möglichkeiten, mit dieser Schwierigkeit umzugehen. Ein Therapeut kann die zu starke Empathie des Dolmetschers als störend oder sogar kontraproduktiv für die Therapie empfinden. Da er für den Therapieverlauf verantwortlich ist, muss er den Dolmetscher auf diese Dinge hinweisen. Allerdings zeigt sich hier, dass eine strenge Zurechtweisung *während* der Therapie nicht wirklich produktiv war. Den Satz „Achten Sie auf ihre Sitzhaltung“, versteht die Dolmetscherin als Befehl: „korrigieren Sie Ihre falsche Sitzhaltung“. Durch Befehle entsteht eine Hierarchie, die bei der Dolmetscherin keine Befreiung sondern Ärger auslöst. Die strenge Reaktion der Therapeutin wird als unangenehm und kalt empfunden. Werden solche Gefühle nicht im Nachgespräch thematisiert und geklärt, kann das Verhältnis zwischen dem Therapeuten und dem Dolmetscher auch nachhaltig getrübt werden. Selbst wenn man sich seiner Pflichten als Dolmetscher bewusst ist, selbst wenn man weiß, dass der Therapeut einen durch einen Hinweis schützen wollte, stellt eine solche Intervention einen Übergriff dar. Denn während man als Dolmetscher grundsätzlich auf das Nachgespräch warten muss, um Kritik zu äußern – sofern dies überhaupt möglich ist –, nehmen sich Therapeuten manchmal das Recht, dieses während der Therapie zu tun. Darin drückt sich das Machtgefälle aus, das zwischen Therapeuten und Dolmetschern strukturell existiert. Dieses ist dann besonders schmerzlich, wenn wir Dolmetscher „Fehler“ machen. Unserer Erfahrung nach wirkt es sich positiv auf die Zusammenarbeit aus, wenn auch der Therapeut mit seiner Kritik bis zum Nachgespräch wartet. Beherzigt man diese Kritik in den folgenden Sitzungen, so verbessert sich in der Regel die Arbeitssituation und damit auch der Verlauf einer Therapie. Therapiestunden, in denen man sich vollkommen auf seine Rolle als Sprachmittler konzentrieren kann, sind manchmal trotz schwererer Inhalte weniger belastend, als solche, in denen zwar „leichtere“ Themen zur Sprache kommen, dafür aber „Macht- und „Konkurrenzspielchen“ zwischen Therapeuten und Dolmetschern schwelen. Die gemeinsame Arbeit profitiert davon, wenn wir außerhalb des Therapiegespräches als vollwertige Kollegen und Sachverständige der betreffenden Kultur agieren können.

Im zweiten Beispiel empfindet die Dolmetscherin das Insistieren der Therapeutin als ein Vorbeisprechen „an der Klientin“. In einem Nachgespräch hätte geklärt werden können, ob die Therapeutin mit ihrer scheinbar starren Haltung nicht gerade beabsichtigte, die Klientin an ihrem phobischen Verhalten arbeiten zu lassen. Damit wird deutlich, dass es in manchen Fällen von Vorteil sein kann, den Dolmetscher in die Vorgehensweisen „einzuweihen“. Geschieht dies nicht, auch wenn ein Dolmetscher dies wünscht, können Missverständnisse entstehen, die die Arbeitsatmosphäre negativ beeinträchtigen.

Im zweiten Teil dieses Berichtes wird deutlich, woraus wir Dolmetscher unsere Motivation und Kraft schöpfen, für schwer Traumatisierte zu dolmetschen. Da fruchtbare Gespräche nur möglich sind, wenn man ein gewisses Niveau der Verständigung erreicht, können wir zum Gelingen einer Therapie beitragen. Es ist sehr befriedigend mitzuerleben, wenn sich zwischen Therapeuten und Klienten intensive und heilsame Gespräche entwickeln. Die Voraussetzung dafür ist, dass Klient und Therapeut sich auf den Dolmetscher verlassen können. Auch in Situationen, in denen z. B. Klienten aggressiv werden, wie dies im fünften Fallbeispiel beschrieben wird, darf man nicht versuchen, den Konflikt sprachlich abzumildern. Bei ungeahnten Grenzverletzungen hingegen, die erfolgen können, wenn man im interkulturellen Bereich arbeitet, müssen wir unsere bikulturelle Kompetenz geltend machen und den Therapeuten dabei einbeziehen können. Ein Beispiel mag dieses verdeutlichen: Einer unserer Kollegen, der aus Marokko stammt, hat einmal darauf hingewiesen, dass ein männlicher Therapeut einen Klienten aus dem arabischen Raum nicht direkt nach dem Befinden seiner Frau fragen sollte, sondern allgemein nach dem Befinden seiner Familie. Das heißt, beim Dolmetschen sind auch Umgangsformen zu berücksichtigen, wenn man verhindern will, dass ein Therapeut ins Fettnäpfchen tritt. Ein Dolmetscher muss dabei in der Lage sein zu unterscheiden, ob die Frage eines Therapeuten als provokante Frage gemeint ist, oder ob er sozusagen unwissentlich „taktlos“ wirkt.

Im zweiten Erfahrungsbericht, der die Beziehung des Dolmetschers zum Klienten in den Vordergrund stellt, wird deutlich, wie man auf das Leid derer reagiert, zu deren Schicksalsgemeinschaft man sich gehörig fühlt. Es ist durchaus der Sache angemessen, das Dolmetscher/-innen auch sichtlich, nicht nur innerlich, weinen, wenn sie durch das Gesagte dermaßen ergriffen werden, dass sie diese Reaktion nicht unterdrücken können. Selbst wenn dieses nicht die Regel darstellt, gibt es manchmal Situationen, in denen man auf diese Weise unwillkürlich die Grenze des Erträglichen für sich deutlich macht. Wie beschrieben, können vor allem eine starke Identifikation oder ein starkes Mitgehen in der Phantasie zu starken emotionalen Reaktionen führen. Doch so lange man sich dessen bewusst bleibt, gibt es Auswege. Letztlich entschädigt die Zufriedenheit, die sich einstellt, wenn Klienten sich bestärkt oder erleichtert fühlen, für die Belastungen, denen man ausgesetzt ist, wenn man als Dolmetscher im Behandlungszentrum für Folteropfer arbeitet.

Literatur

Behandlungszentrum für Folteropfer (1998). Jahresbericht 1998. BZFO, Berlin

Gondos M (1992) Einsatz der DolmetscherInnen bei der Behandlung von psychosozialen Erkrankungen. In: Psychosomatische Erkrankungen von MigrantInnen und Flüchtlingen. Tagesbericht (28.11.1992). Reihe Flucht und Migration 4:41–60

Haenel F (1997) Spezielle Aspekte und Probleme in der Psychotherapie mit Folteropfern unter Beteiligung von Dolmetschern. Synthema 2:136–143

Orth G (2001) Keine Miene verziehen? Dolmetschen mit Folterüberlebenden. In: Verwey M (Hrsg) Trauma und Ressourcen,. VWD Verlag, Berlin, S 317–329 (curare Sonderband 16)

Folgen sexualisierter Folter
Therapeutische Arbeit mit kurdischen Patientinnen

Mechthild Wenk-Ansohn

Ehrverlust, Scham und Schweigen – die Bürde folterüberlebender kurdischer Frauen

Die Anzahl der weiblichen Patienten im BZFO hat seit 1992 stetig zugenommen, im Jahre 2000 waren es 185 (und damit 38% der gesamten Patienten), über die Hälfte davon Kurdinnen, zumeist aus ländlichen Gebieten im Südosten der Türkei. Unsere kurdischen Patientinnen sind muslimischer Religionszugehörigkeit und stammen überwiegend aus dörflichen Gemeinschaften, in denen eine zentrale Bezogenheit auf die soziale Gruppe und ihre Normen besteht. In ihrem Fühlen und Handeln sind sie wesentlich vom dort vorherrschenden gesellschaftlichen Ehrkonzept geprägt. Folter, insbesondere sexualisierte Folter, denen viele dieser Patientinnen ausgesetzt waren, verletzt in massiver Weise den zentralen Wert der Ehre.

Kurdisches Ehrkonzept

Innerhalb der Gemeinschaftsorientierung der kurdischen Gesellschaft hat das Konzept von Ehre und Scham eine spezielle Bedeutung (s. vertiefend in: Stahlmann 1998 und Graessner u. Wenk-Ansohn 2000, S. 100–104). Jedem Mann weist das Ehrkonzept „einen Bereich persönlicher Integrität und Würde zu, der die eigene körperliche Unversehrtheit wie die der Familienangehörigen umfasst." (Schiffauer 1983, S. 65). Die spezifisch weibliche Ehre ist im wesentlichen gleichbedeutend mit Unberührtheit, Reinheit, Sittsamkeit, schamvoller Zurückhaltung und Treue. So liegt die Ehre einer Familie zugleich auch in der Hand der Frauen, weil die Ehre durch deren unsittliches Verhalten (und dies gilt traditionell ebenso für eine erzwungene Verletzung ihrer Reinheit durch Dritte) verloren gehen würde, denn die Ehre des Mannes definiert sich auch über das regelgemäße Verhalten und die Unversehrtheit der seinem Haushalt angehörigen Frauen: der Mutter, der Schwestern, der Töchter und der Ehefrau(en). Die kurdischen Frauen sind die eigentlichen Trägerinnen der Ehre, des Rufes und der Stellung einer Familie; ihr Verhalten ist gänzlich durch die Ehre bestimmt. Da der Mann mit seiner Stärke dafür zu sorgen hat, dass die Frauen seines Hauses rein bleiben und andernfalls seine soziale Position ruiniert wäre, sind männliche und weibliche Ehre aufeinander bezogen und von einander abhängig.

Angriffe auf die sexuelle Integrität eines Menschen bedeuten eine der schwersten Formen der Verletzung der Ehre (namus) und erfordern nach dem kurdischen Sittenkodex die Bestrafung des Angreifers (s. bei Kizilhan 1995). Indem man die Frauen einer Familie sexualisierter Folter aussetzt wird gleichzeitig demonstriert, dass deren Männer oder Väter nicht in der Lage sind, diese zu schützen. So wird das weibliche Ehrkonzept, das auf der Reinheit der Frauen gründet, ebenso angegriffen wie das männliche Ehrkonzept, das auf Stärke basiert. Es liegt auf der Hand, wie sehr sexualisierte Folter, abgesehen von der Verletzung, Misshandlung und Zerstörung der Einzelperson, auch an dem zentralen Kern der kulturellen Werte ansetzt.

In Kriegszeiten sind es die Frauen, die Familie und Gemeinschaft zusammenhalten und das Überleben gewährleisten. Frauen sind daher in spezifischer Weise für die Vergangenheit, Gegenwart und die Zukunft einer Gemeinschaft bedeutsam: „Ihre physische und psychische Zerstörung zielt auf die Zerstörung der sozialen und kulturellen Stabilität" (Seifert 1993a, S. 69). Frauen sichern die Reproduktion der Gemeinschaft und ermöglichen die soziokulturelle Tradierung der Gemeinschaft (Wobbe 1993). Die Vernichtung und psychische Zerstörung von Frauen durch sexualisierte Gewalt hat demnach Auswirkungen auf den gesamten kulturellen Zusammenhalt und das Überleben der Gemeinschaft. Oftmals setzt sexualisierte Gewalt das Signal zu Vertreibung.

Kommt es zu einem Ehrverlust, ist gesellschaftliche Ächtung und Scham die Folge. Die Zeugenschaft der anderen der Gemeinschaft, ihre Reaktion, die Beschämung durch die Gemeinschaftsöffentlichkeit ist das Gefürchtete. Da das Selbstwertgefühl von der Stellung innerhalb der Gruppe abhängt, ist das Gefühl, für die Gruppe wertlos und eine Ursache von Schande zu sein, vernichtend. Die traditionelle Reaktion auf das Erleiden sexualisierter Gewalt führte wegen der damit verbundenen Beschmutzung der Familienehre zur Ausstoßung der betroffenen Frau. Obwohl der politische Diskurs inzwischen diese Praxis ablehnt und solidarisches Verhalten fordert, geschieht es auch heute noch, dass eine „entehrte Frau" von ihrem Ehemann (oder dessen Familie) verstoßen wird. Noch immer töten Familien in der Türkei „aus Anstand" die eigenen Töchter (s. Der Tagesspiegel 13.02.01). Junge, noch unverheiratete Frauen haben, abgesehen von dem Einfluss des Traumas auf ihre psychische Entwicklung, in besonderem Maße an den sozialen Folgen der Folter zu leiden. Wenn die finanzielle Möglichkeit besteht, werden kurdische Mädchen oftmals nach ihrer ersten Einbeziehung in die Verfolgung der Familie verheiratet und auf die Flucht geschickt, um die Familienehre zu retten und den jungen Frauen nach einer Mitnahme zum Verhör ein Weiterleben außerhalb der Dorfgemeinschaft zu ermöglichen.

Sexualisierte Gewalt – Angriff auf die individuelle und soziale Identität

Anmerkung: Wir benutzen den neueren Begriff: *sexualisierte Folter/Gewalt*, da er verdeutlicht, dass es sich dabei nicht um sexuelle Übergriffe einzelner Täter handelt, sondern um systematische Gewalt, die die sexuelle Misshandlung, Erniedrigung, Bedrohung und Vergewaltigung als Mittel anwendet. Sexualisierte Folter werden hier alle jene Formen der Folter genannt, die eine Schädigung der primären und sekundären Geschlechtsmerkmale und der geschlechtlichen Identität von Frauen zum Ziel haben. Der Begriff der sexualisierte Folter ist nicht eindeutig definiert. Er ist für unterschiedliche Kulturen in differenzierter Form anzunehmen: In der kurdischen Kultur z.B. bedeutet der Zwang, sich nackt ausziehen zu müssen, eine immense sexuelle Demütigung und den Bruch eines strengen Tabus, bereits dies hat verheerende Wirkung besonders bei jungen Mädchen. Im Rahmen der politisch motivierten Verfolgung werden Frauen und Mädchen bei Verhören im ersten Schritt zumeist verbal erniedrigt und bedroht. Häufig werden sie dann geschlagen und in unbekleidetem Zustand (teilweise mit verbundenen Augen) befragt. Im weiteren Verlauf des Verhörs, kommt es dann zu Misshandlungen an den geschlechtsspezifischen Körperregionen und/oder Vergewaltigungen durch die Verhörer (zumeist sind mehrere Staatsbedienstete anwesend und tätig), geschlechtlich oder mit Gegenständen.

„Das gewalttätige Eindringen in das Innere des Körpers bedeutet den schwersten denkbaren Angriff auf das intimste Selbst und die Würde des Menschen... Es bewirkt körperlichen Schmerz, den Verlust der Würde, einen Angriff auf die Identität und den Verlust der Selbstbestimmung über den eigenen Körper" (Seifert 1993b S. 87). Das Selbstbild der von sexualisierter Folter Betroffenen ist zumeist geprägt vom Gedanken des Entehrtseins und dessen Bedeutung, ihre Gefühlswelt wird von Scham, Wertlosigkeit, Selbstverurteilung und Schuld beherrscht. Schamgefühle sind nicht nur eine Reaktion auf vermutete Normen des Gegenübers, sondern sind mit internalisierten Normen verbunden, mit dem Gefühl der Person zu sich selbst, ihrem Autonomiegefühl, ihren Idealen und identitätsstiftenden Orientierungspunkten, ihrem Gefühl vom eigenen Wert in dieser Welt. Im Moment der Scham ist der Mensch in seiner Identität bedroht, denn die Scham wacht über die Grenzen der Intimität und des Selbst (s. bei Wurmser 1990). Suizide nach sexualisierter Folter sind häufig. Selbst-Ablehnung, Scham- und Schuldgefühle verursachen bzw. verstärken depressive Tendenzen und tragen zur Chronifizierung von posttraumatischen Störungen bei.

Die Befindlichkeit und das Verhalten der Betroffenen im sozialen Kontakt wird durch die verinnerlichte traditionelle Bewertung der „Entehrung" bestimmt. Sie fühlen sich vor der Gemeinschaft als Schändliche, Schmutzige, Beschämte, ziehen sich zurück, isolieren sich. Auch ohne entsprechende Reaktionen der Umwelt antizipieren die Betroffenen das Verstoßen-Sein, stoßen sich selbst aus, wenden die Aggression gegen sich selbst. Die Scham signalisiert einerseits, dass es zu Störungen in den psychischen Besetzungen gekommen ist, andererseits, dass die Verbindungen zur sozialen Gemeinschaft abgerissen sind, was im Falle der Kurdinnen in ihrer zentralen Bezogenheit auf die soziale Gruppe besonders bedrohlich ist. So kann das Individuum jeden Halt verlieren: „Es ist von den innerpsychischen Instanzen... abgeschnitten, ebenso von der sozialen Gruppe, der es angehörte" (Tisseron 1992, S. 175).

Epidemiologische Untersuchungen haben gezeigt, dass Vergewaltigungen mit einer besonders hohen Inzidenz von schwerwiegenden psychischen Folgen verbunden sind. Kessler verglich in einer repräsentativen amerikanischen Stichprobe die Störungshäufigkeit (Lebenszeitinzidenz von PTBS) nach verschiedenen Arten von Traumen und kam auf eine Störungshäufigkeit von 55,5 % nach Vergewaltigung im Vergleich zu z.B. 11,5% nach Unfällen (Kessler et al. 1995). Bei Vergewaltigung im Rahmen von Folter kommt die absolute Handlungsunfähigkeit und Lebensbedrohung hinzu, zudem sind die Frauen meistens der Gewalt und dem Gespött mehrerer Männer und wiederholten Situationen sexualisierter Folter ausgesetzt. Die schwerwiegende Verletzung der Persönlichkeit durch die Art und Rahmenbedingungen der angewandten Gewalt, die über längere Zeit andauernde Bedrohung durch kriegsähnliche Zustände und Verfolgung mit wiederholten Traumen (Typ-II-Trauma, Maercker 1997, S. 5–6), dazu die fluchtbedingte Entwurzelung aus dem familialen und sozialen Umfeld, die angesichts der Bedeutung der Großfamilie und der Dorfgemeinschaft für Kurdinnen ganz besonders schmerzhaft ist, die anhaltende Belastung durch die Unsicherheit des Aufenthaltes im Aufnahmeland und die damit verbundenen Lebensbedingungen, die einem Genesungsprozess zuwiderlaufen, tragen zur Komplexität und Chronizität der psychischen und psychosomatischen Traumafolgen bei. Viele Patientinnen sagen, dass sie sich lieber selbst hätten töten sollen, um einem Leben in Schande und Schmerz zu entgehen. Oft war das Gefühl der Verantwortung für die Kinder ausschlaggebend für den Entschluss, weiter zu leben. Um in der sozialen Gemeinschaft weiter existieren zu können, entschließen sich die meisten, über ihre Hafterlebnisse nicht zu sprechen.

Schweigen als Überlebensstrategie

Das Schweigen über die traumatisierenden Erlebnisse ist eine verbreitete Überlebensstrategie Traumatisierter, sie ist ein Teil der Vermeidungssymptomatik. Holocaustüberlebende haben oft ihr Leben lang nicht über ihre Erlebnisse sprechen können, weder ihren nächsten Angehörigen noch Therapeuten gegenüber, ebenso wenig die vielen Frauen, die während und unmittelbar nach dem zweiten Weltkrieg Opfer von Vergewaltigungen wurden. Je erniedrigender und schambesetzter die traumatische Situation empfunden wurde, je stärker Teile des Erlebens abgespalten werden mussten, um so größer die Angst, eine Verbalisierung der traumatischen Erlebnisse psychisch nicht zu überleben. Gleichzeitig stellt sich die Frage der Erzählbarkeit der Ereignisse im Gegenüber, das Mitteilen an eine andere Person. Das Schweigen ist eine Form der Vermeidung, die in zweifache Richtung wirkt: nach innen, wo eine innerpsychische Barriere eingehalten werden muss, und nach außen, wo eine zwischenmenschliche Barriere aufgebaut wird, wo das Schweigen vor der Reaktion der anderen schützen soll. Scham und der drohende soziale Ehrverlust vertiefen das Schweigen (vgl. Wöller 1992). Je länger der Weg des Schweigens begangen wird, um so stärker setzt sich die Tendenz zur Abkapselung der extremtraumatischen Erfahrungen von der Umwelt fest, weil diese als nicht kommunikationsfähig (vgl. Bayer et al. 1964) erachtet werden. Im Falle der kurdischen Frauen, die Folteropfer wurden, kommt hinzu, dass die eigene soziale Existenz – und damit auch die materielle Existenz – davon abhängt, dass niemand von den sexuellen Gewalterlebnissen erfährt.

Der Sittenkodex der Ehre, nach dem über Sexualität und insbesondere über sexuelle Misshandlungen und Demütigungen in der Öffentlichkeit nicht gesprochen werden darf, schützt in diesem Falle die Frau und ihre Familie: Obwohl die Umwelt annimmt, dass es zu sexuellen Übergriffen gekommen ist, sobald eine Frau zum Verhör mitgenommen wurde, wird darüber geschwiegen. Das Sprechen über sexuelle Gewalt bedeutet vor dem Hintergrund des „Namus" nicht nur für die betroffene Frau, sondern auch für deren Ehemann und die gesamte Familie sogar eine neuerliche Entehrung. Auch ihre Symptomatik versuchen viele Frauen zu verbergen, aus Angst, dadurch könnte erkannt werden, was ihnen geschehen ist. Das einzige Symptom, das sie nach außen zeigen können und womit sie auch Schonung und Unterstützung in ihrem Leid einfordern, scheint der körperliche Schmerz zu sein, ein Symptom, das gesellschaftlich verbreitet und akzeptiert ist und dessen Ursache in der Regel nicht erfragt wird. Auch das Gefühl der Scham selbst muss verborgen werden, es erscheint oft nur in seiner Maskierung (vgl. Wurmser 1990).

Auswirkungen des Schweigens auf die Symptomatik und das Zusammenleben

Um der gesellschaftlichen Ächtung zu entgehen, sind die Opfer von Vergewaltigung gezwungen, ihre verbalen Äußerungen und emotionalen Reaktionen zu kontrollieren. Dies beeinflusst die Psychodynamik des posttraumatischen Prozesses: Bei den Opfern, die sich kontrollieren, überwiegen Gefühlsverleugnung, Vermeidungsreaktionen und emotionale Anaesthesie- und Dissoziationstendenzen (vgl. Fischer u. Riedesser 1998, S. 194ff). Das Schweigen führt zu einem komplexen Gewebe von Vermutungen und Reaktionen innerhalb der sozialen Interaktion und belastet in extremer Weise die ehelichen Beziehungen. Die Anwesenheit des verschwiegenen Traumakomplexes ist spürbar, bleibt aber namenlos, auch für die Kinder, die ihn unbewusst aufnehmen. So wird der Schutzwall des Schweigens zu einer Mauer zwischen den Menschen und Generationen. Die Überlebenden schweigen über das Erlebte, um sich und ihre Familie zu schützen und bleiben mit der Last des Geschehenen allein, ohne dass sie sich über den Weg des Mit-Teilens entlasten könnten. Sie können das Trauma nicht mit in die Gesellschaft nehmen. Einige wenige dieser Frauen finden den Weg in eine Behandlungseinrichtung und damit eine Möglichkeit, sich in einem geschützten Rahmen zu öffnen.

Übersicht über eine dokumentierte Patientinnengruppe

Als Basis meiner Überlegungen diente mir die Falldokumentation von 35 kurdischen Patientinnen, die sich im Jahre 2000 bei mir selbst in Diagnostik und/oder Behandlung befanden. Mein Interesse galt dem Vorkommen von sexualisierter Folter, der Art der posttraumatischen Symptomatik, den Überlebensstrategien der betroffenen Frauen in ihrer sozialen Gemeinschaft und dem Einfluss von Vermeidung und Verschweigen auf den Krankheitsverlauf und den diagnostischen und therapeutischen Prozess.

Tabelle 1. Übersicht über eine Gruppe kurdischer Patientinnen

Allgemeine Angaben:		
Anzahl der untersuchten kurdischen Patientinnen	35	
davon aus ländlichen Gebieten der Osttürkei	29	83%
von sexualisierter Folter betroffen	29	83%
darüber geschwiegen in asylrechtlicher Anhörung	25	86% von 29
darüber Schweigen in der Familie	26	90% von 29
kein gesicherter Aufenthalt bei Aufnahme im BZFO	35	100%
gesicherter Aufenthalt nach Stellungnahme/Gutachten (Stand 11/2001)	17	49%
Symptomatik:		
Posttraumatische Belastungsstörung (s. Erläuterung)	32	91%
ausgeprägte dissoziative Störungen	7	20%
depressive Störungen	23	71%
psychosomatische Störungen	30	86%
Intervention:		
ausschließlich Diagnostik/Stellungnahme/Gutachten/Beratung	6	17%
Medizinische Behandlung und psychosoziale Stützung	9	26%
Psychotherapie	20	57%
davon Langzeittherapie	17	
Kurzzeittherapie/fokale Therapie	3	
dabei traumafokussierende Arbeit möglich	7	35%
vorwiegend ressourcenorientierte Arbeit	13	65%
Behandlungsende:		
Besserung der Symptomatik	25	86%
nur Stabilisierung, keine wesentliche Besserung	4	14%

Legende: s. Erläuterungen zur Stichprobe im Text

Erläuterungen zur Stichprobe

Biographische Grunddaten. Insgesamt fanden im Jahr 2000 im BZFO 106 Kurdinnen Unterstützung. Dabei handelt es sich nur zu einem Teil um Neuaufnahmen, viele Patienten sind zwei oder mehr Jahre in unserer ambulanten Behandlung, z.T. mit unterschiedlicher Frequenz. Das *Alter* der Patientinnen lag Ende 2000 zwischen 20 und 45 Jahren (bei Aufnahme war die jüngste Patientin 17 Jahre alt gewesen). Der überwiegende Teil der Frauen (25) hat mehrere Kinder und ist zumindest mit einem Teil der Familie eingereist. Die meisten der Patientinnen lebten bis zu ihrer Flucht im ländlichen Gebiet der Osttürkei, der kleinere Teil unter ihnen war von dort bereits vor der fluchtauslösenden Traumatisierung nach Istanbul migriert. Die Kurdinnen aus ländlichem Gebiet sind im allgemeinen Analphabetinnen oder haben nur rudimentäre *Schulbildung*.

Traumatische Vorgeschichte. Bei Aufnahme lag die Serie der Traumata durch Folter und Verfolgung zumeist schon Monate bis Jahre zurück: Die meisten kurdischen Flüchtlinge verlassen ihr Heimatland erst nachdem sie mehrfach Folter erlebt haben, wobei bei den Frauen oft das Erleben von sexualisierter Folter fluchtauslösend ist. Es dauert dann oft Monate bis die Flucht organisiert ist, sodann vergeht weitere Zeit, bis sie in Deutschland eine Behandlungsmöglichkeit finden. Gerade Frauen zögern, eine spezialisierte Behandlungseinrichtung aufzusuchen, da sie dadurch in ihrem Umfeld als Gefolterte erkennbar werden. Einige der Frauen waren selbst in politischen Gruppierungen aktiv gewesen, die sich für die Rechte der Kurden einsetzen. Aufgrund ihrer traditionellen Rollenzuweisung und damit Bindung an den häuslichen Bereich waren die meisten Frauen eher in diesem Rahmen unterstützend tätig, z.B. indem sie Guerillakämpfer mit Essen und Kleidung versorgten oder sie bei Erkrankungen beherbergten. Viele Frauen wurden zum Verhör mitgenommen, weil man ihre Ehemänner oder Väter verdächtigte, die kurdische Freiheitsbewegung zu unterstützen. Alle haben Gewalt und oft öffentliche Demütigung bei Razzien erlebt und sind zumeist mehrfach für einige Tage zu Verhören in die Polizeistationen mitgenommen und gefoltert worden. Drei Frauen haben sich mehre Jahre in Haft befunden. 10 der Patientinnen hatten bereits in jugendlichem Alter Folter erlebt. Der überwiegende Teil der kurdischen Patientinnen (hier 83%) war, ihren anamnestischen Angaben zufolge, Opfer von sexualisierter Folter geworden. Unsere ärztlichen und psychologischen Untersuchungen hatten die anamnestischen Angaben durch Befunde, die auf Traumatisierung durch sexualisierte Gewalt deuten (Graessner u. Wenk-Ansohn 2000, S. 26–34), bestätigt.

Aufenthaltssituation im Exil. Keine der Frauen in dem hier untersuchten Patientinnenkollektiv hatte bei Aufnahme zur Behandlung im BZFO eine gesicherte Aufenthaltssituation, alle hatten einen Asylantrag gestellt. Bis Ende 11/2001 hatten 17 von ihnen, für die wir Stellungnahmen im Asylverfahren erstellt hatten, in denen wir unsere Erkenntnisse aus ärztlicher/psychologischer Sicht über körperliche und psychische Folterspuren für den Einzelfall niederlegten, per Verwaltungsgerichtsbeschluss einen gesicherten Aufenthaltsstatus, die anderen Gerichtsverfahren standen zu diesem Zeitpunkt noch aus. 86% der Frauen hatten in der Anhörung vor dem Bundesamt oder bei Gericht über die erlebte sexualisierte Folter geschwiegen, manche überhaupt vermieden, über ihre Verhaftung zu sprechen. Einige hatten interpretierbare Andeutungen gemacht, wie z.B.: „Sie haben mich wie Tiere behandelt, geschändet", „über das, was sie im einzelnen gemacht haben, kann ich nicht sprechen", „ich möchte, dass Sie meinem Mann nichts sagen", „es geht um die Ehre". Diesen Andeutungen war aber nicht nachgegangen worden oder die Aussagen der Frauen waren als unglaubwürdig oder nicht asylrelevant eingeschätzt worden (vgl. Weber u. Graessner 1996 und zu Hintergründen des eingeschränkten Aussagevermögens Graessner u. Wenk-Ansohn 2000, S. 82–100).

Kommunikation über die traumatische Vorgeschichte. Bei 90% der von sexualisierter Folter Betroffenen hat innerhalb ihrer Familie keine Kommunikation über die traumatischen Erfahrungen stattgefunden. Die meisten der Frauen haben hier im Rahmen der Diagnostik und Behandlung zum ersten Mal überhaupt von ihren Erlebnissen berichtet. Nur drei Patientinnen haben dann im Verlauf der Behandlung zumindest ansatzweise mit ihren Ehemännern darüber gesprochen, dass sie Opfer von sexualisierter Gewalt wurden. Drei Patientinnen haben rechtliche Schritte gegen die Folterer eingelegt, zwei auch in der Öffentlichkeit über ihre Betroffenheit von sexualisierter Folter berichtet. Diese Gruppe ist im Behandlungszentrum sicherlich überdurchschnittlich repräsentiert, da wir mit dem Istanbuler Projektbüro „Rechtliche Hilfe für Frauen, die von staatlichen Sicherheitskräften vergewaltigt oder auf andere Weise sexuell misshandelt wurden" (s. im Literaturverzeichnis, Projektbüro 1999) und einer Außenstelle in Berlin (FrauenRechtsBüro gegen sexuelle Folter e.V.) Kontakt haben und betroffene Frauen von diesen Stellen an uns zur Behandlung weiterverwiesen werden.

Symptomatik. Bei der *diagnostischen Einstufung des Beschwerdebildes,* sowohl bei Aufnahme der Patientinnen als auch am Ende des evaluierten Behandlungszeitraumes, handelt es sich um die klinische Einschätzung durch die Behandelnde anhand der geschilderten Symptomatik (nach semistrukturiertem anamnestischem Interview) und des erhobenen psychischen Befundes. Nur in einzelnen Fällen (6 von 35) lag parallel testpsychologische Diagnostik zur Posttraumatischen Belastungsstörung und Depression vor. Die psychologischen Testergebnisse waren in diesen Fällen weitgehend identisch mit der klinischen Einschätzung. 91% der Frauen wiesen eine deutliche Symptomatik im Sinne der *Posttraumatischen Belastungsstörung* (PTBS im Sinne von DSM IV 309.81, APA 1996 oder ICD 10 F 43.1, WHO 1999) auf, bei den anderen stand eine *depressive Reaktion* (i.S. von ICD 10 F 43.2) im Vordergrund. Bei allen war die PTBS nach DSM IV 309.81 bereits als chronisch einzustufen. Dabei lag in den meisten Fällen eine komplexe Symptomatik vor, wie sie von J. Hermann (1992) als „Umfassendes PTBS" beschrieben wird und ansatzweise im ICD 10 im Konzept der „Andauernden Persönlichkeitsänderung nach Extrembelastung" (ICD 10 F 62.0) für die chronische Symptomatik nach Trauma angegeben ist. Die Frauen leiden an Beeinträchtigungen des Identitäts- und Selbstwertgefühles, allgemeinem Sinnverlust, Beziehungsstörungen, gestörter Affekt- und Impulsregulation und Veränderungen in der Beziehung zum eigenen Körper. Viele Frauen erleben ihren Körper als etwas von ihnen Losgelöstes, Fremdes, Beschmutztes, Entwertetes (vgl. Fischer u. Riedesser 1998, S. 296–297). Bei sexualisiert gefolterten Frauen beobachten wir im Rahmen der posttraumatischen Belastungssymptomatik auffällig häufig ausgeprägte *dissoziative Störungen*: dissoziative Amnesien, Abwesenheitszustände mit Derealisation oder Depersonalisation, neben Flash-back-Episoden auch intrusionsinduzierte plötzliche Bewusstseinseintrübungen, wie sie als psychogene Anfälle (vgl. bei Kütemeyer u. Schultz-Venrath 1997) oder im ICD 10 F 44.5 als dissoziative Krampfanfälle beschrieben werden. Bei den hier untersuchten 35 kurdischen Frauen fanden wir bei sieben (20%) ausgeprägte *dissoziative Störungen.* Diese Störungen führen zu einer erheblichen Einschränkung der Alltagsbewältigung. Bei Frauen, die Opfer von sexualisierter Folter wurden, haben wir zudem relativ häufig tetanieforme (d.h. mit Hyperventilation verbundene) psychogene Anfälle beobachtet.

Anmerkung: Auf die Häufigkeit von *Dissoziationstendenzen nach sexueller Traumatisierung* wurde auch von anderen Autoren hingewiesen (z.B. bei Fischer u. Gurris 1996). So wie die Opfer von Vergewaltigung (vgl. Fischer u. Riedesser 1998, S. 293) in der traumatischen Situation selbst und in der Zeit unmittelbar nach dem Trauma (s. „Akute Belastungsstörung" nach DSM IV 308.3) häufig dissoziative Reaktionen zeigen, findet man bei ihnen auch im Rahmen der langfristigen Traumafolgen relativ häufig dissoziative Störungen. Die Wertigkeit/Bedrohlich-keit der Grenzverletzung für das Individuum scheint Einfluss zu haben auf die Reaktion in der traumatischen Situation selbst und auf Abspaltungs- und Abwehrreaktionen in der peritraumatischen und posttraumatischen Phase. Wurmser (1990, S. 79) postuliert einen engen Zusammenhang zwischen schwerer unbewusster Scham und chronischer schwerer Entfremdung, ähnlich wie etwa bei schwerer unbewusster Schuld und Depression. Depersonalisationserscheinungen werden dabei als Abwehr sonst unerträglicher Selbstanteile verstanden, die Entfremdung bedeutet die Leugnung sowohl der Schamquelle als auch das Einfrieren der beschämenden Affekte (vgl. Hilgers 1997). Derealisation und Depersonalisation führen zu dem Gefühl der Unwirklichkeit der beschämenden und ängstigenden Realität und der zunächst erleichternden Suspendierung von überschwemmenden Gefühlen. Man findet dissoziative Störungen gehäuft bei Opfern von Inzest und Gewalt in Familien; bei aufwachsenden Kindern und Jugendlichen wird eine stärkere Tendenz zur Dissoziation beobachtet. Bei Holocaust-Opfern oder anderen Traumaüberlebenden des nationalsozialistischen Terrors und zweiten Weltkrieges werden dissoziative Störungen weniger beschrieben (vgl. Op den Velde 2001).

Die meisten Frauen (hier 86%) haben neben Beschwerden im Sinne von PTBS, Angst und Depression *Körperschmerzen* (s. ICD 10 F 45.4: Anhaltende somatoforme Schmerzstörung) und andere körperliche Beschwerden, die als körperlicher Ausdruck des Einschlags von Trauma und Entwurzelung in die Psyche zu verstehen sind (vgl. Wenk-Ansohn 1996, 1998). Die Patientinnen leiden neben anhaltenden Kopfschmerzen häufig an Schmerzen lumbal und im Unterbauch, Harnblasenbeschwerden (Reizblase), Stuhlbeschwerden (beides zusammenhängend mit der posttraumatisch erhöhten (Schutz-)Spannung in der Muskulatur dieses Bereiches), Menstruationsbeschwerden, ausbleibende oder unregelmäßige Menstruation und Essstörungen (vgl. Fischer u. Riedesser 1998, S. 296–297 u. darin Verweis auf Kretschmann 1993). Sie klagen ferner über Störungen der Sexualfunktion, Libidoverlust, Ekelgefühle bei körperlicher Berührung und Flashbacks bei Sexualkontakten.

Art der Interventionen im BZFO. Die diagnostische Phase umfasst neben der medizinischen und psychologischen Diagnostik in den meisten Fällen die Erarbeitung einer Stellungnahme im Asylverfahren, für die, soweit in dieser Phase möglich, die gemeinsame Rekonstruktion der historischen Realität Voraussetzung ist. Es ist die Phase, in der die Patientin ihre Vermeidungsreaktion überwindet, ihre Verfolgungsbiographie zumindest fragmentarisch mitteilt und dabei häufig traumatische Ereignisse zum ersten Mal verbalisiert. Die diagnostische Phase beinhaltet immer auch erste Schritte der therapeutischen Arbeit und medizinische, psychologische und soziale Beratung. Nach der diagnostischen Phase wurden 83% der kurdischen Frauen längerfristig in unserer Einrichtung behandelt. In 26% der Fälle handelte es sich um Behandlung im Sinne einer hausärztlichen psychosomatischen Grundversorgung, psychischen Stützung und sozialmedizinischen Betreuung in Zusammenarbeit mit einem Netz von niedergelassenen Ärzten (z.B. Gynäkologinnen, Orthopäden, Neurologen) und (den leider bislang wenigen) Organisationen, die Maßnahmen für ausländische Flüchtlinge anbieten. Antidepressive oder schmerzhemmende medikamentöse Therapie erfolgte eher selten, bzw. zumeist nur in der Anfangsphase der Behandlung. In den meisten Fällen (hier 57%) erfolgte eine ambulante psychotherapeutische Behandlung, die im Mittel zwei Jahre dauerte.

Verlauf. Aufgrund von Vermeidungsreaktionen und schweren psychischen Beeinträchtigungen (z.B. schwere dissoziative Störungen, psychotische Episoden, Suizidalität) einerseits und der oft instabilen Lebenssituation im Exil (ongoing stress) andererseits war intensivere traumafokussierende Arbeit nur in einem Teil der Behandlungsfälle möglich (hier bei 35%), bei den anderen Kurdinnen verlief die therapeutische Arbeit vorwiegend ressourcenorientiert. Im Laufe der Behandlungen kam es bei dem hier untersuchten Patientinnen nach meiner klinischer Einschätzung in 86% zu einer deutlichen Besserung der Symptomatik im Bereich der Intrusionen, Übererregung und allgemeinen Angst, gleichzeitig war zumeist die somatoforme Symptomatik gemindert und die Grundstimmung gebessert; die Patientinnen gingen ihr Leben aktiver an. Dabei ist davon auszugehen, dass das Trauma weiterhin das Leben und die Persönlichkeit beeinflusst und eine Reaktualsierbarkeit des Traumas erhalten blieb. Einige Patienten und Patientinnen, deren Behandlung bereits abgeschlossen war, suchten in Krisensituationen erneut unsere Unterstützung: Nach reaktualisierenden Belastungen oder Ereignissen mit retraumatisierendem Aspekt war erneut eine Phase von vermehrter Symptomatik aufgetreten (vgl. Birck in diesem Band). Bei den hier untersuchten Patientinnen waren in drei solcher Fälle fokale therapeutische Interventionen notwendig, andere Patientinnen bekamen einzelne stützende Gespräche.

Fallbeispiel A

Eine ehemalige Patientin suchte mich auf, nachdem ihr Ehemann und Vater ihrer beiden Kinder sich von ihr getrennt hatte. In ihren erneut aufgetretenen Alpträumen mischten sich sexuelle Gewalterfahrungen in Haft mit ehelichen Auseinandersetzungen. In einer Serie von fokalen Sitzungen waren die Auswirkungen der sexualisierten Folter auf die Beziehung zu ihrem Mann und generell zu Männern Thema (d.h. es ging um das generalisierte traumatische Beziehungsschema, vgl. Fischer u. Riedesser 1998, S. 298). Als „verlassene Frau" musste sie sich zudem erneut mit dem Gefühl der Stigmatisierung in der kurdischen Gemeinschaft und einer möglichen Lebensperspektive als alleinstehende Frau in der Exilgesellschaft auseinandersetzen.

Wenn die Lebenssituation durch positive Klärung der Aufenthaltssituation sicherer wurde, wenn sich neue Perspektiven ergaben oder Familienangehörige nachziehen konnten, deren Abwesenheit zuvor großen Kummer bereitet hatte, wirkte sich das positiv auf den Verlauf aus.

Anmerkung: Auch die Patientinnen, bei denen vorwiegend nur stützend und ressourcenorientiert gearbeitet werden konnte und das Vermeidungsverhalten dominierte, stabilisierten sich wesentlich im Laufe der Behandlungskontakte und litten weniger an PTBS-Symptomatik, wobei mir bei diesen eine erhöhte Tendenz zu persistierenden belastenden Träumen, anhaltend depressiver Position und Somatisierung auffiel. Mein Eindruck ist, dass die Frauen, die fähig waren, das Trauma weitgehend durchzuarbeiten, einen größeren Handlungsspielraum erreichten, z.B. auch sexuellen Kontakt wieder positiv erleben und bei Reaktualisierungen sich eher selber wieder stabilisieren konnten oder dann mit einer kurzen fokalen Therapieintervention in ihrer Entwicklung einen Schritt weiter kamen. Allerdings spielt hierbei anscheinend auch die individuelle Fähigkeit des differenzierten Denkens und Einordnen-Können eine Rolle.

Aus der Behandlung

Behandlungssetting. Die psychotherapeutische Arbeit mit der hier untersuchten Gruppe von Patientinnen fand auf dem Boden des tiefenpsychologisch fundierten Ansatzes statt, sitzend, im Gegenüber. Mit kurdischen Frauen arbeite ich auch z.T. auf Kissen sitzend, wie sie es als Sitzposition im Alltag gewöhnt sind. Dies ermöglicht einen besseren Kontakt zum tragenden Boden und mehr Nähe in der Beziehung, wirkt allerdings auch regressionsfördernd, was bei Traumatisierten, die zur Bewältigung ihrer Problematik Zugang zu ihrer Kraft und Kontrollgewinn benötigen, beachtet werden muss. Elemente aus anderen therapeutischen Techniken werden bei Bedarf in den Therapieprozess integriert. Es wird kein starres Schema verwendet, sondern der für die jeweilige Patientin mit ihrem kulturellen und aktuellen sozialen Hintergrund, ihren kognitiven Fähigkeiten und ihren Therapiezielen für die fokussierte Thematik als geeignet erscheinende (und von Seiten der Therapeutin handhabbare) Zugang zur psychischen posttraumatischen Dynamik.

Bei den kurdischen Patientinnen aus traditionellen Lebenszusammenhängen mit niedrigem Bildungsniveau und Traumatisierung durch sexualisierte Folter (und entsprechenden Scham- und Vermeidungsreaktionen s.o.) ist meine bisherige Erfahrung, dass sie sich nicht gern auf umschriebene Techniken wie die Screen-Technik (Gurris u. Wenk-Ansohn 1997, S. 275–308) oder EMDR (Shapiro 1995) einlassen. Hingegen sind sie, wenn eine vertrauensvolle Beziehung im Gegenüber aufgebaut ist, gut erreichbar z.B. durch die Arbeit mit symbolisierenden Gegenständen, wie sie in der Konzentrativen Bewegungstherapie (Karcher 2000) Anwendung finden, oder mit Figuren, was sich auch für die Familienaufstellungen oder die Aufstellung von aktuellen sozialen Konstellationen und Arbeit an Konflikten eignet. Manchmal können in der Stabilisierungsarbeit geleitete Phantasiereisen oder Imaginationsübungen (nach Reddemann u. Sachse 1997) hilfreich eingesetzt werden oder der Symbolisierungsprozess durch Gestaltungen mit Farbe oder Ton (Tschiesche 2000) unterstützt werden. Körperarbeit wie z.B. geleitete Entspannung, Übungen aus der Atemtherapie nach Middendorf (1984) und spielerische Bewegung können Frauen, die Schmerzen im Bereich des Bewegungsapparates haben, helfen, Verspannungen und Erstarrungen aufzulösen und wohltuende Bewegungsmöglichkeiten zu erproben.

Anhand der Arbeit mit Träumen (vgl. Rothkegel 1996), die die Patientinnen spontan im Therapieverlauf einbringen, ist es oftmals möglich, schrittweise traumafokussierend zu arbeiten. Dabei wird die traditionelle Umgehensweise der Frauen mit Träumen nutzbar, die viele aus ihrem Heimatland kennen. Wir lernen von den Patientinnen über den ihnen bekannten Umgang mit Träumen und versuchen, diesen mit psychoanalytischer Herangehensweise zu verbinden und so auch dämonisierenden und mystifizierenden Tendenzen entgegenzuwirken, wo das in den Träumen gesehene Leid als ein in der Zukunft passierendes gesehen wird und die Mütter z.B. morgens nach einem Alptraum aus Angst die Kinder nicht in die Schule oder zu einem Fußballspiel gehen lassen.

Während die traumafokussierende Arbeit in Einzelsitzungen erfolgt, findet die Arbeit an den persönlichen Ressourcen, am Selbstbewusstsein und den Lebensperspektiven im Exil z.T. in Gruppen statt. In der hier beschriebenen Stichprobe von Kurdinnen nahmen einige an einer Gruppe teil, die methodisch mit einer Kombination von Körperarbeit und Gestaltungstherapie arbeitete (s.a. Tschiesche 2000). Bei Indikation erfolgen auch familientherapeutische Interventionen gemeinsam mit Kollegen.

Umgang mit Scham. Grundvoraussetzung für das Gelingen der therapeutischen Arbeit mit Frauen, deren Schamgrenzen durch sexualisierte Folter zutiefst verletzt worden sind, ist das Be-Achten ihrer Schamgrenzen, der achtsame Umgang mit Scham und, im weiteren Behandlungsprozess, das Bearbeiten der Scham. Das gilt vom ersten Moment der Begegnung in der Behandlungseinrichtung an, in denen die Frauen aus ihrer Not heraus oftmals bereit sind, ihre Schamgefühle zu überspringen und damit weiterhin eine Position der Erniedrigten, Rechtlosen einnehmen.

Fallbeispiel B

Eine Patientin, die vor mehr als einem Jahr u.a. vor Augen ihres Mannes von türkischen Sicherheitskräften vergewaltigt worden war, wirkte bei Aufnahme verlangsamt, starr, ihre Bewegungen waren roboterhaft. Sie nahm keinen Gesprächs- und Blickkontakt auf, blieb emotional teilnahmslos, als ihr Mann in ihrem Beisein von den Gewalterlebnissen berichtete. Sie reagiere oft nicht auf Ansprache, seit den Gewalterlebnissen hole sie selbst das Schreien ihrer Kinder nicht aus den über Stunden andauernden Abwesenheitszuständen. Als die Patientin im späteren Einzelkontakt mit der Therapeutin und Dolmetscherin Vertrauen gewann, kam sie allmählich in den Dialog. Sie artikulierte die tiefe Scham, die sie empfand, das Gefühl, ohne Haut zu sein, versinken zu wollen. In der therapeutischen Beziehung konnte sie ein Gefühl von Angenommen- und Gewürdigt-Sein erfahren, ging allmählich mehr und mehr in den direkten Blick- und Gesprächskontakt mit den Anwesenden – ohne, dass sich der Schleier der Dissoziation schützend in den zwischenmenschlichen Raum legen musste. Sie konnte dann über die traumatischen Erlebnisse berichten, soweit sie ihrem Gedächtnis zugänglich waren und sie das Bedürfnis des Mitteilens hatte und gewann allmählich wieder Zugang zu ihrer Gefühlswelt und Vitalität. Es kam eine lebendige und humorvolle Seite zum Vorschein, die durch die Traumatisierung verschüttet gewesen war und die ihr die Stärke gab, sich mit ihrem Ehemann über die Veränderung der Beziehung durch die Verfolgungserlebnisse auseinanderzusetzen. Von ihren früheren Abwesenheitszuständen (dissoziativen Phasen) berichtete sie, dass sie dann nicht, wie z.B. in Momenten des Aufwachens aus belastenden Träumen, Bilder der Folter vor Augen gehabt habe. Zwar seien Gedanken an die schlimmen Erlebnisse Auslöser solcher Zustände gewesen, aber dann habe sie sich vielmehr leer, „wie nichts“ gefühlt, Menschen und Geräusche in der Umgebung habe sie in der Ferne wahrgenommen, ohne Teilnahme.

Die Schamangst blockiert die Möglichkeit, die Schamquelle, d.h. die erniedrigende traumatische Situation im Gegenüber zu benennen und sich so durch das Mitteilen emotional zu entlasten. Gleichzeitig kann sie, wie im obigen Fall, insgesamt den Kontakt zu Mitmenschen behindern. Die Scham zeigen können und damit die Scham vor der Scham abzulegen ist ein entscheidender Schritt, aus dem Teufelskreis von Scham und Ohnmacht herauszufinden. „Der Schamerfüllte braucht einen Zeugen, der ihm hilft, seinen Platz in der Gemeinschaft wiederzufinden (...) das Durchleben der Scham (trägt) dazu bei, eine Identitätskrise in mentale Bilder zu übersetzen und sie damit zu überwinden (...)“ Dabei dürfe die Scham „niemals für das genommen werden, als was sie sich ausgibt, nämlich als stummes Eingeständnis, als ob es Anlass gäbe, den Schamerfüllten zu ächten. Vielmehr sollte man in der Scham stets das Bemühen des Individuums sehen, eine eigene Identität wiederzuerlangen, die ihm Anrecht auf einen Platz in der Gemeinschaft gibt. Mit anderen Worten, man sollte der Scham ihren Wert geben“, den affektiven Ausdruck würdigen und die Patientin dabei unterstützen, Symbolisierungen zu finden und die Scham zu artikulieren (Tisseron 1992, S. 148, 178 u. 180). Ich kann einer Kurdin zwar nicht ihren Platz in der Gemeinschaft der Kurden zurückgeben, aber zumindest als ersten Schritt einen Platz in einer menschlichen Beziehung, wie sie hier im therapeutischen Raum repräsentiert ist, und damit das Selbstwertgefühl der Patientin stärken. Dies kann ich nur, wenn ich selbst als Gegenüber die Scham zwar spüre aber nicht durch sie gelähmt bin und in einer partnerschaftlichen Beziehung gleichzeitig ein Spiegel der Würde der Patientin bin, von der ich grundsätzlich und spürbar überzeugt bin. Ich kann der Person helfen, Kontakt zu einer akzeptierenden innerpsychischen Instanz zu finden, evtl. kann dies auch durch das Beleben des inneren Kontaktes zu einer positiv besetzten früheren Beziehungsfigur geschehen, an der sich die Patientin orientieren kann, um aus der Scham herauszufinden.

Fallbeispiel C

Eine junge kurdische Patientin, Betroffene von sexualisierter Folter, die noch ganz von ihren traumatischen Erlebnissen besetzt war, diese jedoch nur andeutungsweise berichtete, konnte sich auch zu ihrem Leben vor den traumatischen Hafterlebnissen zunächst kaum äußern. Das Thematisieren dieses Teils ihrer Biographie war mit heftigen Trauerreaktionen verbunden: Ihr Vater, ein Bruder und mehrere Cousins waren eines gewaltsamen Todes gestorben. Besonders beim Bericht über den Tod ihres Vaters nach Folter reagierte die Patientin heftig, sie hatte eine sehr enge Beziehung zu ihm gehabt und war gemeinsam mit ihm zum Verhör mitgenommen worden. Nachdem die Patientin Ausdruck für ihren Schmerz gefunden hatte, konnte sie sich bewusst machen, was ihr der Vater Positives mit auf den Weg gegeben hatte: „Ich bin stolz auf Dich. Du hast für die kurdische Sache gehandelt. Deine Würde ist unantastbar." Dieser Leitsatz des Vaters half der Patientin, das Ehrkonzept auf andere Weise zu verstehen, ihr Selbstwertgefühl zu stärken und ihre Scham zu überkommen. So wurden die traumatischen Hafterlebnisse mitteilbar und deren Auswirkungen im weiteren Verlauf reduzierbar.

Therapeutische Beziehung. Eine tragfähige therapeutische Beziehung ist Voraussetzung für einen Fortschritt im therapeutischen Prozess und Arbeit an solch intimen Themen wie Verletzung durch sexualsierte Folter, Selbstbild, Beziehung zum eigenen Körper, Ehrkonzept, durch das Trauma ausgelöste Konflikte mit dem Ehemann oder anderen Familienangehörigen.

„Scham anzugehen und zu überwinden bedarf auf Seiten der Therapeutin verstehendes, einfühlendes Mitgehen, Liebe und Respekt für den anderen auch in seiner Fremdheit und Unterschiedlichkeit, liebevolle Akzeptanz des Mitmenschen" (Hultberg 1992, S. 163). Statt von einfühlendem Mitgehen würde ich lieber von einfühlendem, gefühlsbegleitendem Dasein sprechen, denn gerade bei traumatischem Material ist es wichtig, seinen eigenen Standpunkt zu bewahren und der Patientin so Sicherheit zu vermitteln. Der Standpunkt der Therapeutin ist bei aller Professionalität nicht neutral, sondern gewissermaßen parteilich in der Überzeugung für Menschenrecht verankert, ohne eine simple Spaltung in Gut und Böse vorzunehmen.

In der Therapie mit traumatisierten und von Scham erfüllten Menschen „muss der Therapeut einiges von der Reserviertheit aufgeben, die sonst im Umgang mit Neurotikern angezeigt ist“ (Tisseron 1992, S. 144). Auch meiner Erfahrung nach ist ein gewisses Abrücken von der therapeutischen Abstinenz, ein In-Erscheinung-Treten und aufrichtigen Kontakt Aufnehmen Voraussetzung für den Aufbau einer therapeutischen Beziehung mit durch Menschenhand Traumatisierten, die eine hohe Sensibilität gegenüber unempathischem Verhalten mitbringen. Die Patientin muss eine grundsätzlich annehmende Haltung erkennen können, ein Stück Solidarität spüren, ohne dass die Therapeutin konfluiert, mit leidet, „bemuttert“ oder durch stellvertretendes Kämpfen agiert. Es entsteht eine Begegnung, in der die Patientin sich als gleichberechtigter Mensch in ihrer grundsätzlichen menschlichen Würde erkennen kann, die für sie selbst nach dem Trauma oft zunächst nicht mehr spürbar ist. Fischer und Riedesser (1998, S.192) beschreiben die Übertragung in der Traumatherapie als einen „Prozess der Wiederaufnahme von Beziehungen (‚re-bonding‘)“, der insofern auf das Trauma bezogen ist. Der Übertragungsprozess wird als eine Möglichkeit gesehen, traumatisch gestörte Beziehungen wieder aufzubauen. Bei sozialen Traumata sind hier vor allem die Überwindung von Misstrauen und das Wiederfinden der Fundamente des kommunikativen Realitätsprinzips erforderlich.

Bei der Arbeit mit belastendem Material und mit Menschen, deren Beziehungsaufnahme durch eine Traumatisierung durch Menschenhand kompliziert ist, ist es nicht leicht, die Balance einzuhalten zwischen Nähe und innerer Distanz, ebenso zwischen eher schutz- und haltgebender Position (soviel wie in der jeweiligen Phase der Entwicklung nötig) einerseits und verarbeitungs- und autonomiefördernder Funktion andererseits. Eine ständige Reflexion des therapeutischen Prozesses, des Übertragungs- und Gegenübertragungsgeschehens und der eigenen Motivation ist erforderlich. Das gemeinsame Nachdenken mit den Dolmetscherinnen im Anschluss an die Sitzungen erleichtert die Analyse des Geschehens und das Aufspüren von Sackgassen, die aufgrund der kulturellen Differenz entstehen können.

Bei der Arbeit mit Sprachvermittlung und an Themen, die zunächst schwer in Worte zu fassen sind, ist der direkte non-verbale Kontakt im Gegenüber, der die Mimik, Gestik, Haltung (der drei Beteiligten: Patientin, Dolmetscherin, Therapeutin) einschließt und beachtet, wichtiger Bestandteil der Kommunikation. Menschen, die sich in einem fremden Land befinden und der dortigen Sprache nicht mächtig sind, sind besonders sensibel, diesen Kontakt wahrzunehmen. Regungen, die sich in Mimik, Gestik, Tonfall schon zeigen, können aufgenommen und damit die Patientinnen unterstützt werden, einen Symbolisierungs- und Verbalisierungsweg zu finden. Traumatisierte erfahren im direkten Blickkontakt eine Möglichkeit, ihre Erstarrung zu überwinden und in lebendige Kommunikation zu treten.

Möglichkeiten und Grenzen in den therapeutischen Prozessen mit kurdischen Patientinnen

Kulturelle Verwurzelung als Ressource. Bei der Ressourcenarbeit (vertiefend bei Gurris u. Wenk-Ansohn 1997, S. 286 u. 293–295), bei der es darum geht, die

Ichstärke zu fördern, die Kräfte der praetraumatischen Persönlichkeit wiederzubeleben und zu stärken und neue Fähigkeiten zu entdecken, die dabei helfen können, das Trauma zu bewältigen, ist die kulturelle Verwurzelung der kurdischen Patientinnen oft eine fruchtbare Quelle von Vitalität, Kraft, Stolz und Kreativität. Durch das Trauma verschüttete Fähigkeiten und Lebensfreude werden aktiviert, wenn die Frauen von ihrem Land, Tieren, ihren Lieblingsbäumen und -pflanzen berichten, von der Wasserquelle, die den Garten mit Feuchtigkeit speist, oder vom Brunnen, an dem sie andere Frauen trafen und ihnen nahe waren, ein Gefühl von Nähe, das nach dem Trauma abhanden gekommen ist. Manchmal sind die persönlichen Kraftquellen vollkommen verschüttet, Teile des prätraumatischen Lebens wie erloschen, und sie erscheinen erst wieder, wenn z.B. durch Arbeit mit duftenden Kräutern oder Geschmack von einheimischen Früchten, Kräutern oder Erde die Erinnerung geweckt wird. Vertiefend wirken Gestaltungen. Personen, die im früheren Leben wichtig und positiv besetzt waren, wie die Großmutter oder der Großvater, können im Dialog, den die Patientin in der Phantasie führen kann, Rat geben. Bei der Trauerarbeit können Riten genutzt werden, an denen die kurdische Kultur reich ist.

Kulturelle Verwurzelung als Hemmung für die Traumaverarbeitung. Für die traumafokussierende Arbeit ist die Verwurzelung in der heimischen Kultur und damit dem traditionellen Ehrkonzept ein manchmal schwer zu überwindendes Hindernis. Ist die Patientin ganz von dem Thema Entehrung bestimmt und wendet sie die antizipierte Ausstoßung permanent gegen sich selbst, ist es schwer, dem posttraumatischen Prozess eine positive Wendung zu geben. Ist das Vertrauensverhältnis gewachsen, schaffen es die meisten Patientinnen, die Therapeutin und die Dolmetscherin vom Schweigegebot auszunehmen und belastende Gedanken auszusprechen oder bislang Unfassbares mit Symbolen auszudrücken, so dass eine emotionale Entlastung eintritt, auch wenn das Vermeidungsverhalten die Möglichkeit der weiteren Bearbeitung der traumatischen Erlebnisse begrenzt. Fühlt die Patientin sich ausreichend sicher, wird es ihr evtl. mit der Zeit gelingen, sich mehr und mehr zu öffnen, um die sie immer wieder verfolgenden schambesetzten traumatischen Szenen und den damit verbundenen Schmerz mitzuteilen. Sie kann zur Traumatisierung gehörige, bislang abgespaltene oder vor der Umwelt versteckte Emotionen, Reaktionen und Gedanken zulassen, verstreuten Fragmente und assoziativen Verkettungen zusammensetzen und durcharbeiten. Wenn ein Ausdruck für das Erlittene im Gegenüber gefunden werden kann, können Verletzungen nachlassen zu schmerzen, mehr innere Ruhe kann eintreten und ein bewusster Umgang mit den Erlebnissen und ihren Auswirkungen wird möglich. Die Patientin kann eine angemessene Wut auf die Peiniger entwickeln und Schuldgefühle ablegen. Es kommt so nicht nur zu einer Entlastung sondern auch zu einer Veränderung der Position. Die Patientin kann sich einen eigenen Standpunkt zum Ehrkonzept erarbeiten und wieder mehr Selbstwertgefühl entwickeln.

Eine emotionale Entlastung und das Einordnen der traumatischen Erfahrung in die eigene Biographie und historische Realität, das Lösen von belastenden Selbstvorwürfen und negativer Sichtweise und die positive Bindungserfahrung in der Therapie können die symptomauslösende und alltagseinschränkende Dominanz des traumatischen Introjekts (vgl. Haenel 2000) herabsetzten und den Weg zu neuen Handlungsspielräumen und Entwicklungsmöglichkeiten der Persönlichkeit frei machen. Psychotherapie macht das Trauma nicht ungeschehen. Insbesondere bei Menschen, die bereits an chronischen Traumafolgen leiden, muss man damit rechnen, dass das Trauma reaktualisierbar bleibt. Viele Frauen werden auch das Gefühl des Ehrlos-Seins in der Tiefe nicht los. So sagte mir eine sonst sehr selbstbewusste Patientin: „Die Gedanken daran beschäftigen mich nicht mehr ständig. Aber das Gefühl ist tief in mir vorhanden, es bleibt ein schwarzer Fleck." Im Falle der Kurdinnen wirkt sich das Verstecken der traumatischen Erlebnisse und ihrer Folgen vor der sozialen Umwelt oftmals als anhaltende Belastung und Einschränkung des Entwicklungsspielraumes im therapeutischen Prozess aus. Das Gefühl, von den anderen als Entehrte gesehen zu werden, „befleckt" zu sein , der sozialen Gemeinschaft nicht wirklich würdig, wirkt immer wieder niederdrückend, Depressionen und wiederkehrende psychosomatische Beschwerden sind die Folge. Das Schweigen und die Angst, sich zu zeigen, schränkten anhaltend die Beziehungsmöglichkeiten und den Handlungsspielraum ein.

Der therapeutische Raum ist der einzige Ort, an dem das Trauma seinen Platz hat, sozusagen ein Behälter dessen, was in der Außenwelt nicht kommuniziert werden kann. Es entsteht eine Art Komplizenschaft des Schweigens, und die positiven Erfahrungen in der therapeutischen Beziehung sind wenig nach außen transportierbar. Die Therapeutin bleibt dann auch nach Abschluss der Behandlung die einzige Person, mit der die Patientin offen sprechen kann, so dass für Phasen der Belastung, die erneut zu von der Patientin evtl. nicht selbst kontrollierbaren Symptomen führen, eine Abhängigkeit bestehen bleibt.

Das Brechen des Schweigens als Möglichkeit und Risiko. In den letzten Jahren haben einzelne, meist sehr junge, eher modern aufgewachsene und politische sehr engagierte, betroffene Frauen über ihre Folter öffentlich berichtet und vor den türkischen Gerichten Klagen gegen die Folterer eingereicht. Auch wenn diese Verfahren bislang nicht zu einer adäquaten Recherche und Bestrafung von Tätern geführt hat, was sexualisierte Folter als staatlich zumindest geduldete Praktik im Rahmen der Kurdenverfolgung entlarvt, kann das Öffentlichmachen und gerichtliche Vorgehen langfristig zu einer Eindämmung dieser Handlungen führen. Das Schweigen der Frauen, das bislang die Täter geschützt hat, ist gebrochen. Inzwischen sind einige Verfahren bereits vor der Europäischen Kommission für Menschenrechte anhänglich (s. Projektbüro: Rechtliche Hilfe für Frauen, die von staatlichen Sicherheitskräften vergewaltigt oder auf andere Weise sexuell misshandelt wurden, 1999, und Jahresbericht 2000 des Istanbuler Projektes). Die öffentliche Anerkennung, dass diese Praktiken existieren und als ein Verbrechen gegen die Menschlichkeit gewertet werden müssen, ist ein Schritt, der die Bewältigung des Traumas erleichtert. Der Schritt dieser einzelnen Frauen kann zu vermehrtem Selbstbewusstsein und dem Überkommen des Gefühls der Vereinzelung der vielen sexualisiert gefolterten Frauen beitragen.

Mit ihrem Trauma aus dem Schweigen herauszutreten und der damit verbundenen berechtigten Wut eine andere Richtung als die gegen sich selbst zu geben, nicht mehr passiv erleidend zu sein, sondern einen aktiven Modus zu finden, hilft aus der Depression. Es ist jedoch nicht zu vernachlässigen, dass die Belastung für die Frauen, vor Gericht und in der Öffentlichkeit über ihre Erlebnisse zu sprechen, enorm ist. Die Scham ist in der Tiefe vorhanden und wird evtl. übersprungen, ebenso die Vermeidung, die ein Teil der posttraumatischen Reaktion ist und sowohl unter dem Aspekt des beeinträchtigenden Symptoms als auch unter dem Aspekt des Schutzes gesehen werden muss. Es findet möglicherweise eine neuerliche Grenzüberschreitung statt, eine Verletzung der psychischen Schutzhülle, das Sich-Bloßlegen einer ohnehin verletzten Persönlichkeit. Hinzu kommt die Angst, von der eigenen Familie verstoßen zu werden und gleichzeitig die Angst um die Konsequenzen für die Angehörigen im Heimatland (sowohl in Form von staatlicher oder parastaatlicher Repression als auch gesellschaftlicher Ächtung). Die menschlichen Beziehungen werden beeinflusst: auch wenn das Vorgehen der Frauen allgemein als politisch richtig und wichtig angesehen und gelobt wird, wer garantiert ihnen, dass sie respektvoll behandelt werden?

Sicherheit in der Tradition versus Möglichkeiten von Veränderungen. Die meisten Kurdinnen entscheiden sich, in ihrer Familie und ihrer gesamten sozialen Umgebung auch während und nach der Therapie weiterhin über ihre Foltererlebnisse und insbesondere die sexualisierte Folter zu schweigen. Auch wenn sie selbst wieder Zugang zum Gefühl ihrer menschlichen Würde gefunden haben, die Angst vor den Blicken der anderen und den sozialen Konsequenzen bleibt groß.

Fallbeispiel D

Wie tief der Kodex des Schweigens sitzt, wurde uns in einer Gruppentherapiesituation deutlich: Als eine Teilnehmerin nach einer vorsichtigen allgemeinen Annäherung der Gruppe an das Thema Sexualisierte Folter (fast alle Frauen waren Betroffene) leise sagte: „Mir ist das auch passiert", wandten die anderen Frauen sich mit ihrer Körperhaltung sofort von ihr ab, schlugen die Augen nieder, es herrschte eisiges Schweigen. Eine Frau, die neben ihr saß, rückte von ihr weg, eine andere Teilnehmerin griff in ihre Handtasche und nahm Schmerztabletten. Bei den Zuhörenden hatte die Mitteilung Schamgefühle, Angst und Ablehnung ausgelöst. Die Gruppe war in diesem Moment nicht fähig, die Frau, die gesprochen hatte, in ihrer Mitte aufzunehmen und tröstend zu unterstützen, die Ausstoßung manifestierte sich vor unseren Augen.

Die Frauen, besonders wenn sie bereits verheiratet und mit Kindern gekommen sind, halten an ihrer traditionellen Rolle und den damit verbundenen Normen und Regeln fest, auch wenn sie unter dem damit verbundenen traditionellen Ehrkonzept erheblich leiden. Es scheint, dass die Entwurzelung sogar zu einem vermehrten Festhalten an der Verbindung zur Ursprungskultur führt. Das Eingebettet-Sein in der gewohnten, und gerade in der Exilsituation Sicherheit spendenden sozialen Gruppe ist für die Frauen überlebenswichtig, auch wenn der soziale Kontakt durch die Angst, als „Entehrte" erkannt zu werden, belastet ist.

Deutlich ist, dass kurdische Flüchtlinge, auch im Vergleich zu Menschen aus anderen Ländern, oft sehr lange mit ihrem Blick zurückgewandt ins Heimatland verharren und sich nur langsam mit dem Exilland, dem dortigen Denken und den Möglichkeiten der Beziehungsaufnahme in Verbindung setzen. Schuldgefühle, sich in Sicherheit gebracht zu haben, während andere im Heimatland weiter kämpfen und leiden, spielen hierbei eine Rolle. Das Bewahren der eigenen Kultur, deren Bedrohung Ursprung des Kampfes ist, das Einklagen des Rechtes auf Heimat, das Zusammenhalten in der Diaspora jenseits von politischen, religiösen und ethnischen Differenzen der Untergruppen und die Verbindung zu den patriotischen

Helden im Heimatland gibt dem selbst erfahrenen Trauma und fortwährenden Leiden einen Sinn und Wert. Die politische Identität gibt Halt und kompensiert ein Stück weit das Trauma. Der Schritt, gegen die körperlichen und seelischen Beschwerden etwas zu tun, zu versuchen, es sich wieder besser gehen zu lassen und am Leben im Exil teilzuhaben oder gar bestimmte kulturelle Werte in Frage zu stellen, kann vor dem Hintergrund der Identifikation mit dem Leidensweg und Kampf des kurdischen Volkes das Überkommen eines inneren Widerstandes bedeuten, das Aufgeben von Bekanntem und Haltendem, einen Schritt in Richtung Autonomie, das heißt auch auf unsicheres Terrain.

Junge Frauen, die vor der Flucht bereits in der Westtürkei gelebt, eine Schule besucht und Kontakt zu einer moderneren Lebensweise erfahren haben, haben eher eine Chance, sich von dem traditionellen Ehrkonzept ein Stück weit zu befreien und damit auch wieder mehr Selbstbewusstsein aufzubauen, autonomer zu werden. Sie lernen schneller Deutsch, nützen Kontakte mit Migrantinnen und Deutschen, um veränderte Denkmodelle zu integrieren und einen Lebensstil zu entwickeln, der sie unabhängiger von den belastenden Anteilen der traditionellen Konzepte werden lässt. Die Situation der Asylbewerberinnen, die in Heimen und damit isoliert von der Aufnahmegesellschaft wohnen und weder durch Ausbildung noch durch Arbeit in Kontakte außerhalb der Exilgemeinde eingebunden sind, ist für eine solche Entwicklung kontraproduktiv. Zudem ist eine Veränderung der Denk- und Lebensweise für die jungen Kurdinnen mit Konflikten in den Familien und auch inneren Konflikten verbunden. Hierzu ein Beispiel:

Fallbeispiel E

Eine junge Patientin, deren regelmäßige Therapie nach inzwischen weitgehender Beschwerdefreiheit beendet war, meldete sich zu einem Termin an. Sie sei unzufrieden mit sich selbst und im Moment wieder nervös und reizbar. Bei Beendigung der Therapie hatte sie sich vorgenommen, die Wartezeit auf das Gerichtsverfahren zumindest zu nutzen, um auf eine Berufsausbildung hinzuarbeiten, indem sie einen Deutschkurs belegte. Den hatte sie jedoch wieder abgebrochen. Sie konnte nicht sagen, warum. Es hatte ihr der Antrieb gefehlt, obwohl sie recht erfolgreich gewesen war, auch hatte sie Hemmungen gehabt, ihren Ehemann um die Betreuung der Kinder in ihrer Abwesenheit zu bitten. Sie brachte dann spontan ein Traum ein, den sie in letzter Zeit immer wieder ähnlich träumen würde: Sie gehe eine Treppe hinauf und werde von einer ihr unbekannten Person wieder hinuntergestoßen. Wir sprachen von der möglichen Verbindung zum Foltertrauma. Dann fiel ihr ein, wie sie vor der Inhaftierung zur Schule ging, und eine sehr gute Schülerin gewesen sei. Ihre Augen leuchteten und sie berichtete auf Nachfrage stolz von Szenen aus der Schule. Danach schlug die positive Stimmung wieder um und Tränen stiegen auf. Sofort nach der Inhaftierung habe ihr Vater sie von der Schule genommen, verheiratet und dann nach Deutschland geschickt. Es sei ja nicht nur um ihre Sicherheit, sondern auch um die Ehre der gesamten Familie gegangen.... Mit der Flucht war sie als 17-jährige nach Deutschland einreisende Asylsuchende vom weiteren Bildungsweg abgeschnitten. Zorn auf den Vater, der die Entscheidung letztendlich getroffen hatte, klang an, wurde jedoch eher zurückhaltend geäußert: Eine Gefährdung der positiven Bindung durch Aggression war offensichtlich verunsichernd. Zorn auf die Gesetzgebung in Deutschland, die ihr bis heute keine Ausbildung erlaubt, war leichter zu äußern. Jedenfalls konnte die Patientin erkennen, dass sie jetzt auch selber nach dem Skript: „Verstecke dich – Ausbildung ist für eine Frau nicht so wichtig", gehandelt hatte. Am Ende der Stunde bekräftigte sie den Wunsch, einen neuen Deutschkurs zu belegen und ihn diesmal nicht wieder abzubrechen.

Der therapeutische Raum als Brücke. Der therapeutische Raum, mit der Therapeutin, deren Identität in der westlichen Kultur verwurzelt ist, und der Dolmetscherin, die schon viele Jahre im Exilland lebt und arbeitet, wird oft zu einem ersten Kontakt mit andersartigen Haltungen und Lebensweisen und kann gewissermaßen eine Brückenfunktion einnehmen. Hier ist es jedoch dringend notwendig, die eigene Ungeduld angesichts des Leidens der Frauen unter den traditionellen Konzepten zu zähmen, Abstinenz einzuhalten, und nicht Druck auszuüben durch das Einbringen eigener Meinungen und gutgemeinter Ratschläge, die aus der eigenen, durch Aufklärung und Frauenbewegung veränderten Welt stammen. Druck kann leicht entstehen, da ich als behandelnde Ärztin als Autorität angesehen werde, und kann zum sich Verschließen und der Blockierung des therapeutischen Prozesses führen. Der Widerstand schützt in diesem Falle die Patientin vor Schritten, die ihr nicht gemäß sind und die sie vielleicht in ihrer sozialen Umgebung isolieren würden.

Unabhängigkeit ist für die meisten Kurdinnen kein angestrebter Wert. Das, was in unserem modernen Kontext als Autonomie bezeichnet wird, kennzeichnet in ihren Augen eine Lebensform, die sie nicht nur als fremd, sondern oftmals auch als negativ empfinden. Die Einbindung in den sozialen Kontext ist zudem eine der wichtigen Stützen nach dem Trauma, ein protektiver Faktor (vgl. Mercker 1997, S. 34–35), der nicht leichtfertig gefährdet werden darf, auch wenn der Preis des Schweigens durch die damit verbundene seelische Last hoch ist. Es ist ein langer Weg, bis es leichter sein wird, offener zu sprechen. Auch bei den Kurden handelt es sich sowohl in den größeren Städten der Türkei, im intellektuellen und politischen Milieu und im Exil um eine Transitgesellschaft, und auch die Städte im Landesinneren sind vom Wandel betroffen; es finden schnelle Veränderungen der Struktur von Arbeitsteilung und sozialem Gefüge und im Denken und Handeln statt, große Differenzen zwischen den Generationen entstehen (s.a. Lubig 1991). Doch – und das gilt auch für uns aus der europäischen, christlich geprägten Kultur und die Werte und Normen unserer Vorfahren, die in manchem denen der kurdischen Gesellschaft nicht unähnlich sind: Auch wenn das Denken und die sozialen Regeln sich verändert haben, so tradieren sich kulturelle Werte und soziale Normen über die Jahrhunderte und bleiben in abgeschwächter Form wirksam, prägen das Selbst- und Wertkonzept, insbesondere wenn sie unbewusst bleiben und damit unerkannt die Konstruktion der Persönlichkeit und die emotionalen Reaktionen beeinflussen.

Der Respekt vor der Patientin schließt den Respekt vor ihrem kulturellen Hintergrund und den Respekt vor ihrer Weise des Umgangs mit dem Trauma ein. Als Therapeutin kann ich den psychischen Bewältigungsprozess nach dem Trauma unterstützen, auch hin und wieder der Patientin alternative Bewältigungsstrategien aufzeigen, jedoch nur insofern diese sich aus dem Entwicklungsprozess im Rahmen der Therapie und den Lebensumständen der Patientin als Möglichkeit ergeben. Der Weg, den die Patientin nimmt, um nach der Traumatisierung zu überleben, ist ihr eigener. Ich kann dabei nur eine partnerschaftliche Begleiterin sein und vielleicht ein Stück weit Katalysatorin von persönlichen Entwicklungen.

Literatur

American Psychiatric Association (1996) Diagnostisches und statistisches Manual psychischer Störungen (DSM IV) Hogrefe, Göttingen

Baeyer W von, Haefner H, Kisker K (1964) Psychiatrie der Verfolgten. Springer, Berlin. S 155–156

Der Tagesspiegel, 13.02.01, „Schuss ins Herz“

Fischer G, Gurris N (1996) Grenzverletzungen: Folter und sexuelle Traumatisierung. In: Senf W, Broda M (Hrsg) Praxis der Psychotherapie. Thieme, Stuttgart, S 479–484

Fischer G, Riedesser P (1998) Lehrbuch der Psychotraumatologie. Reinhardt, München

Gurris N, Wenk-Ansohn M (1997) Folteropfer und Opfer politischer Gewalt. In: Maercker A (Hrsg) Therapie der posttraumatischen Belastungsstörungen. Springer, Berlin Heidelberg New York, S 275–308

Graessner S, Wenk-Ansohn M (2000) Die Spuren von Folter. Behandlungszentrum für Folteropfer, Berlin

Haenel F, Karcher S, Tschiesche C (2000) Aus der multidisziplinären Arbeit am Berliner Behandlungszentrum für Folteropfer. In: Transkulturelle Beratung, Psychotherapie und Psychiatrie in Deutschland. Verlag f. Wissenschaft u. Bildung, Berlin, S 25–41

Hermann J (1992) Complex PTSD: a syndrome in survivors of prolonged and repeated trauma. Journal of traumatic stress 5:377–391

Hilgers M (1997) Scham, Gesichter eines Affekts. 2. Aufl Vaandenhoeck u. Ruprecht, Göttingen

Hultberg P (1992) Scham und der Umgang mit Scham: Freud und der Fall Dora. In: Pflüger PM (Hrsg) Der Mensch: Zerstörer und Gestalter. Walter, Olten

Karcher S (2000) Körpererleben und Beziehungserleben – KBT mit Überlebenden von Folter. Psychotherapie im Dialog 1:28–37

Kessler RC, Sonnega A, Bromet E, Hughes M, Nelson CB (1995) Posttraumatic stress disorder in the National Comorbidity Survey. Archives of General Psychiatry 52:1048–1060

Kizilhan I (1995) Der Sturz nach oben: Kurden in Deutschland. Eine psychologische Studie. Medico international, Frankfurt a. M.

Kretschmann U (1993) Das Vergewaltigungstrauma. Krisenintervention und Therapie mit vergewaltigten Frauen. Thien und Wienold, Münster

Kütemeyer M, Schultz-Venrath U (1997) Psychogene Störungen in der Neurologie. In: Uexküll T von, Psychosomatische Medizin. Urban u. Schwarzenberg, München, S 1080–81

Lubig E (1991) Ehre im Wandel. In: Kehl K, Pflüger I, Die Ausländerbeauftragte des Senats von Berlin in Zusammenarbeit mit dem Paritätischen Bildungswerk e.V. Die Ehre in der türkischen Kultur – Ein Wertesystem im Wandel. Senatsverwaltung für Soziales. Die Ausländerbeauftragte, Berlin, S 18–36

Maercker A (1997) Die posttraumatischen Belastungsstörungen: Grundlagen und Therapiemethoden. In: Maercker A (Hrsg) Therapie der posttraumatischen Belastungsstörungen. Springer, Berlin Heidelberg New York, S 3–49
Op den Velde W (2001) Posttraumatic Stress Disorder in Life-Span Perspective, The Dutch Resistance Veterans Adjustment Study. Pre-Press: Megaset Design, Aalsmeer-Holland
Middendorf I (1984) Der erfahrbare Atem. Junfermann, Paderborn
Projektbüro: Rechtliche Hilfe für Frauen, die von staatlichen Sicherheitskräften vergewaltigt oder auf andere Weise sexuell misshandelt wurden (1999). Texte zum internationalen Seminar in Istanbul (Mai 1998): Staatlich verübte sexuelle Gewalt an Frauen. Vlg. Doz Basim Yayin, Istanbul
Reddemann L, Sachse U (1997) Stabilisierung. PTT – Persönlichkeitsstörungen: Theorie und Therapie. (Teil 1: Traumazentrierte Psychotherapie) 3:127–137
Rothkegel S (1996) Der gefrorene See – Gestalttherapeutische Traumbearbeitung mit Folteropfern. In: Graessner S, Gurris N, Pross C (Hrsg) Folter, An der Seite der Überlebenden. Beck, München, S 129–149
Schiffauer W (1983) Die Gewalt der Ehre: Erklärungen zu einem türkisch-deutschen Sexualkonflikt. Suhrkamp, Frankfurt a. M.
Seifert R (1993a) Die zweite Front: zur Logik sexueller Gewalt in Kriegen. Vierteljahresschrift für Sicherheit u. Frieden 11:66–71
Seifert R (1993b) Krieg und Vergewaltigung. In: Stiglmayer A, Massenvergewaltigung – Krieg gegen die Frauen. Kore, Freiburg, S 85–107
Shapiro F (1995) Eye Movement Desensitization and Reprocessing. Guilford, New York
Stahlmann I (1998) Traumatisierung und Kultur. Zum Kontext von Folter und ihren Folgen bei kurdischen Patientinnen des Berliner Behandlungszentrums für Folteropfer. Unveröffentlichtes Manuskript (BZFO), Berlin
Tisseron S (2000). Phänomen Scham. Psychoanalyse eines sozialen Affektes. Reinhardt, München
Weltgesundheitsorganisation (1999) Internationale Klassifikation psychischer Störungen (ICD-10). 3. Aufl Huber, Bern, S 169–170
Weber R, Graessner S (1996) Umgang mit Folteropfern im Asylverfahren. Republikanischer Anwältinnen- und Anwälteverein, Hannover
Wenk-Ansohn M (1996) Die Spur des Schmerzes: psychosomatische Störungen bei Folterüberlebenden. In: Graessner S, Gurris N, Pross C (Hrsg) Folter – an der Seite der Überlebenden. Beck, München, S 83–99
Wenk-Ansohn M (1998) Körperschmerzen als Ausdruck erlebter körperlicher und seelischer Verletzungen von Folterüberlebenden. In: Wolf M, Walter HS, Rathmayr B, Ralser M, Hauser K (Hrsg) Körper-Schmerz. Intertheoretische Ansätze. Studia Universitätsverlag, Insbruck, S 161–173
Wobbe T (1993) Die Grenzen des Geschlechts: Konstruktionen von Gemeinschaft und Rassismus. In: Mitteilungen des Instituts f. Sozialforschung Frankfurt a. M., S 98–108
Wöller H (1992) Die unerträgliche Scham der Gewaltopfer In: Pflüger PM (Hrsg) Gewalt – Warum? Der Mensch: Zerstörer und Gestalter. Walter, Olten, S 129
Wurmser L (1990) Die Maske der Scham. Springer, Berlin Heidelberg New York

Sozialarbeit und Sozialtherapie mit traumatisierten Flüchtlingen

Claudia Kruse

Fallbeispiel zur Vermittlung eines ersten Eindrucks von der sozialtherapeutischen Arbeit:

Herr B. ist Palästinenser aus Syrien, wurde Anfang 1998 zur Behandlung aufgenommen und war zum damaligem Zeitpunkt 29 Jahre alt. Er hatte ein Jahr auf einen Behandlungsplatz warten müssen und beklagte sich darüber im Erstgespräch. Er war ärgerlich und warf den Kollegen und Kolleginnen des Aufnahmeteams vor, man habe ihn vergessen. Die vielen Anfragen und die unzureichenden Kapazitäten des BZFOs wurden als Erklärung nur widerwillig akzeptiert. In diesem ersten Gespräch wirkte Herr B. desorientiert, verwirrt und ungepflegt. Es war kaum möglich, das Gespräch zu strukturieren, Herr B. sprang von einem Punkt zum anderen, scheinbar zusammenhangslos. Er erzählte, dass er seit Jahren in einem der neuen Bundesländer in einem Lager mitten im Wald leben müsse und sehr unter den Wohnverhältnissen dort leide. Wie lange er schon in Deutschland sei und wie es um sein Asylverfahren stehe, wisse er nicht. Das sei ihm auch egal. Er habe eine Kugel im Kopf, vergesse alles und könne sich an so gut wie nichts aus seiner Vergangenheit erinnern. Das wolle er auch gar nicht. Ständig würden ihn Kopf- und Rückenschmerzen plagen. Manchmal „vergesse er sich" und komme erst nach einiger Zeit wieder zu sich. Wie lange diese Ausfälle dauerten, könne er nicht sagen. Von uns wolle er, dass wir ihn von seinen Schmerzen befreien und ihn vor den Nachstellungen der Ausländerbehörde schützen. In Syrien sei er in S. im Gefängnis gewesen, wie lange wisse er nicht mehr. Man habe ihn dort „fertig gemacht", den Namen von einem der Folterer habe er nicht vergessen. Er sei bis zu seiner Inhaftierung Kämpfer für eine Palästinenserorganisation gewesen, wolle aber von Politik nichts mehr wissen. Sie hätten ihn alle betrogen, die Syrer, seine eigenen Leute und die Deutschen auch. Zu Landsleuten habe er in Deutschland keinen Kontakt und meide sie bewusst. Er traue niemanden. Eigentlich wolle er nur seine Ruhe haben, ob wir ihm nicht dazu verhelfen könnten.

Nach dem Erstkontakt wurde der Fall im Team geschildert und das weitere Vorgehen besprochen: Am vordringlichsten schien eine soziale Anamnese, der Versuch Fakten zu seiner Verfolgungsgeschichte zu erfahren, begleitet von einer medizinischen Untersuchung zu sein. Ein erster Termin bei mir brachte kaum mehr Licht in das Dunkel. Immerhin konnten wir feststellen, dass Herr B. nur über eine „Duldung" verfügte, einen der unsichersten Aufenthaltstitel. Damit war klar, dass sein Asylverfahren abgeschlossen war.

Wie bereits angedeutet, waren Herr B.s Gefühle uns gegenüber sehr zwiespältig. Einerseits erhoffte er sich Hilfe, andererseits misstraute er dem Dolmetscher und mir und empfand die lange Wartezeit auf einen Termin als Ablehnung seiner Person. Fragen nach den Adressen der für ihn zuständigen Behörden wie Sozialamt und Ausländerbehörde überforderten und verunsicherten ihn. Ich stellte die Befragung dazu zurück, um mich auf die Beziehungs- und Vertrauensbildung zu konzentrieren. Die erste gemeinsame Stunde nutzte ich, um ihm noch einmal die Institution des BZFOs zu erklären, Angaben zu meiner Person, der des Dolmetschers und zu unserer speziellen Tätigkeit zu machen. Wir betonten unsere Schweigepflicht, von der nur er uns entbinden könne und gaben ihm Raum für Fragen an und zu uns. Wir beendeten die Stunde mit der Vereinbarung uns regelmäßig 14-tägig zu sehen. Normalerweise beginnt die regelmäßige Kontaktaufnahme nicht, wenn ein Patient seinen regulären Wohnsitz noch nicht in Berlin hat. Zum einem besteht die Gefahr einer Ablehnung des Antrags für den Wohnortwechsel („Umverteilungsantrag"). Zum anderen führt die Beschäftigung mit der eigenen Geschichte häufig zu einer vorübergehenden Verschlechterung des psychischen Zustands. Es können Krisen auftreten, in denen wir für unsere Patienten erreichbar sein müssen oder auch die Frequenz der Termingebung erhöht werden muss. Im Fall von Herrn B. befürchtete ich, dass der Kontakt bei monatelanger Bearbeitungsdauer des Umverteilungsantrages abbricht bzw. dass er die erneute Vertröstung als endgültige Ablehnung begreift. Eine Kontinuität in der Termingebung, wenn auch in größeren Abständen, schien uns bei der Beziehungsaufnahme bedeutend. Die Rekonstruktion seiner Verfolgungsgeschichte wurde vorerst zurückgestellt.

Zum nächsten Termin erschien Herr B. pünktlich, was wir als gutes Zeichen werteten. Er beklagte die Schwierigkeiten, zu unserer Einrichtung kommen zu können: Abgesehen davon, dass ihn die lange Bahnfahrt sehr anstrenge, habe es Probleme mit der Ausländerbehörde gegeben, die ihm die Genehmigung für die Reise nach Berlin nicht erteilen wollte. Ohne eine schriftliche Bestätigung unserer Einrichtung gebe es keine „vorübergehende Entbindung von der Aufenthaltsverpflichtung in dem ihm zugewiesenen Landkreis." Der Sachbearbeiter hätte ihm nicht geglaubt und die Vorlage des Terminzettels habe nicht ausgereicht. Herr B. beschrieb die Situation als demütigend, er hätte sich sehr aufgeregt und habe die ganze darauffolgende Nacht nicht schlafen können. Er habe sich schon oft gefragt, was der Sachbearbeiter gegen ihn habe und ob er vielleicht etwas falsch mache. Besonders hätte ihm die Ohnmacht zu schaffen gemacht. Er habe dann beschlossen, ohne Genehmigung zu fahren, obwohl er wisse, dass er sich damit strafbar mache. Ein weiteres Problem war das Fahrgeld. Es war Herrn B. äußerst peinlich, darüber zu sprechen. Bei einem „Taschengeld" von 80 DM monatlich (Unterkunft, Verpflegung, Kleidung etc. sind Sachleistungen) ist eine regelmäßige Fahrt nach Berlin nicht möglich. Fast entschuldigend sagte Herr B., er würde ja auch rauchen, aber selbst ohne Zigarettengeld überstiegen die Fahrtkosten das ihm zur Verfügung stehende Geld um eine Vielfaches.

Es zeichnete sich ab, dass Herr B. dazu tendierte, Missschläge schuldhaft zu bewerten. Ich gab ihm die Rückmeldung, dass ich häufig von Ungerechtigkeiten und Demütigungen auf den Ämtern von Patienten höre. Ich würde nicht glauben, dass es an seiner Person liege, sondern sähe es als Bestandteil der Asylpolitik dieses Landes. Das Aufzeigen der Realität kann die beschädigte Selbstachtung wiederherstellen und dem Gefühl versagt zu haben entgegenwirken. Ohnmacht und Hilflosigkeit blieben, hier muss man seine Grenzen sehen. Wir überlegten gemeinsam, was wir machen könnten, um Situationen wie die von ihm beschriebene zumindest in ihren Auswirkungen zu dämpfen. Sein Handlungsspielraum war stark eingeschränkt. Behördenbesuche ganz zu vermeiden war nicht möglich, eine offene Konfrontation mit dem Sachbearbeiter wollte Herr B. nicht, da er Angst hatte „auszurasten." Ich bot ihm an, in einem Rollenspiel die richtigen Worte für solche Situationen zu finden und auf diese Weise Ärger und Enttäuschung loszuwerden. Herr B. lehnte dieses Angebot ab, da er den Nutzen nicht sah und ihm dieser „Kinderkram" peinlich war. Es blieb die administrative Seite des Problems, bei der wir ihn unterstützen konnten. Ich formulierte Anträge zur Genehmigung „zum vorübergehenden Verlassen des Aufenthaltsbereichs" und zur Übernahme der Fahrtkosten. Die Anträge wurden mit der Behandlung in unserer Einrichtung begründet, die es in dieser speziellen Form am Wohnort unseres Patienten nicht gab. Herr B. war erleichtert, da er die Anträge nur noch abgeben musste und ich mich bei einer eventuellen Ablehnung mit den Behörden auseinandersetzen wollte.

Seine Aufgabe, alle Papiere zu dieser Stunde mitzubringen, hatte Herr B. vergessen. Er konnte mir nur die Adresse und Telefonnummer seines Heimes geben. Seine Vergesslichkeit war Teil seiner Symptomatik und es fiel ihm schwer, sich zu konzentrieren: Er sei jetzt schon einige Jahre in Deutschland und könne kaum deutsch. Kontakt zu Deutschen habe er außer bei den Behörden auch nicht. Sie hätten ihn damals in dieses Lager mitten im Wald gebracht und wie „einen Hund dort abgelegt". Dort gebe es nur Flüchtlinge, die Deutschen kämen da nicht hin. Wolle man in das nächste Dorf, müsse man drei Kilometer laufen. Er wisse nicht, was er verbrochen habe, dass man ihn so behandele. Das Lager sei von Zäunen mit Stacheldraht umgeben, niemand komme ohne Erlaubnis hinein. Ihn würde alles an das Gefängnis erinnern. Nur foltern wurde man ihn dort nicht. Das sei gut. Er habe Schwierigkeiten beim Einschlafen und wache häufig schreiend auf, wenn er vom Gefängnis träume. Das sei ihm sehr unangenehm, da die anderen zwei in seinem Zimmer dann auch wach würden. So laufe er oft die halbe Nacht im Flur rauchend auf und ab. Zu den anderen Heimbewohnern habe er kaum Kontakt. Andere Araber gebe es schon, er meide sie aber und misstraue ihnen. Er wolle nichts von sich und seiner Geschichte erzählen. Am Tag liege er meist im Bett und versuche ein bisschen zu schlafen. Es sei dann aber laut im Heim. Er bleibe dann trotzdem liegen, was solle er auch sonst machen. Wenn er doch nur etwas Ruhe finden würde.

Herr B. redete ohne Pause und wirkte gehetzt, als ob er befürchtete, nicht alles sagen zu können, was ihm wichtig war. Wir unterbrachen ihn kaum und versuchten auch nicht, dem Erzählten Struktur zu geben. Sein pausenloses Reden schien ihn zu erleichtern. Unsere Vermutung wurde bestätigt, als er sich am Ende der Stunde bedankte, dass wir ihm zugehört hatten. Das hätte noch nie jemand getan und er würde sonst auch keinem von seinen Problemen erzählen. „Aber es müsse ja mal raus" und er hätte den Eindruck, wir würden verstehen, wie es ihm geht.

In der Folgezeit beantragten wir die Genehmigung für einen Umzug nach Berlin. Die Bearbeitung des Antrags dauerte ca. vier Monate. Während dieser Zeit sahen wir Herrn B. durchschnittlich zweimal im Monat. Herr B. kam trotz der damit verbundenen Strapazen zu allen Terminen, war pünktlich und bat sogar um häufigere Termine. Unsere Gespräche bezeichnete er als „erleichternd" und er würde sie als „Lichtblick" empfinden. Die Genehmigung nach Berlin zu reisen und die Fahrtkosten wurden nach erstmaliger Ablehnung und einem Widerspruch unsererseits bewilligt. Längere „Recherchen" bei den zuständigen Behörden in enger Zusammenarbeit mit einem Rechtsanwalt, den wir Herrn B. vermittelten, ergaben, dass es nach der Asylantragstellung nie eine Anhörung zu seinen Asylgründen gegeben hatte. Die Benachrichtigung über den Anhörungstermin ist aus Gründen, die nicht mehr nachzuvollziehen sind, nie bei Herrn B. angekommen. Das Asylverfahren wurde deshalb mit einer Ausreiseaufforderung abgeschlossen. Da Herr B. als Palästinenser kein syrischer Staatsbürger war, konnte die Abschiebung nicht durchgeführt werden. Herr B. wurde in Deutschland „geduldet“. Der Rechtsanwalt betrieb die erneute Aufnahme des Asylverfahrens.

Die Stunden mit Herrn B. waren von starken emotionalen Schwankungen geprägt. Wir erlebten Phasen der Hoffnung, die von depressiven Episoden bis hin zu Suizidphantasien abgelöst wurden. Diese Einbrüche wurden verstärkt durch die würdelose Behandlung bei den Behörden. Unter Tränen berichtete er von verweigerter medizinischer Versorgung durch die Heimärztin. Eine medizinische Abklärung durch einen Arzt unserer Einrichtung konnte die Vermutung des Patienten, eine Kugel im Kopf zu haben, entkräften. Die somatischen und psychosomatischen Beschwerden entsprachen den von Herrn B. geschilderten Foltererfahrungen. Spuren wie Narben und Pigmentveränderungen der Haut gaben Hinweise auf Methoden der Folterer.

Die Tatsache, das Herr B. doch keine Kugel im Kopf hatte, brachte ihm einerseits Erleichterung, beunruhigte ihn aber auch. Er hatte sich damit jahrelang seine Kopfschmerzen, Schlafstörungen, seine Vergesslichkeit und die Konzentrationsschwierigkeiten erklärt. Aufgrund dieser neuen Erkenntnis hatte Herr B. Angst „verrückt“ zu sein. Parallel zu den Untersuchungen bei meinem Kollegen war diese Befürchtung immer wieder Thema unserer Stunden. Die Symptomatik von Folterüberlebenden, die Zusammenhänge zwischen den psychischen Beschwerden und der erlittenen Folter und den Problemen im Exil waren schwer zu vermitteln, konnten aber zumindest die Angst „verrückt“ zu sein, nehmen. Nachdem die Wohnsitznahme in Berlin genehmigt war, begann die Suche nach einer geeigneten Unterkunft. Natürlich galt auch in Berlin die Verpflichtung einer Unterbringung in „Gemeinschaftsunterkünften“, d.h. in Lagern mit Mehrbettzimmern, keiner Privatsphäre und Ruhe. Eine Vielzahl telefonischer Kontakte mit dem zuständigen Sozialamt und ärztliche Atteste brachte die Genehmigung, in einer „Pension“ ein Einzelzimmer zu beziehen. Auch da war es laut und schmutzig und der Betreiber war unfreundlich. Der einzige Vorteil war, ein eigenes Zimmer zu haben. Der Umzug nach Berlin bewirkte einen Motivationsschub. Schien ihm bisher alles sinnlos und glaubte er nicht mehr an positive Veränderungen in seinem Leben, löste sich die Starre durch diesen ersten Erfolg. Auch unsere Beziehung profitierte davon. Herr B. machte zum ersten Mal die Erfahrung einer konstanten zuverlässigen Beziehung, die auch Tiefschläge, Missstimmung und Aggression aushielt. Diese neue positive Erfahrung konnte ein Gegengewicht zu den bisherigen Erfahrungen sowohl im Herkunftsland als auch im Exil bilden. Die Beziehung zwischen Herrn B. und uns wurde insofern als tragfähig empfunden, dass wir nach Abschluss des Case Managements mit der Aufarbeitung seiner Biographie beginnen konnten. Dies wurde notwendig, da der Rechtsanwalt die Wiederaufnahme des Asylverfahrens bewirkt hatte. Die Anhörung durch das Bundesamt für die Anerkennung ausländischer Flüchtlinge zu den Asylgründen konnte durch ein ärztliches Attest unserer Einrichtung vorerst verschoben werden, um den Patienten in seiner psychischen Verfassung weiter zu stabilisieren. Die Neuaufnahme des Verfahrens wurde von

Herrn B. in erster Linie als angstauslösend empfunden. Die bevorstehende Anhörung weckte Erinnerungen an Verhöre in syrischen Gefängnissen. Eine detaillierte Aufklärung zum gesamten Asylverfahren, dem Ablauf der Anhörung und den zu erwartenden Resultaten konnte ein wenig zur Beruhigung beitragen.

Die Frage, was ihm während der Anhörung unterstützen könnte, beschäftigte uns weitere Stunden. Der Vorschlag einen Gegenstand zu finden, den er symbolisch als Kraftspender bei sich tragen könnte, wurde abgelehnt. Herr B. gab vor, „so etwas“ nicht zu haben, und „an so etwas“ würde er auch nicht glauben. Mein Vorschlag löste Unverständnis bis hin zur Belustigung aus. Herr B. hatte dann die Idee, die Anhörung einmal zu „proben“, um eine bessere Vorstellung von dem zu bekommen, was ihn erwartete. Außerdem bat er mich und den Dolmetscher, ihn zu der Anhörung zu begleiten. Der Rechtsanwalt beantragte die Begleitung beim Bundesamt. Im Rollenspiel versuchten wir, die Anhörung so realitätsnah wie möglich darzustellen. Mein Kollege aus der Sozialabteilung stellte den Einzelentscheider dar, der Dolmetscher den Übersetzer des Bundesamtes, während Herr B. und ich in unseren realen Rollen blieben. Herr B. vergaß schnell, dass diese „Anhörung“ nicht real war, wurde aufgeregt, verwickelte sich in Widersprüche und erinnerte sich nicht mehr an wichtige Fakten seiner Verfolgungsgeschichte. Die „Anhörung“ wurde von Herrn B. als extrem belastend empfunden. Wir werteten diese Form der Vorbereitung als erfolgreich, weil Herrn B. bewusst gemacht werden konnte, wo seine Grenzen sind und es seiner psychischen Verfassung zuträglicher ist, z.B. um eine Pause zu bitten, um sich wieder zu sammeln.

Der Anhörungsvorbereitung voraus ging die Rekonstruktion seiner Biografie. Während dieser Zeit sahen wir uns wöchentlich. Anfangs fragmentarische Erinnerungen fügten sich im Laufe der Stunden zu seiner Lebensgeschichte zusammen. Die Wiederentdeckung der eigenen Geschichte und die Integration traumatischer Erfahrungen kann eine heilsame Wirkung haben. Die Foltererfahrung als Teil der eigenen Biografie, sich selbst als „ganzer“ Mensch und nicht als Person „davor“ und „danach“ zu begreifen, kann dazu beitragen, die Folter in die eigene Geschichte zu integrieren, und somit ein erster Schritt zur Bearbeitung sein. Diese Zeit des Erinnerns war für unseren Patienten extrem schmerzhaft und von einer vorübergehenden Verschlechterung der Symptomatik begleitet. Herr B. glaubte, große Teile seiner Vergangenheit überhaupt nicht mehr erinnern zu können, hier war die Wiederherstellung seiner Biografie ein wichtiger Prozess. Neben den schmerzlichen Erinnerungen gab es jene an die Kindheit und die Mutter, die als Ressourcen den späteren Erlebnissen in militärischen Ausbildungscamps für Kinder und den Hafterfahrungen gegenübergestellt werden konnten.

Die Anhörung beim Bundesamt wurde von Herrn B. als äußerst belastend empfunden und musste nach ca. zwei Stunden wegen heftiger Kopfschmerzen des Patienten abgebrochen werden. Trotzdem hatte er die nötige Sicherheit, die Fragen zu beantworten und um eine Unterbrechung der Anhörung zu bitten. Es war ihm möglich, die Ereignisse im Zusammenhang zu schildern und Details der Haft und Folter wiederzugeben. Das Bundesamt erkannte eine politische Verfolgung nach §51 Ausländergesetz an, das sogenannte „kleine Asyl“. Den Erhalt der zweijährigen Aufenthaltsbefugnis, mit relativer Sicherheit auf Verlängerung, haben wir gefeiert und als günstigen Zeitpunkt für einen Rückblick auf die bisherige Behandlung genutzt. Die Freude über den Pass war mit tiefer Trauer über die als verloren empfundenen letzten Jahre gemischt.

In der Folgezeit arbeiteten wir vorrangig zukunftsorientiert, eine weitere Beschäftigung mit den traumatischen Erfahrungen lehnte Herr B. ab. Wir unterstützten ihn bei der Suche nach einem geeigneten Deutschkurs, einer Wohnung und einem Arbeitsplatz. Die Unterstützung erfolgte als Aufklärung über die Wege durch den „Behördendschungel" und Vermittlung bei den jeweiligen Ämtern. Bei Rückschlägen kam es immer wieder zu emotionalen Einbrüchen mit heftigen Reaktionen. Das Erlernen angemessener Reaktionen auf Ablehnungen und neuer Verhaltensmuster im alltäglichen Leben war Teil unserer gemeinsamen Arbeit.

Der skizzierte Verlauf der Behandlung umfasste einen Zeitraum von 2,5 Jahren. Heute gibt es keine regelmäßigen Behandlungskontakte mehr. Herr B. meldet sich bei Bedarf, meist benötigt er Hilfe zu Klärung eines sozialen Problems. Herr B. ist nicht „geheilt", hat aber gelernt, mit seinen Beschädigungen und Schmerzen zu leben. Er schmiedet Pläne für die Zukunft und diese sind, auch wenn es immer wieder Phasen voll Traurigkeit gibt, nicht mehr von der totalen Hoffnungslosigkeit der Anfangszeit geprägt. Die positiven Veränderungen in seinem Leben fasste Herr B. in einer Stunde, in der wir Rückschau hielten, in dem Satz zusammen: „Ich bin wieder ein Mensch und im Leben zurück."

Sozialtherapie als Grundlage für die Sozialarbeit mit Folterüberlebenden

Die Bedeutung der Sozialarbeit im BZFO hat in den 10 Jahren seines Bestehens ständig zugenommen. In der Anfangszeit ging man davon aus, dass Sozialarbeit in der Behandlung von Folteropfern einen überwiegend ergänzenden, unterstützenden Charakter hat. Die Erfahrung zeigte jedoch, dass Sozialarbeit oft erst die Behandlung möglich machte bzw. eine Behandlung ohne Sozialarbeit nicht zu den gewünschten Erfolgen führte. Folter als gesellschaftliches Phänomen kann in ihren gewollten Folgen, der psychischen und physischen Beschädigung von Menschen, nur in der Auseinandersetzung mit dem betreffenden Individuum und den gesellschaftlichen Bedingungen begegnet werden. Eine Konzentration auf die individuellen Auswirkungen ohne Berücksichtigung des gesellschaftlichen Kontextes eröffnet einen nur begrenzten Blick auf eine komplexe Problematik und schränkt die erforderliche Palette von Hilfsangeboten ein.

Es wurde deutlich, dass die Sozialarbeit hier spezieller Methoden bedarf, die sich im Begriff der Sozialtherapie zusammenfassen lassen. Grund dafür ist die Symptomatik der Betroffenen, die neben der medizinischen und psychotherapeutischen Behandlung der sozialarbeiterischen und sozialtherapeutischen Sicht zur Genesung bedarf. Typische Symptome unserer Patienten wie Misstrauen, Beschädigung des Selbstwertgefühls, Ängste und Depressionen verlangen von den Sozialarbeitern ein verstärktes Einsetzen der Anteile der Sozialarbeit, die das Selbstwertgefühl stärken und Vertrauen herstellen können. Wir können heute sagen, dass bei asylsuchenden Folterüberlebenden die rein beraterische Tätigkeit ohne sozialtherapeutisches Vorgehen nicht möglich ist. Eine Trennung dieser Arbeitsfelder ist nach unserer Erfahrung in einer therapeutischen Einrichtung kontraindiziert.

Im Bereich der psychosozialen Versorgung von Flüchtlingen erweisen sich die klassischen Therapieformen häufig als ungeeignet. Kulturelle Verschiedenheiten, die sich in einer anderen Wahrnehmung von Krankheit und Behandlung ausdrücken können, und die prekäre soziale Situation von Flüchtlingen im deutschen Exil stehen einer psychotherapeutischen Behandlung nicht selten als Barrieren im Weg. Zudem verlangt eine sich ständig verschärfende Asylpolitik der Ausgrenzung und Diskriminierung von Flüchtlingen ein sozialarbeiterisches Handeln, welches die sozialen und psychischen Aspekte eines Problems berücksichtigt. Die aktuellen Lebensbedingungen werden als krankmachend und als die Symptomatik chronifizierend empfunden. Lagerunterbringung, Arbeitsverbot, Einschränkung der Bewegungsfreiheit werden als Demütigung und Diskriminierung empfunden. Nicht selten wird dies als eine Fortführung der Folter erlebt und es kommt zu Retraumatisierungen. Diese stressauslösenden Lebensumstände bestimmen das Leben der Flüchtlinge über Jahre. Hinzu kommt die Erkrankung, die Trauer über verlorene Angehörige, der Verlust der Heimat, der eigenen Sprache, erzwungene Arbeitslosigkeit, Familienkonflikte und Selbstvorwürfe. Geht man davon aus, dass gesunde Menschen „Widerstandsressourcen" (Schwendter 2000, S.33) haben, um gegen Stressoren anzugehen, haben unsere Patienten genau an diesem Punkt ihre Defizite. Der Schutzwall unserer Patienten ist aufgrund ihrer Erkrankung und bedingt durch die Exilsituation durchlässiger. Dauer und Intensität der belastenden Situation führen zu eingeschränkten psychischen Bewältigungsmöglichkeiten. (Schwendter 2000) Unter diesen Bedingungen stagnieren Behandlungen. So können z. B. in der Therapie erlernte Entspannungsübungen in Stresssituationen im Alltag nicht angewandt werden. Die lagerähnliche Unterbringung von Asylbewerbern, die keine Rückzugsmöglichkeiten bietet, verhindert dies. Wird das soziale Umfeld außer acht gelassen, kann die Therapie mit Menschen im Status eines Asylbewerbers zur Farce werden.

Der Grundsatz der Sozialarbeit „Hilfe zur Selbsthilfe", der auch Leitgedanke unserer Arbeit ist, kann aufgrund einer restriktiven Asylpolitik nur sehr eingeschränkt umgesetzt werden. Das Konzept der Hilfe zur Selbsthilfe beinhaltet die Veränderungen der behindernden sozialen Verhältnisse und die Anpassung an bestimmte Situationen gleichermaßen. Ein Asylbewerber kann seine Umwelt kaum gestalten oder verändern. Dies führt zur Stagnation im therapeutischen Prozess. Das Erkennen der Zusammenhänge von Ursache und Wirkung bleibt da fruchtlos, wo es dem Patienten unmöglich ist, selber einzugreifen.

Die formale Bearbeitung des sozialen Problems ist die eine Seite, die Berücksichtigung der damit verbundenen Gefühle die andere. Hier setzen die sozialtherapeutischen Aspekte der Sozialarbeit ein. Die Verbalisierung der Gefühle ist ein erster Schritt, der verhindern soll, dass sie überwältigen und krank machen. Die gemeinsame Suche nach Möglichkeiten, Gefühle zuzulassen und sie auszuleben, steht im Vordergrund. Das Vermitteln von Sicherheit, die Basis im Umgang mit gefolterten Menschen, gestaltet sich als extrem schwierig, da kaum einer unserer Patienten einen gesicherten Aufenthalt hat und sie mit der Angst vor Abschiebung leben müssen. Auch hier wird die Beratung zu aufenthaltsrechtlichen und aufenthaltssichernden Fragen immer auch zur Konfrontation mit den Ängsten unserer

Patienten. Dieser Angst wird mit Aufklärung über die rechtlichen Möglichkeiten und der engen Zusammenarbeit mit Rechtsanwälten begegnet. In der Auseinandersetzung mit den Gefühlen der Patienten muss unterschieden werden, welche Anteile der Angst sich auf reale Bedrohungen beziehen oder vergangene Ursachen haben.

Mit der Beratung als dem zentralen Mittel zur Problemlösung ist die Sozialarbeit hier an ihren Grenzen. Die Lösung sozialer Probleme in der Betreuung psychisch oder auch physisch kranker Menschen reicht zur Genesung nicht aus. Die Berücksichtigung psychischer Konflikte, welche durch das soziale Umfeld bedingt oder verstärkt werden können, ist notwendig. Die Loslösung des sozialen Problems aus dem Gesamtzusammenhang ist genauso wenig hilfreich, wie die in der Psychotherapie häufige Tendenz der alleinigen Orientierung am Symptom. Das Thematisieren der Menschenrechtsverletzungen in unserem Land, deren Zeuge gerade wir Sozialarbeiter sind, öffnet häufig die Tür zur therapeutischen Arbeit. Nehmen wir das soziale Elend unserer Patienten ernst und benennen Ungerechtigkeiten als solche, schafft das eine Atmosphäre von Verständnis und Vertrauen, die Grundvoraussetzung, um sich der traumatischen Erfahrung nähern zu können.

Um unser methodisches Vorgehen in der Sozialarbeit im BZFO zu erläutern, greifen wir auf den Begriff der Sozialtherapie zurück. In Deutschland spricht man von Sozialtherapie in den Arbeitsfeldern der Psychiatrie, Krankenhaussozialarbeit, Geriatrie, der Begleitung psychisch kranker Menschen, im Rahmen der Familientherapie, Suchthilfe, Gefängnissozialarbeit u.ä.. In der Flüchtlingssozialarbeit und speziell der Sozialarbeit mit traumatisierten Flüchtlingen findet der Begriff der Sozialtherapie erstaunlicherweise kaum Beachtung. Dabei verlangt gerade dieses Feld der Sozialarbeit sozialtherapeutische Kompetenzen. Flüchtlinge unterliegen „häufig einem Dreifach-Trauma", dem Trauma der Gewalterfahrung durch Folter, Krieg o.ä., der Flucht und des Exils (Mohr 1998, S. 15) und haben ein höheres Erkrankungsrisiko als andere Bevölkerungsgruppen. Verschärft wird diese Situation durch eine gesetzlich eingeschränkte medizinische Versorgung, die eine psychologische Behandlung nur in Einzelfällen zulässt. Hinzu kommen Sprachbarrieren, die es schwierig machen, Beschwerden differenziert darzustellen. Liegt zusätzlich eine Traumatisierung durch Folter oder Krieg vor, bedarf es einer therapeutischen Ausrichtung der Sozialarbeit: „Soziale Therapie ist eine besondere Form der Wahrnehmungsdiagnose, Behandlung und Erforschung des psychosozialen Leidens von Einzelnen, Familien und Gruppen. Der Begriff Soziale Therapie bedeutet, dass dieses Leiden nicht aus den sozialen Bezügen, in denen es entstanden ist, herausgelöst und einer isolierten Behandlung zugeführt wird, sondern, dass das therapeutische Handeln in doppelter Perspektive sowohl an den sozialen wie an den psychischen Konflikten ansetzt. Soziale Therapie wendet sich primär dem Elend sozial vernachlässigter Bevölkerungsgruppen zu, die bisher in den konventionellen, meist individual-therapeutischen Angeboten zu kurz gekommen sind" (Schwendter 2000, S. 8).

Die Diagnostik der Sozialtherapie unterscheidet sich insofern von medizinischer und psychotherapeutischer Diagnostik, als ihr Blickwinkel nicht auf das Symptom beschränkt ist, sondern vorrangig die Ressourcen sucht. Dieses Vorgehen bezieht sozioökonomische und individuelle Vorraussetzungen ein. Das eröffnet die Möglichkeit, nicht nur die durch Folter verursachte Symptomatik, sondern auch die Beeinflussung durch gesellschaftliche Strukturen und Systeme wie Familie, politische Parteien etc. zu erkennen. Die Notwendigkeit ergibt sich, da die Folgen der Traumatisierung häufig von sozialen Problemen im Exil überlagert werden. Der Gruppendruck in politischen Parteien kann ein Akzeptieren der eigenen Beschädigungen verhindern und so die Heilungschancen mindern. Die Ziele sozialtherapeutischen Handelns, Selbstverwirklichung des Hilfesuchenden im Sinne von Lebensfreude, eigener Lebensgestaltung und die Wiederherstellung von Selbstachtung, sind nur bedingt zu erreichen. Das Leben in einem Klima von Missachtung und Ablehnung welches nicht zuletzt durch staatliche Gesetzgebung legitimiert wird, ist verheerend gerade bei Menschen mit einem beschädigten Selbstwertgefühl.

Sozialtherapie erfordert die gleichen Rahmenbedingungen wie andere (psycho-) therapeutische Verfahren und medizinische Behandlungen. Ein Unterschied zur Flüchtlingsberatungsstelle ist, dass Gesprächstermine vereinbart und keine Sprechzeiten angeboten werden. Die Beratung findet somit ohne Zeitdruck statt und lässt ausreichend Raum zur Beziehungsbildung. Der geschützte Raum und das Setting, in dem die Gespräche stattfinden, sind dabei von großer Bedeutung. Entscheidend ist die Person der Dolmetscherin, die Sitzanordnung im Beratungszimmer, die Zuverlässigkeit des Sozialarbeiters und die Kontinuität dieser Arbeitsbedingungen. Wartezeiten sollten vermieden werden, da Flüchtlinge allzu oft als Bittsteller bei Behörden lange Wartezeiten in Kauf nehmen müssen und dies häufig als demütigend empfinden.

Ausgangspunkt der eklektischen Herangehensweise der Sozialtherapie ist das Problem und die Person in der spezifischen Situation, nicht ein spezielles therapeutisches Verfahren. Die Kombination und gegebenenfalls Abwandlung verschiedener therapeutischer Methoden kann Defizite der psychotherapeutischen Angebote ausgleichen. Mit der Sozialtherapie können auch Menschen erreicht werden, die als nicht „psychotherapiefähig" bezeichnet werden.

Es muss betont werden, dass es bei diesem methodischen Vorgehen nicht um die einfache Übernahme vorhandener therapeutischer Konzepte geht. Der systemische Ansatz, eine realitätsbezogene Bearbeitung der individuellen Konflikte, die gleichberechtigte Einbeziehung sowohl psychischer als auch sozialer Prozesse und die Orientierung an den Ressourcen der Klienten zeichnen ein sozialtherapeutisches Handeln aus. Sozialtherapie ist zwar primär auf die Erschließung von Ressourcen ausgerichtet, muss aber gerade bei Folterüberlebenden den psychischen Konflikten und individuellen Belastungen breiten Raum geben. Themen wie Scham, Grenzverletzungen, Verrat, Verlust, Trauer sind zwar auch im gesellschaftlichen Kontext zu sehen, haben aber eine sehr individuelle Komponente. Beim klientenzentrierten Gespräch steht die Beziehung zwischen Sozialarbeiter und Patient im Mittelpunkt. Traumatisierung durch Folter bedeutet immer auch eine Beschädigung der Beziehungsfähigkeit eines Menschen. Deshalb steht in der Sozialtherapie immer die Beziehungsarbeit im Vordergrund. Das Angebot der Beziehung durch den Sozialtherapeuten ist wichtigster Bestandteil im professionellen Handeln. Eine tragfähige Beziehung kann dem durch die Traumatisierung generalisierten Misstrauen eine positive Erfahrung entgegensetzen. Die positive Ausgestaltung der Beziehung zwischen Sozialtherapeutin und Patient bietet dem Patienten die Chance, diese Erfahrung auf andere Beziehungen zu übertragen. Die

Beziehung als Mittelpunkt sozialtherapeutischer Interventionen gestalten wir dialogisch. Vorraussetzung ist die Annahme eines gleichberechtigten Gegenübers, mit dem wir in einen Dialog treten.

Folterüberlebende sind in ihrer Kommunikationsfähigkeit nicht selten beeinträchtigt. Die Verbalisierung und Differenzierung von Gefühlen muss in vielen Fällen (wieder) erlernt werden. Die Wiederherstellung der Kommunikationsfähigkeit hat einen gravierenden Einfluss auf das System der Familie und das gesamte soziale Umfeld, in dem ein Patient lebt. Dies hat eine besondere Bedeutung vor dem Hintergrund, dass auch das Umfeld und vor allem Familienangehörige von Folterüberlebenden Gefahr laufen, sekundär traumatisiert zu werden. David Becker berichtet aus seiner Arbeit mit Folterüberlebenden der Pinochet-Diktatur: „In allen mir bekannt gewordenen Fällen führt das Erlittene zu einer schweren Störung des familiären Kommunikationssystems, wobei es meistens bei allen Familienmitgliedern zu Symptombildungen kommt, vor allem bei den Ehepartnern. Deshalb ist es mehr als gerechtfertigt, wenn wir alle näheren Familienangehörigen als Opfer der Folter begreifen." (Becker 1992, S. 83)

In der Sozialarbeit mit traumatisierten Flüchtlingen muss deshalb die systemische Perspektive die klientenzentrierte Methode ergänzen. Systemische Sozialarbeit richtet den Blick auf den Einzelnen und auf das System, in dem er lebt. Teile des Systems werden zur Problemlösung miteinbezogen und genutzt. Die Orientierung an den Ressourcen und nicht an den Defiziten eines Klienten ist dabei zentral. Die Ressourcenarbeit und umfasst die Erschließung „äußerer" und „innerer" Ressourcen. Wir arbeiten hier mit sozialpädagogischen Rollenspielen, Methoden des klientenzentrierten Gesprächs oder dem „Sozialen Atom". Bei den ersten Begegnungen mit einem Patienten versuchen wir seine Einbindung in ein soziales System zu erfassen: In welchen sozialen Gruppierungen bewegt er sich? Gibt es Familie, politische Gruppen, Parteien, Landsleute, eine Zugehörigkeit zu einer Religionsgemeinschaft? Wo gibt es Abhängigkeiten, Stärken, Bezugspersonen? Ist die Familie in Deutschland, wie geht es ihr? Gibt es Spannungen zwischen den Eheleuten, Verhaltensauffälligkeiten der Kinder? Wenn ja, wo können die Ursachen dafür sein? Inwiefern wird die psychische Verfassung des Patienten dadurch beeinträchtigt? Wie kommunizieren die Familienmitglieder? Was ist im Leben des Patienten von Bedeutung?

Eine Methode, um das soziale Umfeld unserer Patienten, welches von Beziehungen geprägt ist und beeinflusst wird, erkennen zu können, ist das *„Soziale Atom"*. Dies ist ein Verfahren aus dem Psychodrama und wurde von meinem Kollegen Frank Merkord für die Bedürfnisse und Erfordernisse unseres speziellen Klientels modifiziert. Es kann auch als eine erweiterte Form der Familienaufstellung begriffen werden: Die Patienten stellen *alles*, was in ihrem Leben eine emotionale Bedeutung hat, auf einem „Spielplan" dar. Nicht nur die Beziehung zu anderen Menschen, sondern auch die Beziehung zu Behörden, politischen Gruppen etc. ist dabei von großer Bedeutung. Hobbys wie Musik, Lesen, Sport finden genauso Platz wie Ängste, Albträume und Schmerzen. Alles, was der Patient darstellen möchte, wird als „Figur" mit Klötzen auf dem Spielplan abgebildet und in das Verhältnis zur eigenen Person gesetzt. Dabei wird nach Intensität der Bindung und Größe der Bedeutung unterschieden. Dieses Verfahren ist als diagnostisches Mittel einsetzbar und ermöglicht, ein umfassendes Bild von unseren Patienten zu bekommen. Die Patienten neigen häufig dazu, uns nur jene Seite ihrer Persönlichkeit zu zeigen, die mit Schmerzen, Krankheit und Leid besetzt ist. Auch uns fällt es oft schwer, die anderen Aspekte der Patienten, ihre Stärken, ihre Freude wahrzunehmen. Die Präsentation des Leids durch die Patienten selbst verführt dazu, den Blick zu sehr und ausschließlich auf die Beschädigung zu richten. Das Verfahren zeigt uns Facetten der Persönlichkeit, die häufig übersehen werden. Das „Soziale Atom" eignet sich gut zur Ressourcenarbeit und gibt neben den Patienten auch uns Entlastung. Die Erkenntnis, das es andere Menschen und innere Stärken gibt, auf die der Patient zurückgreifen kann, ist auch als Burn-Out-Prophylaxe unsererseits zu sehen. Die Darstellung des Patienten von sich als sozialem Atom kann zu einem späteren Zeitpunkt wieder in die Behandlung einbezogen werden. So können Veränderungen, Stagnationen, Regelmäßigkeiten erkannt und in der weiteren Therapie genutzt werden.

Die gemeinsame Suche nach inneren Ressourcen und Ursachen von Störungen setzt Kreativität und Überlebensstrategien bei den Klienten voraus. Die inneren Ressourcen können Musik als Ventil für Emotionen, die Erkenntnis eines erleichternden Gesprächs, beruhigende Spaziergänge, Humor, die Fähigkeit zu reflektieren etc. sein. Eine Überschneidung sogenannter innerer und äußerer Ressourcen liegt auf der Hand. Die Ressourcenorientierung hat den Aspekt der Vermeidung von Festschreibungen. Das Fokussieren auf Defizite führt zur Stigmatisierung zum „Folteropfer", ohne zu berücksichtigen, dass der jeweilige Patient ein Überlebender der Folter ist und somit zwangsläufig einen Fundus von Stärken inne hat.

Fallbeispiel zur Darstellung des Verfahrens: Eine Kurdin, 19 Jahre, Asylbewerberin, Eltern und Geschwister leben gemeinsam mir ihr in Deutschland, kommt seit einem Monat wöchentlich zu mir. Sie wirkt antriebsarm, lustlos und klagt über diffuse Schmerzen am ganzen Körper. In ihrem Leben sei alles dunkel, sie empfinde keine Freude mehr nach dem, was ihr als Frau angetan wurde. So lange ihr Volk leide, könne es ihr nicht gut gehen. Ihre ganze Familie sei krank und alle hätten große Angst davor, in die Türkei zurück zu müssen. Sie habe keine Hoffnungen und Träume mehr. Es schien unmöglich, Ressourcen in ihrem Leben zu finden und ich teile ihr meine Einschätzung mit. Gleichzeitig bitte ich sie, zu meinem besseren Verständnis ihrer Probleme ihr soziales Atom zu legen. Etwas widerwillig lässt sie sich darauf ein. Sie wählt Klötze für ihre Familie und legt sie wie einen Kreis eng um ihren Klotz herum: Ihre Familie würde sie schützen, bei ihnen fühle sie sich aufgehoben. Für ihre Schmerzen wählt sie einen großen Klotz, mit dem sie fast ihren eigenen überdeckt: Sie fühle sich erdrückt von den Schmerzen. Ein gleich großer Klotz, der ihr ähnlich nah wie ihre Familie steht, soll ihren Glauben darstellen: Wenn es ihr besonders schlecht ginge, würde sie mit Allah sprechen und beten. Sie würde dann innerlich ruhiger werden. Spontan fällt ihr ein Traum ein, der während ihrer Inhaftierung eine große Bedeutung für sie hatte: Der Scheich (ein Geistlicher) ihres Dorfes ist während der Folter in das Verhörzimmer gekommen und hat dem Folterer mit einem langen Stock gedroht, worauf dieser von ihr abgelassen hat. Zum Schluss wählte sie einen kleinen Klotz, den sie an den äußersten Rand des Spielplans legte. Er sollte die Hoffnung darstellen in Deutschland bleiben und eine Schule besuchen zu können. Innerhalb kürzester Zeit, wir benötigten ca. drei Zeitstunden zur Fertigstellung des sozialen Atoms, hatten wir eine Fülle von Informationen, mit denen wir in der Folgezeit arbeiten konnten: der

Glaube und die Familie als Ressource, die sie fast erdrückenden Schmerzen und ein kleiner Rest Hoffnung auf eine Wendung in ihrem Leben. Bezeichnenderweise hatte sie Fragen nach Zielen und Hoffnungen und einem Halt in ihrem Leben bisher verneint. Bei der Darstellung ihres sozialen Atoms fanden sie ganz automatisch ihren Platz.

Bisher habe ich die *Beratung* der Sozialtherapie gegenüber gestellt. Beratung im Sinne reiner Informationsvermittlung ist sicherlich keine Intervention, die sozialtherapeutisches Handeln auszeichnet. Informationsvermittlung kann allerdings Effekte wie die Stärkung von Selbstbewusstsein und Selbständigkeit haben, die wiederum in ihrem Ergebnis der Sozialtherapie zuzuordnen sind. Beratung ist insofern ein klassisches Mittel der Sozialtherapie, aber ebenso ein Mittel, dessen sich alle sozialen Berufe bedienen (Schwendter 2000).

Die Erschließung äußerer Ressourcen bemüht vorrangig die beraterischen Anteile der Sozialarbeit. Das Aufklären über und vermitteln von Möglichkeiten zu einer verbesserten Lebensgestaltung und somit einer Erhöhung der Lebensqualität ist ein Teil. Beispiele sind das Vermitteln von Sprachkursen, von sozialhilferechtlichen Leistungen, therapeutischen Angeboten, von verbesserten Wohnbedingungen, außerfamiliärer Kinderbetreuung zur Entlastung u.ä. Äußere Ressourcen können auch das System der Familie oder Freunde sein. Auf der anderen Seite geht es um das Offenlegen persönlicher Ressourcen, die es beispielsweise ermöglichen, die Kinderbetreuung selber zu organisieren oder den Konflikt mit der Sachbearbeiterin der Ausländerbehörde auszutragen. Zum Teil sind sie vorhanden und müssen nur bewusst gemacht werden oder sie müssen neu erlernt werden. Der Grundsatz „den Klienten dort abzuholen wo er steht" ist von besonderer Bedeutung. Jeder Rat verliert seine Wirkung, wenn es dem Klienten aufgrund seiner sozialen Umgebung, seines kulturellen Hintergrunds oder seiner psychischen Verfassung nicht möglich ist, den Rat umzusetzen. Einem jungen Mädchen aus streng konservativem, islamischem Elternhaus zu raten, Familienkonflikten aus dem Weg zu gehen, indem es viel Zeit außerhalb der Wohnung, in Gesellschaft gleichaltriger Jugendlicher verbringt, ist aus mindestens zweierlei Gründen wohl fruchtlos: Das Mädchen hat als Asylbewerberin nicht die finanziellen Möglichkeiten für Freizeitaktivitäten, und mit großer Wahrscheinlichkeit verbieten die Eltern eine häufige Abwesenheit der Tochter. Sinnvoller wäre hier das Angebot regelmäßiger entlastender Gespräche, die auch eine räumliche Distanzierung von der Familie ermöglichen. Dabei können neue Kommunikations- und Verhaltensmuster in Konfliktsituationen erlernt werden. Dies könnte in Form von sozialpädagogischen Rollenspielen erfolgen. Zu einem späteren Zeitpunkt könnten die Eltern in die Arbeit miteinbezogen werden.

Ein spezifisches Feld der Sozialarbeit, unerlässlich in der Arbeit mit Menschen mit einer komplexen Problemlage, ist das *Case Management.* Diese Methode ist vielseitig einsetzbar, in Kombination mit anderen Interventionsformen oder auch als diagnostisches Verfahren. Sie ist Vorraussetzung für weiteres Handeln und nicht zuletzt zur Ermittlung vorhandener Ressourcen geeignet. Das Verfahren eignet sich in unserer Einrichtung besonders bei der Aufnahme neuer Patienten. Auch bei Kriseninterventionen, die in den meisten Fällen ein interdisziplinäres Vorgehen fordern, ist das Case Management hilfreich: Zur Lösung der einzelnen Probleme müssen die Zuständigkeiten ermittelt und die vordringlichsten Interventionen erkannt werden. Eine Anhäufung sich gegenseitig bedingender Probleme bedarf einer Differenzierung und Klärung, was an sozialer, (psycho-)therapeutischer und medizinischer Versorgung gebraucht wird. Die Auswahl der Hilfsangebote richtet sich dabei nach der Lebenssituation des Hilfesuchenden. Wir gehen davon aus, dass unsere Patienten über eigene Kompetenzen verfügen und ihre Probleme zumindest teilweise lösen können und geben dabei Hilfestellung bzw. er- und vermitteln professionelle Hilfe. Unseren Arbeitsprozess können wir in den verschiedenen Arbeitschritten darstellen: 1. Einschätzung (Diagnose), 2. Planung, 3. Intervention, 4. Kontrolle, Überwachung, 5. Bewertung, Auswertung (Wendt, 1995, S. 25f). Die Beziehungsbildung ist die Grundlage für die Diagnose. Die Diagnose erfordert in der Regel mehrere Gesprächsstunden. Die Anzahl ist abhängig von der psychischen und physischen Verfassung des Patienten und von der Fähigkeit der Sozialarbeiterin und des Patienten, eine vertrauensvolle Beziehung aufzubauen. Die Fähigkeiten des Patienten, sich und seine Probleme darzustellen, und nicht zuletzt die Komplexität der Probleme spielen eine große Rolle.

Die Planung des weiteren Vorgehens sollte so weit wie möglich mit dem Patienten gemeinsam gestaltet werden. Alle geplanten Interventionen sollten offengelegt und nur mit Einverständnis des Patienten durchgeführt werden. Bei der eigentlichen Intervention liegt der Schwerpunkt auf einem gemeinsamen Handeln mit dem Patienten. Neben der Einbeziehung anderer sozialer Institutionen, Beratungsstellen, Psychologen, Rechtsanwälten etc. muss immer wieder geprüft werden, wo der Patient eigene Kompetenzen einbringen kann. Das ist äußerst schwierig bei sozialen Problemen mit administrativen Hintergrund. Hier sind oft auch den Helfern die Hände gebunden. Trotzdem kann die persönliche Abgabe eines Antrags an die Sachbearbeiterin im Sozialamt dem Patienten die Erfahrung einer konfliktfreien Begegnung oder selbstständigen Konfliktlösung ermöglichen. Auch minimale Handlungsmöglichkeiten der Patienten müssen als solche erkannt und genutzt werden.

Die Problembewältigung umfasst meist einen längeren Zeitraum und muss während dieser Zeit kontrolliert werden. Kernaufgabe des Case Managers ist es, zur Lösung der verschiedensten Probleme unterschiedliche Stellen und/oder unterschiedliche Professionen heranzuziehen. Dabei obliegt ihm die Aufgabe, im Kontakt mit den jeweiligen Helfern zu bleiben und im Verlaufsgespräch mit dem Patienten alle Teilbereiche wieder zusammen zu führen und ihre Effektivität zu kontrollieren. Der letzte Schritt ist die Aus- und Bewertung der Intervention. Neben der Bewertung der einzelnen Hilfestellungen und ihren Ergebnissen stehen die für den Patienten neuen Erfahrungen im Mittelpunkt der Auswertung. In Zukunft sollen sie zur Bewältigung neu auftretender Probleme in Selbsthilfe aktiviert werden können.

Nicht zu verwechseln mit dem Case Management ist das *Sozialmanagement.* Als Sozialmanager koordinieren und steuern wir Informationen und vermitteln Kompetenzen innerhalb unserer Einrichtung, die fachfremde Kollegen und Kolleginnen befähigen sollen, soziale Probleme unserer Patienten zu lösen (Wendt 1995). Dies erfordern die fehlenden Kapazitäten in der Sozialarbeit und die Notwendigkeit einer ganzheitlichen Herangehensweise.

Im Hinblick auf sich häufig wiederholende Probleme ergibt sich die Frage, wie man präventiv arbeiten kann. *Prävention* als Intervention sozialer Therapie ist die

Schaffung von lebensfreundlichen Rahmenbedingungen. Prävention setzt die Möglichkeit der Einflussnahme auf gesellschaftliche und politische Gegebenheiten voraus. In der Sozialarbeit ist dieser Einfluss allerdings nur sehr begrenzt vorhanden. Ein Beispiel für präventives Vorgehen in unserer Arbeit ist der jahrelange Kampf mit dem für Asylbewerber zuständigen Landessozialamt um ermäßigte Monatsmarken zur Benutzung der öffentlichen Verkehrsmittel. Letztendlich wurde er vor dem Oberverwaltungsgericht entschieden. Hintergrund ist die Abschaffung der besagten Monatsmarken für Asylbewerber und andere Flüchtlinge. Bei einem monatlichen Taschengeld von 80 DM sind U-Bahn-Karten unerschwinglich. Dies macht eine Teilhabe am gesellschaftlichen Leben in einer Großstadt wie Berlin praktisch unmöglich. Nun führt die fehlende Möglichkeit der Benutzung von öffentlichen Verkehrsmitteln nicht nur zu einer weiteren Isolierung der Menschen, sondern macht es ihnen auch unmöglich, eine Behandlungseinrichtung wie die unsere aufzusuchen. Das Oberverwaltungsgericht stimmte unserer Begründung für eine Vergabe der Monatsmarken an unsere Patienten zu. Die kleine Gruppe der Flüchtlinge, die sich in unserer Behandlung befindet, hat nun Zugang zu öffentlichen Verkehrsmitteln. Meist müssen sich jedoch die präventiven Anteile unseres Handelns auf die Aktivierung vorhandener Ressourcen und auf das Erlernen neuer Verhaltensmuster beschränken.

Dabei ist *die Stärkung von Selbstbewusstsein und Copingstrategien* wesentlich. Die Stärkung des Selbstbewusstseins, der Selbstachtung, das (Wieder-)Erkennen eigener Grenzen, das Verhindern von Grenzüberschreitungen und die Kontrolle über eigene Reaktionen sind psychische Ressourcen, die es wiederherzustellen gilt. Die Gesprächssituation in einer Atmosphäre des Vertrauens, mit einem empathischen, verstehenden Gegenüber ermöglicht die Auseinandersetzung mit den Ursachen von Missachtung der eigenen Person und lässt die Anerkennung positiver Persönlichkeitsanteile zu. Daraus können dann Strategien für die Bewältigung bzw. Vermeidung von Krisen entwickelt werden. In Rollenspielen können Grenzsetzungen geübt werden, die genutzt werden können, um kritische Situationen zu beeinflussen. Die meisten unserer Patienten haben bereits Copingstrategien entwickelt, die ihnen helfen, im Alltag zu bestehen. Ein sensibler Umgang mit diesen Überlebensstrategien ist wichtig. Vielen Patienten haben sie über Jahre geholfen, mit den traumatischen Erlebnissen zu leben. Man muss unterscheiden, inwieweit Copingstrategien überlebensnotwendig sind und zur Stabilisierung beitragen oder als Vermeidung die Bearbeitung des Traumas behindern.

Eine weitere wichtige Funktion des Sozialarbeiters/-therapeuten ist die des Vermittlers zwischen den Kulturen. Die Unterschiede und Gemeinsamkeiten im Vergleich zum eigenen kulturellen Hintergrund müssen deutlich gemacht werden, gerade bei der Bemühung um eine *Integration* der Patienten in unsere Gesellschaft. Eine Veränderung und auch Erweiterung des Blickwinkels ist für das Zurechtkommen in der neuen Gesellschaft Vorraussetzung. Es geht nicht um eine bedingungslose Anpassung und Selbstaufgabe, was wieder zu neuen psychischen Störungen führen würde. Ziel ist eine Verbesserung der Lebensgestaltung. Das Annehmen des Exils als Lebensmittelpunkt, nicht nur als vorübergehende Station auf dem Weg zurück in die Heimat, ist ein Ziel sozialtherapeutischen Vorgehens.

Häufig sind wir die einzigen intensiveren Kontakte zu Einheimischen im Exilland. Unsere Aufgabe ist zum einen, Integrationsfähigkeit herzustellen und zum anderen, Hilfestellung bei der Integration in die neue Gesellschaft geben. Die Mehrzahl unserer Patienten befindet sich über Jahre in einer äußerst unsicheren Aufenthaltssituation. Die Angst vor einer Abschiebung bestimmt häufig den Alltag. Es kann eine Form des Selbstschutzes sein, sich der neuen Gesellschaft zu verweigern und sich innerhalb einer Gruppe von Landsleuten oder innerhalb der Familie zu isolieren. Zu dieser Haltung führt die alltägliche Demütigung im Exil und der fehlende Sinn, die Sprache zu lernen, wenn man doch wieder gehen muss. Weitaus häufiger sind jedoch die Patienten am Leben und Miteinander in der neuen Heimat interessiert, allen Hindernissen und Ablehnungen zum Trotz. Das Arbeiten mit dieser Gruppe ist nicht unbedingt leichter, da Integrationsbereitschaft nicht mit Integrationsfähigkeit gleichzusetzen ist. Verhaltensweisen wie z.B. übersteigertes Misstrauen, die in anderen Situationen lebenswichtig waren, behindern jetzt das Weiterleben. Integrative Angebote sind eng begrenzt für Asylbewerber, die per Gesetz in die Isolation getrieben werden. Das Gespräch kann zum Austausch zwischen den verschiedenen Kulturen werden. Der Vergleich der verschiedenen Lebenswelten kann zu mehr Verständnis auf beiden Seiten führen und die Integration fördern, die bekanntlich auch die Integrationsbereitschaft der Gesellschaft fordert, in die es sich zu integrieren gilt.

So obliegt der Sozialarbeiterin neben der Aufklärung der Klienten über die deutsche Gesellschaft auch die Aufklärung derselben über die Hinzugekommenen. D.h. ein Bestandteil unserer Arbeit die ist *Öffentlichkeitsarbeit.* Die Sensibilisierung der politischen Ebene, die Ausländer allzu häufig, wie die jüngsten Diskussionen zeigen, nach dem Kosten-Nutzen-Faktor beurteilt, trägt nicht zuletzt zur Erhöhung der Lebensqualität der Menschen bei. Diesbezüglich hat die Herstellung von Netzwerken eine große Bedeutung. Neben der effektiveren Versorgung der Flüchtlinge durch ein Netz verschiedenster Beratungsstellen, Behandlungszentren und anderer Institutionen im Bereich der Menschenrechtsarbeit hat eine gemeinsame Lobbyarbeit mehr Gewicht als der Kampf im einzelnen. Die Teilnahme an regelmäßigen Treffen und Arbeitsgruppen der verschiedensten Einrichtungen ist unentbehrlich für unsere Arbeit. Übergeordnetes Ziel der Sozialarbeit ist die Veränderung sozialer Strukturen. Somit ist Sozialarbeit und Sozialtherapie immer auch politische Arbeit, da die Solidarität mit den Klienten die Herbeiführung einer sozialen Gerechtigkeit erfordert.

Das Wissen um gesellschaftliche Zusammenhänge ist immer auch die Chance zum eigenständigen Handeln. Diese Haltung prägt das sozialtherapeutische Handeln. Bei allen Interventionen steht nicht das Ergebnis im Mittelpunkt des Interesses, sondern der Prozess der uns – im besten Fall – zum Ergebnis führt. Das Erkennen alternativer Verhaltensmöglichkeiten, zusätzliche Informationen, die Erfahrung einer positiven Beziehung, das Erlernen neuer Kommunikationsmuster können „Begleiterscheinungen" eines Arbeitsprozesses sein, die zukunftsorientiert für den Patienten von großem Gewinn sind. Zudem sind soziale Systeme nie statisch und einmal formulierte Ziele können sich während des Arbeitsprozesses ändern. Dies gilt vor allem für die Arbeit an psychischen Störungen und Konflikten.

Die Sozialarbeit unterliegt dem sogenannten „doppelten Mandat", d.h. dass wir sowohl den Ansprüchen des Klientels als auch der Gesellschaft gerecht werden sollen. Nicht selten widersprechen sich die Erwartungen. In unserem speziellen Fall ist eine weitere Schwierigkeit, dass der gesellschaftliche Auftrag eine „Doppelbotschaft" enthält. Ausgedrückt durch finanzielle Zuwendungen und anerkennende Worte bekommen wir die Botschaft, dass unsere Arbeit gewollt und wichtig ist (auch Deutschland hat sich der Rehabilitation von Folteropfern verpflichtet). Bedingt durch gesetzliche Einschränkungen können wir den gesellschaftlichen Auftrag in der alltäglichen Arbeit aber nur sehr begrenzt erfüllen. Die Vermutung liegt nahe, dass zwischen dem offiziellen Auftrag durch den Gesetzgeber und der eigentlichen Intention desselben eine Differenz besteht, innerhalb der wir agieren müssen. Wir haben also nicht nur mit den unterschiedlichen Zielen von Klient und Gesellschaft umzugehen, sondern auch mit der doppelten Botschaft der politischen Ebene.

Die geringe Selbstbestimmung in der Sozialarbeit und die Konfrontation mit den Menschenrechtsverletzungen in der Bundesrepublik Deutschland macht den größten Teil der Belastungen der Arbeit im BZFO aus. Die Anforderung, einer deklassierenden, auf Abschreckung zielenden Gesetzgebung und rassistischen Tendenzen in der deutschen Gesellschaft etwas entgegenzusetzen, führt nicht selten zu Gefühlen von Ohnmacht und erfordert eine hohe Belastbarkeit der Sozialarbeiter.

Literatur

Becker D (1992) Ohne Hass keine Versöhnung. Kore, Freiburg

Schwendter R (2000) Einführung in die Soziale Therapie. dgvt, Tübingen

Wendt WR (Hrsg.) (1995) Unterstützung fallweise – Case Managment in der Sozialarbeit. Lambertus, Freiburg i. Br.

Mohr M (1998) Traumatisierte Flüchtlinge und Bürgerkriegsflüchtlinge in Deutschland. ZDWF, Siegburg

Heilung durch Begegnung
Systemische Familientherapie mit Folterüberlebenden

Salah Ahmad, Wiltrud Müller Schöll

Dieser Beitrag will versuchen, zu beschreiben, welche Erfahrungen wir im Behandlungszentrum mit der systemischen Familientherapie bei traumatisierten Flüchtlingsfamilien, die in unserem Fall aus Bosnien und Kurdistan stammen, in den letzten Jahren gemacht haben. Die Literatur über die Auswirkung von Folter und Verfolgung auf das Familienleben bezieht sich hauptsächlich auf die Forschungen und die therapeutische Arbeit mit Holocaust-Überlebenden sowie politisch Verfolgten und ihren Angehörigen in Chile. Wir haben seit der Einführung dieser Therapiemethode 1999 beobachtet, dass unsere Patienten erstaunlich gut auf diesen Therapieansatz reagieren. Die Frage ist nun, wie die traumatischen Erfahrungen, die eines oder mehrere Familienmitglieder vielleicht über längere Zeit gemacht haben, von dem System aufgenommen und gegebenenfalls integriert werden. Wir wollen des weiteren aufzeigen, welche Methoden und Möglichkeiten im systemischen Verständnis existieren, um die Familien in diesem schwierigem Prozess zu unterstützen.

Zweifelsohne wird auch das stabilste Familiensystem durch traumatisierende Erfahrungen aus dem Gleichgewicht gebracht. Die bisherigen Kommunikationsstrukturen sind in vielen Fällen außer Kraft gesetzt, Sprachlosigkeit beherrscht den Umgang miteinander, Ängste und Unsicherheiten bezüglich weiterer Verfolgung und ungewisser Zukunft breiten sich aus und verhärten das Schweigen. Die Folterer haben somit eines ihrer Ziele erreicht, indem sie nicht nur die Persönlichkeit des einzelnen zerstört haben, sondern auch seine nächste Umgebung, das System, in dem er sich wohlgefühlt hat, in Mitleidenschaft gezogen und nachhaltig aus dem Gleichgewicht gebracht haben. Doch auch, wenn es die Familie schafft – meistens gelingt dies nicht gemeinsam – nach Deutschland zu fliehen, trägt dies nicht per se zu ihrer Stabilisierung bei.

Nach systemischem Verständnis entwickelt bei „drohendem Gleichgewichtsverlust" ein Mitglied der Familie ein Symptom, um die Balance zu erhalten. Reicht das systemische Verständnis vom Symptomträger und seiner Funktion aus, wenn mehrere Familienmitglieder traumatisierende Foltererfahrungen erlitten haben und die gesamte Familie primär und sekundär davon betroffen ist, dazu auch noch der Aufenthalt ungesichert ist und die gegenwärtige Situation als aussichtslos erlebt wird?

Die beinahe unerfüllbaren Aufgaben, mit denen traumatisierte Flüchtlingsfamilien in ihrer Position der doppelten Machtlosigkeit als Flüchtlinge und als Opfer von Folter konfrontiert sind beschreibt Bala (2001) in „Mother doesn't laugh anymore" wie folgt: Sie sind einerseits damit beschäftigt, ihren Alltag wieder neu zu organisieren, Aufgaben und Rollen neu zu verteilen, andrerseits aber auch mit der Bewältigung der Vergangenheit und der Entwicklung neuer Perspektiven für die Zukunft. Sie beobachtete Verhaltensmuster, die positiv auf den Umgang mit der

Traumatisierung und dem Leben im Exil wirken. Diese ähneln den Kriterien, die Virginia Satir für offene, nährende Familiensysteme aufgestellt hat: direkte Kommunikation, entwicklungsfördernder Umgang miteinander, offene, situationsgemäße Regeln und konstruktives Zusammenleben (Satir 1990). Parallel dazu bestehen für den dysfunktionalen Umgang mit Traumatisierung und Exil nach Bala (2001) zwei verschiedene Wege, die sie als Annäherung und Entfremdung bezeichnet. Im ersten Fall verschließen sich die Familien gegenüber der Umwelt, entwickeln großes Misstrauen gegenüber nicht zur Familie gehörenden Menschen und neigen zu überfürsorglichem Verhalten gegenüber demjenigen Familienmitglied, das als das größte Opfer angesehen wird. Im Fall der Entfremdung ziehen sich die einzelnen Familienmitglieder voneinander zurück, vermeiden es über die traumatischen Erlebnisse zu sprechen und versuchen, alleine mit der Vergangenheit und der Gegenwart umzugehen. Dies passiert besonders häufig dann, wenn die einzelnen Familienmitglieder nicht die gleichen Erfahrungen gemacht haben und längere Zeit getrennt waren (Bala 2001).

Auch diese beiden Reaktionsformen lassen sich mit den Kriterien, die Satir (1990) für die Kommunikation in geschlossenen Systemen entwickelt hat, in Verbindung setzen: Diese beschreibt sie als „indirekt, unklar und entwicklungshemmend", außerdem existierten in diesen Familien starre Regeln, die nicht offen ausgesprochen werden. Schon die „Mutter der Familientherapie" hat also mit Begriffen gearbeitet, die auch mit Familien aus einem ganz anderem kulturellem Kontext Anwendung finden und sich in der Arbeit mit traumatisierten Flüchtlingsfamilien verwenden lassen.

Die Therapie beginnt mit der Formulierung verschiedener Hypothesen darüber, wie und wozu die Familie sich gerade an diese therapeutische Institution wendet, welche Erwartungen sie mitbringt, welche Ziele sie hat und wie sich diese auf die innerfamiliäre Struktur bzw. die existierenden Probleme beziehen. Die Hypothesen werden durch zirkuläres Fragen überprüft, bestätigt oder verändert. Zirkuläre Fragen ermöglichen den einzelnen Familienmitgliedern, mehr übereinander zu erfahren und Vermutungen über Unausgesprochenes zu äußern. Einerseits muss sich der Therapeut dabei auf eine der Familie gegenüber gleichberechtigte Ebene bewegen, um sich in adäquater Weise auf das System Familie und die ihm inhärenten Probleme einzulassen. Andererseits gilt es für den Therapeuten, die seiner Expertenrolle angemessene Metaposition gegenüber der Familie und ihren Konflikten nicht zu verlassen, um auch angesichts demonstrativ bewegender Geschehnisse und emotional aufwühlender Berichte neutral und (relativ) gelassen zu bleiben. Dabei schließt Neutralität keinesfalls Empathie für die Akteure des familiären Dramas aus. Sie ermöglicht vielmehr eine besondere Art von Empathie, die sich nunmehr eher indirekt in Form der zirkulär gestellten Fragen als in der direkten Reaktion auf das Verhalten der Familienmitglieder bekundet.[1]

[1] Die Interventionsstile, das Selbst- und Rollenverständnis eines Familientherapeuten bestimmen sich zum einen durch das jeweils bevorzugte Modell der familien- resp. systemisch-therapeutischen Intervention, zum anderen durch stilistische und Persönlichkeitsmerkmale. Bei den zuletzt genannten differenzieren A. Ferber und C.C. Beels (1969) zwischen den Therapeutentypen des „Vermittlers", des „Diplomaten", des „Regisseurs" und des „einsamen Rangers".

Diese Haltung sollte der Therapeut allen Familienmitgliedern gegenüber zeigen, um so dem Primat der Allparteilichkeit gerecht werden zu können. Diese Grundorientierung, die sich methodisch in Form des zirkulären Fragens darstellt, verhindert, dass der Therapeut in die familiären Konflikte involviert und zu Koalitionen gezwungen wird. Durch das zirkuläre Fragen soll den einzelnen Mitgliedern ihre je eigene Position und eindeutige oder versteckte Problemgemenge im System Familie deutlich gemacht und für zukünftiges Verhalten und Erleben kreativ genutzt werden.

Fragen wie „Was glaubst du, warum deine Mutter so traurig ist?" Oder: „Was glaubt wohl X, warum es Y schlecht geht?" können Kindern und Eltern Gelegenheit geben, ihre Phantasien über die Erlebnisse der anderen Familienmitglieder loszuwerden. Dieses Vorgehen und der damit verbundene Perspektivwechsel können für alle Beteiligten entlastend wirken, da das Unwissen und Nicht-Reden-Können über Erlebtes verstärkend auf die posttraumatische Symptomatik wirken kann. Das Trauma wird aus verschiedenen Perspektiven beleuchtet, die Familie ist wieder in der Lage, über ihre Gefühle, Ängste und Hoffnungen zu kommunizieren. Dadurch kann bewirkt werden, dass sich die Familienmitglieder wieder in die Augen sehen können und die innerhalb der Familie entstandenen Ängste zurückgehen.

Fallbeispiel: Familie S. „Wir waren mit unserer bescheidenen Leben zufrieden, kannten bis vor dem Krieg keine familiären Konflikte. Jeder fühlte sich stark, weil wir einander getragen haben" (Herr S.).

Das Ehepaar S. stammt aus einem kleinen Dorf in Bosnien. Zu Beginn des Krieges entschloss sich die Familie, nach Deutschland zu fliehen. Der Vater konnte jedoch erst zu einem späteren Zeitpunkt nachkommen und verlor seine Familie in den Kriegswirren aus den Augen. Er kämpfte als Soldat und musste gemeinsam mit anderen Männern nach dem Fall der Stadt unter großen Gefahren fliehen. Auf der Flucht musste er mit ansehen, wie einige seiner Freunde umgebracht wurden. Durch den Suchdienst des Internationalen Roten Kreuzes konnte er schließlich seine Familie ausfindig machen und ebenfalls nach Berlin fliehen. Die Familie stand vor der großen Aufgabe, die 18-monatige Trennung zu überwinden und in dem fremden Land unter widrigen Bedingungen neuen Lebensmut zu finden. Die Ausgangsposition war denkbar ungünstig, da der Vater der Familie fremd geworden war, seine Kinder bereits die neue Sprache gelernt hatten und er seiner Frau nicht von dem Erlebten erzählen wollte und konnte, weil er selber die Erinnerungen vermied und alle Eindrücke, die damit im Zusammenhang stehen könnten, nicht an sich heran ließ. Systemisch betrachtet bildeten die Mutter und die Kinder einen recht engen Kreis, der gemeinsam viel durchgestanden hatte. Durch die Flucht und das Ankommen in Deutschland entwickelte sich für die Familie eine eigene Dynamik, Regeln wurden aufgestellt, über was gesprochen wird und über was nicht. Zu diesem System gehören Nachbarn, Mitschüler, andere Flüchtlinge mit ähnlichem Schicksal, in Gedanken und Wüschen natürlich auch Herr S., der Ehemann und Vater. Doch war so lange ungewiss gewesen, wie und ob er noch lebt und ob die Familie jemals wieder vereint sein würde, dass Mechanismen entwickelt wurden, wie man dennoch weiterleben könne. Die Familie hatte aufgrund der langen Zeit ohne Kontakt schon gelernt, mit dem Gedanken umzugehen, dass er im Krieg gefallen sei und nicht mehr zurückkommen würde. Herr S. steht also zunächst mal am Rande dieses Systems, sich selbst und seinen Nächsten fremd geworden durch die schrecklichen Erlebnisse. Fremd ist auch die Umgebung, in der er sich befindet, die Sprache. Er findet Kontakt zu einer vom BZFO ins Leben gerufenen Gruppe von überlebenden Männern aus seiner Herkunftsregion, die ähnliche Erfahrungen gemacht haben und auch in Deutschland mit ähnlichen Aufgaben, der

Wiederannäherung an die Familie und an das Gute im Leben konfrontiert sind. Hier findet er offene Ohren und zwei Therapeuten, die ihn ernst nehmen. Da die Probleme mit seiner Familie jedoch latent weiterbestehen, bittet er im Herbst 1998 mich (S.A.) um Unterstützung. Die Rückschläge kamen öfter, er fühlte sich noch kränker und suizidal. In dieser Situation fühlte ich mich überfordert und spürte, wie sein Leiden auch mir die Kraft raubte.

Übertragung und Gegenübertragung im systemisch therapeutischen Prozess

Das Phänomen der Übertragung lässt sich über die spezifische Bedeutung für den therapeutischen Prozess hinaus als ein Grundaxiom menschlichen Verhaltens beschreiben, das Individuen und Gruppen von Individuen (Familien, Teams, ...) ermöglicht, in einer komplexen, sich ständig verändernden Umwelt das Bild der Welt stabil zu halten und die eigene Identität zu bewahren. Wir übertragen Erfahrungen, die wir zu einer bestimmten Zeit in einem bestimmten Kontext gemacht haben, auf andere Situationen, wir „identifizieren unterschiedliche Kontexte" (Simon 1993); das gilt auch und vor allem für soziale Beziehungskontexte.

Die familientherapeutische Annahme der *Mehrgenerationenperspektive* geht über dieses Theorem des innerpsychischen Übertragungsprozesses hinaus. Sie geht davon aus, dass in Familien Übertragungen über mehrere Generationen hinweg erfolgen, wenn in einer Vorgeneration stark konflikthafte oder traumatisierende Ereignisse aufgetreten sind, die nicht verarbeitet werden konnten (Verlust von Eigentum und sozialer Sicherheit, Vertreibung in Kriegszeiten, Häufung von Todesfällen, Gewalt etc.). Angst, Schuldgefühle und Loyalitäten führen zu Abwehr traumatischer Erfahrungen, in der Familie bilden sich Interaktionsmuster und Themen (z.B. Sicherheit) heraus, um weitere Traumatisierungen zu vermeiden. Werden diese Muster auf spätere Generationen übertragen, ergibt sich für diese das Problem, dass sie nicht mehr zu den Anforderungen der aktuellen Zeitumstände passen und zu einer Einengung der Ressourcen führen können. Hier kann in Form von Genogrammarbeit wichtige Aufklärung erfolgen.

Systemische Therapeuten folgen wie Psychoanalytiker auch dem Weg von Abwehr und Widerstand, sie versuchen jedoch sicherzustellen, dass jeder am Prozess Beteiligte sein Gesicht wahren kann und bremsen deshalb alle Versuche von Fremd- und Selbstentblößung. Auf der Grundlage einer vertrauensvollen Beziehung ermöglichen sie den Klienten den Zugang zu schwierigen Erfahrungen und Affekten und respektieren, dass Abwehrhaltungen auch und vor allem wichtige Schutzmechanismen darstellen. In der Systemischen Therapie soll nicht – wie etwa in einem analytisch orientierten Prozess – auf die Wiederbelebung und Bearbeitung frühkindlicher Konflikte in der Beziehung zu den Klienten gezielt werden. Die Therapeuten belassen den eigentlichen therapeutischen Prozess vielmehr in der Beziehungsdynamik der Familie, des Paares und stoßen Suchprozesse an, versuchen, blockierende Muster zu lösen. Sie halten Ausschau nach Ressourcen und regen vorsichtig Veränderungen an.

Auch auf der Klientenseite stehen (mit Ausnahme der systemischen Einzeltherapie) nicht der Einzelne, sondern Menschen in ihren originären Beziehungssystemen: Paare, Eltern mit Kindern und Großeltern. Bei Eltern-Kind-Gesprächen sind die vielfältigen Übertragungsformen oftmals präsent (zum Beispiel bei der Übertragung elterlicher Rollenmuster auf die Kinder („Parentifizierung"), aber auch in die Gegenrichtung (etwa von bereits erwachsenen Kindern auf ihre Eltern) funktioniert dieser Mechanismus.[2] Auch die Therapeuten (bzw. das Team) stehen nicht außerhalb des Übertragungsprozesses. Sie sind nicht länger unabhängige Beobachter eines Systems, sondern – in jeweils unterschiedlicher Nähe und/oder Distanz zur Familie – professionelle Mitakteure des „Therapeuten- Familien Systems". Cierpka (1996) behauptet, dass v.a. jene inneren Beziehungsbilder auf die Familientherapeuten übertragen werden, die in der Familie nicht repräsentiert sind; daraus ergeben sich verschiedene Übertragungsmuster. Zwei Beispiele mögen das belegen.

1. **Die Therapeuten als die besseren Eltern/der bessere Partner**: Bei Gesprächen mit Eltern und Kindern geraten die Therapeuten schnell in eine idealisierte Großelternposition, vor allem dann, wenn die Auffälligkeiten, Nöte o.ä. der Kinder zu Verhaltensdefiziten der Eltern bzw. Störungen auf der Paarebene in Bezug gesetzt werden. Ein oder beide Elternteile fühlen sich dadurch abgewertet; die depotenzierten Eltern reagieren mit (zumindest innerer) Abwehr und widersetzen sich den Bemühungen der Therapeuten und blockieren die eigenen Ressourcen.
2. **Die Therapeuten als Verbündete/Richter:** Vor allem bei eskalierten Paarkonflikten geraten die Therapeuten leicht in eine Triangulation; das Paar „benutzt" die Therapeuten unbewusst zur Abwehr von Trennungsängsten oder zum Ausbalancieren einer gekippten Paardynamik. Der „unterlegene" Partner wird so in eine (verdeckte) Koalition mit dem Therapeuten verwickelt. Folgen die Therapeuten dann mehr oder weniger der „Führung" des Paarkonflikts durch einen Partner (meist des verbal aktiveren, für die Therapie engagierteren), gerät der andere in Widerstand und der gemeinsame Prozess ist blockiert.

Bei Herrn S. ist die positive Entwicklung erst in Gang gesetzt worden, als seine Frau ihre Einwilligung zu Paar- bzw. Familiengesprächen gab. Es fiel ihm sichtbar schwer, über die Probleme mit seiner Familie zu sprechen. Er kennt sich selbst nicht mehr, hat seine Kinder früher nie geschlagen, jetzt verliert er schnell die Kontrolle und neigt zu aggressiven Ausbrüchen. Auch mit seiner Frau erlebt er nicht mehr das gleiche Gefühl der Zusammengehörigkeit wie früher. Er ist zwar sehr froh, sie wiedergefunden zu haben, kann jedoch auch die Nähe manchmal nicht ertragen und seine Gefühle nicht äußern. Herrn S. werden 10 familientherapeutische Sitzungen angeboten, zu denen die Familie in wechselnder Zusammensetzung, gegen Ende nur noch das Paar erscheint. Die ständige Unsicherheit über den weiteren Aufenthalt in Deutschland und die halbjährlich eintretende Zitterpartie zur Duldungsverlängerung belasten die Familie stark. In den ersten Therapiestunden ging es vor allem darum, die Probleme der Familie zu ordnen und Prioritäten zu setzen, aufenthaltsrechtliche Probleme wurden gemeinsam mit dem Rechtsanwalt angegangen, die Sozialabteilung stellte einen Antrag auf eine eigene Wohnung. Die Themen, die von beiden als

[2] H. Stierlin spricht in diesem Zusammenhang von „intrafamiliärer Übertragung". Diese stehen sog. „Transfamiliären Übertragungen" gegenüber, in denen Beziehungsbilder und -Muster aus der Herkunftsfamilie auf andere Beziehungen übertragen werden. Diese kommen z.B. in der Paartherapie zum Tragen, in der die Beziehungskrisen sich oft durch die Frage nach der Funktion des Partners vor dem herkunftsfamiliären Hintergrund erhellt.

bearbeitenswert angesprochen werden, sind die Gefühle der Entfremdung und der Verletzung aufgrund des oft scheinbar grundlos aggressiven Verhalten des Vaters. Durch zirkuläres Fragen tritt auch das schlechte Gewissen zutage, das beide Ehepartner stark belastet. Er fühlt sich schuldig, weil er die Familien so viele Jahre im Stich gelassen hatte, sie, weil sie glaubte, er sei tot. Nach der Abklärung und pragmatischen Unterstützung wurde begonnen, die Geschichte der Familie mit Hilfe eines Genogramms zu explorieren um zu erfahren wie die Familie früher mit kritischen Lebenssituationen umgegangen ist.

Genogrammarbeit

Die Erstellung von Genogrammen dient dazu, Zusammenhänge innerhalb der Familie über mehrere Generationen hinweg zu visualisieren und bestehende Strukturen, innerfamiliäre Mythen und Rituale zu verdeutlichen. Es ist sinnvoll, das Genogramm zu Beginn der Therapie zu erstellen, damit die gesamte Familie für einen systemischen Behandlungsansatz motiviert werden kann. Der relativ strukturierte Rahmen, in dem das Gespräch stattfindet, bietet auch zurückhaltenden Menschen die nötige Sicherheit, um über ihre Familie Auskunft zu geben. Damit kann ein direkter Zugang zu den emotional besetzten Themen der Familie erreicht werden (Mc Goldrick u. Gerson 2000).

Auch bei Familien, in denen bestimmte Themen als lähmend und blockierend erlebt werden, kann durch das strukturierte Genogramminterview eine Öffnung erreicht werden, die den Zugang zu diesen schwierigen Fragen erleichtern. Vergessen geglaubte Erinnerungen und verdrängte Verlusterfahrungen können durch diese Methode zur Sprache kommen. Das spielt bei unseren Patienten eine große Rolle, da sie häufig bestimmte unangenehme Erinnerungen verdrängen oder vermeiden. Dies ist Teil der Symptomatik, der systemische Blick eröffnet jedoch neue Perspektiven darauf.

Die Klärung von Familienmustern ist ein zentrales Anliegen beim Einsatz von Genogrammen. Bei der Interpretation des Genogramms werden bestimmte Muster deutlich, die das Verhalten der Familie beeinflussen und die über die Generationen hinweg immer wieder in unterschiedlicher Form auftauchen. Dies können beispielsweise Reaktionsformen auf kritische Lebensereignisse sein, die im familiären Zusammenhang gesehen plötzlich Sinn machen und als kreative Lösung eines Problems gedeutet werden können (McGoldrick u. Gerson 2000). Erfahrungsgemäß kann es für unsere Patienten sehr hilfreich sein, wenn die Symptome, die ihnen soviel Angst machen, als völlig normale Reaktion auf unnormale Umstände bezeichnet und somit positiv konnotiert werden.

Durch die intensive Beschäftigung mit der Herkunftsfamilie wird auch bei Menschen, die ohne ihre Familie in Deutschland leben, ein Gefühl der Kontinuität wiederhergestellt und eine Verbundenheit zur Herkunftsfamilie ermöglicht, die durch die große räumliche Entfernung und schmerzliche Trennungserlebnisse so nicht existiert hat die bei der Genogrammarbeit benutzten Symbole bieten dazu eine gute Gelegenheit (Bittenbinder 1995).

Bei Familie S. zog sich das Genogramminterview über mehrere Stunden hinweg, da die Erinnerungen an die Heimat und die dort verbliebenen Verwandten, von denen teilweise jegliche Lebenszeichen fehlten, sehr schmerzhaft waren. Es geschah, dass die traumatischen Ereignisse wiedererlebt wurden und sich schmerzhafte Erinnerungen aufdrängten. Die vermiedenen Gedanken und Gefühle, die mit dem Trauma verbunden waren, wurden wieder aktuell. Weinend begründete er diese Empfindung als Ursache für seinen sozialen Rückzug und das Gefühl der Bindungslosigkeit. „Ich habe Angst, einzuschlafen und meine toten Freunde wachen auf und wollen mich mitnehmen". Er zählte einige seine Beschwerden auf: Alpträume, Ein- und Durchschlafstörungen. Damit hat er seine Frau erreicht. Das erste Mal hat sie in der Therapiestunde seine Hände genommen, ihm in die Augen geschaut und voller Tränen gesagt: „So habe ich mich auch gefühlt, weil ich nicht wusste ob du am Leben bist. Gott habe ich dich vermisst!"

Doch erlebte das Paar während dieser Stunden auch durchaus freudig ausgelassene Momente, etwa auf die Frage hin, wie sie sich kennengelernt hatten und was ihnen damals so sehr aneinander gefallen hat. Die Kinder erfuhren etwas über Verwandte, die sie nur noch undeutlich in Erinnerung hatten und so lieferte die Arbeit mit dem Genogramm einen wichtigen Beitrag zur Verbesserung der Kommunikation innerhalb der Familie, eine Anregung zum Erzählen war gegeben, die half, das Sprechen über die Vergangenheit, die guten und schlechten Seiten des Lebens in der Heimat und über die gemeinsamen Erinnerungen zu initiieren. Nachdem die vereinbarten Therapiestunden zu Ende gingen, war das Paar in der Lage über die Probleme der vergangenen Jahre zu sprechen.

Fünf weitere Therapiestunden wurden dafür genutzt, wie das Paar in Zukunft mit einander und mit den Kindern umgehen solle und das gemeinsame Leben besser gestaltet werden könnte. Die Kinder forderten den Vater auf, sich wie ein Familienmitglied zu verhalten. Das Ehepaar hat wieder zu einander gefunden, obwohl die Ehefrau die ganzen Jahre über der Meinung war, dass ihr Mann tot sei und er vermutet hatte, dass sie vielleicht eine Beziehung zu einem anderen Mann gehabt haben könnte, dies aber nicht preisgeben wollte, was sich aber nicht bewahrheitete.

In jeder Familie gibt es bestimmte Regeln bezüglich Tabuthemen, die nicht angesprochen werden. In der Familientherapie ist es nicht wichtig, diese „Familiengeheimnisse" aufzudecken, sondern eher ihre Funktion zu verstehen und sie auf ihre Notwendigkeit hin zu überprüfen.

Fallbeispiel: Familie M. Beide Ehepartner sind intellektuelle Kurden aus einer Großstadt. Sie kannten und liebten sich schon Jahre vor der Hochzeit, die lange unmöglich erschien, da ihre Eltern versuchten, sie zu verhindern, weil ihnen sowohl seine politische Aktivität als auch die Zugehörigkeit zu einer anderen Glaubensrichtung missfiel. Es gab große Auseinandersetzungen mit ihrer Herkunftsfamilie. Erst als das Paar mit Selbstmord drohte, gab die Familie der Verbindung schließlich ihren Segen. Dieses Paar stellt schon aufgrund dieser Geschichte eine Ausnahme dar, da die meisten Ehen in Kurdistan von Eltern und Brüdern bestimmt werden und sich Liebe erst im Laufe der Zeit einstellt.

Herr M. wurde erstmals im Alter von 11 Jahren auf offener Straße gemeinsam mit seinem älteren Bruder verhaftet und mitgenommen. Die in dieser Nacht erfahrenen Schläge führten dazu, dass er einnässte und an Albträumen litt. Sein Bruder war zu einer langen Haftstrafe verurteilt worden. Als Herr M. einige Jahre später selber politisch aktiv wurde hörten Bettnässen und Albträume schlagartig auf. 18 Mal wurde er verhaftet. Das letzte Mal wurde er zu 12 Jahren Gefängnis verurteilt. Nach 90 Tagen grausamer Folter wurde er auf freien Fuß gesetzt. Als dann die Verurteilung rechtskräftig wurde, floh er. Seine Frau und die Kinder musste er alleine lassen. Dies hat bei Frau M. dazu geführt, dass sie sich verlassen und verraten fühlte. Nach seiner Flucht wurde sie an seiner Stelle in die Militärkaserne gebracht und nach einigen Tagen freigelassen. Diese Verhaftung reichte, sie psychisch und körperlich auf längere Zeit krank zu machen.

Als sie sich bei uns vorstellte, konnte sie nichts erzählen. Sie war depressiver Stimmung, voller Wut und Aggression mit explosiven Ausbrüchen, Rachegedanken, Blockierungen, Gefühlen von Hilflosigkeit, Scham, Schuld und Selbstbeschuldigung. Sie litt unter starken Rückenschmerzen und vielen anderen Beschwerden.

Ohne zu wissen, dass sie sich in Berlin aufhält, wurde auch er mit der gleichen Dringlichkeit bei uns aufgenommen. Er bezeichnete sich als Wrack, „ein lebendes Wesen, das sich nicht menschlich fühlt. Alles tut weh, wenn ich denke, wenn ich träume. Sie haben mir meine Seele geraubt. Ich habe Angst zu sterben und wünsche mir jeden Tag den Tod. Ich bin nicht mehr der, der ich einmal war sondern ein anderer."

Beide Ehepartner erzählten, dass sie quasi getrennt lebten. Sie sagte, sie möchte nie mehr mit ihm zu tun haben. Er wünschte sich, die Ehe mit ihr fortzuführen. Aus ihrer Sicht war er der Schuldige, sie machte ihn für ihr Leiden verantwortlich. Das Trauma hat nicht nur körperliche und psychische Beeinträchtigungen verursacht, sondern auch die Familie auseinandergerissen, die Ehe zerstört.

Zuerst haben wir Einzelgespräche mit beiden geführt und traumafokussiert gearbeitet. Die Problematik der Kinder und eigene traumatische Erlebnisse waren Thema in den Sitzungen, bis es bei ihr soweit war, die Trennung als Problem einzugestehen. Er hatte inzwischen viele gemeinsame Freunde gebeten, zu versuchen, sie wieder zu versöhnen, sie hatte diese Vermittlungsversuche jedoch abgelehnt. Schließlich bat er mich um Unterstützung. Mein Vorschlag war, je fünf Sitzungen zu machen, danach sollte von beiden Seiten entschieden werden, ob wir zu dritt Paargespräche führen oder nicht. Damit war das Risiko einer Eskalation des Ehekonflikts sowie einer Retraumatisierung verbunden und es musste bezüglich der angesprochenen Themen sorgfältig auf Mimik und Stimmlage geachtet werden.

Deutlich war, dass beide Partner und die Kinder unter diese Trennung litten, eines der Kinder zeigte ebenfalls Symptome. Durch die Genogrammarbeit mit beiden einzeln wurden die Unterschiede in den Herkunftsfamilien deutlich: Seine Familie, die im Widerstand politisch aktiv war, und ihre, die so assimiliert war, dass in der Familie kein Kurdisch gesprochen wurde. Die Heirat geschah aus Begeisterung und Bewunderung für all das, was sie durch ihn kennengelernt und erfahren hatte. In den Einzelgesprächen wurde klar, dass die Ehe eine Liebesehe war. Nach fünf Sitzungen war den beiden wie auch mir vieles deutlicher geworden. Als nächster Schritt wurde vereinbart, herauszufinden, ob es wieder möglich sei, miteinander zu leben. Doch stand immer noch die Frage im Raum, ob dies durch den großen Einschnitt, den die Traumatisierung darstellte, möglich wäre oder ob nicht eine Trennung die bessere Lösung darstellte? Auch die Rolle der Kinder und die Auswirkungen der Geschehnisse auf sie stellten belastende Faktoren dar.

Die Ehefrau kündigte im Vorfeld an, dass sie nicht über die ihr widerfahrene sexuelle Gewalt sprechen wolle. Meine Bedingung war, dass beide an mindestens fünf Paargesprächen teilnehmen. Beide hatten Angst, nach vielen Monaten wieder miteinander zu sprechen. Er war 15 Minuten zu früh, sie 15 Minuten zu spät. Beide waren blass, ihre Hände zitterten. Ich begann die Stunde damit, ihn zu fragen, wie es ihm geht. Als er „Gut" antwortete, entgegnet sie „So ging es ihm immer". Er fragt verunsichert: „Habe ich was Falsches gesagt?" Ich verneine und frage, was sie meine. „Er haut ab, ich bleibe den Hunden ausgeliefert." (Sie meint die Türkischen Soldaten). Sie fängt an zu weinen und fragt: „Wo warst du als wir dich gebraucht haben? Du bist ein Egoist."

Er ist verwirrt, schaut mich an.

Ich frage ihn: „Ihre Frau fragt, wo sie waren."

„Sie weiß doch, dass ich in Deutschland war. Das war mit deinem Einverständnis, oder?" Sie sagt nichts mehr.

Therapeut: „Bedeutet das, dass es Ihnen schlecht geht?"

Frau M.: „Ja, aber ich möchte auch dazu sagen, wir sollten uns nicht sehen. Jeder sollte seinen Weg gehen."

Therapeut zu Herrn M. „Was sagen Sie dazu"

Herr M.: „Ich will mich von Dir nicht trennen, ich liebe dich und die Kinder."

Frau M.: „Dies sind Lügen."

Die Stunde war sehr laut, traurig, beide waren nervös. Die ersten drei Sitzungen waren erschöpfend für alle Seiten. In der vierten Sitzung lenkte ich das Gespräch auf die Vergangenheit, ihre Kinder und ihre berufliche Tätigkeit in der Heimat. Dadurch wurden viele schöne Bilder wieder lebendig und aktuell. Die schrecklichen Erlebnisse standen nicht im Vordergrund. Ziel war es, zu verdeutlichen, dass das Leben nicht nur aus schlechten Erfahrungen besteht. Beide erzählten abwechselnd schöne Erlebnisse aus ihrem Leben in Kurdistan und tauchten in die Erinnerung ein, so dass zum ersten mal die Nähe zwischen ihnen wieder spürbar wurde. Ressourcenarbeit als Anker hat die Stunde positiv beeinflusst. Beide beteiligten sich im Anschluss aktiv am Gespräch über die Probleme der Kinder und fällten gemeinsam den Entschluss, dass das jüngste Kind zum Logopäden gebracht wird und er die Kinder besuchen darf.

„Rekonstruktion des Lebens und der Persönlichkeit mit Hilfe der Ressourcen vor dem Trauma, dann das Durcharbeiten der traumatischen Situationen. Als Therapeut bin ich der ihn dabei begleitet. Die am Anfang notwendige Stabilisierung bedeutet vor allem, den Überlebenden der Folter wieder an seine in Hintergrund verdrängten Ressourcen heranzuführen und diese zugeschütteten Erfahrungen wieder zu aktivieren" (Butollo, Kürsmann, Hagl 1998).

In den 17 Sitzungen gab es zwei Situationen, in denen einer von beiden Flash-Backs erlebte und nur schwer wieder zurückgeholt werden konnte. Sie war einmal wie erstarrt, sie beschimpfte uns lange und verlor völlig die Kontrolle über sich, was ihr im Nachhinein sehr peinlich war. Ich habe ihr deutlich gemacht, dass sie nichts dafür kann und dies zu den Beschwerden der posttraumatischen Belastungsstörung gehört. Als sie von den Misshandlungen erzählte, die ihr nach seiner Flucht angetan wurden, kamen bei ihm seine eigenen schrecklichen Erinnerungen hoch. Als sie dies bei ihm erlebte, lachte sie und sagte: „Er hat mich nie so laut angeschrien oder beschimpft. Er ist auch krank." Sie sagte dann, dass sein „sich öffnen" mit seinen Verletzungen ihn ihr wieder näher gebracht habe.

Bei Vorfällen wie diesen muss der Therapeut darauf achten, dass keiner der Beteiligten sich schuldig fühlt und sich aus der Therapie zurückzieht. Auch wenn eine der Beteiligten in eine Intrusion, Flash Back, Erstarrung oder depressive Phase fällt, ist der Therapeut aufgefordert, ihm eine Brücke zu bauen, die ihn aus dieser Krise herausführt.

Mit Familie M. wurde über die traumatischen Erfahrungen als Teil der Geschichte der Familie gesprochen. Dabei kam es zu einer Schlüsselsituation, in welcher sie ihren Mann erzählte: „Mir wurde vieles angetan was du dir nicht vorstellen kannst." Seine Antwort: „Doch, ich kann mir alles vorstellen und bin der Meinung, ich weiß es. Ich weiß, dass du nichts dafür kannst, mir tut es leid, dass du auch Opfer wurdest. Wir sind hier und ich bin für euch da wenn du es auch willst. Glaube mir, ich liebe dich mehr als früher."

Der Kern des nicht aussprechbaren Konfliktes war, dass sie sich beschmutzt, befleckt und schuldig fühlte durch das, was ihr in der Folter angetan worden war. Sie glaubte, dass ihr Mann sie mit diesem Stigma ablehnen würde und nicht mehr als Frau haben wollte. Nachdem er ihr jedoch offenbart hatte, dass er darüber alles wusste, und ihr zu verstehen gegeben hatte, dass sie nichts dafür könne und sie in seinen Augen ihre Ehre nicht verloren habe, war die Mauer zwischen ihnen gebrochen. Seine Offenbarung führte endgültig dazu, dass sie zu ihm zurückkehrte und sie seitdem eine Ehe führen, in der viel Platz ist für Auseinandersetzungen, und beide die Gewissheit haben, dass ihre Liebe stärker ist als die Folter.

Im Falle von Familie M. waren die Ehepartner in einem durch traditionelle Normen und Vorurteile eingefahrenen Kommunikationsmuster, in denen heiße Themen ausgespart werden, erstarrt. Das trotzdem vorhandene Potential an Mitgefühl und Zuneigung war durch diese Erstarrung blockiert. Im familientherapeutischen Setting konnte die Erstarrung seitens des Therapeuten als Vermittler gelöst werden. Das Unaussprechliche, mit Tabus und Schamgefühlen Belegte auszusprechen, ist mit großer Angst und dem Risiko eines irreparablen Bruchs der Beziehung verbunden. Deshalb mussten in einem ersten Schritt beide Ehepartner zunächst in Einzelgeprächen jeweils für sich sprechen und Vertrauen zum Therapeuten aufbauen können. Dabei konnten bereits einige ihrer Ängste vor dem Unaussprechlichen abgebaut werden, getrennt voneinander konnten sie dem Therapeuten ihre Geheimnisse anvertrauen. In diesen Einzelgesprächen habe ich ihnen deutlich gemacht, dass nur ein Aussprechen des Unaussprechlichen voreinander die Chance bietet, die gegenseitige Erstarrung, Verhärtung und Blockade zu überwinden. Auch über die Risiken haben wir gesprochen. Beide gaben mir jedoch zu verstehen, dass sie unter dem jetzigen Schweigen und der Unklarheit viel mehr litten als sie unter einer Trennung leiden würden, die ein offenes Gespräch eventuell auslösen könnte. In der gegenseitigen Offenbarung wurden dann ihre brachliegenden Ressourcen, ihr Potential an Mitgefühl, Zuneigung mobilisiert. Dies mündete in ein neues Beziehungsmuster, welches ich als Offenheit, freien Strom der Gefühle bezeichnen würde, oder in den Worten von Frau M. als „frisch verliebt". Dieser Prozess hatte auch eine sichtbar heilsame Wirkung auf die Tochter, die bislang stotterte und von Ängsten vor einem endgültigen Auseinanderbrechen der Familie geplagt war: Sie konnte wieder fließend sprechen. In die Erstarrung des Systems Familie war Bewegung, Leben gekommen, vorhandene Lösungsmuster konnten mobilisiert und neu erprobt werden. Damit entstand ein neues Beziehungsmuster.

Die Genogrammarbeit förderte diesen Prozess. Als sie beide in den Lebensgeschichten ihrer Vorfahren und ihrer Eltern Modelle der Bewältigung viel schwererer Herausforderungen, Not und Lebenskrisen entdeckten, fühlten sie sich dazu angespornt, ihre vergleichsweise kleinen Familienkrisen in die Hand zu nehmen. Dabei wurde ihnen klar, dass die familiären Bindungen einen Wert haben, ein Schatz sind, den man nicht einfach leichtfertig aufs Spiel setzt und über Bord wirft.

Was kann Familientherapie leisten?

Die Systemische Familientherapie ist eine von vielen Methoden, die in der Psychotherapie mit Extremtraumatisierten angewandt wird. Ebensowenig wie andere Behandlungsmethoden wird sie in ihrer „Reinform" praktiziert, sondern der Situation, in der sich die Patienten befinden, angepasst, ihren Ressourcen und Erfahrungen entsprechend gestaltet. Der Therapeut muss vor allem die Bereitschaft mitbringen, sich auf die Arbeit mit Menschen aus anderen Kulturen einzulassen, offen zu sein für ihre Vorstellungen von Familie. Auf dem therapeutischen Gebot der Neutralität darf in der Behandlung mit Opfern extremer Gewalt nicht dogmatisch beharrt werden. Ein Vertrauen zum Patienten ist nicht herstellbar, ohne dass man ein Stück weit Partei ergreift gegen die Menschenrechtsverletzungen, unter denen der Patient gelitten hat. Traumatisierte Menschen sind häufig gerade in ihrer Kontaktfähigkeit und Beziehungsfähigkeit beeinträchtigt. Menschen, die in ihrer Kindheit und durch die Erziehung eine stabile Persönlichkeit mit gesundem Sozialverhalten entwickelten, haben unserer Erfahrung nach bessere Chancen, in kürzerer Zeit durch die Therapie Stabilisierung zu erfahren. Die Schwere der Arbeit liegt daran, dass die Unmenschlichkeit, die der Patient erfahren hat, alle Grenzen unseres Vorstellungsvermögens überschreitet. Das erzeugt Ohnmachtsgefühle bei allen Beteiligten. Ganze Familien werden durch ein traumatisiertes Familienmitglied negativ beeinflusst. Ein harmonisches Familienleben ist nicht mehr möglich. Es gibt neue Opfer und neue Sündenböcke. Der Umgang miteinander ist von einer Sprache der Gewalt geprägt und die Familie droht auseinander zu brechen.

Um dem Trauma einen Teil seiner zerstörerischen Wucht zu nehmen, mit der es die Familie in Mitleidenschaft zieht, wird in der systemischen Familientherapie in erster Linie versucht, die Familie zu stabilisieren. Jedes Familienmitglied soll seinen Platz finden und sich aufgenommen fühlen. Dabei spielt die psychoedukative Aufklärung über Trauma und die Folgen eine große Rolle: Was womit zutun haben könnte und was Folter verursachen kann, welche Symptome womit zusammenhängen könnten. Es ist wichtig, dass der Patient nicht als Kranker, als „Schuldiger" ausgegrenzt wird.

Systemtherapie versteht „Probleme", „Auffälligkeiten" oder „Symptome" als Ergebnisse einer sozialen Wahrnehmung, an der meist zahlreiche soziale Systeme beteiligt sind (z.B. Freunde, Nachbarschaft, Schule oder Arbeitskollegen). Systemisch lassen sich „Probleme" und „Symptome" als Berichte, Erzählungen, Texte verstehen, die oftmals leidhafte Inszenierungen (Beziehungsdrehbücher) zur Umsetzung wichtiger Beziehungsziele mit einschließen. Immer weisen sie aber auch auf Ressourcen und Stärken des Einzelnen und der beteiligten Systeme hin. Konzepte, die nur an der Krankheit der Einzelperson ausgerichtet sind, schenken der Bedeutung des Systems, des sozialen Umfeldes, in welche die Einzelperson eingebettet ist, zu wenig Beachtung.

Wir gehen dabei davon aus, dass jede Person und jedes System in der Lage ist, neue Beziehungsmuster zu entwickeln oder schon vorhandene Lösungsmuster auf andere Problembereiche kreativ und erfolgreich zu übertragen. Die Systemtherapie will bei der Entdeckung neuer oder schon gelebter (aber bisher wenig beachteter) Lösungsmuster helfen, um den Erfordernissen einer zufriedenstellenderen Entwicklung gerecht zu werden. Dabei nutzt die Integrative Familien- und Systemtherapie das kreative Lösungspotential, die Ressourcen eines Individuums und der unterschiedlichen sozialen Systeme, um Stillstand und Unbeweglichkeit wieder in einen fließenden Prozess zu verwandeln. Wie die oben geschilderten Beispiele zeigen, ist es auch in schweren Fällen eines Foltertraumas möglich, mit Hilfe der Familientherapie solch risikobeladenen aber am Ende heilsamen Prozesse in Gang zu setzen.

Literatur

Bala J (2001) Mother doesn't laugh anymore. In: Verwery M (Hrsg) Trauma und Ressourcen.Trauma and Empowerment. Curare Sonderband, VWB, Berlin, S 157–168

Beels C, Ferber A (1969) Family therapy. A view. Family Proces 8:280–332

Bittenbinder E (1995) Überleben zwischen Liebe und Gewalt: systemische Herausforderungen an die Erinnerungen für die Zukunft. In: Peltzer K, Aycha A, Bittenbinder E (Hrsg) Gewalt und Trauma. Psychopathologie und Behandlung im Kontext von

Flüchtlingen und Opfern organisierter Gewalt. Verlag für interkulturelle Kommunikation, Frankfurt a. M., S 165–176

Butollo W, Kürsmann M, Hagl M (1998) Leben nach dem Trauma. Über den therapeutschen Umgang mit dem Entsetzen. Pfeiffer, München

Cierpka M (Hrsg) (1996) Handbuch der Familiendiagnostik. Springer, Berlin

Ferber A, Ranz J (1973) Wie man bei der Familientherapie Erfolg hat: Setze erreichbare Ziele, stelle lösbare Aufgaben. In: Sager C, Kaplan HS (Hrsg) Handbuch der Ehe-, Familien- und Gruppentherapie. Bd II. Kindler, München, S 418–456

Massing A, Reich G, Sperling E (1994) Die Mehrgenerationen-Familientherapie. 3. Aufl, Vandenhoeck & Ruprecht, Göttingen

Mc Goldrick M, Gerson R (2000) Genogramme in der Familienberatung. Hans Huber, Bern

Rice D, Fey W, Kepecs J (1972) 'Therapist experience and style' as factors in co-therapy. Family Proces 11:227–238

Satir V (1990) Kommunikation, Selbstwert, Kongruenz. Konzepte und Perspektiven familientherapeutischer Praxis. Junfermann, Paderborn

Schlippe A von, Schweitzer J (2000) Lehrbuch der systemischen Therapie und Beratung, Vandenhoeck & Ruprecht, Göttingen

Simon FB (1993) Unterschiede, die Unterschiede machen. Suhrkamp, Frankfurt a. M.

Simon FB, Stierlin H (1995) Die Sprache der Familientherapie. 4. Aufl Klett Cotta, Stuttgart

Watzlawick P, Beavin J, Jackson D (1990) Menschliche Kommunikation. Huber, Bern

Therapie in Musik
Entdeckungen, Probleme und Ideen aus der Musiktherapie mit Folterüberlebenden und traumatisierten Flüchtlingen

Oksana Zharinova-Sanderson

> *Wenn wir Menschen uns selbst als Klangkörper, als Musikinstrument in der Sinfonie der Schöpfung begreifen und uns singend immer wieder aufs Neue befrieden lernen, dann können womöglich – mit unserer eigenen Gesundung durch die Musik einhergehend – auch die durch uns verursachten Verwundungen der Erde heilen.* (Lord Yehudi Menuhin, Zur Bedeutung des Singens, S.2)

Traumatisierten mit Musik helfen? Wie kann man mit Musik jemandem helfen, der solche schrecklichen Erlebnisse überlebt hat? Mit diesen Zweifeln begegnet mir fast jeder, dem ich über meinen Arbeitsbereich erzähle. Die Antwort auf diese Frage kann nicht eindeutig sein und meine Begegnungen mit jedem neuen Patienten bringen verschiedene Einsichten und Ideen. Diese Ideen, Entdeckungen und Probleme, die in der Anfangsphase meiner Arbeit am Behandlungszentrum für Folteropfer Berlin (BZFO) entstanden, werde ich in diesem Artikel beschreiben.

Musiktherapie ist eines der neuesten Therapieangebote im BZFO[1]. Das BZFO ist das einzige Zentrum für traumatisierte Flüchtlinge und Folterüberlebende, das eine Musiktherapeutin mit einer vollen Stelle beschäftigt. Musiktherapie wurde hier als eine non-verbale Form der Therapie eingesetzt mit dem Ziel, direkten, unmittelbaren und ungefilterten Kontakt mit Patienten herzustellen. Verbale Bearbeitung der traumatischen Erlebnisse (und damit Dolmetscherhilfe) sind in der Musiktherapie nicht unbedingt notwendig. Musiktherapie sollte so eine komplementäre Therapie zu verbalen Psychotherapieformen darstellen.

---

[1] Seit Juni 2000 wird die Musiktherapie im BZFO durch eine Kooperation der Stiftung für die Förderung der Nordoff-Robbins Musiktherapie, Berliner Musiker und das Institut für Musiktherapie der Universitäts Witten-Herdecke ermöglicht. Mein Dank gilt allen, die diese Arbeit ermöglichen, besonders Dagmar Gustorff, Fiona von Varnewyk und AnNa Rosenstolz. Ich möchte Rachel Verney und Gary Ansdell für ihre Inspiration meiner Arbeit danken. Für das Lektorat danke ich Angelika Birck und Birgitta Findeisen. And finally, I want to thank my husband Richard whose wise understanding and loving assistance made this work possible.

Was ist Musiktherapie?

Die musiktherapeutische Arbeit, wie sie in diesem Artikel beschrieben wird, entstand auf der Grundlage der Schöpferischen Musiktherapie (Creative Music Therapy, Nordoff-Robbins 1977)[2]. Dieser musiktherapeutische Ansatz geht davon aus, dass jeder Mensch unabhängig vom Ausmaß seiner psychischen, physischen oder geistigen Behinderung, vom Alter, sozialen Status, von seiner Ausbildung etc. eine innere angeborene Musikalität besitzt; der sogenannte „Musikmensch" (Nordoff u. Robbins 1977, Ansdell 1995, Gustorff 1999), steht mit der inneren Welt des Menschen in enger Verbindung. Auch wenn jemand ein zerstörerisches Trauma erlebt hat, das seine innere Welt erschüttert hat, kann man durch Zuhören seiner gespielten Musik einen Kontakt mit seinem Musikmenschen finden, der „kranke" sowie „gesunde" Anteile des Menschen in sich enthält. Solcher Kontakt mit diesem „Musikmenschen" und ein Aufbau der Beziehung zu ihm macht es möglich, den Menschen als Ganzes zu verstehen, zu bestätigen und zu akzeptieren, seine Fähigkeiten weiter zu entfalten und ihn aus der Isolation seiner Krankheit zu führen.

Schöpferische Musiktherapie ist eine aktive Form der Musiktherapie, die einen Prozess des improvisierten Musizierens zwischen dem Therapeuten und dem Patienten als therapeutisch betrachtet. Die Ausgangsbasis solcher Improvisation sind die musikalischen Äusserungen des Patienten. Dem Patienten stehen Instrumente zur Verfügung, die ohne Vorkenntnisse gespielt werden können. Ihm wird angeboten (wörtlich oder mit Gesten, Mimik etc.), ein Instrument auszuwählen. Dann greift der Therapeut das Spiel des Patienten zum Beispiel am Klavier, mit der Stimme oder an der Trommel auf, dadurch findet die Begegnung statt (Gustorff 2000). Der Therapeut versucht den Patienten beim Spielen zu unterstützen, der musikalischen Qualität seines Spielens zu entsprechen und ein Gleichgewicht in der Rollenverteilung zu finden. Dabei benutzt der Therapeut seine Kenntnis möglicher musikalischer Gestaltungsprozesse (zum Beispiel der freien Jazzimprovisation oder der afrikanischen Trommelimprovisation etc.) und versucht den Patienten einzuladen, sein Spiel zu erweitern und zu entwickeln. In diesem dialogischen Prozess entsteht die therapeutische Beziehung – das wichtigste therapeutische Medium – welche den Prozess der Selbstwahrnehmung, Selbstgestaltung und Selbstrealisierung des Patienten beeinflusst. Verbale Bearbeitung dieser musikalischen Ereignisse wird nicht als Ziel und Medium für therapeutische Veränderung gesehen. Es geht wenig darum, musikalische Ereignisse mit Patienten verbal zu analysieren, um seine Problembereiche für ihn zu deuten. Der Akzent liegt vor allem auf verschiedenen Aspekten des *musikalischen* Erlebens und der Prozess der therapeutischen Veränderung findet auf dieser „Erlebensebene" statt (Ansdell 1995). Die Sprache, die auf einer anderen Ebene die kommunikative Bedeutung vermittelt, kann nicht adäquat die Erlebnisse aus der Musik beschreiben und erklären und löst damit oft die Bedeutung des Geschehens auf (Ansdell 1995; Procter 2001). Die Sprache wird aber benutzt (mit Patienten, die sich verbal äußern können), nicht für analytische Interpretation der gespielten Musik, sondern um zu weiteren musikalischen Explorationen zu ermutigen, die Fragen des Patienten zu

---

[2] Unter „Musiktherapie" wird hier diese Methode verstanden.

den Prozessen der Musikgestaltung und ihrer Bedeutung zu beantworten, Texte der Lieder in fremden Sprachen erklären zu lassen etc. So wird die Sprache eine Brücke zu den neuen, tieferen Prozessen in der Musik.

Um die Parallele zwischen diesem äusserlich rein musikalischen Prozess und seiner Bedeutung für die Behandlung des Patienten zu erklären, schreibt Aldridge (1998, S. 5):

> „Der Mensch ist gleich einem Musikstück komponiert (...). Jeder von uns hat ein kompositorisches Thema – seine Identität – und diese stellt ein Repertoire an Möglichkeiten des Seins dar. Mit diesem Repertoire gehen wir in die Welt und passen es immer wieder improvisierend den augenblicklichen Erfordernissen des Lebens an. Unsere Aufgabe als Musiktherapeuten ist es nun, diese Anpassungsprozesse dadurch zu erleichtern, dass wir – im übertragenen und wörtlichen Sinne – dieses ‚Improvisations'-Repertoire erweitern, um so auf umwälzende Veränderungen zu reagieren, oder auch ein neues Repertoire zu entwickeln, wenn das Leben durch einen unglücklichen Umstand erheblich gestört wird."

Die Menschen, die ins BZFO kommen, haben mehr als einen solchen „unglücklichen Umstand" erlitten. Zusätzlich zur Traumatisierung durch Folter und Krieg haben viele unserer Patienten ihr ganzes Eigentum, ihr Land, Familienmitglieder und Freunde verloren. Dazu kommen die Einschränkungen durch die rechtliche Situation von Asylsuchenden in Deutschland. Diese Situation führt oft zu einer Identitätskrise, die jahrelang aufrecht erhalten bleibt. Wie kann also Musiktherapie hier helfen?

Für die Behandlung welcher Symptome kann Musiktherapie hilfreich sein?

Traumatische Ereignisse lösen verschiedene seelischen Reaktionen aus (Graessner u. Wenk-Ahnsohn 2000), die sich zu einem Komplex verschiedener Symptome entwickeln können. Diese körperlichen und psychischen Symptome sind in der Literatur und in diesem Band umfangreich beschrieben (Turner 1990; Basoglu 1992; Graessner u. Wenk-Ahnsohn 2000; Dijk 2001). Musiktherapie ist vor allem in der Behandlung von Problemen und Störungen im Bereich der Kommunikation und Selbstwahrnehmung hilfreich. Viele andere Probleme und Symptome können nicht oder nur indirekt durch Musiktherapie behandelt werden (soziale Probleme im Exil, physische Beschwerden). In der Musiktherapie liegt der Akzent nicht auf der verbalen Traumabearbeitung, sondern auf der Entwicklung und Entfaltung von Gestaltungsmöglichkeiten des Patienten in seiner Wahrnehmung, im Empfinden, im Handeln und bezüglich seiner Kontaktfähigkeit (Hoffman 1998). Die Symptome, die mit Selbstbewusstsein, Selbstempfinden und der Position des Selbst in Beziehungen mit anderen zu tun haben (zum Beispiel Angstzustände, aggressive Durchbrüche, sozialer Rückzug, extreme Einsamkeit, Depression, akutes Misstrauen, Verzweiflung, vermindertes Selbstwertgefühl mit entstehender Gefahr der Suizidalität, Initiativlosigkeit, Kommunikationsschwierigkeiten), sind Hauptbereiche einer musiktherapeutischen Bearbeitung. Fälle, in denen der Patient sich aus verschiedenen Gründen nicht verbal ausdrücken kann, sind besonders für Musiktherapie geeignet (Reimold 1999). Solche Gründe können ein sprachliches Defizit sein, aber auch Kommunikationsstörungen mit schlechter sprachlicher Erreichbarkeit, Alexithymie (Krystal 1988), wenn ein Mensch seine Gefühle nicht mehr erlebt und sie deshalb nicht in Worte fassen kann oder auch eine Abneigung des Patienten, über die traumatischen Ereignisse zu reden.

Ganzheitlicher Ansatz in der Musiktherapie

In der Musiktherapie werden die beschriebenen Symptomen nicht getrennt von der ganzen Welt des Patienten gesehen. Der ganzheitliche Therapieansatz (auch holistisch genannt, Aldridge 1996) bedeutet, dass man versucht, den Menschen als ganzen Organismus zu sehen, in welchem gesunde und kranke, glückliche und traurige Anteile nicht getrennt betrachtet werden. Das Ziel dieser Arbeit ist eine Beziehung mit dem ganzen Menschen, die es dem Patienten ermöglicht, sein ganzes Selbst kreativ und aktiv zu erleben, seine Vergangenheit und Gegenwart zu verstehen und zu integrieren, um ein neues Selbst in der Zukunft zu gestalten. Für Menschen, deren Glauben an das Gute im Menschen durch traumatische Erlebnisse zerstört wurde, ist der Aufbau einer solchen Beziehung ein sehr schwieriges und wichtiges therapeutisches Ziel.

Das ganzheitliche Verständnis in der therapeutischen Arbeit mit traumatisierten Menschen ist notwendig, weil die Erfahrungen unserer Patienten und ihre persönlichen Lebensgeschichten nicht einfach nur mit dem Begriff „Trauma" oder der Diagnose PTSD beschrieben und verstanden werden können (Dijk 2001). Wenn Patienten ins BZFO kommen, müssen sie diagnostiziert werden, um richtig behandelt zu werden und auch, weil diese diagnostischen „Labels" für ihren Aufenthalt oft eine entscheidende Rolle spielen. Natürlich hilft die Diagnose den Patienten und Therapeuten, die Erfahrungen und Beschwerden des Patienten zu ordnen (Procter 2001). Es entsteht aber oft ein unbedachter Umgang mit den Diagnosen (Bracken u. Thomas 2000), der leicht dazu führt, dass Patienten als „Fälle" mit Diagnosen betrachtet werden und die Menschen dahinter verschwinden, was dann eine erfolgreiche Behandlung verhindern kann. In diesem Fall kann eine Diagnose die Patienten als „Opfer", als kranke und hilflose Objekte der Traumatisierung, stigmatisieren (Pavlicevic 1998). Menschen werden dann nicht als Personen mit komplexen Lebenserfahrungen und reichen kulturellen Ressourcen gesehen, die mit Hilfe ihrer Lebenskräfte Folter überlebt haben und die diese Stärken für die erfolgreiche Gestaltung ihrer Zukunft wieder entdecken müssen.

Davon ausgehend ist das Ziel der Musiktherapie oft nicht notwendigerweise die Bearbeitung eines Traumas, die Behebung einer Störung oder die Korrektur seelischer Defizite (Gustorff 2000) – was oft in medizinischen und psychotherapeutischen Settings erwartet wird. Ein solches nicht rein pathologiebezogenes Verständnis von Behandlung führt oft dazu, dass Musiktherapie als eine Therapieform missverstanden wird, die sich ausschliesslich mit positiven Erlebnissen und Potenzialen beschäftigt, mit „angenehmen" Erfahrungen des Lebens vor dem Trauma, mit den sogenannten „Ressourcen" des Patienten.

Besonders dadurch, dass in der Musiktherapie nicht unbedingt über das Trauma gesprochen wird, sondern nur „schöne Musik" gespielt wird, scheint es vordergründig keinen direkten Einfluss auf die Bearbeitung der traumatischen Erlebnisse und ihrer Folgen zu geben. Diese Sichtweise ignoriert aber die neuesten Ergebnisse der Forschung, auf die Dijk (2001) verweist. Sie weisen uns darauf hin, dass „Traumabearbeitung“ nicht unbedingt die verbale Bearbeitung der Geschichte bedeuten muss. Dijk warnt uns im Gegenteil vor der ausschliesslichen Fokussierung unserer Behandlung auf die Bearbeitung der traumatischen Geschichte und macht uns aufmerksam auf andere Aspekte, die in der Behandlung berücksichtigt und integriert werden sollten. Solche Aussagen können uns auch darauf hinweisen, dass die in der therapeutischen Umgangssprache übliche Unterscheidung zwischen „Traumaarbeit“ und „Ressourcenarbeit“ ungenau ist und künstliche Grenzen zieht, die unsere Arbeit beschränken kann. Ich als Musiktherapeutin arbeite bestimmt mit Ressourcen des Patienten, aber ich kann sie nicht trennen von seiner ganzen Persönlichkeit. In Bezug auf Musik vergisst man manchmal, zum Beispiel, dass sie ausser ästhetischer „Schönheit“ tiefere emotionale Prozesse berühren kann (Orth 2001). Nach einer Sitzung schrieb ich in meinen Notizen: „Es gibt etwas Totes in seiner Musik, (...) er ist wie eine Seele, die sich richtungslos in Weltraum bewegt“ oder „nach der Improvisation hatte er Tränen in seinen Augen und sagte, dass er seit einer Ewigkeit nicht mehr weinen konnte“. Diese Bilder waren ein Teil der gespielten Musik und spiegelten die innere Welt des Patienten. Durch das Medium der Musik bestätigen wir natürlich die positiven Seiten des Leben, geben den Patienten die Möglichkeit eines ästhetischen Erlebnisses und stärken ihre Ressourcen. Andererseits gibt Musik uns auch die Möglichkeit, tiefste und oft unausgesprochene Elemente menschlichen Leidens zu erleben und wahrzunehmen. In der therapeutischen Arbeit sind beide Seiten von Bedeutung und sollten aus meiner Sicht nicht getrennt werden.

Klinische Erfahrungen in der Musiktherapie am BZFO

Von Patienten lernen. Als ich die Arbeit am BZFO angefangen habe, wusste ich sehr wenig darüber, was mich erwarten würde. In Großbritannien und Holland arbeiteten wenige Kollegen in ähnlichen Einrichtungen, aber es gab wenig Forschung oder Literatur über Musiktherapie mit diesen Klienten. Im klinischen Bereich war (und ist) nur wenig zu Musiktherapie mit Menschen aus nichtwestlichen Kulturen bekannt. Auch meine klassische osteuropäische Musikausbildung vermittelte mir wenig Kenntnisse über die Musiktradition und Kultur meiner zukünftigen Patienten. Deshalb wusste ich, dass wir, meine Patienten und ich, uns gegenseitig aufmerksam werden zuhören müssen, um uns musikalisch und persönlich zu „begegnen“ und gemeinsam unsere Arbeitsweise zu bestimmen (Callaghan 1998). So wurden die Patienten meine besten Lehrer. Am meisten wurde mein Lernprozess durch die Unterschiede der Patienten bereichert. Jeder von ihnen brachte eine andere Kombination von persönlichen und musikalischen Erfahrungen, Überzeugungen, Alter, Kultur, Ausbildung und traumatischen Erlebnissen mit. Jeder von ihnen hatte einen anderen Zugang zur und ein anderes Verständnis von Musik.

Für viele Patienten ist die Psychotherapie (egal welcher Art) ein ungewöhnliches Angebot. Sie existiert oft nicht in ihren Herkunftsländern oder sie wird da nur im psychiatrischen Kontext angewandt (Callaghan 1998). Die ersten Minuten in der Musiktherapie sind immer mit Spannung gefüllt: der Patient weiß nicht, was ihn erwartet und hat wenig Vorstellungen davon, was ihm helfen könnte. Allmählich aber gewöhnen sich die Patienten an den äusseren Rahmen des Settings (der Raum voller Musikinstrumente, ein neuer Mensch – die Therapeutin – spielt und singt, feste Terminverabredungen) und können sich auf den Inhalt der Sitzung konzentrieren. Ich vermute, der wichtige Grund für ein solches Sich-Einlassen-Können ist, dass der Prozess des Musikmachens selbst eine sehr natürliche und gewöhnliche Sache für viele unserer Patienten ist, die oft auch mit den Erfahrungen in ihren Herkunftsländern verbunden werden kann (Reimold 1999). Menschen, die es sonst sehr anstrengend finden, über ihre Emotionen und Gefühle mit einem Fremden zu reden (Callaghan 1998), kommunizieren manchmal leichter über Gesang und musikalisches Spiel.

Als Musiktherapeutin habe ich die Möglichkeit, ganz unterschiedliche Ausdrucksformen des Menschseins unmittelbar zu erleben, die mich oft aber auch durch ihre Ähnlichkeit überraschen. Viele meiner Patienten können sich nicht verbal mit mir verständigen, sie kommunizieren aber non-verbal – mit Klang, Mimik, Gestik, Tanz, Bewegung. Für Menschen, deren Vertrauen in die Menschlichkeit erschüttert wurde, kann eine solche Wiederherstellung des Vertrauens in die zwischenmenschliche Kommunikation sehr wertvoll sein.

Das Singen von traditionellen Liedern. Nach meiner Erfahrung ist die traditionelle Musik oft die Brücke zu gesunden Anteilen des Selbst in der Arbeit mit traumatisierten Flüchtlingen. Sogar höchst depressive und gebrochene Menschen gewinnen oft an Lebendigkeit, wenn sie die Musik ihres Landes singen. Strukturierte traditionelle Lieder sind oft die ersten musikalischen Äusserungen der Patienten und der Anfang unserer musikalischen Explorationen. Sie geben mir eine Chance, ihre musikalischen Welten besser zu verstehen. Im Unterschied zum Spielen, das für die Patienten zunächst ungewöhnlich und ohne Bezug zu ihnen scheint, wird das Singen authentisch und in Verbindung mit ihrer Identität empfunden. Lord Menuhin (1998, S.2) schreibt über die Bedeutung des Singens für einen Menschen:

> „Das Singen ist die eigentliche Muttersprache aller Menschen: denn sie ist die natürlichste und einfachste Weise, in der wir ungeteilt *da* sind und uns mitteilen können (...) Im Singen offenbart sich das menschliche Doppelwesen: singen gehört zur Natur des Menschen, so dass es gleichsam keine menschliche Kultur gibt, in der nicht gesungen würde."

In nicht-westlichen Kulturen behält das Singen noch diese wichtige Bedeutung einer lebendigen volkstümlichen Tradition, die im Westen schon fast ausgestorben ist (Small 1987). Viele meiner Patienten sind selbst Träger dieser wichtigen Tradition des volkstümlichen Singens und manchmal denke ich, dass viele Musikethnographen sehr neidisch sein würden, wenn sie wüssten, was für Schätze ich höre.

Wenn die Patienten Musik ihres Landes sangen, versuchte ich meine Rolle und meine Aufgaben als Therapeutin in diesem Prozess zu definieren. Ich habe mitgehört, versuchte mitzusingen, das Singen auf dem Klavier oder auf anderen Instrumenten zu begleiten – ich habe alles getan, was eine Musiktherapeutin tun kann, um mit einem Menschen einen Kontakt in der Musik herzustellen. Was immer ich auch tat, ich konnte dennoch oft nicht den Charakter oder die besondere Atmosphäre des Singens authentisch und musikalisch passend mitgestalten.

Ich kam zur Überzeugung, dass aufmerksames Zuhören wichtiger für den Aufbau unserer Beziehung war als eine stilistisch unpassende Begleitung. Das aufmerksame Zuhören hat mir geholfen, die Qualität des Singens zu verstehen und Empathie zu entwickeln sowohl mit dem Geist der Kultur des Patienten als auch mit seiner Position in dieser Kultur. Ich habe die Patienten nach den Texten gefragt und versucht, sie von den Patienten zu erlernen, um die Musik ihrer Sprache mit ihrer Hilfe erleben zu können. Dieser Prozess hat oft viel Humor in die Beziehung eingebracht, weil wir unsere fixierten Rollen tauschen mussten. Der Patient musste aus der Rolle des Umwissenden und Bedürftigen herauskommen und die Rolle des Experten einnehmen. Dabei ich habe die Rolle des unwissenden, aber interessierten Schülers übernommen. Ich habe auch versucht zu verstehen, in welchem Kontext das Lied in ihrer Heimat gesungen wurde. Singen brachte oft Erinnerungen, Gedanken und Ideen von ihrer Heimat, die sie mit mir teilen wollten. Trotz ihres begrenzten Deutsch strömten die atmosphärischen Bilder und Erinnerungen, oft mit Hilfe von Gesten und Zeichnungen. Die Sehnsucht nach der Heimat und der Stolz auf ihre Kultur wurden so mit mir geteilt, dies hat zu einer besonderen Bindung zwischen uns geführt. Solche Akzeptanz und Bestätigung des Singens als Symbol der Identität beeinflussten unsere Beziehung.

Intensives Teilen von traditioneller Musik war oft besonders wichtig am Anfang unserer Beziehung. Es war ein sicheres Territorium des Patienten, das mir geöffnet wurde. Es half uns in Zeiten, in welchen wir beide nicht sicher waren, welche Richtung wir nehmen sollten. Wenn genügend Vertrauen zwischen uns entstand, konnten wir anfangen, Musik freier zu spielen und zu improvisieren. Das war therapeutisch wichtig für Menschen, die auf ihre Verluste, auf ihre Vergangenheit, ihre Heimat fixiert waren, was ihr ständiges Wiederholen der traditionellen Musik nur verstärkte. Diese Aspekte standen im therapeutischen Prozess mit dem folgenden Patienten im Vordergrund.

Fallbeispiel: Herr M.

Mein erster Patient am BZFO, Herr M., ein Mann aus einem Land im Nahen Osten, wurde mir von einem Arzt mit der Begründung überwiesen, dass Musik für ihn viel bedeute und dass eine Musiktherapie ihm vielleicht helfen könne, aus der akuten Einsamkeit und Isolation seines Lebens in Deutschland herauszukommen. Der Patient selbst war von der Idee, eine Musiktherapie zu machen, angetan. Die Therapie fand einmal pro Woche statt. Nach 23 Einzelsitzungen wechselte er auf meine Anregung hin in eine Musiktherapiegruppe, an der er immer noch teilnimmt.

Erste Eindrücke: Sein Instrument. Sofort in der ersten Sitzung brachte der Patient sein eigenes Instrument mit, ein typisches Saiteninstrument seiner Kultur, und wollte ausschliesslich darauf spielen. Er hatte eine genaue Vorstellung, was Musiktherapie für ihn sein könnte. Trotz verschiedener Angebote meinerseits zeigte er kein Interesse für die anderen Instrumente. Mit dem Instrument spielte Herr M.

Lieder aus seinem Land und sang dazu. Er wirkte auf mich wie ein Mensch in einer grossen, geschlossenen Kiste, in die niemand eintreten kann und aus der er nie wirklich herauskam. Seine Musik war sehr emotional geladen, in sich „komplett“ und musikalisch ausgestaltet. Ich fühlte, dass darin wenig Raum für einen Dialog mit mir blieb. Er sang ein Lied nach dem anderen ohne eine Pause zu machen. Nach solchen Sitzungen fühlte ich mich manchmal atemlos.

Meine Reaktion auf das Instrument war Misstrauen. Ich fühlte mich ausgeschlossen und konnte den Patienten nicht erreichen. Ich versuchte immer wieder, ihm neue Instrumente anzubieten, denn ich hatte das Gefühl, dass sich nur dann, wenn er ein ihm unbekanntes Instrument spielte, eine Beziehung zwischen uns entwickeln könnte. Ich hatte wenig Ahnung von der traditionellen Musik und Kultur seines Landes, daher war die Therapie mit ihm eine Herausforderung für mich.

Zwei Monate später wurden meine Gefühle seinem Spiel gegenüber noch verstärkt, als ich ihn bei einem Fest spielen hörte und auch die Reaktionen der Zuhörer beobachtete. Die Leute hörten einem Lied erst aufmerksam zu, aber nach einer Weile wurde es langweilig für sie. Ginge es nach ihm, hätte er aber ewig so weiter spielen können, was die Leute nach eine Weile irritierte. Er schloss beim Spielen die Augen und schien in einem Trancezustand zu sein, in dem er niemanden brauchte und mit niemandem kommunizierte. Ich war perplex und wusste erst einmal nicht, wie ich mit ihm weiter arbeiten sollte.

Überraschungen und Entwicklungen in der Beziehung. Sein Arzt (der ihn auch in diesem Konzert beobachtet hatte) riet ihm, dass er in der Musiktherapie doch versuchen solle, auch andere Instrumente auszuprobieren. Seitdem hatte sich langsam eine Struktur in unseren Sitzungen eingespielt, in der er in der ersten Hälfte der Stunde verschiedene Instrumente explorierte und in der zweiten Hälfte zu seinem Instrument sang.

Für mich war das eine Chance, eine nähere Beziehung mit ihm aufzubauen. Plötzlich wollte er alle Instrumente ausprobieren. Sein Spiel war immer dramatisch und voller Kontraste. Das ekstatische Spiel am seinem Instrument übertrug sich bald auch auf die anderen vor allem melodischen Instrumente. Auch hier schloss er die Augen und konnte dieselben heulenden Melodien immer wiederholen.

Meine Wahrnehmung seines Spiels an seinem Instrument veränderte sich bald. Ich akzeptierte, dass ich nicht viel mitspielen konnte (und nicht dagegen kämpfen musste) und hörte stattdessen entspannt und mit Vergnügen zu. Ab und zu versuchte ich einfach herauszuhören, ob es Momente gab, in denen ich mitspielen konnte, ohne mich unter Druck zu setzen, mitspielen zu müssen. Ich begann mitzusingen und versuchte, die Texte in seiner Sprache zu lernen, oder es gab Momente in welchen er nur spielte und ich eine Melodie zu singen begann. Oft hatte ich das Gefühl, mich seiner Musik nicht gut anzupassen. Vor allem spürte ich, dass die Musik auch ohne mich gut war. Ich wusste, dass er auch Zuhause stundenlang musizierte und jede Möglichkeit nutzte, um öffentlich aufzutreten. Ich stellte mir die Frage, was Musiktherapie für ihn tun kann, was er sonst nicht bekam.

Krankheit und Traumageschichte. Er spielte immer wieder neue Lieder und erzählte oft Geschichten dazu. Dann erzählte er mir von seiner Familie, zu der er fast keinen Kontakt hatte und die er sehr vermisste. Auch konnte er nicht in seine Heimat zurückkehren. Er litt zusätzlich an einer sehr akuten Form einer Bluterkrankung, die eine ständige medizinische Behandlung benötigte und an der schon Familienmitglieder verstorben waren. Gegen die lebensgefährlichen Blutungen musste er ständig Medikamente einnehmen. Oft musste er die Therapie absagen, weil er kurz vor seiner Sitzung eine Blutung bekam. Er hat besonders Probleme mit seinen Beinen, denn dort wurde er während seiner Inhaftierung geschlagen und sie neigen am stärksten zu Blutungen.

Diese Geschichte erfuhr ich von ihm erst im Lauf der Zeit, weil ich immer am Anfang meiner Arbeit mit Patienten versuche, sie durch ihre Musik und nicht durch das Lesen ihrer Geschichte kennenzulernen. Für mich erklärte die Geschichte die Bedeutung der Dramatik und Lebendigkeit, die ich gleichzeitig in seiner Musik wahrgenommen habe.

Dazu erzählte er mir auch, dass das Saiteninstrument, das er spielte, ein verbotenes Instrument in seinem Land sei, es identifiziere die Menschen von seiner Ethnie, die verfolgt werden. Er erzählte, dass er deswegen festgenommen wurde, weil er auf einem öffentlichen Platz sein Instrument spielte. Daraufhin wurde er zehn Tage lang im Gefängnis gefoltert und verhört. Man fesselte ihn und schlug ihn, bis er blutete. Herr M. war ein aktives Mitglied einer verbotenen Partei, verteilte vor allem Flugblätter. Nach seiner Entlassung fing er wieder damit an. Als er wieder einmal Flugblätter verteilte, hörte er von Freunden, dass die Polizei bei ihm zu Hause aufgetaucht sei, seinen Bruder festgenommen habe und auch ihn wieder verhaften wollte. Aus Angst, erneut festgenommen zu werden, floh er nach Deutschland.

Neue Einsichten in der Beziehung. Dieser Einblick in seine Geschichte hat für mich viel verändert. Einmal hat das Instrument eine besondere Bedeutung auch für mich bekommen und mir wurde bewusst, wie wichtig für diesen Mann die Beziehung gerade zu *diesem* Instrument war. Jetzt teilte er diese wichtige intime Beziehung zu dem Instrument mit mir. Die Stärke der Verbindung zwischen ihm und dem Instrument sowie meine Anerkennung der Bedeutung dieser Verbindung brachte uns näher.

Letzte Phase: Intensität. In der letzten Phase spielten wir viel improvisierte Musik und unsere musikalische Beziehung wurde sehr intensiv. Ich habe meine Vorurteile losgelassen und sah mehr Sinn in unserer Arbeit. Ich habe auch bemerkt, dass ich seine Musik nicht mehr langweilig fand und mehr genießen konnte. Dies gab Raum für mehr Kreativität für uns beide. Er war neugierig auf meine musikalischen Ideen und hörte genauer zu. Die Suche nach Gleichgewicht zwischen seinen eigenen Beiträgen und die Akzeptanz meiner Beiträge waren eine wichtige Entwicklung in unserer Arbeit. Ich hatte auch das Gefühl, dass er mich als Teil dieses neuen Musikgeschehens wahrnahm. Er ließ mehr und mehr Pausen in seinen Liedern, in denen er meine Beiträge mit Körper- und Kopfbewegungen dirigierte. Ich wurde eine Mitkünstlerin für ihn, die viele von seinen Liedern erkennen und mitmachen konnte. Das brachte ihm viel Freude.

Seine Auseinandersetzung mit der Behinderung durch die Krankheit brachte auch eine besondere Intensität in die Musik und in unsere Beziehung. Ich hatte jede Stunde das Gefühl, dass es unsere letzte Begegnung sein könnte. Dann kamen neue Stunden, und die Intensität blieb. In dieser letzten Phase unserer Arbeit wurde ich immer wieder beeindruckt, welche Lebenskräfte er aus der Musik ziehen konnte und mit welcher Inspiration er die Musik gestaltete. Ich hatte den Eindruck, als ob ich jedes Mal ein tieferes Verständnis seines Erlebens und seiner Kraft zum Leben gewann. Dies war besonders spürbar, wenn er sehr krank war und mit durch die Blutung verursachten blauen Flecken im Gesicht zur Therapie kam.

Mit der Zeit habe ich überlegt, ob eine Gruppe für ihn sinnvoll wäre. Er hat oft auch selbst gefragt, ob es möglich wäre, an einer Musikgruppe teilzunehmen. Beendigung oder Pause in der Therapie kam für ihn überhaupt nicht in Frage, seine regelmäßigen Musikstunden waren zu wichtig für ihn. Er sagte: „Ich möchte immer mit Leuten Musik spielen, ohne Grenzen." Ich dachte, dass er nach der letzten Phase unserer Arbeit, in der gerade die kommunikativen Aspekte der Musik von ihm anerkannt wurden, vorbereitet war um an einer Gruppe teilzunehmen, die eine neue Herausforderung für ihn bedeuten würde.

Diskussion

Die Entwicklungen. Die Erfahrung einer offenen Beziehung, in der Vertrauen, Kreativität und Akzeptanz bestehen, ist ein therapeutisches Ziel in der Arbeit mit vielen unserer Patienten. In diesem Fall entwickelte sich in unserem gemeinsamen Spiel eine Ebene, in der ein ganzes lebendiges Spektrum menschlicher Emotion von Leid bis zur Lebensfreude hin existieren durften. Im Lauf der Musiktherapie haben wir beide uns entwickelt und gelernt, mehr auf einander zu hören und den einzigartigen Beitrag, den jeder von uns in die Musik brachte, zu schätzen. Seine Entwicklung führte zu:

- einer Akzeptanz des neuen Kontexts, in dem er sich mit seiner Musik in einer Beziehung auseinandersetzen musste. Hier war die Erfahrung, dass ich, eine Fremde, ein Mensch aus einer anderen Kultur, seinem Spiel zugehört und es als wertvoll anerkannt habe, besonders wichtig für ihn;
- einer Benutzung der Musik als Medium für Kommunikation zwischen uns und nicht, um sich mit der Musik in seinem Leid zu isolieren, was seine Einsamkeit nur verstärkt hätte;
- einer flexibleren Anerkennung von Musik, die nicht mit seiner Kultur verbunden ist, als dennoch wertvoll und ausdrucksstark für ihn;
- seiner Bereitschaft sich zu öffnen, um seine Position in einem neuen musikalischen Kontext zu finden. Er lernte langsam, unsere neuen Rollen zu respektieren, vor allem meine Rolle als Mitspielerin und „Mitkünstlerin".

Meine Veränderung führte zu:

- Akzeptanz und Verständnis seines idiosynkratischen menschlichen Charakters mit kulturellen und persönlichen spezifischen Zügen und zu geduldigem Zuhören ohne vordefinierte Erwartungen;

- einem Versuch der sensiblen Gestaltung meiner therapeutischen Interventionen und Ideen, wobei besondere Aspekte der Kultur beziehungsweise die Rolle der Musik in seiner Kultur berücksichtigt wurden;
- unvoreingenommenem Zuhören und einer Bereitschaft, mich in eine mir unbekannte musikalische Welt einzulassen und diese Welt hören und geniessen zu lernen.

Als Resultat solcher Veränderungen entstand zwischen unseren Musikwelten die Verbindung - die Beziehung, der Ort, an dem wir uns „begegnen" konnten. Dies erlaubte mir, ihn als Ganzes zu verstehen, zu akzeptieren und zu bestätigen. Die Beziehung gab ihm eine Chance, seine Fähigkeiten weiter zu entfalten und zeigte ihm einen möglichen Weg aus der Isolation.

Kommunikative Bedeutung in der Musik. Musiktherapie war keine künstliche therapeutische Form für Herrn M. Er hat mir selbst Schritt für Schritt mit seiner Musik gezeigt, was und wie seine Therapie werden sollte. Musik war für ihn immer schon therapeutisches Mittel, dennoch bestätigt die Arbeit mit ihm noch mal, dass Musik dann die grösste therapeutische Potenz enthält, wenn sie in der Kommunikation *zwischen* Menschen benutzt wird. In der Geschichte der menschlichen Entwicklung war es für Menschen immer schon natürlich, durch Musik zu kommunizieren, und vor allem die wichtigen Elemente des menschlichen Daseins wie Freude, Trauer, Humor und Liebe damit auszudrücken. Für Herrn M. waren manche dieser Aspekte aufgrund des intensiven Heimwehs und der Trauer, die er empfand, schlecht erreichbar und erlebbar. Durch Akzeptanz und den Versuch von uns beiden, diese Emotionen in ihrer Tiefe zu verstehen, entstand das Vertrauen, das den neuen flexiblen Ausdruck seiner Emotionen ermöglichte.

Kreativität als Bestätigung des „Hier und Jetzt". Kreativität ist eine grundlegende Notwendigkeit für die menschliche und zwischenmenschliche Entwicklung, die in sich eine heilende Kraft enthält (Pavlicevic 1999). Aldridge schreibt zu Bedeutung der Kreativität:

> „Creativity can be used in the non-material sense, as in making music, as transcending the moment. In this transcendence, the essence of spirituality, we take the leap, which is hope, into a new consciousness. That this new consciousness is not bound up with our bodies, our instincts, our motor impulses, nor our emotions, awakens our awarenenss to another purpose within us" (Aldridge 1996, S. 232–233).

Ein wichtiger Aspekt in der musiktherapeutischen Arbeit ist der Versuch, den Menschen zu helfen, einen Zugang zu ihrer eigenen Kreativität zu finden, um die Anerkennung ihrer Potenziale und Fähigkeiten zu ermöglichen (so genanntes „Empowerment" Procter 2001). Oft kommen zu mir Patienten, die sehr passiv und abhängig wirken (wie zum Beispiel der Fall, den ich später beschreibe). Eine Traumafolge ist, dass Patienten die Verbindung mit ihren Kraftquellen verlieren, sie fühlen sich unfähig und sind über sich selbst enttäuscht. Musik gibt ihnen eine Chance, sich erneut fähig und gesund zu erleben und Kontakt mit der eigenen kreativen Kraft wieder zu entdecken. Aldridge beschreibt den kreativen Akt als eine seltene Gelegenheit für den Menschen, das Leben wieder zu erleben und als eine wichtige Möglichkeit, etwas Konkretes (auch wenn es nur eine Kleinigkeit ist) zu erreichen (Aldridge 1996). Damit wird das „Empowerment" nicht nur zur Veränderung des Bewusstseins des Patienten führen, sondern auch zu realen Veränderungen seines gegenwärtigen Zustandes und seiner Situation (Te Pas 2001).

Der Kontakt mit der eigenen Kreativität und Kraft war ein wichtiges Thema in der Therapie mit Herrn M. Kreativität bedeutete vor allem, eine aktive, lebendige Beteiligung im „Hier und Jetzt“ zu entwickeln. Kreativ zu sein hieß für ihn, aus dem steifen Wiederholen musikalischer Strukturen herauszukommen und ein lebendiges Verständnis der Gegenwart zu entwickeln, mit offenen Ohren und Augen. Das Unmittelbare ist in der Musiktherapie besonders bedeutend, weil Musik nur im Moment ihrer Schöpfung existiert. Wir wissen nie, was in der Zukunft kommt und wir können nicht verändern, was schon vorbei ist. Eine solche Konzentration auf jeden Augenblick in der Gegenwart ist vielen traumatisierten Menschen nicht mehr möglich (Dijk 2001). Ihr Leben ist oft ausgefüllt mit Erinnerungen und „Geistern“ aus der Vergangenheit, es verliert an Lebendigkeit und damit auch an Bedeutung. Die Zukunft verspricht auch keine Sicherheit (Dijk 2001), Gedanken an die Zukunft sind nur mit Ängsten und Hoffnungslosigkeit verbunden. Im Prozess des Musizierens, im Handeln werden Patienten herausgefordert, die Bedeutung des momentanen Augenblicks in ihrem Leben erneut zu erkennen, auch wenn dies ein schwieriger und manchmal schmerzhafter Prozess ist. Dieser Prozess ist aber absolut notwendig für die Integration menschlicher Erfahrungen eines Lebens und für die Möglichkeit, gesund und objektiv in die Zukunft zu blicken (Tolle 1999). Für mich selbst wurde die Bedeutung des Augenblickes ebenfalls sehr wichtig. Ich lerne immer wieder aufs Neue, jede kleine Erfahrung mit Patienten zu schätzen, und daran zu glauben, dass die kleinen Momente des Lichtes wichtig sind in ihrem Leben der Dunkelheit.

Ganzheitliche Betrachtung des Patienten. Im Prozess der Musikgestaltung habe ich Herrn M. als eine Summe unterschiedlicher menschlicher Seiten und Erfahrungen erlebt: in seinem *gegenwärtigen* Leiden, in seinen Beschwerden und Problemen, in seiner Sehnsucht nach der Heimat, Familie und Liebe, seiner starken kulturellen Identität, die er in Deutschland erneut definieren musste, seiner Lebensenergie und in seinem Wunsch, Akzeptanz und Liebe in seinem neuen Leben zu finden. Es war klar, dass die Traumatisierung und die Bluterkrankung nur zwei von vielen Faktoren waren, die seine Persönlichkeit und sein Verhalten beeinflussten. Um mit seiner inneren Welt in Kontakt zu treten, musste er in der Therapie ganzheitlich betrachtet werden und nicht nur in seinen pathologischen Anteilen.

„Nichtmusiker“ in Musiktherapie – eine Fallvignette. Die Musiktherapie mit Herrn M. wurde deutlich dadurch beeinflusst, dass er selbst ein Musiker war. Die Vorkenntnis eines Musikinstrumentes ist aber *keine* Voraussetzung für Musiktherapie, und die Mehrheit meiner Patienten (mehr als 4/5) können kein Instrument spielen, wenn sie zu mir kommen. Oft sind sogar die Leute, die kein Musikinstrument gelernt haben, offener für ein Improvisationsangebot als Musiker, die bestimmte Vorstellungen über Musik, ihre Gestaltung und ihre Bedeutung haben. Die westliche Musiktradition hat die Rollen von Spieler und Zuhörer polarisiert (Small 1987). Spieler sind „Professionelle“, die Musik von Noten zu spielen gelernt haben, aber viele können sich keine freie Improvisation vorstellen, und Zuhörer („Nichtmusiker“), die keine „Professionellen“ sind, sind darum sehr unsicher, können Musik nur passiv genießen und sehen keinen Wert im freien Spielen ohne Vorgaben (Noten) und Vorkenntnisse. Diese Polarisierung erlebe ich auch bei Menschen aus vielen nicht westlichen Kulturen, in denen sich dasselbe Phänomen langsam entwickelt hat. Im Prozess der Therapie mit dem folgenden Patienten hat ein Wandel in dieser Polarisierung stattgefunden.

Der Patient, Herr C., Anfang vierzig, aus einem osteuropäischen Land, reagierte zuerst sehr skeptisch und misstrauisch auf die Idee der Musiktherapie. Er sagte, er spiele kein Instrument und höre zu Hause keine Musik, weil sie ihn unruhig mache. Er war sehr unsicher, spielte mit einem Schläger auf der Trommel einfachen, pulsierenden Rhythmus und fragte mich ständig, ob ich als Musiker es gut fände was er gespielt hatte. Er fühlte sich nicht adäquat und überlegte, ob er überhaupt weiter eine solche Therapie machen wollte. Im Musikgeschehen wirkte er sehr abhängig von meinen Beiträgen und folgte allen meinen musikalischen Initiativen (wie neues Tempo, Dynamik etc.). Intuitiv spürte ich aber eine gewisse Lebendigkeit und Lust in seinem Rhythmus und versuchte, sie in meinen Klaviermotiven bis ins kleinste Detail zu spiegeln. Langsam entstanden Dialoge, in welchen er ab und zu seine Fähigkeit zeigte, unerwartete rhythmische Passagen zu gestalten, die sehr charakteristisch waren. Damit definierte er den Stil unserer Musik, die wir beide dann spielten, sei es ein Klezmer- oder Tangomotiv (Musikstile wie diese, die durch besondere Nostalgie und Feuer gekennzeichnet sind, sprachen ihn besonders an). Ich hatte das Gefühl, als ob die Musik ihn gerufen und ihm dann den Weg gezeigt habe, wie er sie finden konnte.

Nach solchen Erlebnissen sprach er über sein Gefühl, überrascht zu sein, „woher die Musik kam“, und „wenn ich spiele, fühle ich mich als ob ich wieder gesund bin“. Er war wegen Vertretung bestimmter politischer Ideen in seinem Land gefoltert worden und hatte in der Folge einen Schlaganfall erlitten, der viele seiner Fähigkeiten (flüssig zu sprechen, sich flexibel zu bewegen, lange zu konzentrieren etc.) beschränkt hat. Das beeinträchtigte seine Selbstwertgefühle und er wirkte im Kontakt mit Menschen verzweifelt, passiv und oft fast abwesend. Auch zu Hause war er sehr abhängig von seiner Frau, zeigte wenig Initiative und verbrachte seine Zeit mit Sitzen und Rauchen. Im Laufe der Zeit entdeckte ich überraschend, dass die Musik für ihn doch ganz wichtig war. Als junger Mann hat er viel Jazz und Rock gehört und hatte mit dieser Musik und ihrer Bedeutung sehr identifiziert. Sie repräsentierte für ihn vor allem die Freiheit des menschlichen Ausdrucks und war verbunden mit den Gedanken, die er als junger Mann in seinem Land vertreten hatte. Ich bemerkte, wie Rock, Blues und Jazz seine Konzentration und sein Engagement gewannen und wie sehr er den Prozess der Gestaltung dieser Musik genoss, obwohl er keine technischen Vorkenntnisse und Fähigkeiten hatte. Seine Augen strahlten, wenn er plötzlich dieses oder jenes bekannte Motiv der Rockgruppe „Queen“ am Schlagzeug gefunden hatte oder wenn die Musik sich in einer stilistischen Form entwickelte (wie freier Jazz oder Boogie-Woogie etc.), die er sofort erkannte. Sein Spielen wurde kontrollierter, schneller und flüssiger – Qualitäten, die er im Leben wegen seiner Behinderung kaum erleben konnte. Dieser Prozess der Musikgestaltung hatte auch konkrete Auswirkung auf seine Konzentration – manche unserer Improvisationen dauerten bis zu 30 Minuten. Dabei blieb er konzentriert in seiner Suche nach musikalischer Bedeutung. Solche Momente, in denen er sich als wichtiger Bestandteil des musikalischen Ensembles erlebte, beeinflussten ihn, indem er sich als „fähiger“, „wertvoller“ und „lebendiger“ betrachten konnte. Die Veränderung von den ersten Sitzungen, wo er sehr passiv, uninteressiert und abhängig wirkte, bis zu den Zeiten, wo ich und er seine andere Seite erleben konnten, hat lange gedauert. Er brauchte Zeit, um sein Vertrauen zur Musikimprovisation als seiner Ausdruckssprache zu gewinnen, um in ihr seine Kräfte wieder zu entdecken und in diesem Prozess wieder an sich glauben zu lernen.

Probleme und offene Fragen

Trotz positiver Entwicklungen im Aufbau der musikalischen und persönlichen Beziehungen zu Patienten empfinde ich auch Zweifel und Enttäuschung. Ich frage mich oft, wieviel Einfluss die positiven Entwicklungen in der Therapie auf das unsichere Leben der Patienten in der realen Welt haben. Ich habe manchmal den Eindruck, dass positive Erlebnisse nur im sicheren Rahmen des Musiktherapiesettings möglich sind. Im Alltag können Patienten oft nicht ihre Ängste und Probleme so verringern wie in der Therapie.

Wegen der ständigen Unsicherheiten des Lebens im Exil gibt es wenig Kontinuität in den Therapien. Mit manchen Patienten weiß ich überhaupt nicht, ob eine weitere Sitzung stattfinden wird, weil ihr Aufenthaltsrecht von Monat zu Monat verlängert werden muss. An Ereignisse in der Therapiesitzung in der vorausgehenden Woche kann man dann nicht anknüpfen und es ist unmöglich, Verbesserungen im Zustand des Patienten über lange Zeit zu erwarten. Herr C. zum Beispiel wurde in der Phase, in der viele positive Entwicklungen stattgefunden haben, mit Abschiebung bedroht. Er wurde in den Sitzungen wieder passiv, abwesend und schwer zu erreichen und erst Monate später stabilisierte sich sein Zustand wieder.

In Gesprächen mit Kollegen berichten diese über ähnliche Gefühle der Enttäuschung über die geringen Verbesserung im Alltag der Patienten, eine Nachuntersuchung der Patienten im BZFO nach dem Abschluss der Behandlung zeigt relativ geringe Symptomverbesserungen (Birck, in diesem Band).

Keine Therapie (auch nicht die Musiktherapie) kann die massiven physischen und psychischen Verluste im Leben unserer Patienten ausfüllen. Das ist der Grund, warum wir als Therapeuten oft eine tiefe Hilflosigkeit empfinden, die fast jeden in diesem Arbeitsbereich Tätigen begleitet. Eine Aufgabe für mich als Therapeutin in diesem Fall ist die Entwicklung von Akzeptanz. So wie unsere Patienten müssen auch wir akzeptieren, dass wir bestimmte Tatsachen nicht verändern können. Andererseits, sollten wir die kleinsten Anzeichen einer Verbesserung erkennen lernen und sie mit den Patienten feiern. Ich darf auch nicht vergessen, dass Musiktherapie diesen Menschen etwas ganz Wichtiges anbietet – eine Beziehung in der Musik, die ihnen Halt und Sicherheit geben kann, einen Ort, zu dem sie kommen können und willkommen sind, um kreativ zu sein und um sich erneut zu gestalten, und mich selbst als kreatives und interessiertes Gegenüber, damit sie sich gehört und akzeptiert fühlen. In meiner klinischen Erfahrung entdecke ich, dass gerade eine solche Beziehung eines der größten Bedürfnisse unserer Patienten erfüllt – den Wunsch, aus der Isolation heraus zu kommen, mit ihren Rechten und Wünschen akzeptiert und geschätzt zu werden. Sie hungern nach tiefer menschlicher Kommunikation und Beziehungen, in denen sie als wertvoll geschätzt werden. Viele unserer Patienten haben vergessen, was eine unterstützende Beziehung ist, wie man sie führt, daran arbeitet, Ideen initiiert, anderen zuhört, Verantwortung trägt, Wünsche entwickelt, Vertrauen hat und hofft. In der musiktherapeutischen Beziehungsarbeit werden sich die genannten Bereiche aktivieren, und ich glaube, das stellt den grössten therapeutischen Beitrag zum Wohlergehen traumatisierter Menschen dar.

Schlussfolgerung

Ich habe diesen Beitrag mit Worten von Lord Yehudi Menuhin angefangen, der an uns, Menschen der Welt, appelliert, Musik in uns selbst zu finden, um die „durch uns verursachten Verwundungen der Erde“ zu heilen. Unsere Patienten erlebten die Verwundungen in einer extremen und gewaltsamen Art und Weise. Die Musik bringt ihnen und uns eine Chance zu beweisen, dass die Musik in ihnen und damit ihre Liebe zum Leben stärker ist als Folter und Krieg. Sie macht ihnen und uns unser menschliches Wesen bewusst und rückt uns näher zusammen, zu gemeinsamer Transzendenz und Transformation.

Ich wollte diesen Beitrag in Gedanken an alle meine Patienten beenden, die mit den Farben ihrer Identität, mit ihren Gefühlen, mit der Lust für das Leben und mit ihrem Leiden meine Arbeit und Leben zutiefst beeinflusst und für immer verändert haben.

Literatur

Aldridge D (1998) Leben als Jazz. In: Aldridge D (Hrsg) Kairos II: Beiträge zur Musiktherapie in Medizin. Hans Huber, Bern

Aldridge D (1996) Music Therapy Research and Practice in Medicine: From Out of the Silence. Jessica Kingsley Publishers, London

Ansdell G (1995) Music for Life: Aspects of Creative Music Therapy with Adult Clients. Jessica Kingsley Publishers, London

Basoglu M (Hrsg) (1992) Torture and its consequences: current treatment approaches. University Press, Cambridge

Bracken P, Thomsd P (2001) Postpsychiatry: a new direction for mental health. British Med J 322:724–727 On line: www.bmj.com/cgi/content/full/322/7288/724

Callaghan K (1998) In Limbo: Movement Psychotherapy with Refugees and Asylum Seekers. In: Docker D (Hrsg) Arts Therapists, Refugees and Migrants: Reaching Across Borders. Jessica Kingsley, London

Graessner S, Wenk-Ansohn M (2000) Die Spuren von Folter. Schriftenreihe Behandlungszentrum für Folteropfer, Berlin

Gustorff D, Hannich HJ (2000) Jenseits des Wortes: Musiktherapie mit komatösen Patienten auf der Intensivstation. Hans Huber, Bern

Hoffman P (1998) Musiktherapie bei chronischen Schmerzen. In: Aldridge D (Hrsg) Kairos II. Hans Huber, Bern

Krystal H (1988) Integration and Self-healing: Affect, Trauma, Alexithymia. Analytic Press, Hillsdale New York

Nordoff P, Robbins C (1977) Creative Music Therapy. John Day, New York

Orth J (2001) Between Abandoning and Control. Structure, security and expression in music therapy with traumatized refugees in a psychiatric setting. In: Verwey M (Hrsg) Trauma and Empowerment. Verlag für Wissenschaft und Bildung, Berlin

Pavlicevic M (1998) Music Therapy in Context. Jessica Kingsley, London

Pavlicevic M (1999) Music Therapy: Intimate Notes. Jessica Kingsley, London

Procter S (2001) Empowering and Enabling: Improvisational music therapy in non-medical mental health provision.Voices: Main Issues, 1(2), On line:: www.voices.no

Reimold S (1999) Musiktherapie bei Refugio. In: Verfolgung, Flucht – und dann? Verlag für Interkulturelle Kommunikation, Frankfurt a. M.

Small C (1987) Music of the Common Tongue: Survival and Celebration in Afro-American Music. John Calder, London

Te Pas D (2001) Mobilising power and qualities. Empowerment within occupational therapy. In: Verwey M (Hrsg) Trauma and Empowerment. Verlag für Wissenschaft und Bildung, Berlin

Toll E (1999) The power of now: a guide to spiritual enlightenment. Hodder and Stoughton, London

Turner S, Gorst-Unsworth C (1990) Psychological sequelae of torture: a descriptive model. Brit J Psychiatry 159(90):475–480

Van Dijk R (2001) Culture, trauma and the lifeworld of refugees. In: Verwey M (Hrsg) Trauma and empowerment. Verlag für Wissenschaft und Bildung, Berlin

„Wir sitzen alle in einem Boot“ Erfahrungen mit Gestaltungstherapie und Konzentrativer Bewegungstherapie als handlungsorientierte Therapiemethoden innerhalb einer interkulturellen Frauengruppe

Sylvia Karcher, Carolin Tschiesche-Zimmermann

Konzeptuelle Vorbemerkungen

Seit Juni 2000 bieten wir am Behandlungszentrum eine wöchentlich stattfindende interkulturelle Frauengruppe an, die für einen Zeitraum von 1,5 Jahren konzipiert ist. Die Gruppe dauert zur Zeit noch an. Dieses Therapieangebot war neu, da es im Behandlungszentrum für Folteropfer, zusätzlich zu den Einzeltherapien, bisher ausschließlich Männer oder Frauengruppen aus *einem* Kulturkreis gab.

In unserer Einrichtung behandeln wir Menschen aus den verschiedensten Kulturen und häufig machen wir dabei die Beobachtung, dass praktisch kein Kontakt miteinander besteht trotz vergleichbarer Schicksale und annähernd ähnlichen Lebensbedingungen im Exil. So treffen tagtäglich unsere Patienten im Wartezimmer aufeinander, ohne dass unserer Wahrnehmung nach eine Kontaktaufnahme stattfindet. Dafür gibt es sicherlich unterschiedliche Gründe, wie zum Beispiel die Hemmung in der sprachlichen Kommunikation, die Unsicherheit im Umgang mit fremden Kulturen oder aber die Tendenzen der Vereinzelung durch die schwierigen Lebensbedingungen im Exil. Aus dieser Beobachtung heraus entstand unsere Motivation, eine kulturübergreifende Frauengruppe anzubieten, in der maximal zwei Dolmetscherinnen mitarbeiten sollten. Weiter interessierte uns, welche frauenspezifischen, familiären und kulturellen Ressourcen den Frauen zur Verfügung standen, um ihr Trauma und das Leben im Exil zu bewältigen. Unsere bisherigen positiven Erfahrungen in der Kombination von Konzentrativer Bewegungstherapie und Gestaltungstherapie bestärkten uns in unserem Vorhaben, eine gemischt-kulturelle Gruppe gerade mit diesen beiden Therapiemethoden durchzuführen .

Auswahlkriterien zur Gruppenteilnahme

In den Auswahlgesprächen, die wir vorbereitend durchführten, informierten wir die potentiellen Teilnehmerinnen über Dauer und Größe der Gruppe sowie über den therapeutischen Schwerpunkt und über die Methoden der Gestaltungstherapie bzw. der Konzentrativen Bewegungstherapie. Weiter klärten wir die Voraussetzungen für eine mögliche Gruppenteilnahme ab. Hierbei legten wir unser Hauptaugenmerk auf eine vorhandene Beziehungs- und Gruppenfähigkeit sowie auf die Fähigkeit der Introspektion. Als weitere wichtige Kriterien sahen wir die Motivation für eine gruppentherapeutische Behandlung und bereits vorhandene Therapieerfahrungen an. Ebenfalls unerlässlich für eine Gruppenaufnahme schien uns die Offenheit und Neugierde gegenüber anderen Menschen und Kulturen und die Bereitschaft der konstruktiven Auseinandersetzung mit diesen Erfahrungen.

Die Arbeit mit der Gruppe wurde ressourcenorientiert konzipiert, der Schwerpunkt der therapeutischen Interventionen lag also auf der Stabilisierung der Bewältigung des Alltags im Exil. Das bedeutete, dass alle Patientinnen bereits eine traumafokussierte Einzeltherapie in unserer Einrichtung durchlaufen hatten. Die geschlossen geführte Gruppe wurde über den definierten Zeitraum von 1,5 Jahren, mit wöchentlichen Sitzungen von zwei Zeitstunden, geplant.

Die Teilnehmerinnen

Alle Frauen, die wir für die Gruppe ausgewählt hatten, waren Verfolgung aufgrund von Bürgerkrieg und/oder politischer Aktivitäten in ihren Heimatländern ausgesetzt, die ihre Flucht ins Exil notwendig machten. Die meisten von ihnen führten in den Jahren der Verfolgung ein Leben in Angst verbunden mit vielen Verlusten. Sie waren Opfer von psychischer und physischer Gewalt und erfuhren Verletzungen ihrer Ehre. Sie erlebten Hausdurchsuchungen und einhergehend damit eine Zerstörung ihres Besitzes sowie den Verlust ihrer häuslichen Umgebung und ihrer gesicherten Arbeitsplätze. Auch die Kinder der Frauen wurden häufig Opfer dieser Gewalttaten.

Keine der Gruppenteilnehmerinnen hatte einen gesicherten Aufenthaltsstatus, obwohl sich einige von ihnen schon seit acht bzw. zehn Jahren in Deutschland befanden. Somit lebten unsere Patientinnen erneut in Unsicherheit bezüglich ihrer weiteren Zukunft und in Angst vor einer eventuellen Abschiebung. Diese Verunsicherung und die wiederholte Erfahrung, hilflos und ausgeliefert zu sein, wurde immer wieder von den Frauen thematisiert und wirkte sich in erheblichem Maße auf den therapeutischen Prozess aus.

Die Gruppe setzte ich aus insgesamt sieben Frauen zusammen:

- Frau A, 42 Jahre war Lehrerin in Aserbaidschan und lebt als alleinstehende Frau seit 5 Jahren in Deutschland.
- Frau B., 45 Jahre alt aus Kabul (Afghanistan) kam nach einer dramatischen Flucht mit ihren 5 Kindern 1992 nach Berlin und traf hier auf ihren Ehemann.
- Frau C., 47-jährig ebenfalls aus Kabul, arbeitete vor ihrer Flucht 1998 in einem Frauen-Alphabetisierungsprogramm in ihrer Heimat. Sie ist verheiratet und hat 3 Söhne.
- Frau D., ist 41 Jahre alt und Kurdin aus der Türkei. Ihre noch in der Türkei lebende Ursprungsfamilie wird weiterhin verfolgt und einige von ihnen sind inhaftiert. Sie lebt seit 1996 mit ihren beiden Töchtern und dem Ehemann in der Nähe von Berlin.
- Frau E., 40-jährig aus Bosnien-Herzegowina war Arbeiterin und floh 1993 mit ihren beiden Kindern und dem Ehemann aus ihrem Heimatland.

- Frau F., 33-jährige Hausfrau aus Kroatien kam 1995 mit Ehemann, Schwiegereltern und 2 Kindern nach Berlin.
- Frau G., 42 Jahre alt, hat in ihrem Geburtsort in Bratunac (Bosnien-Herzegowina) als Chemikerin gearbeitet und musste 1993 mit ihrer 3-köpfigen Familien die Flucht antreten.

In der Gruppe benötigten wir schließlich eine Dolmetscherin für serbokroatisch und eine weitere für persisch, alle anderen Frauen konnten sich in der deutschen Sprache ausreichend verständigen.

Krankheitsbilder

Alle Patientinnen zeigten ausgeprägte Symptome der chronischen posttraumatischen Belastungsstörung (DSM IV: 309.81) bzw. einer andauernden Persönlichkeitsveränderung nach Extrembelastung (ICD-10: F 62.0). Die im therapeutischen Gruppenprozess häufig benannten und immer wiederkehrenden Beschwerden waren vor allem: Schlafstörungen (Ein- bzw. Durchschlafstörungen und Albträume), Herz- und Atembeschwerden, innere Unruhe, Konzentrationsstörungen, diffuse Ängste, Kopf-, Magen- und Rückenschmerzen sowie Unterleibsbeschwerden. Die ärztliche Betreuung der vielfältigen Symptome fand außerhalb unserer Einrichtung bei niedergelassenen Ärzten statt, mit denen wir uns in regelmäßigem Austausch befanden.

Gruppenziele

Nach Durchführung der Vorgespräche kristallisierten sich für uns folgende Gruppenziele heraus:

- Stabilisierung des psychischen Befindens,
- Unterstützung in Autonomiebestrebungen,
- Aktivierung bzw. Neuerlangen eigener Ressourcen,
- Stärkung der Beziehungsfähigkeit,
- Kompetenzerweiterung in der eigenen Handlungsfähigkeit,
- Psychoedukative Aufklärung über Auswirkungen und Folgen von traumatischen Erfahrungen,
- Austausch über Gesundheits- und Krankheitsverständnis in den verschiedenen Herkunftsländern,
- Austausch über frauenspezifische Themen,
- Austausch über Hintergründe, Traditionen und Riten in den unterschiedlichen Kulturen.

Darstellung der Konzentrativen Bewegungstherapie

Die Konzentrative Bewegungstherapie (KBT) ist eine körperbezogene Psychotherapie für Einzel- und Gruppenpsychotherapie. Ihr liegen entwicklungs- und tiefenpsychologische sowie lerntheoretische und systemische Denkmodelle zu Grunde. Ausgehend von der Theorie, dass sich Wahrnehmung zusammensetzt aus Sinnesempfindung und Erfahrung (Von Weizsäcker 1940), steht in der KBT die bewusste Körperwahrnehmung im „Hier und Jetzt“ im Mittelpunkt, auf dem Hintergrund der individuellen Lebens- und Lerngeschichte. Sie beinhaltet die Arbeit am Körperbild. Durch die konzentrative Beschäftigung mit frühen Erfahrungsebenen (einfühlend und handelnd) werden Erinnerungen belebt, die im körperlichen Ausdruck als Haltung, Bewegung und Verhalten erscheinen. Sie können bis in die vorsprachliche Zeit zurückreichen. Sie bestimmen die Beziehungen des Menschen zu sich selbst und zu seiner Umwelt. Körperliche Erfahrungen und psychisches Erleben ergeben eine verkörperte Lebensgeschichte. Diese leib-seelischen Zusammenhänge können durch aufmerksame Zuwendung zum eigenen Körper, durch Wahrnehmungs- Bewegungs- und Atemarbeit, erfahren und verstanden werden. Am eigenen Leib können dadurch lebensgeschichtliche und aktuelle Zusammenhänge begreifbar und gestaltbar werden. Dem Erleben nicht mehr zugängige Gefühle und die dahinterliegenden Konflikte können wiederbelebt, im aktuellen Beziehungsgeschehen wiederholt und verbal durchgearbeitet werden (Pokorny, Hochgerner, Cserny 1996).

Der therapeutische Prozess ist vom Beziehungsgeschehen geprägt. Im geschützten therapeutischen Raum wird auf der Handlungs- und Erfahrungsebene die Möglichkeit angeboten, die Beziehungsfähigkeit zu sich selbst und zu anderen Menschen zu erfahren, neue Erfahrungen zu machen und den eigenen Handlungsspielraum zu erweitern. Dazu werden oftmals Gegenstände als kreatives Material verwendet wie Steine, Kugeln, Sandsäckchen, Seile oder Holzstäbe. Sie können durch ihre reale Beschaffenheit wie Größe, Form, Gewicht konkrete sinnliche Erfahrungen ermöglichen. Zusätzlich kann durch die individuelle Bedeutung ihres Symbolgehalts im subjektiven Erleben Erinnerungsarbeit in Gang gesetzt werden.

In der therapeutischen Arbeit wechseln Handlungsteile zur körperlichen Wahrnehmung und Interaktion mit Gesprächsteilen, in denen das Erlebte benannt, seine Bedeutung reflektiert und durch Assoziationen vertieft wird, einander ab. Die KBT ermöglicht ressourcenorientiertes Arbeiten, Problemaktivierung und das Erarbeiten von Bewältigungsstrategien durch Probehandeln. Aufgrund folgender Wirkfaktoren eignet sich die KBT insbesondere für die Arbeit mit traumatisierten Menschen:

- Die Gestaltung des therapeutischen Prozesses als Beziehungsgeschehen, wobei dem Körperdialog eine besondere Bedeutung zukommt.
- Die leibliche Erfahrung als Grundlage des therapeutischen Prozesses.
- Die Erweiterung der sozialen Kompetenz durch Probehandeln.
- Das Wechselspiel zwischen nonverbalem Erleben und Verbalisierung mit Bearbeitung des Erfahrenen.

Spezielle Behandlungsziele der KBT sind neben der basalen Körper- und Beziehungsarbeit die gerichtete Aufmerksamkeit auf das Zusammenspiel körperlich-seelischer Vorgänge sowie die Stabilisierung und Verankerung körperlicher Ressourcen.

Darstellung der Gestaltungstherapie

Die Gestaltungs-/klinische Kunsttherapie (Deutscher Arbeitskreis für Gestaltungs-/klinische Kunsttherapie DAGTP, im folgenden kurz: Gestaltungstherapie) ist ein tiefenpsychologisch fundiertes Psychotherapieverfahren, bei dem bildnerische Mittel zum Einsatz kommen. Sie wird u.a. in psychosomatischen, psychotherapeutischen und psychiatrischen Kliniken sowie in Tageskliniken und in ambulanter Praxis angewendet. Die tiefen-psychologisch fundierte Gestaltungstherapie basiert auf den theoretischen Modellen der Psychoanalyse, insbesondere der Objektbeziehungstheorie sowie den Erkenntnissen der Analytischen Psychologie (Jung 1964) und den Kreativitätstheorien. Die bildhafte Gestaltung ist Abbild des Beziehungsgeschehens innerhalb des therapeutischen Raumes. Der Entstehungsprozess des Bildes, die Form und Struktur wird somit Ausdrucksträger der psychischen Innenwelt des Patienten. Diese wird durch das Medium der bildhaften Gestaltung sichtbar und dadurch einer therapeutischen Bearbeitung zugänglich gemacht. Hierbei fungiert der gestalterische Prozess zu einem Vorgang der seelischen Strukturierung und Selbstorganisation.

Das spontane, intuitive Zeichnen, Malen und Formen mit Tonerde knüpft an Tätigkeiten und an sinnliches Erleben aus frühen kindlichen Entwicklungsstadien an. Dies ermöglicht dem Patienten eine Regression im Dienste des Ichs (Kris 1977) die für eine tiefenpsychologisch orientierte Behandlung notwendig ist. Voraussetzung dafür ist die Schaffung eines möglichst angstfreien und anregenden Klimas durch den Therapeuten, so dass sich der Patient auf sein eigenes Tun, Erleben und Empfinden einlassen und konzentrieren kann. Die symbolische Sprache, die in den Gestaltungen einen Ausdruck findet, ermöglicht somit die Äußerung von bisher verdrängten oder noch unbewussten Anteilen. Das gemeinsame Betrachten der Gestaltung sowie das Verbalisieren und Reflektieren der Emotionen, die während der gestalterischen Handlung spürbar wurden, stellt ein weiteres spezifische Merkmal der Therapiemethode dar.

Gestaltungstherapie findet als Einzel- und Gruppenbehandlung statt. Sie ist besonders indiziert bei psycho-somatischen Leiden, strukturellen Ich-Störungen, Borderline-Erkrankungen, bei denen die präverbale Beziehung und das averbale Ausdruckserleben vorrangige Bedeutung haben. Bei der Behandlung von posttraumatischen Belastungsstörungen hat sich die Gestaltungstherapie in den letzten Jahren ebenfalls bewährt.

Traumatisierte Patienten erleben sich häufig in einem Zustand der inneren Leere, der Ohnmacht, Hilf- und Sprachlosigkeit. Mit vielfältigen Materialien wie Farben, Papieren, Tonerde u.a. können die Betroffenen diesen Erlebensweisen einen bildhaften Ausdruck verleihen und dadurch ihre häufig zu beobachtende eingeschränkte Mitteilungsfähigkeit überwinden. So kann durch das Formen und Gestalten mit Tonerde ein Zugang zu emotionalem und körperlichem Erleben ermöglicht werden. Mittels dieses Mediums, bei dem taktile und haptische Sinnesreize erfahrbar werden, können aber auch abgespaltene aggressive Impulse einen sichtbaren Ausdruck finden. In dem gestalterischen Prozess erlebt sich der Patient als aktiv Handelnder und die Gestaltung wird zum Gegenüber, von der er sich distanzieren kann und Probehandlungen vollzieht. Hierbei erfährt das Ich durch die Externalisierung von destruktiven und angstbesetzten Impulsen, Erinnerungen oder inneren Bildern eine Entlastung. In der Ressourcen orientierten und Ich-stärkenden Arbeit wird das Erleben der eigenen konstruktiven Kraft und Wandlungsfähigkeit ermöglicht.

Einstieg in die Gruppenarbeit

Um die Wünsche, Bedürfnisse und vor allem die Ängste der Frauen innerhalb der Gruppe genauer zu erfahren, baten wir sie in der Anfangsphase der Therapie die folgenden Fragen schriftlich zu beantworten:

- Was wünschen Sie sich von der Gruppe?
- Was soll sich zum Abschluss der Therapie verändert haben?
- Was darf keinesfalls in der Gruppe passieren?

Der Hintergrund dieser Intervention bestand darin, die bereits in den Vorgesprächen gewonnenen Informationen zu erweitern, um so ein entängstigendes und gruppenzusammenführendes Klima zu schaffen.

In den Antworten wurde besonders häufig der Wunsch nach körperlicher und seelischer Gesundung benannt sowie die Hoffnung auf eine stabile und arbeitsfähige Gruppe. Der Wunsch nach Kontakt und Austausch zu Frauen aus anderen Kulturen stand ebenso im Vordergrund wie die Hoffnung auf neue Freundschaften. Auffallend war die Angst vor Unstimmigkeiten und Konflikten, bis hin zu lautstarken Auseinandersetzungen, die einen Zusammenbruch der Gruppe zur Folge haben könnte. Desweiteren wurde der Wunsch geäußert, keine "traurigen Geschichten oder Tragödien" von anderen Frauen zu erfahren.

In der Auswertung der genannten Antworten wurde uns die starke Verunsicherung der Frauen deutlich. Die Folgen von Bürgerkrieg und Verfolgung die alle erlebt hatten, sowie die Ängste und Unsicherheiten im Heimatland und im Exil schienen nach Sicherheit, Harmonie und nach einem sicheren Ort zu verlangen. Der geäußerte Wunsch, keine Schilderungen tragischer Schicksalsschläge von anderen Frauen zu hören, verstanden wir als Bedürfnis nach Abgrenzung und Schutz. So stand für uns in der Anfangsphase der Gruppentherapie der Aufbau eines tragfähigen Gruppenbündnisses zwischen Teilnehmerinnen, Dolmetscherinnen und Therapeutinnen im Vordergrund als Voraussetzung für eine stabile und verlässliche Gruppenstruktur.

Die Initialphase der Gruppe und das Gruppensymbol

In der zweiten Stunde fand ein Austausch über die oben aufgeführten Fragen statt. Die Teilnehmerinnen lasen sich ihre Antworten gegenseitig vor und damit wurde ein lebhaftes Gespräch über die Hintergründe der Vertreibung aus der Heimat und über Flucht und Lebensbedingungen als Flüchtlinge im Exil in Gang gesetzt. Sie stellten fest, dass sie mit ihrem Schicksal nicht alleine waren und entdeckten als Sinnbild für ihre Lebenssituation zwischen Hoffnung und Angst schließlich die Redensart: *„Wir sitzen alle in einem Boot"*. Damit war die Verbindung der individuellen Schicksale mit dem kollektivem Leid der Flüchtlingsfrauen geschaffen und die Gruppe hatte ihr Leitmotiv gefunden. Das Boot als Gruppensymbol, mit dem sich alle identifizieren konnten, beschäftigte uns während des gesamten Gruppenverlaufs und wurde in unterschiedlicher Weise dargestellt. In den folgenden Stunden griffen wir das Leitthema auf und unterstützten das entstehende "Wir-Gefühl" mit der Initiierung einer Gruppengestaltung eines gemeinsamen Bootes.

Der Gestaltungsprozess an der Malwand

Die Frauen schnitten von einer großen Papierrolle ein Format von etwa 5×2 m ab und befestigten es an der Malwand im Gestaltungstherapieraum. Ausgestattet mit Pinseln und Gouachefarben begegneten sich die sieben Frauen mit ihren inneren Bildern und Erfahrungen auf dem großen Papier. Anfangs zögernd, verhalten und darauf bedacht, nicht zuviel Platz in Anspruch zu nehmen oder in Konkurrenz mit der Nachbarin zu geraten, eroberten sich die Frauen dann langsam ihren Raum. Einige der Teilnehmerinnen arbeiteten konzentriert am Bootskörper, während andere das Umfeld gestalteten: den Himmel mit Vögeln, Wolken und Sonne und eine blühende und lebendige Unterwasserwelt mit verschiedenen Lebewesen. Nachdem der äußere Raum in Form eines sicheren Bootskörpers, eingebettet in eine vielfältige Umgebung, geschaffen war, wandten sich die Frauen in einer nächsten Phase der Ausgestaltung des Innenraumes zu. Die Arbeit an diesem Gruppenbild und die anschließende Reflektion über den Gestaltungsprozess setzte sich über einige Gruppensitzungen fort. Die Teilnehmerinnen richteten das Boot mit sieben Sitzbänken ein und suchten sich dann ihren individuellen Platz aus.

Gruppendynamisch bildeten sich bei diesem Entscheidungsprozess die ersten Konflikte ab. Die Frauen beschäftigten sich mit Fragen wie: wer sitzt vorne, wer lenkt das Boot und macht frühzeitig auf Gefahren aufmerksam und wie werden wir im Boot sichtbar? Nach einem vorsichtigen und zaghaft geführtem Klärungsprozess nahmen sie schließlich ihre individuellen Plätze ein. Sie besetzten das Boot, indem sie sich selber auf ihren ausgesuchten Plätze bildnerisch darstellten. Jede Teilnehmerin stattete sich mit Rudern aus. In der abschließenden Betrachtung stellten die Frauen fest, wie unterschiedlich sie sich in ihrer Körperhaltung dargestellt hatten. Abbild dafür waren u.a. geäußerte Befürchtungen, ob das Boot stabil genug gebaut sei und sieben Frauen überhaupt tragen könne und ob sie miteinander zurecht kommen würden. Aber auch Ängste vor dem Wasser, vor dem wankenden Boden und vor einem eventuellen Kentern des Bootes wurden formuliert. In diesem Zusammenhang fragten sich plötzlich die Frauen, wohin die Fahrt denn führen solle und welches das Ziel sei. Diese Fragen beschäftigten die Gruppenteilnehmerinnen in der folgenden Zeit immer wieder, ohne dass zu dem damaligen Zeitpunkt eine Antwort gefunden werden konnte.

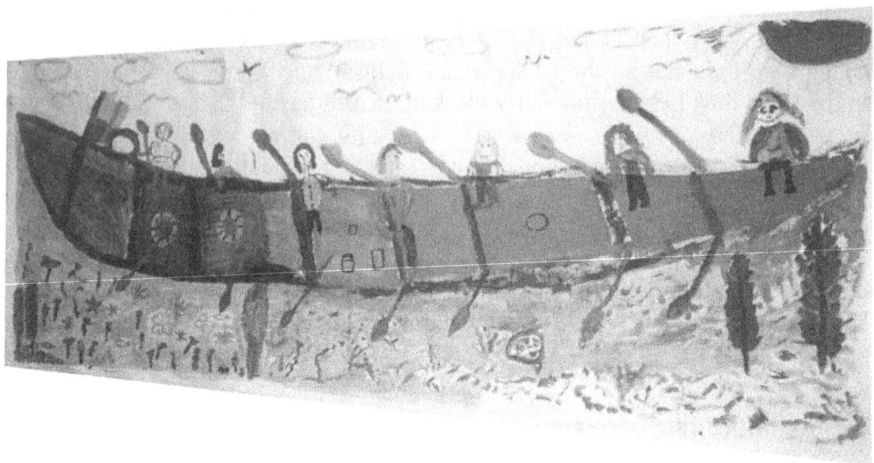

Abb. 1. Boot an der Malwand

In einem nächsten Schritt verankerten die Teilnehmerinnen ihr Boot. Sie schafften eine Verbindung über ein dickes Tau, das von ihrem Boot ausgehend mit einem Holzpflock an Land befestigt war. Nach Abschluss des Gestaltungsprozesses bemerkten einige Frauen erstaunt, dass sie keinen Platz im Boot für die Therapeutinnen vorgesehen hatten (s. Abb. 1).

Die Gruppe fand zu Therapiebeginn auffallend schnell ihr gemeinsames Leitmotiv, ausgedrückt in dem Satz: „Wir sitzen alle in einem Boot". Davon ausgehend intervenierten wir mit dem handlungsorientierten Angebot einer Gruppengestaltung, die im weiteren Verlauf den Gruppenkohäsionsprozess förderte. Dieses Signal der Gruppe aufnehmend, legten wir den Schwerpunkt unserer Interventionen von Beginn an auf die Entwicklung einer gemeinsamen Gruppenkultur. Wir verstanden das Boot als Symbol für den therapeutischen Raum, in den sich die Teilnehmerinnen mit ihren verschieden geäußerten Ängsten, Wünschen und Hoffnungen begeben konnten. Die Angst vor dem wankenden Boden und vor einem Kentern des Bootes drückte symbolisch die Befürchtung vor einem Zusammenbruch der Gruppe aus. Die Ungewissheit über das Ziel der Fahrt war für uns Ausdruck diffuser Ängste, sich in einen therapeutischen Prozess zu begeben und Hinweis auf die Orientierungslosigkeit, die u.a. in der ungesicherten Aufenthaltssituation der Frauen in Deutschland ihre Ursache hat. Erste Autonomiebestrebungen zeigten sich darin, dass jede Teilnehmerin sich mit Rudern ausstattete, so dass symbolisch alle an der Fortbewegung des Bootes beteiligt sein konnten. Vorhandene Ressourcen wurden durch die Nutzung der gesamtem Malfläche, der ausgeprägten Farbigkeit und Symbolvielfalt sowie einer differenzierten Darstellung ihrer selbst sichtbar. Die anfängliche Hemmung im Gestaltungsprozess wich zugunsten eines spielerischen und lebhaften Umgangs miteinander, der auf dem Bild seinen Ausdruck fand. Das Anbinden des Bootes an das sichere Ufer verdeutlichte das Übertragungsgeschehen: Durch dieses Beziehungsangebot gaben die Frauen indirekt ihrem Wunsch nach Sicherheit, Verlässlichkeit, Schutz und Halt durch die Therapeutinnen Ausdruck. Somit stand das Boot auch als Symbol für ein gutes mütterliches Objekt.

Die dreidimensionale Gestaltung des Leitmotivs

Zu einem späteren Zeitpunkt schlugen wir den *Bau* eines gemeinsamen Bootes vor. Im Gegensatz zu der anfänglichen Gruppengestaltung an der Malwand arbeiteten die Frauen nun an einer dreidimensionalen Gestalt eines Bootes. Sie befestigten Maschendrahtbahnen so kunstvoll miteinander, dass ein Bootskörper von knapp 3 m Länge und 1 m Breite entstand. Das erforderte viel handwerkliches Geschick und sehr klar übernahmen dabei eine bosnische und die kurdische Frau die Führungsrolle. In etlichen Gruppensitzungen wurden anschließend viele Schichten Pappmaché über das Drahtgestell gekleistert. Dazu mussten die Teilnehmerinnen Ausdauer und Geduld aufbringen, da die Schichten Zeit zum Trocknen brauchten. Nach jedem Arbeitsschritt verhandelten die Frauen über den weiteren Verlauf und über die sich entwickelnde Gestalt ihres Gruppensymbols. Nachdem der Bootskörper grundiert war, fand ein ausführlicher Austausch über die endgültige Farbgebung statt.

Erst durch diesen langen Identifizierungsprozess mit dem Gruppensymbol entwickelten sich viele Ideen für eine Namensgebung, die das Schiff vor allem als Hoffnungsträger benannten. Es waren Vorschläge wie: „Gemeinsame Träume", „Neubeginn" oder „Schiff der Freundschaft, der Hoffnung, der Flüchtlinge, der Verlorenen" und „Die Fahrt zur Rettung". Es folgte ein Diskussionsprozess bis sich die Frauen schließlich auf den Namen „Die Fahrt zur Hoffnung" einigten. Sie schrieben ihn mit bunten Buchstaben in deutscher Sprache an die äußere Bootswand, jede Frau übernahm dabei einen anderen Buchstaben (s. Abb. 2). Seitdem steht das Boot auf dem Flur vor dem Gruppenraum und es weckt dort Neugierde bei vielen Mitarbeitern und Patienten und löst Bewunderung aus. Immer wieder regt es zu vielfältigen Phantasien an, die zum Beispiel in Assoziationen wie „die Arche Noah" zum Ausdruck kommen.

Die Frauen waren, unabhängig von sprachlichen Schwierigkeiten und unterschiedlichen Kulturen, schon zu einem frühen Zeitpunkt des Gruppenprozesses in der Lage, auf der gestalterischen Ebene ins gemeinsame Handeln zu kommen und so Kontakt zueinander zu finden. Diese Beobachtung führte uns zu der Intervention einer dreidimensionalen Gestaltung eines Bootes, um somit die bisherigen Erfahrungen in der Kontaktaufnahme und Vertrauensbildung weiterzuentwickeln. Die weitere Förderung ihres kreativen Potentials, das schon auf der bildnerischen Ebene sichtbar wurde, stellte ein weiteres Ziel dieser Intervention dar. Die konkrete Arbeit mit Draht, Kleister und Fingerfarben sollte das sensorische und haptisch-taktile Erleben anregen. Weiter sollte damit die Fähigkeit unterstützt werden, eigene Vorstellungen und Bedürfnisse wahrzunehmen, zu äußern und in der Gruppe zu vertreten.

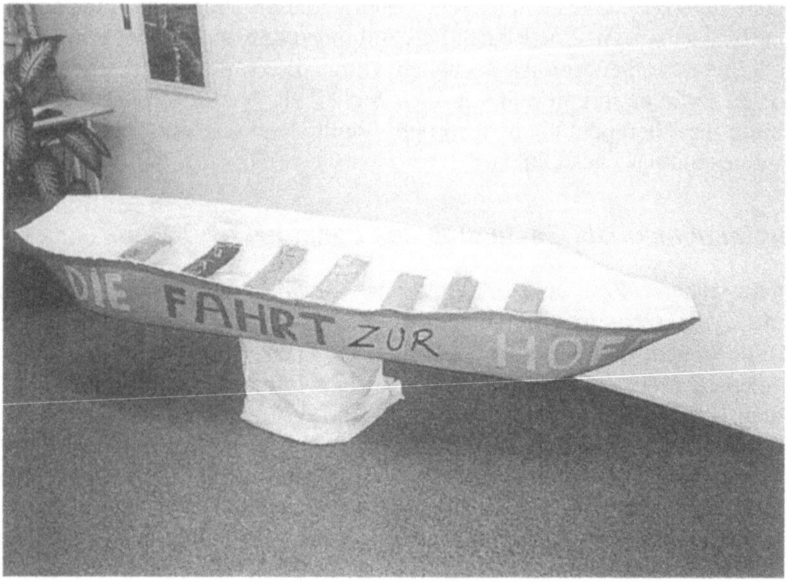

Abb. 2. Dreidimensionale Gestalt eines Boots aus Maschendraht und Pappmaché

In der Umsetzung entwickelte sich die Gruppe zu einer arbeitsfähigen Gemeinschaft mit klaren Rollenverteilungen. Dadurch wurde auch der Prozess der konstruktiven Auseinandersetzung innerhalb der Gruppe in Gang gesetzt. Das gemeinsame Handeln wurde in den jeweiligen Gruppensitzungen von den Frauen als lustvoll, belebend und aufbauend beschrieben. Immer wieder betonten sie, dass sie sich durch das aktive Tun körperlich wohler fühlen würden. In zunehmendem Maße konnten die Teilnehmerinnen eigene Bedürfnisse wahrnehmen und äußern und dadurch mehr Stabilität und Autonomie entwickeln sowie konstruktive Auseinandersetzungen führen. Diese reifere Konfliktfähigkeit zeigte sich z.B. in der Auseinandersetzung der Farbgebung und in dem Prozess der Namensfindung für das Boot.

Körpertherapeutische Arbeit

Innerhalb des Gruppenprozesses und der handlungsorientierten Arbeit am Boot äußerten die Frauen in vielen Gruppenstunden ausgeprägte und immer wiederkehrende Beschwerden. Im Vordergrund standen psychosomatische Symptome wie Kopf- und Rückenschmerzen, Schwindel, Herzbeschwerden und Atemnot. Sie machten uns damit auf ihr individuelles Leid aufmerksam und zeigten uns ihre Bedürftigkeit auf der körperlichen Ebene und ihren Wunsch nach Schmerzreduzierung. In psychoedukativen Gesprächen informierten wir zunächst über die körperlichen und seelischen Auswirkungen von Traumatisierungen und extremen Belastungssituationen. Neben dieser notwendigen Information und Aufklärung über die Ursachen ihrer Symptome, gingen wir dann in unterschiedlichen Körperangeboten auf ihren Wunsch nach Schmerzreduktion ein.

Ein Element in der Konzentrativen Bewegungstherapie ist die achtsame Zuwendung zum eigenen Körper, die beispielsweise durch geführte Körperreisen einübend angeboten wurde. Hierbei ging es um die bewusste Wahrnehmung des gesamten Körpers, ausgehend von den Füßen bis zum Kopf und den Händen. Die Beweglichkeit der einzelnen Gelenke wurde ausprobiert und die Körpergrenzen durch kräftiges Begreifen mit den eigenen Händen wahrgenommen. Damit wurde bezweckt, sich wieder achtsam um den eigenen Körper zu kümmern und ihn differenziert, in allen seinen Qualitäten, wahrzunehmen und anzunehmen: Das Harte und Weiche der Knochen und Muskulatur, Verspannungen, Schmerzen, Wohlbehagen, den Atem sowie die Beweglichkeit und Kraft. Die Frauen sollten durch diese konzentrierte Körperarbeit herausfinden, was ihnen im Moment gut tat und somit symptomlindernd wirken könnte.

Um die Ressourcen der Gruppe für die Körperarbeit zu nutzen, boten wir häufig Partnerinnenarbeit an. Die Frauen massierten sich z.B. gegenseitig ihre Rücken mit Tennis- oder Igelbällen oder später, als sie vertrauter miteinander waren, mit ihren Händen. Sie legten sich wechselseitig ihre Hände auf schmerzhafte Stellen und machten so über positive Rückmeldungen der Partnerinnen die erstaunliche Erfahrung, dass jede von ihnen „heilende Hände" besaß und dass Akzeptanz und liebevolle Zuwendung heilende Wirkung haben können. Wir zeigten ihnen für ihre Rückenbeschwerden entspannende Körperhaltungen und vermittelten Atemübungen, die ihnen gut taten. In anderen Stunden wurden Musikkassetten aus der Heimat mitgebracht und sich gegenseitig die dazugehörigen Tanzschritte gezeigt. Alte Heil- und Hausmittel, von den Großmüttern, Müttern oder von weisen Frauen in ihrer Heimat angewandt, wurden erinnert und ausgetauscht. Hierbei stellten die Frauen Ähnlichkeiten zwischen traditionellen Heilmittel fest, die selbst über die Ländergrenzen hinweg angewandt wurden. Nach einigen Stunden entwickelten sie Abschiedsrituale, bei denen vor allem die körperliche Berührung im Vordergrund stand.

Andere Angebote aus der Körperarbeit sollten die kraftvollen Seiten der Frauen ins bewusste Erleben bringen und die körperlichen Ressourcen mobilisieren: So lagen beispielsweise in einer Stunde die Frauen in kleinen Gruppen sternförmig auf dem Boden, die Füße jeweils auf einem Pezziball abgelegt. Nach anfänglichen vorsichtigen Bewegungen, nach Schaukeln und zaghaftem Drücken, entwickelte sich durch unsere Ermutigung ein gegenseitiges Kräftemessen. Durch den Druck, den sie mit ihrem gesamten Körper ausübten, rollten die Bälle weg. Die eigene Kraft ließ sich aber auch im Sitzen und Stehen Rücken an Rücken erproben. Mit dem großen Pezziball zwischen ihren Rücken schoben sich die Partnerinnen gegenseitig über den Flur des Behandlungszentrums. Sie setzten dabei ihre gesamte Kraft ein und kamen dadurch stark ins Schwitzen. Bei all dem war es erlaubt Spaß zu haben und zu lachen, genauso wie sich gegenseitig den Ball zu klauen. Zum Ausklang der Stunde legte sich jeweils eine Frau bäuchlings auf drei hintereinander liegende Bälle und wurde von den anderen Frauen geschaukelt.

Die Informationen über die Traumafolgen vermittelten den Frauen größere Sicherheit und wirkte dadurch stabilisierend. Sie waren erstaunt über die Ähnlichkeit ihrer Beschwerden. Insgesamt boten wir häufiger Partnerinnenarbeit als Einzelarbeit an. Damit war beabsichtigt, dass die Frauen den Schritt aus der Passivität in die Aktivität vollziehen konnten. Sich für eine Partnerin zu entscheiden und auf sie zu zugehen, war bereits ein erster Schritt in die Aktivität. Die Partnerinnenarbeit, die sich nicht nur auf die selbe kulturelle Zugehörigkeit bezog, vertiefte im Verlauf die Beziehungen untereinander. Es fiel den Frauen leicht, körperlich miteinander in Kontakt zu kommen. Schon nach kurzer Zeit des Kennenlernens konnten sie sich vertrauensvoll in die Hände ihrer Partnerinnen begeben und mit viel Sensibilität und Einfühlungsvermögen der jeweils anderen Frau begegnen. Durch unsere Ermächtigung (empowerment) und die positiven Rückmeldungen erfuhren sie, dass sie alle heilende Fähigkeiten und Kompetenzen besaßen und symptomlindernd wirken konnten. Nach unseren bisherigen Erfahrungen wurde diese Kompetenz sonst ausschließlich uns Therapeutinnen zugesprochen. Das lustvolle Wiederentdecken der eigenen Kraft zeigte ihnen ihre Ressourcen auf und löste Autonomie- und Expansionsbestrebungen aus, die sich u.a. darin zeigten, dass der Bewegungsdrang die Grenzen des Therapieraums erweiterte. Um eine ausgewogene Balance herzustellen, richteten wir die Aufmerksamkeit bei den Körperangeboten nicht nur auf die Defizite und Symptome, sondern genauso auf die kraftvollen, beweglichen und gesunden Anteile, die jeder Frau trotz ihrer Beschwerden zur Verfügung standen. Durch sanfte Bewegungen und Schaukeln bekamen neben der kraftvollen Körperarbeit auch regressive Impulse und Wünsche ihren Raum. In der verbalen Aufarbeitung wurden Sehnsüchte nach Schutz, Geborgenheit, Wärme, Zuwendung und Nähe benannt und die Defizite in diesen menschlichen Grundbedürfnissen betrauert.

Beziehung zum eigenen Körper

Die Wahrnehmung des eigenen Körpers ist bei unseren Patienten und Patientinnen sehr häufig auf ihre Schmerzzustände und Symptome gerichtet oder sogar fixiert. Der Körper wird oft abgelehnt, manchmal fragmentiert erlebt und eine liebevolle oder fürsorgliche Zuwendung ist vielen nicht möglich. Die Schmerzen führen zu Bewegungsunlust und damit zu einem eingeengten Bewegungsspielraum, zu Spannungszuständen und fixierten Körperhaltungen. Es kann zu Störungen in der Körperwahrnehmung, im Körpererleben und im Umgang mit dem Körper kommen. Diese Konflikte können im Körperbild sichtbar werden.

Körperbilder. Zentraler Bestandteil sowohl in der Gestaltungstherapie als auch in der Konzentrativen Bewegungstherapie ist die Arbeit am Körperbild. Es ist als inneres Modell zu verstehen, das der Mensch von seinem Körper hat. Hierbei kommt das Erleben des eigenen Körpers und die gefühlsmäßige Beziehung zu ihm zum Ausdruck und es können Konflikte sichtbar werden, die zu einer Beeinträchtigung des Körpererlebens geführt haben. Dieses Erleben kann über das Gestalten von Körperbildern symbolisch zum Ausdruck gebracht werden. Dies kann zeichnerisch erfolgen, mit anderen gestalterischen Mitteln wie Ton und Farben oder über die Darstellung des Körpers mit unterschiedlichen Gegenständen.

In der zwölften und dreizehnten Gruppenstunde, in der die körperlichen Beschwerden besonders im Vordergrund standen, ließen wir die Gruppe Körperbilder erstellen. Vorbereitend dazu boten wir zunächst eine intensive Kontaktaufnahme zum eigenen Körper an. Die Frauen ertasteten ihren Körper von Kopf bis Fuß und verdeutlichten sich so ihre Strukturen und Körpergrenzen. Im Anschluss daran sollten sie ihr momentanes Körpererleben in ein Körperbild umsetzen. Anfangs reagierten die Teilnehmerinnen erschrocken auf dieses Angebot und fühlten sich in ihre Schulzeit zurückversetzt. Nach einem längeren Klärungsprozess war es ihnen schließlich möglich, sich auf die Gestaltung einzulassen. Wir hatten kein konkretes Material vorgegeben und die Frauen entschieden sich einheitlich für Ölkreiden, die jedoch erst später zum Einsatz kamen. Vorerst bestand der Wunsch nach Bleistiften und Radiergummi.

Da auf den Bildern jeweils die Körpervorderseite dargestellt wurde, setzten wir in der folgenden Stunde das Thema mit der Gestaltung der Körperrückseite fort. Dazu wurden zunächst in einer Partnerinnenarbeit der gesamte Rücken, in seinen äußeren Konturen und Strukturen durch Abrollen mit Hilfe eines Ball verdeutlicht. Besondere Beachtung kam dabei der Wirbelsäule in ihrer haltgebenden und beweglichen Funktion zu. Das so entstandene Körpergefühl fand anschließend wiederum mit Bleistift und Ölkreiden einen gestalterischen Ausdruck (s. Abb. 3–5).

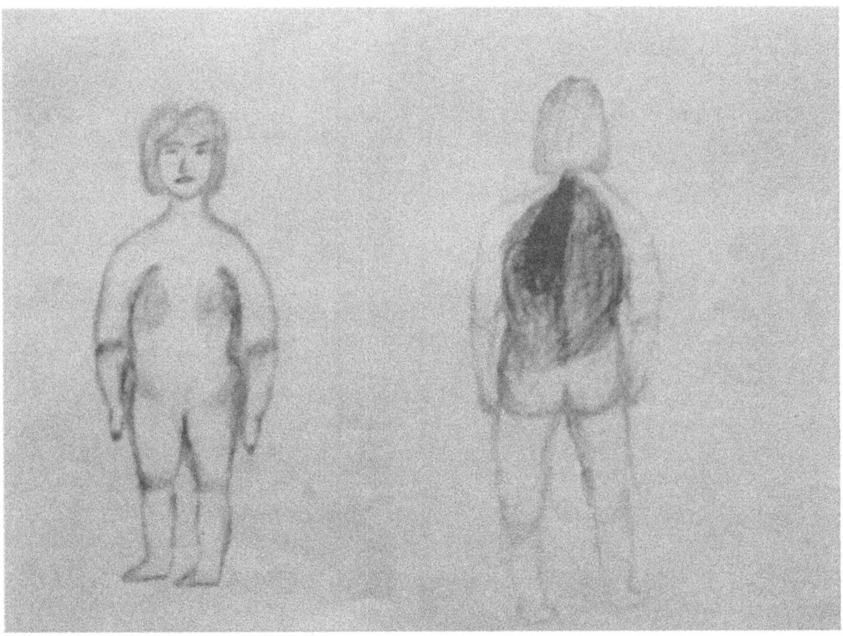

Abb. 3. Körpervorder- und -rückseite: Rückenkonturen

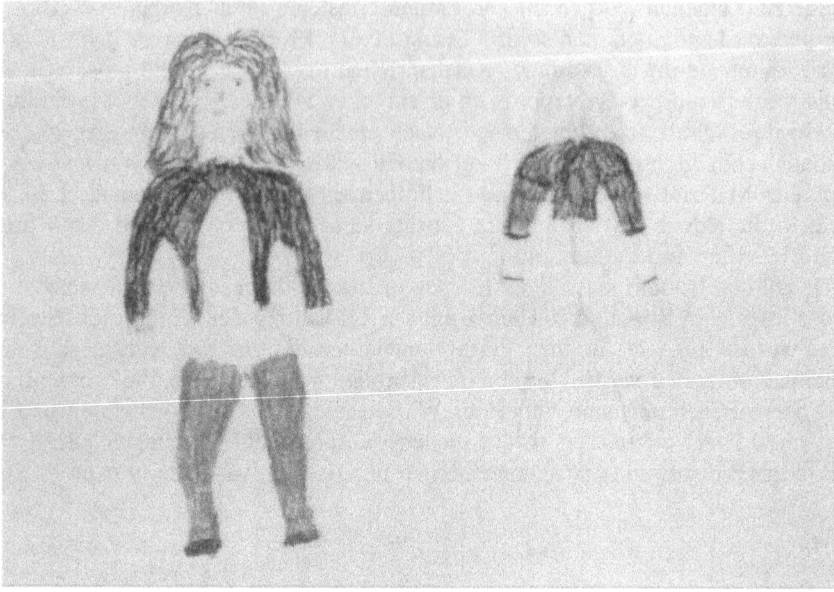

Abb. 4. Körpervorder- und -rückseite: Schulterkonturen

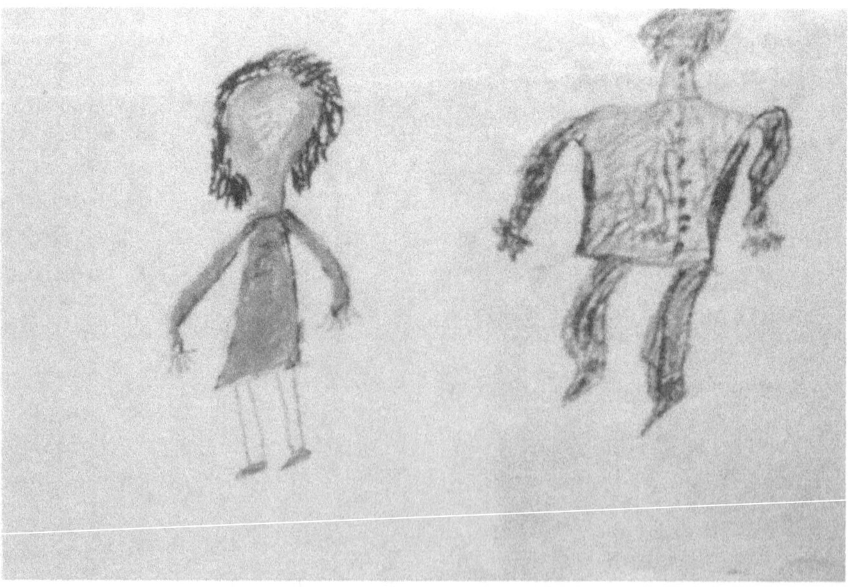

Abb. 5. Körpervorder- und -rückseite: Wirbelsäule

Körperbildarbeit bietet eine gute Möglichkeit, sich mit dem verletzten Körper auseinanderzusetzen. Sie kann psychosomatische Zusammenhänge bildhaft deutlich werden lassen. Insgesamt löste die Darstellung des eigenen Körpers bei den Frauen Angst und Unsicherheit aus. In den meisten Bilder kam ein statisch wirkender Malstil zum Ausdruck. Durch den Gebrauch von Bleistift und Radiergummi wurde ein starkes Kontrollbedürfnis deutlich. Die Bleistiftdarstellungen zeigten auf, wie wenig die Teilnehmerinnen in dieser Körperbildarbeit mit ihren Gefühlen zum eigenen Körper in Kontakt waren. Die dargestellten Körper wirkten bewegungslos und wie erstarrt und sie schienen orientierungslos im Bildraum zu schweben. Schmerzhafte Körperregionen wurden farbig gekennzeichnet und erst später wurden die Bleistiftkonturen mit Ölkreiden übermalt. Lediglich eine Frau betonte ihre weiblichen Geschlechtsmerkmale, die auf allen anderen Bildern ebenso fehlten wie Hände und Füße. Bei allen Rückenansichten wurde die Wirbelsäule deutlich hervorgehoben. Dieses Phänomen schien in Zusammenhang mit der Rückenarbeit zu stehen, der wir einleitend besondere Aufmerksamkeit geschenkt hatten.

In der 43. Stunde – nach einem Jahr der Gruppentherapie – boten wir wiederum eine Gestaltung des eigenen Körpers, diesmal in Ton an. Auf dieses Angebot konnten sich die Frauen jetzt lustvoll einlassen. Sie arbeiteten konzentriert und waren mit sich in Kontakt. Mit Hilfe des Tons wurde der eigene Leib geformt als Spiegel der eigenen Gestalt. In diesen dargestellten Tonfiguren wurde ein deutlich ausgeprägteres Körperbewusstsein sichtbar. Ausdruck dessen war die Darstellung sekundärer Geschlechtsmerkmale, die, im Gegensatz zu den gemalten Körperbildern, nun von allen Frauen geformt wurden. Bis auf eine wiesen alle Figuren Hände und Füße auf. Die Gestaltung einer ganzheitlichen Form sahen wir als eine inzwischen gewachsene Ich-Leistung an. Die liegende Körperhaltung hingegen verdeutlichte weiterhin regressive Impulse. Die Kräfte, die für eine aufrechte Haltung erforderlich sind, standen den Frauen erst zu einem späteren Zeitpunkt zur Verfügung (s. Abb. 6–8).

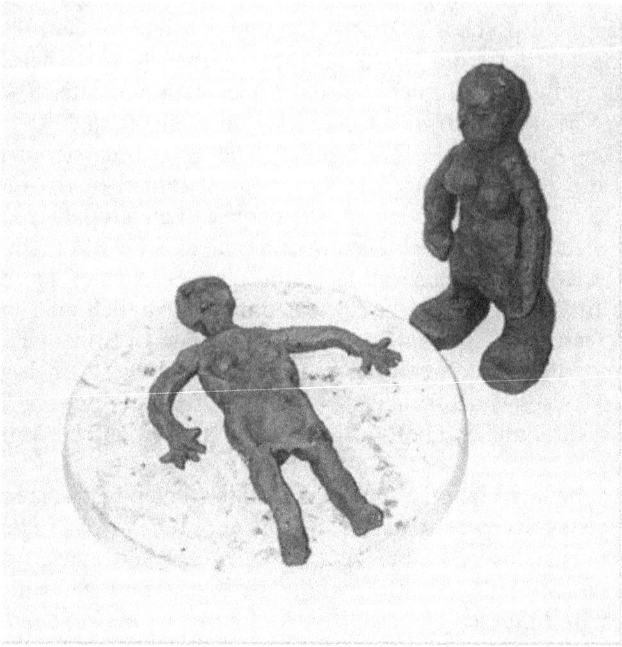

Abb. 6. Tonfigur 1

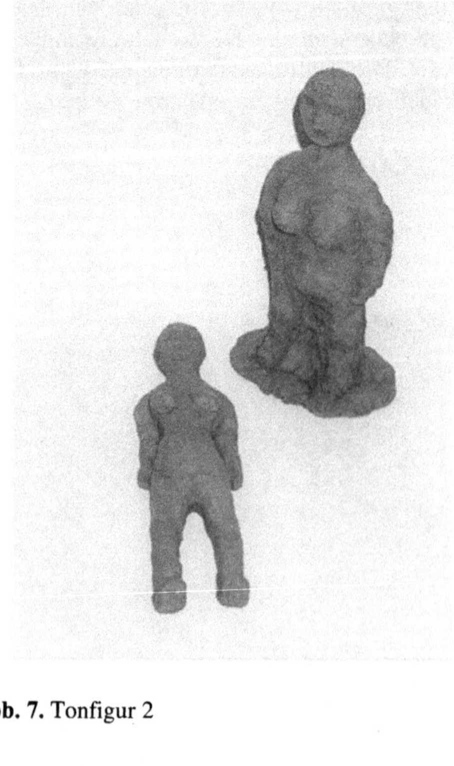

Abb. 7. Tonfigur 2

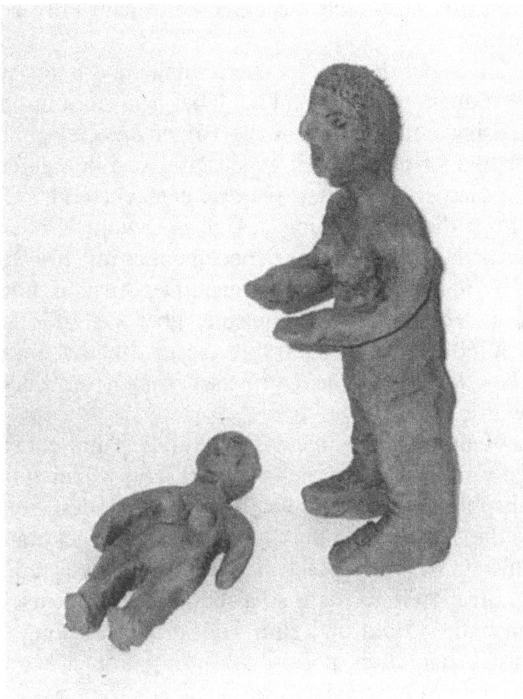

Abb. 8. Tonfigur 3

Kindheitserinnerungen

Ein häufig wiederkehrendes Muster im Gruppenverlauf stellte die Konkurrenz der Teilnehmerinnen unter-einander bezüglich der Frage wer die kränkste unter ihnen sei, dar. Meist waren die Beschwerden an Katastrophenschilderungen aus der Heimat gekoppelt oder standen in Zusammenhang mit frustrierenden und diskriminierenden Erlebnissen bei Behördenbesuchen.

In Erinnerung an die eingangs genannten Wünsche, keine traurigen Geschichten oder Tragödien hören zu wollen und um uns und die Gruppe vor dem Sog der Schwere und Traurigkeit, der dann regelmäßig entstand, zu schützen, setzten wir deutliche Akzente durch strukturierte Angebote. So legten wir in einer dieser Gruppensituationen eine Ansammlung unterschiedlichster Steine in die Mitte des Raumes und baten jede Frau, sich einen Stein ihrer Wahl auszusuchen und ihn in seiner Form, Farbe und seinem Gewicht wahrzunehmen. Wir waren erstaunt, dass bei allen Frauen über die Wahrnehmung des gewählten Steines Assoziationen zur Kindheit geweckt wurden. Der Stein von Frau D. aus Kurdistan erinnerte sie an Steine, über die sie als Kind im Fluss gelaufen war. Frau G. hatte mit ähnlichen Steinen in der Drina gespielt. Der rote Stein, den Frau C. gewählt hatte, erinnerte sie an die roten Berge in Afghanistan. Aus solchen Steinen hätte man Pulver zur Haarpflege gemacht, erzählte sie uns.

Wir vertieften diese Erfahrungen in der darauffolgenden Stunde und boten weiterführend an, ein Bild aus der Kindheit zu gestalten und dabei den Stein mit einzubeziehen. Es entstanden vielfältige und eindrucksvolle Bilder die Gelegenheit boten, in Kindheitserlebnisse einzutauchen und sich gegenseitig von den eigenen Erinnerungen zu erzählen. Viele Gemeinsamkeiten wurden entdeckt und ausgetauscht. Das größte Erstaunen löste die Feststellung aus, dass sowohl Kinder in Bosnien als auch in Afghanistan und Aserbaidschan Schneemänner mit Karottennasen, Kohleaugen, Töpfen als Hut und Besen im Arm bauen. Der Austausch über ähnliche Kinderspiele wie Hopse, Verstecken, Murmelspiel über viele Grenzen und Kulturen hinweg, führte schließlich dazu, dass eine dieser Stunden im gemeinsamen Spielen mündete, bei dem auch die Dolmetscherinnen einbezogen wurden und in der viel gelacht wurde.

In diesen Stunden wuchs die Neugierde aufeinander. Kulturelle Ähnlichkeiten und Unterschiede wurden fest-gestellt. Photos wurden ausgetauscht, wobei ein besonderes Interesse den Hochzeitsphotos galt. Hier wiederum war es den Frauen äußerst wichtig zu erfahren, wie die Partnerwahl der anderen zustande gekommen war. Dass Hochzeiten in Afghanistan, in Aserbaidschan und im Iran noch traditionell innerhalb der Großfamilien arrangiert werden, stieß bei unseren bosnischen Frauen auf ungläubiges Staunen, auf Mitleid und zum Teil auf Entwertung und löste lebhafte Diskussionen aus. Aber auch politische Informationen wurden transportiert. Die Situation der Frauen in Afghanistan war genauso Thema wie der Krieg im ehemaligen Jugoslawien oder die Unterdrückung der Kurden und die politische Situation im Iran. Interesse an- und Respekt voreinander wuchsen und stabilisierten die Gruppe. Die heilsame Atmosphäre von Freundlichkeit, Wärme und Interesse aneinander als Grunderfahrungen menschlichen Lebens, trugen zur Stabilisierung der einzelnen Gruppenmitglieder bei.

In der oben beschriebenen Gruppensitzung war die Objektarbeit mit den Steinen *eine* Möglichkeit dem Sog der Traurigkeit etwas Strukturgebendes und Handfestes entgegenzusetzen. In der symbolischen Bedeutung, die die Steine in dieser Stunde für die einzelnen Frauen hatten, wurden positive Kindheitserlebnisse erinnert, die in der verbalen Bearbeitung von ihnen als Ressource gesehen werden konnten. Im weiteren Verlauf konnten wir immer wieder darauf zurückgreifen und damit Ich-stärkend arbeiten. Wir machen in der Arbeit mit traumatisierten Menschen aber auch die Erfahrung, dass die positiven Erinnerungen durch traumatische Erfahrungen verschüttet sind und Steine als Symbol der Schwere und Last gewählt werden. Oft können die positiven Erinnerungen nicht ausreichend gehalten werden, so dass es zu einer plötzlichen Überflutung von traumatisierenden Erlebnissen kommen kann. Somit befinden wir uns in der Traumaarbeit auf einer ständigen Gratwanderung zwischen kurzzeitigem Wohlbefinden und wieder einbrechender Trauer.

In den Kindheitsbildern stellten die Frauen fruchtbare Flusslandschaften dar, Elternhäuser mit spielenden Kindern, blühende Gärten oder ein seilspringendes Kind im gelben Lieblingskleid. Die Beschreibungen der Erinnerungen an diese Kindheitsszenen wurden in den darauffolgenden Stunden durch Fotos von Festen und Familienangehörigen ergänzt. Hier zeigte sich der ganze Reichtum an positiven Erfahrungen, die jede von ihnen in ihrer Erinnerung aufbewahrt hatte und die Vielfalt der jeweils anderen Kulturen. Durch diesen Austausch erlebten die Frauen Interesse und Wertschätzung an ihrer eigenen Lebensgeschichte durch die anderen Gruppenmitglieder und durch die Therapeutinnen. Insbesondere diese Wertschätzung ermöglichte es, die guten inneren Objekte als Ressource therapeutisch zu nutzen.

Statt eines Resümees: Die gemeinsame Bootsfahrt

Das Erlebnis einer gemeinsamen vierstündigen Bootsfahrt auf der Spree durch Berlin, rundete schließlich das Bootsthema ab. Dieser Ausflug wurde von den Teilnehmerinnen als ein Höhepunkt der Gruppenerfahrungen erlebt. Sie brachten dazu viele selbst zubereitete Spezialitäten aus ihrer Heimat mit, die sie untereinander austauschten. Da beide Dolmetscherinnen verhindert waren, waren die Frauen auf ihre Deutschkenntnisse und ihre gegenseitige Unterstützung angewiesen. Besonders die positive Erfahrung, auch ohne Sprachvermittlerinnen miteinander, mit uns Therapeutinnen und dem Bootspersonal in Kontakt zu sein, stärkte die Frauen in ihrem Selbstwertgefühl nachhaltig und verdeutliche uns ihren Zugewinn an Autonomie. Die Fähigkeit, sich aufeinander zu beziehen, die nicht nur über die gemeinsame Sprache definiert wird, war somit durch die intensiven Begegnungen in den Gruppenstunden deutlich gewachsen. Wie zu Gruppenbeginn stand jetzt nicht mehr das Fremde und Trennende der anderen Kultur im Vordergrund, sondern das Verbindende, das durch den gemeinsamen Gruppenprozess und das vertiefte Wissen voneinander entstanden war.

Literatur

Andina-Kernen A (1996) Über das Entstehen von Symbolen. Schwabe, Basel

Becker H (1989) Konzentrative Bewegungstherapie. Integrationsversuch von Körperlichkeit und Handeln in den psychoanalytischen Prozess. Thieme, Stuttgart

Budjuhn A (1992) Die psychosomatischen Verfahren. Konzentrative Bewegungstherapie und Gestaltungstherapie in Theorie und Praxis. modernes lernen, Dortmund

Del Mar Castro Varela M, Schulze S, Vogelmann S, Weiß A (Hrsg) (1998) Suchbewegungen: Interkulturelle Beratung und Therapie. DGVT, Tübingen

Heigl Evers A (1978) Konzepte der analytischen Gruppenpsychotherapie. Vandenhoeck & Ruprecht, Göttingen

Jung CG (1964) Die Beziehung zwischen dem Ich und dem Unbewussten. GW VII, Zürich

Karcher S (2000) Körpererleben und Beziehungserleben – Konzentrative Bewegungstherapie mit Überlebenden von Folter. Psychotherapie im Dialog, Posttraumatische Belastungsstörungen 1:28–37

Kris E (1977) Die ästhetische Illusion. Phänomene der Kunst in der Sicht der Psychoanalyse. Suhrkamp, Frankfurt a. M.

Pokorny V, Hochgerneer M, Cserny S (Hrsg) (1996) Konzentrative Bewegungstherapie. Von der körperorientierten Methode zum psychotherapeutischen Verfahren. Facultas, Wien

Schrode H (1995) Klinische Kunst- und Gestaltungstherapie. Regression und Progression im Verlauf einer tiefen-psychologisch fundierten Therapie. Klett-Cotta, Stuttgart

Tschuschke V (2001) Gruppenpsychotherapie – Entwicklungslinien, Diversifikation, Praxis und Möglichkeiten. Psychotherapie im Dialog, Gruppentherapie 2(1):3–15

Von Weizsäcker V (1940) Der Gestaltkreis 1. Aufl Thieme, Stuttgart

Yalom I (1996) Theorie und Praxis der Gruppenpsychotherapie. Pfeiffer, München

Der Fluss des Lebens
Die Bearbeitung der individuellen Lebensgeschichte im Psychodrama

Frank Merkord

Der folgende Beitrag beschäftigt sich zunächst mit einigen Aspekten der Gruppentherapie mit traumatisierten Flüchtlingen. Den Schwerpunkt des Artikels bilden meine Erfahrungen aus einer Psychodrama-Therapiegruppe, die mit einem besonderen Konzept am Lebensscript gearbeitet hat. Insbesondere gehe ich hier auf die Arbeit mit dem Psychodrama ein. Zum Abschluss wird eine Trauerzeremonie vorgestellt. Ich verstehe diese Arbeit als einen sozialtherapeutischen Beitrag zur Rehabilitation traumatisierter Flüchtlinge. Thema ist das Leben der Teilnehmer selbst. In doppelter Perspektive wird dabei sowohl an den sozialen wie an den psychischen Konflikten der Klienten angesetzt. Diese Gruppe habe ich zusammen mit der Ethnologin und Psychodrama-Leiterin Vera Rehberger geleitet.

„Der Fluss des Lebens" bezeichnet hier ein Konzept der *integrativen Arbeit am Lebensscript*, in dem versucht wird, das Psychodrama mit der Gestaltungsarbeit zu verbinden. Mit der Arbeit am Lebensscript ist in diesem Zusammenhang die Bearbeitung der biografischen Ereignisse in ihrer Gesamtheit gemeint. Die Definition entspricht in etwa derjenigen, die von Werder (1996) in Anlehnung an S. Freud für das autobiografische Schreiben gibt: Erinnern, wiederholen, durcharbeiten, als eine Form der poetischen und gestalterischen Selbstanalyse. In der psychodramatischen Bearbeitung einzelner Lebensereignisse werden in dem hier vorgestellten Konzept traumatische Erfahrungen zusammen mit anderen autobiografischen Ereignissen in eine „symbolische Gestalt" transformiert. Dabei wird das Lebenspanorama, das Gesamtbild vom Verlauf des eigenen Lebens in den durchwanderten Landschaften, geformt. Die traumatischen Ereignisse werden in das Gesamtbild integriert. „Der Fluss des Lebens" bezeichnet den Lebensweg der einzelnen Teilnehmer. Das Bild beschreibt das Leben als im Fluss befindlich, es sieht das Wasser, das sich seinen Weg sucht, sich transformiert, nicht aufzuhalten ist und immer neue Gestalt annimmt. Sowohl der Fluss als auch die Landschaft erhalten ihre charakteristische Gestalt.

Einige Erfahrungen aus der Gruppentherapie mit traumatisierten Flüchtlingen

Die Klienten sind Menschen, die unter einem komplexen psychosozialen Trauma leiden. Viele von ihnen wurden in ihrer Heimat in mehrfacher Weise durch schwerste Menschenrechtsverletzungen traumatisiert. Hier im Exil sorgen die unsicheren und demütigenden Lebensbedingungen dafür, dass das Trauma „ongoing" gehalten wird. Keilson (1979) spricht von einer sequentiellen Traumatisierung, wenn mehrere traumatische Einheiten aufeinander folgen, Khan (1977) formulierte dafür den Begriff des kumulativen Traumas. Bei vielen Flüchtlingen wird die Zeit im Asylverfahren zu einer traumatischen Episode und kumuliert mit der vorliegenden Traumatisierung. Der Auftrag, die posttraumatischen Stressreaktionen zu behandeln, wird ad absurdum geführt durch die Tatsache, dass die Klienten einem Grad an aktuellem Stress ausgesetzt sind, wie er in ähnlicher Weise keine andere Bevölkerungsgruppe trifft. Das Leben von Flüchtlingen gleicht einem Zustand andauernder Regression. Regression als Dauerzustand trägt dazu bei, die Persönlichkeitsentwicklung nachhaltig zu stören und krankhafte Entwicklungen zu fördern.

Mehr als in anderen therapeutischen Beziehungen steht in der Arbeit mit traumatisierten Flüchtlingen die Vertrauensfrage im Vordergrund. Weil aber Vertrauen in der Beziehung zu traumatisierten Flüchtlingen nicht ohne die Anerkennung der Menschenrechtsverletzungen im Herkunftsland einerseits und der Demütigungen im Exil andererseits zustande kommen kann, dürfen die Therapeuten in dieser Frage nicht abstinent oder neutral sein. Die Arbeit erfordert eine eindeutige Parteinahme gegen Menschenrechtsverletzungen und ihre Verursacher. Die Therapeuten nehmen immer auch die Rolle von Zeugen ein, bei denen der Betroffene endlich Gehör findet und die das erfahrene Unrecht anerkennen. In diesem Prozess vermittelt sich die Erfahrung menschlicher Solidarität. Ich stimme mit Becker (1992) überein, der zur Therapie mit Folterüberlebenden schrieb, dass es immer auch um die Umkehrung des Prozesses der Enthumanisierung geht. Dieser Umkehr- oder Wiederaneignungsprozess von Menschlichkeit (Vertrauen in die Menschlichkeit des Mitmenschen), also der *Prozess der Humanisierung*, gelingt nur, wenn die Therapeuten mit den Klienten bestimmte Haltungen gegenüber den gesellschaftlichen Verhältnissen zu teilen vermögen. Aufgabe der Therapeuten ist es in diesem Zusammenhang zu prüfen, welche Wahrnehmungen auf einer realistischen Einschätzung beruhen und wo es sich um gesteigerte Reaktionen aufgrund der eigenen dissoziierten Lebenssituation handelt.

> „Die Grundvoraussetzung für jede Therapie ist das ausdrückliche Vertrauen beider Partner in den Sinn und Erfolg einer Beziehung, in der man nicht gezwungen, sondern überzeugt wird und in der Probleme nicht durch Gewalt und einseitige autoritäre Kontrolle, sondern durch gemeinsame Gespräche und partnerschaftliche Zusammenarbeit gelöst werden. Genau diese Gewissheit wurde durch die traumatische Erfahrung erschüttert.“ (Herman 1993, S. 187)

Damit die Klienten ihre Erfahrungen von Ohnmacht und Isolation überwinden können, ist es notwendig, ihr Selbstwertgefühl, ihre persönliche Autonomie und Initiative zu stärken. Dies zu erreichen hilft ein therapeutisches Konzept, das auf ein solidarisches Arbeitsbündnis mit den Teilnehmern aufbaut und möglichst viel Transparenz in das Gruppengeschehen und in die Erwartungen und Überlegungen der Therapeuten bringt. Die Hilflosigkeit des „Opfers“ wird durch die Erweiterung der persönlichen Entscheidungsmöglichkeiten im Gruppenprozess verringert. Durch die Übernahme von Verantwortung wird die Persönlichkeit gestärkt. Wichtig bei all diesem ist eine akzeptierende und bestätigende Haltung seitens des Therapeuten, die dem traumatisierten Klienten zeigt: Du bist in Ordnung! und ihm Mut macht.

Die Gruppe bildet den geschützten, therapeutischen Raum, der es ermöglichen soll, andere, neue Erfahrungen auf der Gefühls- und Beziehungsebene zu machen. Die Leitung achtet darauf, dass keine traumatischen Erinnerungen ausgelöst werden und es nicht zur Reaktivierung des Traumas oder auch zu Retraumatisierungen kommt. Wir wissen aber, dass unbeabsichtigte Auslöser kaum zu vermeiden sind. Die Gruppe sollte dann auch der sichere Arbeitsort sein, in dem angerührte Verletzungen, Stressreaktionen und Dissoziationen bearbeitet werden können. Die Leitung steht dafür ein, dass es zu keinen weiteren Grenzverletzungen und Respektlosigkeiten kommt und dass einzelne Teilnehmer nicht ausgestoßen werden. In der Gruppentherapie sollte die *Gruppe als Therapeuticum* fungieren. Dies ist Voraussetzung für den therapeutischen Erfolg – siehe hierzu auch Moreno (1959).

Die therapeutische Gruppe sollte darüber hinaus ein Ort der Erholung sein, wo sich die Teilnehmer inmitten des alltäglichen Stresses, der Unruhe und der Schwierigkeiten ein Stück regenerieren und Augenblicke inneren Friedens empfinden können. Auch wenn durch die Auswahl bedingt Teilnehmer zusammenkommen, die schon in hohem Maße stabilisiert sind, geht es im Verlauf der Gruppentherapie immer wieder auch um Stabilisierung und Ankerung. Dazu stehen vielfältige Möglichkeiten aus der ressourcenorientierten Arbeit zur Verfügung, wobei in der Gruppentherapie natürlich die Ressourcen der Gruppe entwickelt und genutzt werden. Erst wenn eine ausreichende Stabilisierung erreicht wurde, ist es sinnvoll, Traumata fokussiert zu bearbeiten. Ob und inwieweit es allerdings in einer therapeutischen Gruppe tatsächlich zu einer Bearbeitung traumatischen Geschehens kommt, bleibt immer der Gruppe selbst bzw. den einzelnen Teilnehmern überlassen.

Therapeutische Ziele in der Gruppenarbeit

In der therapeutischen Gruppe arbeitet die Leitung sowohl mit den einzelnen Teilnehmern wie auch mit der Gruppe. Im Zentrum der therapeutischen Arbeit steht der schrittweise herbeigeführte Perspektivwechsel auf Seiten der Teilnehmer. Von grundsätzlicher Bedeutung ist es, den Beteiligten die Möglichkeit zu geben, den *Blick „nach vorne"* zu wenden. Eine zweifache Integration wird angestrebt: die weitere Integration der traumatischen Ereignisse in die Lebensgeschichte und die Integration der Person in die Gesellschaft. In der Praxis bedeutet dies, Ressourcen zu aktivieren und soziale Kompetenzen – neu – zu erlernen.

Soziale Kompetenzen

Es sind nicht nur die Orientierungsfähigkeiten in einer weitgehend unbekannten Gesellschaft, die den Teilnehmern als „soziale Kompetenzen" dienen, sondern auch ganz individuelle interpersonale, d.h. kommunikative und emotionale Fähigkeiten, die gemeinsam bearbeitet und wieder angeeignet werden sollen. Diese Kompetenzen sollen eine Person in die Lage versetzen, auf ihre Umgebung wieder Einfluss zu nehmen, Schritt für Schritt die Handlungsautonomie für das eigene

Leben zurückzugewinnen. Diesem Bemühen liegt die Überzeugung zugrunde, dass nur ein tendenziell selbstbestimmtes Leben das Gefühl von Wohlbefinden und Sinnhaftigkeit ermöglicht. Die Therapiegruppe ist das Übungsfeld, in dem die Teilnehmer ihre Fähigkeiten, aber auch ihre Grenzen neu erfahren und erproben können. Dabei geht es auch um die Steigerung der Konfliktfähigkeit. Das Psychodrama dient als Methode, die in spielerischen Gruppeninszenierungen eine Rollenauswahl und -identifizierung im interaktionellen Geschehen anbietet.

Ressourcen

Unter Ressourcen verstehen wir das äußere und innere Potenzial des Klienten, das in der Therapie (wieder) aktiviert werden soll. Um mir ein Bild über die äußeren Ressourcen der Teilnehmer zu machen, erstelle ich möglichst im Vorfeld das „Soziale Atom“ (siehe Kruse, im selben Band). In der Psychodrama-Gruppen-therapie versuchen wir zusammen mit dem Klienten die äußeren und inneren Ressourcen mit einzubeziehen und im Sinne eines umfassenden *Empowerments* zu nutzen.

Mit diesem Konzept nehmen wir eine Haltung ein, die dem Ansatz der *Salutogenese*, wie ihn Antonovsky (1997) formuliert, folgt. Wir fixieren uns dabei nicht auf das „Opfer“ und seine Beschädigungen, sondern stellen auf der Suche nach gesundheitsfördernden Interventionen immer wieder die Frage in den Mittelpunkt: Was hat den Klienten überleben lassen? Über welche Widerstandsressourcen, über welche Coping-Mechanismen verfügt der Klient? Dabei sehen wir den Menschen mit Antonovsky in einem multidimensionalen Gesundheits-Krankheits-Kontinuum, in dem der Therapeut versucht, die Position der Person zum gesunden Pol hin zu bewegen.

Auf der Grundlage der *Dualität Opfer–Überlebender* konzentrieren wir uns in der Ressourcenarbeit auf die inneren Kräfte, die es den Teilnehmern ermöglicht haben zu überleben, zu fliehen und den Weg zu uns zu finden, d.h., wir sprechen die Teilnehmer in der Rolle der Überlebenden an. Dies ist nicht immer einfach, denn der Dualität im Klienten entspricht eine Dualität auf der Helferseite, die sich in dem Konflikt zwischen einer Versorgungshaltung einerseits und einer die Selbstheilung fördernden Haltung andererseits widerspiegelt. Den Erwartungen der Klienten entsprechend reagieren wir zunächst auf die Opferrolle und geraten damit leicht in eine Versorgungshaltung. Um dem Klienten „seine Chance“ zu geben, ist es aber wichtig, aus dem wechselseitigen Muster von Erwartungshaltungen und Reaktionen herauszutreten und unser Vertrauen auf die Selbstheilungskräfte stärker in die Beziehung einzubringen. Natürlich lässt sich das nicht immer genau trennen. Immer wieder fällt den Therapeuten die Aufgabe zu, den Teilnehmern in ihrer Verzweiflung Mut zu machen und ihnen zu helfen, mit ihren inneren Kräften in Kontakt zu kommen. Stellvertretend für den Klienten sind die Therapeuten über lange Strecken auch seine Hoffnungsträger. Diese Rolle können sie aber nur einnehmen, wenn sie tatsächlich davon überzeugt sind, dass es die Lebenskräfte im Klienten gibt und sie diese erspüren können. Eine wesentliche Voraussetzung ist, dass wir Erfahrungen mit den eigenen Ressourcen und Selbstheilungskräften in uns haben und ihre Wirkungen kennen. Je mehr wir mit unseren eigenen Selbstheilungskräften in Verbindung sind, umso besser können wir diese aktive Seite im Klienten ansprechen.

Am Ende einer Ressourcenarbeit sollte immer die *Verankerung* der neu gefunden oder wieder entdeckten Kraft, Fähigkeit und der dazugehörigen Gefühle stehen. Es geht darum, das Gefühl zu bewahren und die Erinnerung daran abrufbar und für den Klienten auch in anderen Situationen nutzbar zu machen. Dazu werden Anker gelegt. Diese Anker können in Form eines Symbols gesetzt werden, dass sich der Klient für dieses Gefühl sucht. Der Klient kann das Symbol aufsuchen, an sich nehmen, sich daran erinnern oder es als „Medizin" bei sich tragen. Diese Symbole können als Anker auch mit auf die Bühne genommen werden, wenn der Teilnehmer in die Konfrontation mit einem Trauma geht.

Integration

Die mit einem traumatischen Ereignis verbundenen Affekte und Emotionen sind in der Regel schmerzhaft und negativ und die betroffenen Personen häufig verwirrt. Mit der Wiederannäherung an diese Ereignisse im Hier-und-Jetzt des geschützten und kontrollierten therapeutischen Raumes der Gruppe soll eine gewisse Desensibilisierung, ein Abklingen der mit den schmerzhaften Erinnerungen verbundenen Gefühle und eine Minderung der posttraumatischen Stressreaktionen befördert werden. Es gehört zum therapeutischen Prozess, über die verschiedenen Gefühle, Aspekte und Bedeutungsinhalte zu reden, in dem Geschehen einen Sinn zu finden und das Trauma auf diesem Wege zu transformieren. Es geht darum zu erreichen, dass die Erfahrungen, die mit der Traumatisierung zusammenhängen, in die jeweils spezifische Lebensgeschichte eingearbeitet, verstanden und integriert werden können, sodass es einfacher wird, mit den Erinnerungen und den damit zusammenhängenden Affekten umzugehen. Zu diesem Prozess gehört auch das Betrauern der Verluste, des Unglücks und der unsäglichen Schmerzen, was von Zeit zu Zeit immer wieder seinen Platz braucht.

An den Prozess der Transformation der traumatischen Ereignisse und ihrer Integration in das psychische Erleben der Klienten schließt sich Schritt für Schritt die Entwicklung individueller Kompetenzen an. Die therapeutische Gruppe ist hierzu der ideale Übungsraum. Jetzt geht es darum, sich wieder der Welt zuzuwenden, Aufgaben zu finden und seine Sache wieder in die Hand zu nehmen. Auch die kollektiven Kompetenzen in Form von gegenseitiger Hilfe können hier zum Tragen kommen. Für viele ist jetzt die Zeit gekommen, neue Bindungen einzugehen. Es wird angestrebt, den Teilnehmern die Option auf eine Integration in die deutsche Gesellschaft zu verschaffen und damit zu einer Bereicherung der Lebensperspektive beizutragen. Der Therapeut ist sich dabei bewusst, dass er sich im Bemühen um Integration im Kontrast und Konflikt zur bestehenden Ausländer- und Asylpolitik befindet, die streng darauf bedacht ist, jegliche Integration für Menschen mit ungesichertem Aufenthaltsstatus zu verhindern und die Menschen in der Isolation zu halten.

Die therapeutische Gruppe

„Die Gruppe lebt von der Stärke jedes einzelnen Mitglieds und fördert sie zugleich. In der Gruppe kann der einzelne sein Trauma viel besser ertragen und integrieren als allein, denn dort stehen ihm zur Bewältigung die Kraftreserven der gesamten Gruppe zur Verfügung.“ (Herman 1993, S. 310)

Es gibt therapeutische Wirkfaktoren, die sich ausgeprägter im Kontext der Gruppe oder sogar nur in der Gruppe finden lassen. Wesentliche Elemente dabei sind Selbsterkennung in der Interaktion, Lernschritte im Beziehungsraum und die Wiederaneignung und Erweiterung sozialer Kompetenzen. Eine therapeutische Gruppe sollte auf eine hohe Anziehungskraft zwischen den Teilnehmern angelegt sein. Daraus kann eine hohe *Gruppenkohäsion* entstehen. Eine Gruppe, die sich als Gruppe fühlt, zeichnet sich durch Wärme, persönliche Offenheit, Bereitschaft zum Zuhören, Verstehen, Respekt für Unterschiede, Akzeptanz und eine entspannte Atmosphäre aus. Diese Faktoren sind in der Lage, bei den Mitgliedern heilende Wirkungen hervorzurufen. Bei politisch verfolgten Flüchtlingen ist für die Vertrauensbildung und Entwicklung der Kohäsion darüber hinaus besonders wichtig, dass die Leitung einen hohen Grad an *demokratischer Haltung und Transparenz* in die Gruppe hineinträgt. Das heißt, sie muss die Klienten als Experten ansprechen, als diejenigen, die selbst am besten wissen, was ihnen gut tut, und dazu beitragen, dass sich eine auf *Egalität* beruhende Gruppenkultur unter den Teilnehmern entwickelt.

Die besondere Form der therapeutischen Gruppe bildet den Beziehungsraum, in dem interpersonelles Lernen möglich wird. Die Teilnehmer beobachten einander genau und spiegeln sich gegenseitig wohlwollend Schwächen und Stärken. Es findet ein Erfahrungsaustausch über die erlittenen Traumata statt, die Teilnehmer werden mit den Coping-Strategien der anderen vertraut. Die Fähigkeit der Selbst- und Fremdwahrnehmung wird trainiert und die Teilnehmer lernen sich realistischer einzuschätzen. Das interaktionelle Geschehen in der therapeutischen Gruppe wirkt im Sinne einer *gegenseitigen Psychoedukation.* Die Leitung unterstützt diesen Prozess, indem sie fachliche Informationen über die Natur und Bedeutung der Symptome und des posttraumatischen Geschehens in den Sitzungen vermittelt. Die Arbeit in der Gruppe wird dabei von der Idee getragen, dass das Erlebnis der Lebendigkeit in der persönlichen Begegnung ein wirksames Mittel gegen die Erfahrung von Tod und extremer Gewalt ist.

Vorbereitung, Zusammensetzung, Konstituierungsprozess

Ich möchte betonen, dass es sich lohnt, viel Zeit und Sorgfalt für den Konstituierungsprozess der Gruppe aufzubringen. Eine starke Gruppenkohäsion ist Voraussetzung für eine gute Kommunikation, die wesentlich ist für eine erfolgreiche Therapiegruppe. Ein wichtiger Faktor für die Herausbildung einer starken Gruppenkohäsion ist die kontinuierliche Teilnahme aller Gruppenmitglieder. Traumatisierten Flüchtlingen fällt es erfahrungsgemäß schwer, selbst kontinuierliche Verhältnisse und stabile Beziehungen herzustellen. Manchmal sind sie auch nur eingeschränkt fähig, sich solchen Verhältnissen anzupassen. Auch wenn man – gerade in der Anfangszeit – mit einer gewissen Fluktuation rechnen muss, sollte die Leitung möglichst im Vorfeld dafür sorgen, dass die Zahl der Ausscheider gering bleibt. Dabei ist darauf zu achten, dass äußere Umstände, die zu Abbrüchen führen könnten, vorab zur Sprache kommen. Dazu zählen z.B. zu große Entfernungen, zu viele andere „Eisen im Feuer", bevorstehende größere Veränderungen oder spürbare Zweifel. Bei der Auswahl und Vorbereitung der Teilnehmer ist es insofern nützlich, sie so genau wie möglich nach ihrer *Motivation* und nach *eigenen Therapiezielen* zu befragen. Dies hat zudem einen integrativen Effekt, der sich auch positiv auf die Gruppenkohäsion auswirken kann.

> „Gruppenkohäsion ist notwendig, damit andere gruppentherapeutische Faktoren wirksam werden können." (Yalom 1996, S. 69)

Es ist erforderlich, dass die Gruppe selbst eine verbindliche Struktur entwickelt. Die Leitung kann den Konsolidierungsprozess fördern, indem sie die Gruppe dazu auffordert, für sich selbst Regeln zu finden und der Verbindlichkeit durch das Abschließen eines Kontraktes zwischen jedem Teilnehmer und der Leitung Ausdruck zu geben. Neben soziometrischen Kennenlernübungen, kleineren Gruppenspielen und das Verstehen und die Akzeptanz fördernden Interventionen sollten dies die ersten Schritte in der Gruppenarbeit sein. Die *Verbindlichkeit* untereinander ist anfangs eines der wichtigsten und schwierigsten Themen, doch die Gruppe kann daran wachsen, und die Bearbeitung der damit zusammenhängenden Fragen schafft Klarheit und Bindung, die Bedingungen für das Entstehen von Vertrauen, Offenheit und Nähe. Ich möchte an dieser Stelle erwähnen, dass ich die Teilnehmer gleich zu Anfang dazu auffordere, mich zu duzen, und sie auch dazu anrege, sich gegenseitig zu duzen. Bisher hat sich das immer als gruppendynamisch sinnvoll und willkommen erwiesen.

Die TeilnehmerInnen

Die Zusammensetzung der hier vorgestellten Psychodrama-Therapiegruppe ist aus mehreren Gründen bemerkenswert. Die TeilnehmerInnen kommen nicht nur aus verschiedenen Herkunftsländern, wie Bosnien, Kroatien, der Türkei, Kurdistan-Türkei, dem Iran und Palästina, sondern sind zudem unterschiedlichen Geschlechts. Gemeinsam ist ihnen, dass es in ihrem Leben zu einer psychosozialen Katastrophe gekommen ist und die meisten von ihnen als Folge dessen in multipler Weise traumatisiert sind. Sie erlebten Verfolgung, Haft und Folter und waren Zeugen kriegerischer Ereignisse und von Gewalt an anderen Menschen. Alle wurden zur Flucht aus ihren Heimatländern gezwungen, sie haben Bekannte, Freunde oder Verwandte verloren. Entsprechend verfügen die Teilnehmer der Gruppe über einen gemeinsamen „Codex", sie bilden gewissermaßen eine „Schicksalsgemeinschaft", in der die Identifikation mit der Geschichte des jeweils anderen aufgrund der eigenen Erfahrungen verhältnismäßig leicht ist, in der es leichter fällt, das Schweigen zu überwinden.

Die Zusammensetzung der Gruppe aus vier Frauen und vier Männern im Alter zwischen 18 und 34 Jahren aus unterschiedlichen Herkunftsländern war auch für das BZFO eine Neuerung. Die Therapie erstreckte sich über 25 dreieinhalbstündige Sitzungen, die im 14-tägigen Turnus stattfanden. Um diese interkulturelle Therapiegruppe zu ermöglichen, war es wichtig, dass alle Gruppenteilnehmer über ausreichende Deutschkenntnisse verfügten, um von Dolmetschern unabhängig kommunizieren zu können. Von den Teilnehmern wurde zudem eine gewisse therapeutische Vorerfahrung bzw. eine erste Vorstellung dessen erwartet, was sich mit Therapie verbindet. Weiterhin wurde Wert darauf gelegt, dass eine deutliche Motivation für eine kontinuierliche Teilnahme erkennbar war. Schließlich wurde darauf geachtet, dass bei den Teilnehmern zur Betreuung von aufenthaltsrechtlichen und sozialen Problemen eine sozialarbeiterische und/oder rechtsanwaltliche Anbindung bestand. So sollte vermieden werden, dass die Probleme des Exils und Versorgungsaspekte zum Schwerpunkt der Therapie würden.

Fast allen traumatisierten Personen ist es eigen, dass sie am liebsten das „Geschehene" vergessen würden. Auch bei den Teilnehmern dieser Gruppe, wie bei den meisten Klienten des BZFO, war dies der Fall. Für traumatisierte Menschen ist es außerordentlich schwierig, den Prozesscharakter der Traumatisierung zu erkennen und zu akzeptieren, dass die traumatische Reaktion in gewissem Sinne nicht aufgehört hat, sondern lebendig geblieben und gewachsen ist und sich in der posttraumatischen Reaktion fortsetzt. Bei denen, die um Hilfe nachsuchen, hat sich aber herausgestellt, dass ein Vergessen nicht zu erreichen ist. Vergessen und Verdrängen funktioniert meist nur eingeschränkt und vorübergehend. In Form von Intrusionen, Alpträumen, körperlichen Schmerzzuständen, Angstzuständen, Depressionen, Beziehungsstörungen u.a. macht sich das traumatische Geschehen immer wieder bemerkbar. Insofern befanden sich auch diese Teilnehmer in einem Dilemma: Einerseits wünschten sie Therapie, andererseits sehnten sie sich nach unmittelbarer Entlastung, auch durch Nichtbeschäftigung mit den traumatischen Ereignissen und der daraus resultierenden Symptomatik. Mit dieser Ambivalenz war die therapeutische Leitung während der Gruppentherapie fortlaufend konfrontiert.

Die interkulturelle Gruppe

In einer Gruppe, die aus unterschiedlichen Kulturen stammenden Mitgliedern besteht, gilt es die Wirklichkeiten eben dieser Kulturen und ihre Vielfalt zu berücksichtigen. Jede Kultur verfügt über festgeschriebene Strukturen und Normen, d.h., Wörter, Gefühle und Verhaltensweisen haben ihre eigene Bedeutung. Bei der Einordnung von Sinnzusammenhängen spielt das individuelle Weltverständnis der betroffenen Person die entscheidende Rolle. Für die Verarbeitung und den Umgang mit außerordentlichen Situationen haben die meisten Kulturen aber hilfreiche Techniken entwickelt. Bezeichnenderweise geht es dabei meist um Sinngebung und darum, eine gestörte Ordnung wiederherzustellen.

Den meisten Teilnehmern dieser Psychodrama-Therapiegruppe erschien es zunächst abwegig, mit Menschen aus anderen Herkunftsländern und Kulturen in einer Gruppe zusammenzukommen. Das Projekt löste zu Anfang eher Besorgnis und Zurückhaltung aus. Mit der Idee, Personen aus verschiedenen Herkunftsländern, die alle schon seit mehreren Jahren in Deutschland leben, zusammenzuführen, verfolgten wir die Absicht, den Teilnehmern durch die Ermöglichung neuer Bekanntschaften neue Perspektiven, Sichtweisen und Umgehensweisen zu eröffnen. Ich habe die Erfahrung gemacht, dass Exilgruppen sich meist sehr homogen in Landsmannschaften organisieren. In der Anfangszeit des Exils tragen diese Gruppen sicherlich zu einer Stabilisierung ihrer Mitglieder bei. Der Anpassungsdruck aber, mit dem die Exilgemeinde auf die Suche nach eigenen Lebensentwürfen ihrer Mitglieder reagiert, verschärft für diese die mit dem Leben im Exil verbundenen Identitäts- und Rollenkonflikte. Mit der in Bezug auf Geschlecht und Herkunft gemischten Gruppe verbindet sich die Idee, die Teilnehmer durch Bearbeitung dieser Konflikte bei der Entwicklung eigener Lebensperspektiven zu unterstützen.

Es hat sich gezeigt, dass der Dialog über kulturelle Grenzen hinweg nicht nur fruchtbar ist, sondern auch heilend wirken kann. In den Worten eines Teilnehmers: „Es tut gut, andere Menschen zu treffen, die mir das Gefühl geben, dass ich in Ordnung bin." Wie die Erfahrung mit dieser Gruppe und die Rückmeldungen der Gruppe zeigen, ist es gelungen, dem Anpassungsdruck entgegenzuwirken. In der Gruppe wurden auch Vorurteile angesprochen, „Rassismen" und alte „Feindschaften" wurden aufgegriffen, z.B. diejenige gegenüber Moslems und diejenige zwischen Arabern und Kurden. Diese entwickelten sich aber nicht zu Konflikten, die in die interpersonellen Beziehungen der Gruppe hineinspielten. Vielmehr wurden diese Dinge in einer scherzhaften Weise in den Pausen, bei den Unternehmungen und immer mal wieder zwischendurch thematisiert.

Die Erfahrung zeigt, dass der Mikrokosmos der interkulturell besetzten Gruppe zum Erlebnis-, Erfahrungs-, Neuorganisierungs- und auch Erholungsraum für die einzelnen Teilnehmer wird. In einem Therapiestadium, in dem der Fokus auf der Integration des Traumas und der Wiedereingliederung in die Gesellschaft liegt, halte ich es für empfehlenswert, die Teilnehmer in einer kulturell gemischten Gruppe zusammenzuführen.

Die gemischt-geschlechtliche Gruppe

Folter ist in den meisten Fällen, mit sexualisierter Gewalt einschließlich Vergewaltigungen verbunden. Die Betroffenen haben infolge dieser Erfahrung z.T. starke Berührungsängste in Bezug auf das andere Geschlecht entwickelt. In Ehen und Partnerschaften bestimmen nicht selten Schuldgefühle und offene oder verdeckte Vorwürfe die Beziehungsdynamik. Obwohl stark tabuisiert, kommt es im Laufe der Therapie nicht selten zur Thematisierung dieser Störungen und ihrer Hintergründe. Vertrauensperson ist bei diesem Thema in der Regel ein/e Therapeut/in desselben Geschlechts. In einigen Fällen ist es aber erwünscht und kann es für den therapeutischen Prozesses hilfreich sein, wenn der Therapeut bzw. die Therapeutin vom anderen Geschlecht ist. Es erscheint mir im Falle von Klienten, die sich im fortgeschrittenen Stadium der Therapie befinden, u.U. sinnvoll, diesen ein Angebot zu machen, das die therapeutische Auseinandersetzung mit sexuellen und Beziehungsproblemen über die Wiederannäherung an das andere Geschlecht in der Gruppe ermöglicht. Dabei ist zu berücksichtigen, dass dort, wo Gefühle der Anziehung auftauchen, auch Ängste und Verletzlichkeit angesprochen werden. In den Vorgesprächen wurde das Zusammensein von Männern und Frauen in derselben Therapiegruppe zu einem wichtigen Thema. Für einige Klienten war dies ein Grund, sich gegen dieses Angebot zu entscheiden. Drei Frauen und zwei Männer, die später an der Gruppe teilnahmen, waren zuvor stark verunsichert, sahen darin aber eine Chance für sich und entschieden sich für die Herausforderung. Tatsächlich war die Männer-Frauen-Ebene durchgehend präsent. Besonders ausgeprägt war dies in den Pausen, aber auch außerhalb der Sitzungen, beim Kommen und Gehen. Immer wieder tauchte in den Gesprächen das Thema Heirat auf, als Synonym für eine enge emotionale und sexuelle Beziehung zwischen Männern und Frauen. Aber auch auf der Bühne fand das Thema seinen Platz. Die Gruppe erwies sich in dieser Hinsicht als ein großes Experimentierfeld, auf dem die Teilnehmer neue Gehversuche unternahmen. Es kam während der Gruppentherapie in dieser Hinsicht zu keinen Grenzverletzungen.

Die Gruppe war nicht männlich dominiert. In den Eingangs- und in den Feedback-Runden wurde den Frauen ebenso viel Platz eingeräumt wie den Männern. Ein ungleiches Verhältnis zwischen Männern und Frauen wurde weder von den weiblichen noch von den männlichen Teilnehmern der Gruppe thematisiert. Das *Beziehungsmodell des Therapeutenpaares* diente der Gruppe als Beispiel. Der Beziehung zwischen der männlichen und der weiblichen Leitung wurde besonders zu Anfang ein großes Interesse entgegengebracht. Die Teilnehmer waren vor allem durch die Gleichheit und Offenheit beeindruckt, die zwischen den beiden Leitern herrschte, und es wurde von mehreren Teilnehmern betont, dass diese gegenseitige Akzeptanz für sie ein Beispiel sei. Zusammenfassend möchte ich festhalten, dass die gleichzeitige Anwesenheit von Männern und Frauen in der Therapiegruppe die Attraktivität und das Energieniveau der Gruppe erheblich gesteigert hat.

Sprache

Die sprachlichen Ausdrucksmöglichkeiten der Teilnehmer waren sehr unterschiedlich. Da Sprache auch immer Ausdruck persönlicher Autonomie und eine Form der Selbstverwirklichung und damit der Selbstwertsetzung ist, war vorab nicht sicher, wie eventuelle Unterschiede sich auswirken könnten. Es sollte in jedem Fall vermieden werden, dass die Sprache zu einem Stressor wird. Sprachstörungen werden unter Stresseinwirkung erheblich verstärkt. Die Leitung muss darauf bedacht sein, Stressoren zu erkennen und den Protagonisten zu helfen, entstehenden Stress abzubauen. Es lässt sich an dieser Stelle festhalten, dass die Bedeutung von Sprachunterschieden und mangelnden Sprachkenntnissen abnimmt, je länger eine Gruppe zusammen ist. Je mehr sich das Vertrauen untereinander herausbildet und je mehr das interaktive Geschehen ins Fließen kommt, umso weniger spielen Sprachschwierigkeiten eine Rolle. Sprachliche Defizite fallen auch weniger ins Gewicht, wenn die Teilnehmer nicht nur verbal miteinander kommunizieren, sondern in Aktion sind. Dies ist in der Psychodrama-Gruppentherapie der Fall. Wenn es während einer Protagonistenarbeit für den Protagonisten schwierig wird, für das, was er sagen will, einen Ausdruck zu finden, kann die Leitung auch gelegentlich die Gruppe assoziierend mit einbeziehen. Sie fordert die anderen Teilnehmer auf, dem Protagonisten Hilfestellung zu leisten, ihm eine Stimme zu verleihen. Dies hilft bei der Fokussierung und funktioniert im Sinne des Sharing (s. dazu weiter unten). Die Zuschauer sind dann stärker eingebunden und das Geschehen gerät in Fluß. Es liegt nahe, dass das Psychodrama beim Erlernen der Sprache sehr hilfreich ist. Die Teilnehmer werden animiert, sich durch Gesten und Bewegungen auszudrücken. Die direkte Verbindung zwischen körperlichem und verbalem Ausdruck erleichtert sowohl das Erinnern als auch das Merken.

Die Arbeit am Lebensscript – ein Modell psychodramatischer Gestaltungs- und Symbolarbeit

„Eine Fallgeschichte ist eine Fiktion im Sinne einer Lüge. Allerdings wird sie erst dann zur Lüge, wenn sie den Anspruch erhebt, wahr im buchstäblichen Sinne zu sein. (...) Ein erfolgreicher Therapieverlauf ist somit gekennzeichnet von der gemeinsamen Arbeit an Fiktionen; die Therapie ist die Umgestaltung und Neu-Imagination der bestehenden Geschichte in eine sinnvollere, phantasievollere Fabel.“ (Hillman 1986, S. 20–29)

Als Ausgangspunkt dieses Modells dient die Annahme, *dass die Menschen nicht unter dem leiden, was sie erlebt haben, sondern unter dem, wie sie erinnern, was sie erlebt haben.* Jeder Mensch hat eine individuelle Geschichte, die nicht objektiv und statisch, sondern subjektiv und veränderbar ist, d.h., jeder erzählt die Geschichte seines Lebens aus einer subjektiven Perspektive, deren Gestaltung der jeweiligen Lebenssituation angepasst wird. Die Erinnerung der Lebensgeschichte ist ein kreativer und fiktionaler Vorgang, in dem sich das Lebensscript einer Person formt. Die Arbeit an diesem Selbstentwurf beinhaltet die Erstellung eines Gesamtbildes, das aus einer Vielzahl von einzelnen Geschichten zusammengesetzt ist. Im Zentrum der Arbeit am Lebensscript steht die Idee, den Menschen ihre eigene Geschichte zurückzugeben, das Puzzle des Lebens wieder zusammenzusetzen, ihnen die Möglichkeit zu geben, die Struktur und Dynamik der eigenen Biographie zu verstehen und die eigenen Stärken zu erkennen. Um das Verständnis dieses Erinnerungsprozesses zu erleichtern, soll im Folgenden das autobiografische Gedächtnis bzw. der Prozess der *Historisierung von Lebensereignissen* erläutert werden.

Exkurs zur Funktionsweise des autobiografischen Gedächtnisses

Die Gewalt von Menschen gegen Menschen in der Folter erreicht eine Grausamkeit, die vielen Menschen den Verstand raubt. Wer diese Ohnmacht erlebt hat, kann das dort Geschehene nur schwer in die Geschichte des eigenen Lebens integrieren. Vielen Menschen ist der Sinn ihres Daseins und dessen, was mit ihnen geschieht, in Folge der Repression und Folter verloren gegangen. An dessen Stelle ist ein Gefühl der Sinnlosigkeit und der Leere getreten. Viele Überlebende stellen die Frage: „Warum musste es passieren? Warum musste es *mir* passieren?“ Auf derartige Fragen sinngebende Antworten zu finden ist ein wesentlicher Teil der Therapie.

Die Forschungen über das autobiografische Gedächtnis bestätigen die These, dass es sich beim biografischen Erinnern um eine kontinuierliche *Neukonstruktion* der eigenen Geschichte handelt. Der Prozess des Erinnerns kann demnach auch als Historisierung, als eine fortlaufende Neubewertung der Vergangenheit, beschrieben werden. Die landläufige Annahme, dass Menschen, wenn sie ihre Geschichte erinnern, sie rekonstruieren und ein mehr oder weniger vollständiges Abbild der vergangenen Ereignisse liefern, ist ein Irrtum. Tatsächlich wird die Vergangenheit jedes Mal neu erzählt. Der Erzähler, der Autobiograf, erzählt immer aus seiner aktuellen Perspektive. Diese sich kontinuierlich wandelnde Perspektive ergibt sich aus den veränderten Lebenskonstellationen, vor dem Hintergrund innerer Entwicklungen und einer veränderten Sicht auf die Welt. Somit ist Geschichtsbildung ein nie endender Prozess und die autobiografische Geschichte selbst ein Geflecht von Konstruktionen. Die Leistung des Gedächtnisses besteht in dem Versuch, den Erlebnissen und dem Leben selbst einen *Sinn zu geben*. Im selben Prozess, in dem die Neukonstruktion der einzelnen Begebenheit geschieht, versucht das Gedächtnis, die einzelnen Erlebnisse und Begebenheiten zu einer zusammenhängenden Lebenserfahrung zu verbinden. Dies ist ein ungeheuer kreatives Geschehen.

Mit dieser Historisierung verbindet sich ein *Prozess der inneren Distanzierung*. Bei traumatisierten Personen hat der Prozess der Historisierung in Bezug auf die traumatischen Ereignisse entweder überhaupt nicht, nur unzureichend oder in einer sinnlosen Weise stattgefunden. Da, wo dieser Prozess nicht stattfinden konnte, wo die Fixierungen zu starr waren oder die Ereignisse durch den Schrecken eingefroren blieben, dort, wo sie ihre Gestalt nicht ändern und sich nicht anpassen konnten, sind sie zum Fremdkörper geworden und treiben ihr Unwesen in der Seele des traumatisierten Menschen.

Ziel der Gruppenarbeit am Lebensscript war die Umgestaltung und Neuimagination der bestehenden Geschichten, um eine sinnvollere, kohärentere und erträglichere Version des Lebensscripts zu erschaffen. Dabei sollten die heilenden Botschaften hervortreten und die Geschichten ihren bestmöglichen Ausgang finden. Durch Neuverknüpfungen der verschiedenen Geschichten untereinander sollte eine Veränderung des inneren Gesamtzusammenhangs in Richtung einer positiveren einheitlichen Lebenserfahrung ermöglicht werden. Der Veranschaulichung dieser Neufassung des Lebensscripts diente das Bild vom „Fluss des Lebens“, dessen Verlauf die Hoch- und Tiefpunkte der jeweiligen Geschichte verdeutlicht.

> „Jeder Gott hat seinen eigenen logos; es gibt keinen allgemeingültigen. Grundsätzlich ist logos die erkennende, verstehende geistig-seelische Kraft und Fähigkeit, einen Kosmos zu erschaffen und ihm Sinn zu geben. (...) Das ‚Psychologisch‘-Sein bedeutet, sich selbst als Rollenträger in der Fiktion, in der zu spielen das Schicksal zu spielen einen bestimmt hat, zu erkennen.“ (Hillman 1986, S. 61)

Herangehensweise und Durchführung

Zu Beginn der therapeutischen Gruppenarbeit imaginierten die Teilnehmer unter Anleitung die Gestalt und den Verlauf ihres individuellen „Lebensflusses“. Dieser Fluss wurde durch einen auf einem Bogen befestigten Faden veranschaulicht und ihm so eine erste Gestalt gegeben. Er verläuft über ein Zeitraster, auf dem alle autobiografischen Ereignisse vermerkt werden. Sein Ursprung liegt vor der biografischen Zeitrechnung, in der Herkunft, und tritt kurz darauf am unteren Rand des Bogens mit dem Moment der Geburt in das Leben des Teilnehmers ein. Für alle weiteren Ereignisse, Begebenheiten und Erinnerungen bildet dieses Blatt den Ausgangspunkt und die Matrix.

Die Teilnehmer selbst suchten sich als Erstes auf dem Faden, der den Fluss symbolisierte, einen Platz, der ihren momentanen Standpunkt, die Gegenwart, bezeichnete. Der Abschnitt oberhalb dieses Punktes stand stellvertretend für die noch offene Zukunft. Der Bogen war in eine Plus-Seite für die positiven und eine Minus-Seite für die negativen Erinnerungen aufgeteilt. In dieser Gestalt blieb der visualisierte innere Fluss als Bild gegenwärtig.

Fortan wurden alle Themen und Begebenheiten, die in den Sitzungen psychodramatisch bearbeitet wurden, daraufhin abgefragt, welche Bedeutung sie im Leben des Teilnehmers haben und welchen Platz sie am „Fluss des Lebens" einnehmen. Später wurde der Fluss selbst auch Ausgangspunkt für die psychodramatische Inszenierung, d.h., die auf die Bühne gebrachten Themen waren Resultate des Reflektierens über den Lebensfluss. In einigen Übungen wurden die Teilnehmer aufgefordert, offene Fragen zu erkennen, die sich aus ihrer Betrachtung des Lebensflusses ergeben könnten. Nach diesen Anwärmungen meldeten sich die Teilnehmer und kamen mit einer so gefundenen Situation auf die Bühne. Dort wurde das Ereignis inszeniert, wurden seine Gefühlsinhalte, seine Botschaften und seine Bedeutungen für die Zukunft herausgearbeitet und das Ereignis in seiner Symbolik neu erfasst. Mit dieser Herangehensweise änderte sich die Bewegungsrichtung: Da, wo zu Anfang ein Ereignis von der Bühne zum Bild führte, verlief der Weg jetzt vom Bild zur Bühne. Auch war es möglich, ein Ereignis noch einmal aus dem Gesamtzusammenhang zu lösen und nach der Bearbeitung neu einzufügen. Die Ergebnisse der Einzelbearbeitungen wurden jedes Mal von den Teilnehmern in Form von Notizen zu Zeit, Titel (zu dem Ereignis), Gefühlsinhalten und jeweiligem Symbol auf Kärtchen notiert. Von Zeit zu Zeit fügten die Teilnehmer die bis dahin zusammengetragenen Kärtchen auf dem Bogen mit ihrem „Flusslauf" ein. Die ersten spontanen Markierungen der Teilnehmer betrafen dabei die großen negativen Ereignisse ihres Lebens, wie Haft, Folter, Krieg oder Fluchterlebnisse. Da die Konfrontation mit ihrem „Fluss des Lebens" psychisch belastend war, wurde das Aktualisieren der Bögen nicht in jeder Sitzung durchgeführt. Es ist festzustellen, dass es für traumatisierte Flüchtlinge schwer sein kann, ihr gesamtes Leben zu betrachten. Durch gezielte Interventionen von Seiten der Leitung und die Betonung der Ressourcen jedes Einzelnen ließ sich jedoch im Verlauf der Bearbeitung meist eine ausgewogenere Balance zwischen negativen und positiven Tendenzen herstellen. Es war festzustellen, dass es für die Teilnehmer immer einfacher wurde, sich mit dem Bild vom „Fluss des Lebens" zu konfrontieren, je vollständiger es wurde.

In der psychodramatischen Gruppenarbeit ist nicht nur der Protagonist in das Geschehen auf der Bühne involviert, sondern auch die anderen Teilnehmer, als Hilfs-Ich, als Zuschauer, im Sharing und in der Identifikation. In der Peer-Gruppe der Betroffenen wird zudem jeder Teilnehmer in hohem Maße durch das Geschehen auf der Bühne mit seinen eigenen biografischen Anteilen konfrontiert. So hatte die Arbeit am Lebensscript in dieser Psychodrama-Therapiegruppe den Effekt, dass nicht nur diejenigen, die in einer Sitzung als Protagonist auf der Bühne waren, Erinnerungsarbeit leisteten, sondern auch die anderen Teilnehmer gleichzeitig mit ihrem Lebensscript befasst waren. Nach dem Sharing füllten dann alle ihr Kärtchen aus, und so vervollständigte sich ihr Bild ebenfalls.

Eine Verbindung zwischen beiden Verfahren, der Gestaltungsarbeit am „Fluss des Lebens“ und der psychodramatischen Arbeit auf der Bühne, wird durch die Arbeit mit den Symbolen erreicht. Die Symbole für die bearbeiteten Ereignisse werden noch auf der Bühne im Anschluss an die Protagonistenarbeit gefunden. Der Fokus bei der Symbolsuche ist immer auf die Bedeutung der dargestellten Ereignisse für die Zukunft des Teilnehmers gerichtet. Dabei hilft die Leitung mit Fragen, auf unterschiedliche Aspekte und immanente Botschaften in den reflektierenden Überlegungen des Protagonisten noch auf der Bühne und in dem anschließenden Feedback der Integrationsphase zu fokussieren. Auch im Sharing der anderen Teilnehmer zielt die Leitung darauf ab, von den Teilnehmern zu erfahren, welches die Botschaften sind, die sie selbst in ihren durch die Protagonistenarbeit ausgelösten Erinnerungen erfahren, verbunden mit der Frage, was sie daraus für die Zukunft mitnehmen. Die Symbole, die für bestimmte Ereignisse stehen, können im Rollentausch noch einmal befragt und ihre Bedeutungsinhalte und Kräfte erspürt werden. Auch können sie miteinander in Kontakt treten. Auf diese Weise kann eine bessere Verankerung und eine deutlichere Verbindung zwischen einzelnen Ereignissen und Teilen des Lebens erreicht werden.

Der Abschluss der Therapie und die Veröffentlichung der Lebensgeschichten

Den offiziellen Schlusspunkt des therapeutischen Prozesses bildete die Ausstellung der Lebensgeschichten vor „fachkundigem Publikum“. Die Leitung inszenierte eine „Galerie“, in der die Teilnehmer ihr Werk in feierlichem Rahmen präsentierten. Die Teilnehmer der Gruppe traten als Künstler mit ihrem Lebenswerk auf, was der Sache eine besondere Bedeutung gab. Allen Teilnehmern war es wichtig, der Gruppe ihr Leben zu erzählen, was sie in dieser Intensität und Geschlossenheit bisher nicht getan hatten. Sie orientierten sich an dem von ihnen im Laufe der Therapie entworfenen „Fluss des Lebens“, beschrieben das Wesen dieses Flusses sowie die Stationen, die er passierte, und sagten auch etwas über ihre gestalterische Arbeit. Als „interessierte Besucher“ durften die anderen Teilnehmer und die Leitung den „Künstlern“ Fragen stellen. Zum Schluss verliehen die „Künstler“ ihrem Werk einen Titel: „Der Mensch: Heimatlos“ „Ich und mein Leben“, „Ich war doch noch so jung“, „Um das Leben kämpfen“, „Warum musste es passieren?“, „Es gibt eine Chance“ und „Für ein schönes Leben“.

Obwohl die rituelle Form der Präsentation für die Teilnehmer eine große Herausforderung darstellte, gelang es ihnen durchweg, eine kohärente Erzählung zu präsentieren, was durch Applaus seitens des Publikums honoriert wurde. Alle waren zuerst aufgeregt und hinterher sehr stolz. Die abschließende Frage, was sie mit ihren Werken zu tun gedächten, wurde unterschiedlich beantwortet. Die Antworten drückten aber aus, wie schwierig es ist, mit einer Geschichte voller Gewalt, Brüche und Verluste umzugehen. So gibt es einen Teilnehmer, der am Ende sein

Werk „Der Mensch: Heimatlos“, in dem sehr viel Arbeit steckte, nicht wie die anderen mit sich nach Hause nahm, sondern im BZFO beließ. Andere Gruppenmitglieder waren sich nicht sicher, welchen Platz der „Fluss des Lebens“ in ihrer Wohnung einnehmen würde, aber dass er dorthin gehöre, stand außer Zweifel: „Es ist ja mein Leben!“ Eine Teilnehmerin sagte, es sei gut, dieses Bild im eigenen Haus und dort an einem sicheren Ort verschlossen zu wissen. Wichtig sei aber, dass sie selbst die Schlüssel habe, damit sie es von Zeit zu Zeit hervorholen und betrachten und anschließend wieder wegschließen könne. Und, sie habe gelernt, den Schlüssel besser zu benutzen, mit dem sie die Tür, hinter der sich ihre traumatischen Erlebnisse befinden, abschließen und auch öffnen könne.

Auswertung

Es ist gelungen, die Teilnehmer dieser Psychodrama-Therapiegruppe mit der Arbeit am Lebensscript in ihrem Prozess der Verarbeitung und Integration ihrer traumatischen Ereignisse und deren Folgen ein Stück weiterzubringen. Nach meiner Auffassung war es dafür hilfreich, die Erinnerungsarbeit am Fluss des Lebens als thematischen Schwerpunkt zu wählen. Im Ergebnis zeigten sich die Teilnehmer sehr zukunftsorientiert und wesentlich hoffnungsvoller als zuvor. Gleichzeitig ist die Präsenz der Vergangenheit gewachsen. Die Teilnehmer haben ihrer Geschichte eine Gestalt gegeben, die sie erzählen und vorzeigen können und mit der es sich vielleicht etwas besser leben lässt.

Mit der Anhäufung der Negativ-Ereignisse auf ihren Bögen verfügte die Leitung bereits zu Beginn der Arbeit über ein sehr genaues Bild der inneren Themen und der inneren Balance der Teilnehmer. Es war erklärte Absicht der Psychodrama-Therapiegruppe, an der *inneren Balance* zu arbeiten und dem Ungleichgewicht die Arbeit an den Ressourcen und am Lebensscript entgegenzusetzen. Zu Beginn schien es, als ob der Negativausschlag auf den Bögen seine Entsprechung in einer gewissen Instabilität der Gruppe fände. Daher führte die Leitung die Teilnehmer wiederholt gezielt mit Aufgaben- und Fragestellungen auf die positive Seite, um eine ausgeglichenere Balance der Gruppe zu schaffen. Der Erfolg dieser Arbeit spiegelte sich im Bild der vollendeten Werke und in einer entsprechend gehobenen Stimmungslage der Gruppe wider: Auf der positiven Seite war inzwischen bei allen Teilnehmern eine größere Anzahl von erfreulichen Ereignissen zu verbuchen. Die negativen Ereignisse schienen etwas von ihrem Schrecken verloren zu haben, dennoch hatte jedes Detail seine Bedeutung.

In der Arbeit mit Folterüberlebenden werden die Therapeuten mit den Grundfragen des Lebens konfrontiert. Leben, Tod, Überleben, Grenzerfahrungen, Einsamkeit, Grundvertrauen, Gerechtigkeit, Erlösung, Versöhnung, Identität und die Frage nach dem Sinn des Lebens sind Themen, die diese Klienten mehr als viele andere Menschen beschäftigen. Ich behaupte, dass jeder Mensch ein Gefühl von *Sinnhaftigkeit* der Zusammenhänge in dieser Welt braucht, um darin existieren zu können. Traumatisierten Flüchtlingen ist dieses Gefühl in hohem Maße verloren gegangen. Das Leben erscheint ihnen oftmals als ein ungeordneter Haufen zusammenhangloser Ereignisse. Dies führt zu Orientierungsschwierigkeiten und mindert die Fähigkeit zur Vorhersagbarkeit und Berechnung von Wahrscheinlichkeiten für Entwicklungen in der äußeren und in der inneren Welt. Das stellt die Therapeuten vor die Aufgabe, mit ihnen eine Erklärung für das Erlebte zu finden, die ihnen hilft, damit besser umgehen zu können. Ein Teil der Arbeit am Lebensscript besteht darin, zusammen mit den Teilnehmern diesen Fragen nachzugehen und in der Auseinandersetzung mit ihrer individuellen Biografie die Antworten für ihr Weiterleben zu suchen.

Mit der Bearbeitung und Gestaltung des „Lebensflusses" wurden alle auftauchenden Einzelereignisse in einen Zusammenhang gestellt. Das Entstehen des Gesamtbildes auf dem Bogen ermöglichte es den Teilnehmern nach und nach, ihre Lebensgeschichte im Überblick wahrzunehmen. Dafür war die Gestaltungsarbeit, das „Reframing" in der Ausgestaltung, hilfreich. Es gab den Einzelteilen einen sichtbaren Zusammenhang, eine Gestalt und einen Sinn. Die Gestalt des Flusses selbst verkörperte den Sinn, der sich in der Betrachtung und Befragung offenbarte: Was für ein Fluss ist das? Was drückt er aus? Was bestimmt seinen Verlauf? Wo fließt er hin?

Am Schluss benannten die Gruppenmitglieder ganz individuell den Gewinn, den sie aus der gemeinsamen Arbeit gezogen hatten. Es wurden die Leichtigkeit in der Gruppe und auch das Lachen benannt. Positiv hervorgehoben wurde, dass die Gemeinschaft gut getan habe und dass die Leitung ein Teil der Gemeinschaft gewesen sei. Die Teilnehmer berichteten, sie hätten nun weniger Angst, seien offener geworden und es falle ihnen leichter, auf andere zuzugehen. Einige sagten, dass es gut tue, sich zu öffnen und etwas von sich zu zeigen. Übereinstimmend sagten die Teilnehmer, sie würden ihre Kraft und Stärke spüren und es gäbe mehr Hoffnung, Mut und Zuversicht, auch für ihre Zukunft. Sie hätten das Gefühl, etwas Neues würde entstehen. Sie hätten außerdem viel Lebenserfahrung, und jeder trage die Verantwortung für sein eigenes Leben. Auch weiterhin sei es wichtig, Geduld zu haben, sie schütze vor der Verzweiflung. Aber sie hätten auch erfahren, dass es gute und schlechte Zeiten gebe und dass sich selbst in den erschreckenden Phasen ihres Lebens immer auch Gutes finde. Auch eine gemeinsame Botschaft spricht aus den Lebensscripten, und einer der Teilnehmer fasste sie in Worte: „*Das Leben hat mich nicht zerstört und auch nicht zu einem schlechten Menschen gemacht.*"

Psychodrama mit traumatisierten Flüchtlingen

„Jedes wahre zweite Mal ist die Befreiung vom ersten." Jacob L. Moreno

Sicherlich muss die Feststellung J.L. Morenos für die Behandlung Traumatisierter modifiziert werden. Dennoch beschreibt diese Aussage einen Weg der Traumabearbeitung. Das therapeutische Ziel ist die Wiedergewinnung und Handhabung der mit der traumatischen Situation verbundenen Erinnerungen und Affekte und ihre Integration. In der Erinnerung und Reinszenierung der Ereignisse liegt die Chance einer Neukonstruktion des Gewesenen auf einer veränderten Ebene und damit ein Stück Transformation. Die Chance liegt darin, die subjektive Erfahrung zu machen: „Das, was passiert ist, wird sich nicht in derselben Weise wiederholen. Auch ich habe mich geändert und erlebe die Situation dieses Mal anders."

Das Psychodrama hält nun Strukturen, Instrumente und Techniken bereit, die sich für die speziellen Erfordernisse der therapeutischen Arbeit mit traumatisierten Flüchtlingen gut nutzen lassen. Auf der einen Seite bietet das Repertoire dieser Techniken viele Variationsmöglichkeiten, die bei dieser Arbeit sehr wichtig sind, andererseits spricht das Psychodrama die Lebendigkeit an, die zu spüren – bei allem Schmerz – eine Verbindung zum eigenen Lebensquell und -fluss schafft. In den Einzel- und Gruppenarbeiten gibt es viel Platz für Spontaneität und Kreativität, die nicht selten ungeahnte Ressourcen zum Vorschein bringen.

Die Annäherung der Teilnehmer an das Psychodrama

Das Psychodrama als Methode der Gruppentherapie wurde von den Teilnehmern schnell akzeptiert und führte zu keinen Verunsicherungen. Wichtig war, die Teilnehmer in kleinen Schritten mit der Sache vertraut zu machen und immer wieder zu betonen und zu zeigen, dass es nicht verwerflich ist, etwas falsch zu machen. Es empfiehlt sich, über die Benennungen der Techniken hinaus so wenig wie möglich an Fachbegriffen zu benutzen. Gerade zu Anfang muss die Leitung darauf achten, dass es bei den Teilnehmern nicht zu einer zusätzlichen Belastung durch methodische Anforderungen kommt. In der Therapie mit traumatisierten Flüchtlingen muss Stress weitestgehend vermieden werden. Am besten zeigt die Leitung zu Beginn selbst, wie es gemacht wird. Besonders geeignet ist dazu die Phase des Kennenlernens. Es empfiehlt sich, spielerisch mit den ersten Situationen und Szenen umzugehen, um zu zeigen, dass durchaus Leichtigkeit da sein darf und mit Psychodrama-Techniken auch in ernste Angelegenheiten hineingetragen werden kann. Mit diesem *Learning by doing* habe ich gute Erfahrungen gemacht, weil es auch die Sprachschwierigkeiten in einer multikulturell zusammengesetzten Gruppe berücksichtigt.

Sicherheit und Vertrauen

In der traumatherapeutischen Arbeit werden erhöhte Anforderungen in Bezug auf Sicherheit, Stabilität und Vertrauen gestellt. Es ist wichtig, ein klares und strukturiertes Angebot zu machen, in dem die therapeutischen Absichten und die an die Teilnehmer gerichteten Anforderungen zu erkennen sind. Besonders gilt dies für die Arbeit mit traumatisierten Flüchtlingen, die sich im Hier-und-Jetzt des Exils in einem *Schwebezustand* befinden. Ihr größtes Bedürfnis ist es, Schutz und Sicherheit zu finden, in Verhältnissen aufgenommen zu werden, die stabil sind und in denen sie sich stabilisieren können. Das heißt, sie brauchen viel *Struktur*, um sich sicher zu fühlen und auf Entwicklungen einzulassen, die ihrerseits offen sind und in sich viele Unsicherheiten bergen. Den destruierenden Wirkungen des psychosozialen Traumas der Teilnehmer kann die Erfahrung von Beständigkeit und Kontinuität in der Gruppe gegenübergestellt werden. Sicherheit vermittelt alles, was die Hilflosigkeit des „Opfers" verringert und die Persönlichkeit stärkt. In den Therapiesitzungen selbst sollte möglichst alles vermieden werden, was der Gruppe oder einzelnen Teilnehmern das Gefühl gibt, erneut zum Unterlegenen zu werden.

Die Rolle und Aufgaben der Leitung

Traumatisierte Flüchtlinge sind vielleicht mehr als andere Klienten darauf angewiesen, dass die Leitung gerade zu Beginn einer Gruppe, aber auch später, durch Vorgabe ausreichender Rahmenbedingungen und durch einen sehr präsenten und strukturierenden Leitungsstil *Kontinuität* in die Gruppe bringt und den Teilnehmern Sicherheit und Vertrauen vermittelt. Damit übernimmt sie Schutzfunktionen, in dem Bemühen, die Teilnehmer nach und nach immer mehr in die Selbstverantwortung zu entlassen. Ebenso muss sie berücksichtigen, dass traumatisierte Flüchtlinge eine stark bedürftige Seite haben, die viel Zuwendung von der Leitung braucht. Die Leitung darf dabei nicht ihre eigenen Grenzen überschreiten.

Sicherheit vermittelt sich auch über das sichere Auftreten der Leitung. Dazu ist auch das Betonen der Professionalität hilfreich. Dies geschieht, indem die Leitung auf ihre Erfahrung hinweist, dass eine Auseinandersetzung mit den traumatischen Erlebnissen und ihren Folgen weiterbringen kann und dass dies zu schaffen ist. Sie muss erkennbar machen, dass sie die Konfrontation damit aushält und mit den Themen Schuld und Scham und auch Tabus umzugehen weiß. Sie respektiert alle damit verbundenen Gefühle und zeigt, dass sie bereit ist, die Tür zu öffnen, wenn die Teilnehmer dazu bereit sind. Sie hilft dem Protagonisten, diesen Weg zu gehen, begleitet und stützt ihn dabei und schützt ihn auch vor Grenzüberschreitungen durch sich selbst. In jedem Fall respektiert sie immer den Prozess des Klienten. Letztendlich kann die Leitung nur echte Sicherheit vermitteln, wenn sie sich selbst intensiv mit Gewalt, Tod und Zerstörung auseinandergesetzt hat und im Kontakt mit der eigenen Lebenskraft steht.

Die Arbeit mit Ambivalenzen

Bei vielen Klienten ist es zu einer Chronifizierung der PTSD-Symptomatik gekommen. Auch nach vielen Stunden Therapie ist die Leitung mit der Tatsache konfrontiert, dass die Leidenssymptome noch sehr präsent sind und Negativ-Themen dominieren. Das Insistieren auf Defiziten und negativen Erfahrungen ist typisch für traumatisierte Flüchtlinge. Dies liegt zum einen in ihrer miserablen Lebenssituation begründet, zum anderen ist es ein Ausdruck der posttraumatischen Stressreaktion. Die Leitung stößt aber auch immer wieder auf Ambivalenzen bei den Teilnehmern. Es ist wichtig, diese Ambivalenzen aufzugreifen und zum Thema zu machen. Ambivalenzen werfen immer auch ein Licht auf die andere Seite. Manchmal erscheint ein Lichtschimmer oder ein Strahl, den man als Leiter sehr vorsichtig zurückspiegeln oder im Ambivalenz-Doppeln verstärken kann. Wie bereits erwähnt, gehe ich von der Arbeitshypothese aus, dass es immer auch die „andere Seite“ gibt und dass sich der Protagonist zwischen *zwei Polen* bewegt. Stellen wir uns die Dualität Opfer–Überlebender als eine Linie mit zwei Polen vor, dem negativen und dem positiven. Irgendwo dazwischen befindet sich der Protagonist.

Wenn auch die Tendenz zur negativen Seite sehr stark ist, lässt sich doch an der inneren Balance des Protagonisten etwas ändern. Mit dem Bild von den Polen und der Idee und der Suche nach dem Gegenteil helfe ich dem Protagonisten, selbst differenzieren zu lernen. Ich frage: „Welche gegenteiligen Erfahrungen gibt es? Welche guten Erfahrungen und glücklichen Augenblicke, auch während seiner düstersten Tage, fallen dem Protagonisten ein?" Oft genug stellt sich heraus, dass es durchaus Beispiele dafür gibt. Und wenn ihm spontan keine eigenen Beispiele einfallen, dann hat er es vielleicht bei anderen beobachtet. „Was wäre denn überhaupt das Gegenteil von dem, was er erlebt hat und gerade beschreibt? Gibt es Beispiele dafür im Leben?" Manchmal behauptet sich die negative Seite und baut sich auch in laufendem szenischem Geschehen wieder auf. In diesem Fall ist die Leitung stark gefordert.

Es zeigt sich immer wieder, dass Situationen oder Momente, die mit Grausamkeiten und Schrecken verbunden sind, nicht nur traumatisch fixierte Inhalte und Affekte transportieren. Gerade aus der Retrospektive zeigen sich in ihnen oft Aspekte, die etwas anderes, manchmal auch Absurdes ausdrücken und eine gewisse Komik aufweisen. Diese Anteile zeigen sich häufig, wenn sich die Szene im Erzählen oder auf der Bühne entfaltet. Es sind diese Anteile, die auf jeden Fall mit einem Hilfs-Ich zu besetzen sind. Erfahrungsgemäß haben die Mitspieler häufig Spaß daran, diese Seiten auszugestalten, was nicht selten beim Protagonisten Anklang findet und in gewissem Umfang zu seiner Erleichterung beiträgt, wenn er z.B. von außen zuschaut (sein Doppelgänger ist in diesem Moment aktiv).

Im Folgenden möchte ich einige psychodramatische Instrumente und Techniken vorstellen, wie sie sich in hier teils modifizierter Form in der Arbeit mit traumatisierten Flüchtlingen anwenden lassen.

Die Anwärmungsphase

Die Gruppensitzung beginnt in der Regel mit einer Anwärmung auf Themen, die im Hinblick auf den Gruppenprozess oder die Entwicklung einzelner Teilnehmer anstehen. In der Arbeit mit traumatisierten Flüchtlingen werden an dieser Stelle häufig Übungen zur *Entspannung*, *Stressreduktion* und *Zentrierung* angeboten. Dabei geht es auch um *Stabilisierung* und *Ankerung*. Es kann u.U. erforderlich sein, die Anwärmungsphase eher als Abkühlungprozess zu gestalten.

Die Wahl der Protagonisten

Protagonist wird der Hauptdarsteller der psychodramatischen Szene genannt. In der Arbeit mit traumatisierten Klienten greift die Leitung stärker ein und beeinflusst Entscheidungen über den nächsten Protagonisten nach therapeutischen Gesichtspunkten. Entscheidendes Kriterium ist die *Verfassung* des Protagonisten und die *Tragfähigkeit* der Gruppe. Bei einem emotionalen Tief in der Gruppe muss die Leitung für Ausgleich sorgen, die Ressourcen der Gruppe ansprechen und sie insgesamt stabilisieren. Ein weiteres Kriterium ist die Integration. Wenn die Position eines Teilnehmers wackelig wird bzw. der Teilnehmer selbst über seine Gruppenintegration verunsichert ist, bietet die Leitung u.U. an, mit ihm zu arbeiten. Auch wenn sie entscheidet, wer als Protagonist fungieren sollte, kann der Teilnehmer das Angebot ablehnen. In jedem Fall sollte die Leitung ihre Entscheidungen deutlich machen.

Die Mitspieler

Bei der psychodramatischen Arbeit mit traumatisierten Mitspielern, die Hilfs-Ich-Rollen übernehmen, ist besonders darauf zu achten, dass sie den Anforderungen der ihnen zugewiesenen Rolle gewachsen sind. Die Gruppe wird darauf aufmerksam gemacht, dass jeder Teilnehmer jede Wahl ablehnen kann. Bestimmte Rollen können von Traumatisierten nur in seltenen Fällen eingenommen werden, z.B. die der Peiniger und Gewalttäter, aber auch die der Opfer selbst. In vielen Fällen ist es besser, die Bearbeitung der mit diesen Rollen verbundenen Problematiken einer zusätzlichen Protagonistenarbeit vorzubehalten, um die damit verknüpften Konflikte und Störungen gezielt zum Thema machen zu können. Wird die Gruppe von einem Leitungs-Paar geleitet, bietet es sich an, dass der zweite Leiter die Täter- oder Opferrolle übernimmt. In einigen Fällen waren Teilnehmer bereit, antagonistische oder Opferrollen zu übernehmen. Ich habe beobachtet, dass es dabei zu kathartischen Effekten bei den Teilnehmern kommen kann, die diese Rollen besetzen.

Rollentausch und Rollenwechsel

Die *positiven Anteile* werden immer mit einem Hilfs-Ich besetzt. Das Hilfs-Ich wird stark miteinbezogen. Der Rollentausch mit den gewünschten gesunden und starken Anteilen ist von großer Bedeutung, denn er hat eine motivierende und stärkende Wirkung. Mit dem Thema „Gewalt“ besetzte Rollen werden deutlich als Rolle gekennzeichnet. Die Leitung sorgt dafür, dass der Protagonist nach Beendigung der Arbeit jedes Hilfs-Ich wieder gut von seiner Rolle entbindet. Der Rollenwechsel bietet die Möglichkeit der Distanzierung und der Außenperspektive. Wenn der Betroffene nicht in der eigenen Rolle ist, minimiert sich die Angst vor Kontrollverlust und Überschwemmung. Wenn der Protagonist nicht weiter weiß, kann die Leitung ihn dazu anregen, die Gruppe in der Rolle der Experten zu befragen.

Das Doppel und der Doppelgänger

Hier handelt es sich um einen Mitspieler, der in einzelnen Szenen die Rolle des Protagonisten übernimmt. In der Arbeit mit traumatisierten Klienten empfiehlt es sich manchmal zur *Stützung*, von vornherein mit einem Doppel zu arbeiten, also dem Protagonisten zu empfehlen, sich ein Doppel zu suchen und „bereitzustellen“ – auch, um den Aufbau übersichtlicher zu gestalten und den Protagonisten während des Aufbaus aus der Szene herauszuhalten. Die Arbeit mit dem Doppelgänger kann vom Protagonisten dazu genutzt werden, sich aus einer *Außenperspektive* zu betrachten. Sie ermöglicht es auch, den indirekten Rollentausch anzuwenden.

Das hat den Vorteil, dass diese Technik weniger konfrontativ wirkt. Die Position des Doppelgängers auf der Bühne sollte vom Protagonisten sorgfältig ausgesucht und zwischendurch immer wieder überprüft werden, damit das Verhältnis von Nähe und Distanz stimmt. Der Doppelgänger hält sich eng an den Protagonisten, wenn dieser es wünscht (s. hierzu Krüger 1997). Man sollte den Doppelgänger jedoch nicht zu früh einsetzen. Vielleicht schafft der Protagonist es ja auch aus eigener Kraft und würde durch den Doppelgänger um ein Erfolgserlebnis gebracht. Unter Umständen kann die Leitung zunächst von außen unterstützend und fokussierend doppeln.

Die Regiestuhl-Technik

Diese psychodramatische Technik kann als *Distanzierungstechnik* hilfreich sein. Der Protagonist erzählt nicht in der Ich-Form, sondern berichtet als Regisseur und Betrachter die Ereignisse seines Lebens als Quasi-Außenstehender und spricht von sich in der dritten Person. Er nimmt den Bühnenaufbau nicht selbst vor, sondern überlässt dies dem Leiter oder anderen Teilnehmern. Er erzählt seine Erlebnisse in Sequenzen, die dann als kurze Szenen gespielt werden. Zum Schluss wird das Ganze noch einmal zusammenhängend gespielt. Dies entspricht in etwa dem Verfahren mit der Bildschirm-Technik (s. auch Sachsse in PTT 2/98; Reddemann 2001).

Die Timeline

Eine *distanziertere Betrachtungsweise* ergibt sich in der Arbeit mit der Timeline. In diesem Fall geht die Leitung mit dem Protagonisten noch einmal zu den unterschiedlichen Zeitpunkten in seinem Leben: vorher, kurz danach und später. Um die unterschiedlichen Zeiträume deutlicher zu machen, werden diese auf der Bühne durch Tücher oder andere Symbole markiert. Der Protagonist tauscht die Rolle mit der Person, die er zum jeweiligen Zeitpunkt war. Er bewegt sich auf der Zeitschiene vorwärts. Die Leitung interviewt ihn kurz vor dem traumatischen Ereignis und fragt: „Was ist da? Bist du darauf vorbereitet? Rechnest du mit so etwas?“ Als nächstes fragt die Leitung nach dem Zeitpunkt, unmittelbar nachdem es passiert ist: „Es ist gerade passiert. Was ist jetzt?“ Von da aus bewegt sich der Protagonist weiter und kommt an einem Zeitpunkt an, wo alles vorbei ist: „Was ist da? Was hat sich verändert?“ Dann geht es weiter in die Zukunft mit der Frage: „Was ist hier? Was habe ich gelernt? Was hat mich das Leben gelehrt? Was passiert mir heute nicht mehr?“ In diesem Fall sollte auf das traumatische Geschehen selbst nicht eingegangen werden, sondern das Ereignis als solches, als zeit- und ortsgebundenes Geschehen mit bestimmten Auswirkungen, als „life-event“ im biografischen Zusammenhang verortet und kenntlich gemacht werden. Die Bearbeitung auf der Timeline kann ebenfalls als Vorbereitung und Annäherung an die Konfrontation mit dem traumatischen Ereignis eingesetzt werden. Auch für die Nachbearbeitung, die Integration und Verankerung der transformatorischen Bedeutungen, eignet sich die Arbeit mit der Timeline. Die Zeitpunkte, mit einander verbunden, befinden sich am „Fluss des Lebens“. Nach Abschluss der szenischen Durcharbeitung geht die Leitung mit dem Protagonisten von der Zeit vorher über den Zeitpunkt unmittelbar und das spätere Danach bis in das Hier-und-Jetzt und blickt in die Zukunft.

Das Sharing

Das Sharing ist eine der wärmsten Rückkoppelungen im interaktionellen Geschehen. Die Gruppenmitglieder werden dazu aufgefordert, dem Protagonisten zu sagen oder zu zeigen, ob sie selbst die Problematik kennen und ob sie aufgrund eigener Erfahrung den Konflikt verstehen. Häufig reagieren einzelne Teilnehmer ganz spontan in dieser Weise. Nach einer Darstellung sind meistens mehrere Teilnehmer auf die eine oder andere Art mit dem Protagonisten identifiziert. Dies ist die Gelegenheit für diese Teilnehmer, ähnliche oder gleiche Erlebnisse aus ihrer eigenen Lebensgeschichte mitzuteilen. Es empfiehlt sich, beim Sharing *auf das Coping zu fokussieren*, d.h. auf die Frage einzugehen: Wie geht der Sharing-Gebende selbst damit um? Allerdings muss hier die Leitung manchmal helfen, damit sich keine Ratschlags-Runden entwickeln. Das Verstehen und Mitempfinden der anderen Teilnehmer hat etwas sehr Tröstendes. Es gibt auch ein schweigendes Sharing. Dem Protagonisten wird gezeigt, dass er so, wie er ist, angenommen wird, dass die Gefühle Platz haben dürfen. Mehr braucht es oft nicht. Die Leitung kontrolliert das Sharing in dem Sinne, dass sie vermeidet, das Sharing als Anwärmung wirken zu lassen. Die Teilnehmer werden aufgefordert, nicht weiter in ihre Gefühle zu gehen und beim Erzählen die Zeitform zu wechseln, wenn deutlich wird, dass es zu starken Gefühlsbewegungen kommt. Bei der Arbeit mit traumatisierten Flüchtlingen gibt auch die Leitung in der Regel ein Sharing. Sie hilft immer wieder den Bogen zu schlagen, die Verbindung herzustellen zu anderen Ereignissen und Themen, die der Teilnehmer bereits zuvor benannt hat. Das Sharing als eine Form der verständnisvollen Zuwendung der Gruppe hat etwas *Tröstliches* und ist somit ein starker Heilfaktor.

Das Betroffenheits-Feedback

Da es in der Arbeit mit traumatisierten Flüchtlingen nicht ungewöhnlich ist, dass einzelne Teilnehmer, die zuvor in Hilfs-Ich-Rollen oder auch nur Zuschauer waren, selbst stark auf das Thema des Protagonisten reagieren, muss für Betroffenheit Raum sein. Starke Betroffenheit findet keinen Platz und keine Erleichterung in einem Identifikations-Feedback. Ich halte das Identifikations-Feedback im Falle hoher eigener Betroffenheit und ungeübter Teilnehmer für eine sehr schwer einsetzbare Technik. In der Psychodrama-Therapiegruppe „Der Fluss des Lebens“ hat die Leitung darauf verzichtet und stattdessen das Feedback um eine „Betroffenheits-Runde“ erweitert. An dieser Stelle war es den Teilnehmern möglich, über das zu sprechen, was die Arbeit des Protagonisten bei ihnen ausgelöst hatte. Wie im Konzept vorgesehen, suchten anschließend alle Teilnehmer nach einem Symbol für das, was die Arbeit des Protagonisten bei ihnen hervorgerufen hatte, und notierten dieses auf einer Karte für die Arbeit an ihrem „Fluss des Lebens".

Das Feedback wirkt ganz besonders im Sinne einer gegenseitigen Psychoedukation. Im Sharing und in der „Betroffenheits-Runde" erhält der Protagonist einerseits wertvolle Rückmeldungen, die für die Verarbeitung und Integration hilfreich sein können. Die Gruppe gibt mit dem Feedback etwas zurück, vermittelt dem Protagonisten, der sich vor allen Teilnehmern „nackt und bloß" gezeigt hat, dass er nicht allein mit seinen Erlebnissen dasteht, und holt ihn so in die Gruppe zurück. Die Gruppe zeigt mit einer persönlichen Rückmeldung weiterhin, dass sie es zu schätzen weiß, wenn ein Teilnehmer die Rolle des Protagonisten übernommen hat und mit der Bearbeitung seines Themas auf der Bühne dies in den meisten Fällen auch stellvertretend für die Gruppe tut. Die Protagonisten erhalten für ihre Bemühungen und ihre Offenheit in diesem Sinne *positive Verstärker.* Diese Art der Kommunikation fördert den psychischen Lernprozess. Das heißt, die Teilnehmer der Gruppe fördern gegenseitig ihre Reifung und den Integrationsprozess.

Im Feedback oder auch zwischendurch sollte die Leitung *Informationen über Trauma und seine Folgen* geben, also über das, was Gewalt von Menschen gegen Menschen mit diesen macht. Informelle und kognitive Aufbereitung der in der Therapie behandelten Themen hilft den Teilnehmern, die Störungen im psychischen Geschehen und auf der Beziehungsebene im Zusammenhang mit den PTSD-Reaktionen besser zu verstehen.

Das Trauma auf der Psychodrama-Bühne

Die Bereitschaft der Teilnehmer, sich mit ihrem traumatischen Geschehen zu konfrontieren, entwickelt sich im therapeutischen Raum der Gruppe, der bestimmt ist vom Beziehungsgeschehen in der Triade zwischen Klient, Gruppe und Leitung. Die Beziehungen der Teilnehmer zur Gruppe und umgekehrt müssen so tragfähig sein wie die Beziehung zwischen Protagonisten und Leitung. Das heißt, dass auch seitens der Gruppe die Bereitschaft bestehen muss, sich mit dem Trauma der anderen Teilnehmer zu konfrontieren und ihre Protagonistenarbeit mitzutragen. In Fällen der Traumaexploration ist es von Vorteil, wenn die Gruppe von einem Leitungs-Paar geleitet wird. In diesem Fall kann der zweite Leiter die Gruppe „halten" und die Zuschauer „begleiten".

Man muss davon ausgehen, dass ein traumatisierter Klient, auch wenn er sich dazu entschlossen hat, sich nur sehr vorsichtig seinem traumatischen Erleben annähern kann. Der Protagonist wird sich, an diesem Punkt angekommen, sehr ambivalent fühlen. Ebenso ambivalent wird er in den meisten Fällen seine Bereitschaft signalisieren, sich mit dem Schrecken jener Ereignisse auseinander zu setzen. Sein Sich-Einlassen-Können steht in Abhängigkeit und Wechselwirkung zu der Bereitschaft der Leitung, diesen Schritt mit ihm zu gehen. Daher sollte sie in der Lage sein, die Signale des Teilnehmers einzuschätzen und mit ihm zusammen abzuklären, ob die Zeit reif ist für diesen Schritt und die Voraussetzungen stimmen. Wenn die Leitung feststellt, dass ein Teilnehmer dazu bereit ist, in sein traumatisches Erleben zurückzugehen, ist es wichtig, dass sie ihm ein Angebot in diese Richtung macht und fragt: „Kann es sein, dass Du jetzt bereit bist, mit mir zusammen noch einmal an diesen Punkt in dem „Fluss deines Lebens" zu gehen?" Und: „Möchtest Du uns einmal zeigen, was da passiert ist?"

Die Leitung macht die Teilnehmer darauf aufmerksam, dass im Laufe der Szene mit hoher Wahrscheinlichkeit sehr unterschiedliche, auch unerwartete Gefühle hochkommen werden. Weil dieser Schritt viel Trauerarbeit in sich birgt, fragt die Leitung den Klienten ausdrücklich, ob er bereit ist, sich mit seiner Trauer und seinem Schmerz auseinander zu setzen. Aber nicht nur die Trauer und der Schmerz, auch Scham und Schuldgefühle, Ohnmacht und Hoffnungslosigkeit, manchmal auch Hass und Wut u.a. können wieder zum Vorschein kommen.

Die mit der Psychodrama-Therapie häufiger erzielten kathartischen Effekte in der Therapie spielen bei der Durcharbeitung der Traumata so gut wie keine Rolle. Die heilende Katharsis findet äußerst selten statt. Bei der Bearbeitung traumatischer Ereignisse kommt es darauf an, das affektive Geschehen zu kontrollieren und zu reduzieren. Die im Trauma gebundenen Affekte lassen sich nicht durch Ausagieren auf der Bühne abbauen oder zum Abklingen bringen. Die Erfahrung, dass das Wiederaufleben der traumatischen Geschichte nicht zu derselben Ohnmacht und Hilflosigkeit führt wie bei ihrem Erleben, lässt die im Trauma gebundenen Affekte ihre Macht verlieren. Dies wiederum gibt den Weg frei für die Neukonstruktion des Geschehens. Weiteres zum Thema Katharsis findet man bei Kellermann (1992). Nur das Trauern kann unter Umständen Abreaktionen und Erleichterungen im Sinne einer Katharsis ermöglichen, so dass man auch von „Abtrauern" spricht.

Gefahren bei der psychodramatischen Arbeit mit traumatisierten Flüchtlingen

Es liegt in der Strukturiertheit des Traumas begründet, dass bei der Konfrontation mit dem traumatischen Material beim Protagonisten Stressreaktionen auftreten. Die Therapeuten wollen den Protagonisten dabei begleiten, sich dosiert dem traumatischen Geschehen mit seinen Affekten wieder anzunähern. Das heißt, er soll lernen, in einem kontrollierten, abgesicherten Prozess den Umgang mit den dabei auftretenden Stressreaktionen *besser zu steuern*. Das traumatische Geschehen soll im Wiedererleben *„desensibilisiert"* werden. Auf diesem Wege soll der Protagonist die Integration der traumatischen Erlebnisinhalte in das eigene Leben, die eigene Geschichte erreichen können.

Bei traumatisierten Flüchtlingen ist die Gefahr jedoch nicht zu unterschätzen, dass es während der Arbeit zu erneuten Verletzungen oder zur *Reaktivierung* traumatischer Ereignisse, schlimmstenfalls zu einer *Retraumatisierung* kommen kann, und zwar nicht nur bei den Protagonisten, sondern auch bei den Mitspielern und Zuschauern, denn die negativen Themen sind bei allen Teilnehmern ähnlich besetzt (Gewalterfahrungen, Ich- und Identitätsverlust usw.). Es besteht die *Gefahr des Dissoziierens*. In diesem Fall wird traumatisches Material erinnert, das prozesshaft wiederbelebt werden kann. Dies spielt sich auf der inneren Bühne ab. Das in Gang gesetzte retraumatische Geschehen findet dann abgekoppelt von den

Ereignissen auf der äußeren Bühne statt und kann sogar unbemerkt bleiben. Hier muss die Leitung besonders aufmerksam sein.

Im Psychodrama sprechen wir von der *psychodramatischen Spirale*. Gemeint ist die Dynamik, die durch die szenische Darstellung, den Aufbau auf der Bühne und das Hineingehen in Rollen in Gang gesetzt werden kann. Dies wird von Psychodramatikern als spezifisches Element und Instrument in ihrem Verfahren geschätzt. Da sich die Dynamik auf der inneren Bühne entwickelt, ist es für die Leitung unter Umständen nur schwer erkennbar, wann die Wirkung der psychodramatischen Spirale sich mit der Dynamik der *posttraumatischen Spirale* mischt. Wichtig ist es für die Leitung, dieses Reaktionsgeschehen rechtzeitig zu erkennen. Wenn die Leitung die Teilnehmer persönlich kennt oder zumindest mit ihrer Diagnostik vertraut ist, weiß sie die Gefahren für die einzelnen Teilnehmer besser einzuschätzen. Die Gefahr, in die posttraumatische Spirale zu geraten, besteht insbesondere bei Teilnehmern, die öfter von *Intrusionen* berichten. Auch Teilnehmer, die introvertiert wirken oder ein Verhalten zeigen, dass an eine depressive Symptomatik erinnert, erweisen sich manchmal als gefährdet. Ein weiterer Indikator einer Gefährdung liegt darin, wenn sich Teilnehmer sehr schnell erregen und ihre Affekte dabei nur schwer kontrollieren können oder sich übermäßig mit dem Leiden anderer Personen identifizieren.

Über gewisse Zeiträume kann es für einzelne zuschauende Teilnehmer schwer sein, sich mit den Erlebnisdarstellungen und traumatischen Ereignissen aus dem Leben der anderen Teilnehmer zu konfrontieren. In der hier beschriebenen Gruppe gab es einen Teilnehmer, der sich durch die Protagonistenarbeit der anderen eine Zeit lang in seinem Kontroll- und Selbststeuerungsverhalten sehr bedroht fühlte. Er äußerte dies nicht direkt, bemerkte aber mehrmals, dass es nicht gut tue, mitzuerleben, was alle anderen Teilnehmer erlebt hätten. Dem darin enthaltenen Wunsch nach einer besseren Kontrolle über sein eigenes affektives und emotionales Reaktionsgeschehen begegnete ich, in dem ich ihm eine Zeit lang Einzelsitzungen anbot, in denen wir seine traumatischen Erlebnisse durcharbeiteten. Für ihn war dies in der Gruppe zu dem Zeitpunkt nicht möglich. Das Vermögen der Selbststeuerung, d.h. die *Rückgewinnung der Kontrolle über die inneren Prozesse*, steht unter den Zielen, die traumatisierte Klienten in der Therapie erreichen wollen, an vorderster Stelle. Dies gilt es in jedem Fall zu respektieren.

Wie gesagt, muss die Leitung darauf achten, dass es im Gruppengeschehen und während der szenischen Darstellungen *bei den Teilnehmern* nicht zu unkontrollierten psychischen Reaktionen und zur Reaktivierung der posttraumatischen Stressreaktionen kommt. Wenn die Teilnehmer sich in die Gruppe einbringen, vertrauen sie darauf, dass die Leitung den Prozess und die Dynamik kontrolliert und einen Teil der Ich-Funktionen übernimmt. Sobald sich ein posttraumatisches Reaktionsgeschehen ankündigt, sei es beim Protagonisten, bei den Mitspielern oder bei den Zuschauern, sollte die Leitung die Teilnehmer ansprechen und den Prozess gegebenenfalls unterbrechen. Sie muss beurteilen, inwieweit sie dann ihre therapeutische Aufmerksamkeit dem jeweils Betroffenen zuwenden sollte. Näheres über den psychodramatherapeutischen Umgang mit dissoziativen Störungen bei Zuschauern findet man bei Leutz (o.J.).

Kommt es zu Stressreaktionen und Dissoziationen *beim Protagonisten*, die seine momentanen Bearbeitungsmöglichkeiten übersteigen, so sucht die Leitung zunächst engen Kontakt zum Protagonisten, spricht ihn an, berührt ihn gegebenenfalls und führt ihn aus der Szene und aus dem inneren Geschehen hinaus. Der Protagonist wird an den Rand der Bühne geleitet. Er verlässt damit auch die Vergangenheit und kehrt in die Gegenwart zurück, in das Hier-und-Jetzt der Gruppe. Im günstigsten Fall hat die Leitung mit dem Protagonisten vorher einen *Anker* in der Gegenwart auf der Bühne geschaffen. Ohne dass der Protagonist die Bühne verlassen muss, führt die Leitung ihn dorthin, „geht mit ihm vor Anker". Dabei erklärt sie ihm deutlich den Unterschied: „Jetzt sind wir hier! Das eben war dort!" Diesen Ankerplatz kann der Protagonist auch schon im Voraus durch zusätzliche Symbole verstärken. Gibt es einen solchen Ankerplatz nicht, wird der Protagonist zu seinem Stuhl, seinem Platz in der Gruppe zurückgeführt. Die anderen Teilnehmer können durch vorsichtige Ansprache helfen, den Kontakt zur Realität im Hier-und-Jetzt wieder herzustellen. Manchmal ist es auch sinnvoll, mit dem Protagonisten im Raum umherzugehen, das Fenster zu öffnen oder etwas zu trinken.

Im Sinne einer Prophylaxe und Stressreduzierung halte ich es für gut, den Teilnehmern der Gruppe zu sagen, dass sie nicht immer mit ihrer vollen Aufmerksamkeit bei der Sache sein müssen, sondern dass sie auch einfach mal einen Moment weghören können, wenn es ihnen zu viel wird. Nur abschalten sollten sie nicht, das steigert die Gefahr des Dissoziierens.

Es hat sich auch als sinnvoll erwiesen, den Stressreaktionen, die mit der Betroffenheit einhergehen, zum Ende der Sitzung noch einmal Raum zu geben. In der hier erwähnten Gruppe hatten wir wie erwähnt die Betroffenheits-Runde eingeführt. Dort war der Platz sowohl für Mitspieler als auch für Zuschauer, der Gruppe mitzuteilen, wie es ihnen ergangen war.

Die Trauerzeremonie

Traumatisierte Flüchtlinge hatten häufig nicht die Gelegenheit, ihre Toten, das Verlorengegangene und all die schmerzhaften Ereignisse in ihrem Leben zu betrauern. Vielen unter ihnen blieb keine Zeit oder die Situation erlaubte keine Schwäche. Es ging ums Überleben. Das Andauern der Stresssituation und die Chronifizierung posttraumatischer Symptome haben Schmerz und Trauer gefrieren lassen. Die Seele wusste sich nicht anders zu schützen, als Dämme und Bollwerke gegen die Flut der bedrohenden Gefühle und der mit ihnen verknüpften Erinnerungen zu errichten. Dadurch wurde auch die Fähigkeit zum Trauern oftmals nachhaltig beeinträchtigt. Manchmal wird es für die Betreffenden erst nach Jahren möglich – und aus gesundheitlichen Gründen erforderlich –, sich mit diesen eingefrorenen und erstarrten Gefühlsanteilen auseinander zu setzen. Doch auch die zerrissene und ungesicherte Situation des Exils bietet kaum Gelegenheiten zum Trauern. Dafür den Raum zu schaffen ist Teil des therapeutischen Prozesses.

Auch im Laufe unserer Psychodrama-Gruppentherapie wurde es notwendig, dem Thema „Trauer" einen besonderen Platz einzuräumen. Mehrfach war die Trauer mit auf der Bühne gewesen oder sie stand deutlich und manchmal beherrschend im Raum. Die Leitung entschloss sich aus diesem Grunde, der Gruppe einen gesonderten Termin für eine Gedenkfeier und Trauerzeremonie anzubieten.

Die Teilnahme wurde empfohlen, aber freigestellt. Die Leitung erklärte jedoch, dass Trauern zum Heilungsprozess gehöre und es wichtig sei, dem Verlorenen und den Toten ihren Platz zu geben, um Frieden zu schließen und sich wieder der Zukunft zuwenden zu können.

In der Vorbereitung wurden alle Teilnehmer aufgefordert, ein Symbol oder mehrere Symbole zu suchen und mitzubringen. Die Symbole sollten für das stehen, was sie verloren hatten, und für diejenigen, die sie zurücklassen mussten und die gestorben waren. Anhand dieser Symbole könnten dann alle über das sprechen, was sie der Gruppe über ihre Trauer mitteilen wollten. Es würde Gelegenheit geben, allein, aber auch gemeinsam zu trauern. Es sei erlaubt, Gefühlsreaktionen zu zeigen. Die Leitung werde aufpassen, dass niemand die Kontrolle verlöre. Selbstverständlich könne jeder jederzeit den Raum verlassen. Einer von beiden Leitern stehe auch bereit, mit einzelnen Teilnehmern hinauszugehen. Indem sie den Teilnehmern der Ablauf beschrieb und ihnen versicherte, dass am Ende alle wieder stark sein würden und allein nach Hause gehen könnten, konnte die Leitung bestehende Befürchtung auffangen. Zu der Sitzung erschienen sechs Teilnehmer. Zwei Teilnehmer waren zu diesem Zeitpunkt nicht dazu in der Lage, sich ihrer Trauer zuzuwenden, und blieben der Zeremonie fern.

Ich möchte an dieser Stelle nur eine kurze Information zum Verlauf der Zeremonie geben. Die Struktur und den gesamten Ablauf der Zeremonie darzustellen wäre zu umfangreich. Die Zeremonie dauerte drei Stunden. Der Raum wurde entsprechend hergerichtet. Die Teilnehmer selbst gestalteten die Mitte des Raumes mit ihren mitgebrachten Symbolen, mit Kerzen, Blumen und Obstschalen zu einem „Altar". Jeder suchte sich einen Platz auf dem Boden, nahm ein paar Kissen und machte es sich gemütlich. Die Leitung hatte viele Strukturelemente aus der Tradition der nordamerikanischen Indianer gewählt, eine allen Anwesenden gleichermaßen fremde Kultur. Schon während der Begrüßung wurden von der Leitung die Kräfte und (verstorbenen) Personen mit einbezogen, die durch die mitgebrachten Symbolen repräsentiert wurden. Es gab Musik, Gedichte wurden vorgelesen und es gab eine lange Phase der Stille. Anschließend wurde getanzt und am Ende zusammen gegessen.

Integriert waren mehrere „Sprechrunden mit Sprecherstab", die von dem Autor angeleitet wurden. In der ersten Runde äußerten sich die Teilnehmer über ihre Symbole, d.h., sie sprachen darüber, wofür das Symbol stehe, z.B. an wen sie dabei dächten und was dieser Mensch ihnen bedeutete. In einer zweiten Runde verabschiedeten sich alle nacheinander von diesen Menschen, über die sie zuvor gesprochen hatten. Einzelne sagten noch einmal ausdrücklich, dass sie zu den Toten in Beziehung bleiben würden und was sie ihnen wünschten. In einer dritten Runde äußerten die Teilnehmer sich dazu, was sie in ihrer Erinnerung von dem betreffenden Menschen mitnähmen. Sie sprachen über ihre Gefühle, fanden mithilfe der Anleitung einen Satz und ein Symbol dafür. Dann beantworteten sie die Frage, wo sie in ihrem Körper das Gefühl und wo sie in ihrer Umgebung das Symbol aufbewahren würden. Später in einer vierten Runde, der Integrationsrunde, sprachen die Teilnehmer darüber, wie sie in dieser Zeremonie den Abschied erlebt hatten und wie es ihnen jetzt im Anschluss daran gehe.

Die Stimmung war sehr emotional und intim. Die Verbindungen untereinander waren stark zu spüren. Es stand viel Trauer im Raum, Tränen flossen. Über längere Zeiträume herrschte einfach Andacht und Stille. Es war sehr beeindruckend, jeden einzelnen Teilnehmer sprechen zu hören und zu sehen, wie genau alle wussten, was sie sagen wollten. In den mitgebrachten Symbolen wurde noch einmal vieles aus ihrem Leben deutlicher und verständlicher. Beeindruckend war auch, mitzuerleben, wie achtsam und einfühlsam miteinander umgegangen wurde.

Die Teilnehmer schienen keine größeren Schwierigkeiten mit den Übergängen zwischen den einzelnen Phasen zu haben. Die Leitung setzte verschiedenartige Musik ein und wählte den Tanz, um die Teilnehmer wieder in Bewegung zu bringen und zu erden. Dabei ging die Leitung jeweils selbst voraus. Für das Abschlussessen wurde die Mitte des Raumes zu einer Tafel umgewandelt. Die Teilnehmer hatten alle etwas Heimatspezifisches zum Essen mitgebracht. Dieses gemeinsame Mahl rundete die Zeremonie ab und half dabei, wieder Kräfte für den Heimweg zu sammeln.

In der Nachbesprechung erzählten einige Teilnehmer, sie hätten die Trauer und den Schmerz noch ein, zwei Tage lang gespürt. Das Trauern sei auch von körperlichen Symptomen, wie z.B. verstärkten Kopfschmerzen, begleitet gewesen. Alle Teilnehmer waren sich jedoch darin einig, dass es ein wichtiges Erlebnis gewesen sei. Viele interessierten sich für die vorgetragenen Gedichte sowie die Musik und wollten mehr über die Indianer wissen. Einige hatten die Stämme der nordamerikanischen Indianer als ihre Leidensbrüder und -schwestern erkannt.

Meines Erachtens war für die Entfaltung der Wirkung dieser Trauerzeremonie auch bedeutend, dass der Autor mitgetrauert hat und dadurch den Teilnehmern die Möglichkeit gab, sich noch mehr auf ihren Trauerprozess einzulassen. Damit wurde auch vermittelt, dass Trauern ein allgemeines menschliches Thema ist. Im gemeinsamen Trauern verstärkte sich die Verbindung zwischen den Teilnehmern, aber auch zwischen der Gruppe und der Leitung. Natürlich durfte die Leitung nur so weit mittrauern, wie es mit ihrer Rolle als Leitung vereinbar war. Sie durfte nicht die Fähigkeit verlieren, zu leiten und die Gruppe zu halten. Ihre wichtigste Aufgabe war es, den Teilnehmern im Trauerprozess das Gefühl von Sicherheit zu vermitteln. Die Gruppe wurde in der Zeremonie von Station zu Station geführt, in das emotionale Geschehen hinein und wieder aus ihm hinaus, ohne dass es zu Reizüberflutungen oder Verletzungen kam.

Die rituelle Form sowie die Symbolarbeit boten die Struktur und den Rahmen, der Platz für individuelle Gestaltungs- und Entfaltungsmöglichkeiten offen ließ. Die Mitte des Raumes war durch die mitgebrachten Gegenstände von einer beeindruckenden Symbolik erfüllt. Die Form der Zeremonie mit ihrer „haltenden“ Struktur erweiterte ganz offensichtlich den Zugang zum emotionalen Raum. Die Teilnehmer zeigten ein großes Bedürfnis zu trauern. Es war ihnen sehr wichtig, darüber zu reden, was ihnen das Herz schwer macht, und sich öffentlich zu den Toten zu bekennen. Besonders für einen Teilnehmer schien sich eine Tür geöffnet zu haben. Sonst eher sehr kontrolliert und zurückgenommen, zeigte er hier sehr viel von seiner Trauer und seinem Schmerz.

Es lässt sich festhalten, dass diese Trauerzeremonie mehr zum feierlichen Gedenken genutzt wurde und weniger als Gelegenheit zum „Abtrauern“, also zum Fließenlassen der Emotionen. Die gruppentherapeutische Wirkung für die Teilnehmer bestand darin zu erleben, dass sie auch mit ihrer Trauer und ihrem Schmerz in ihrem sozialen Umfeld akzeptiert werden und diese Gefühle auch bei anderen zum Leben dazugehören. Dabei konnten die Teilnehmer erfahren, dass die Selbstschutzmechanismen ihnen einen größeren Spielraum lassen, als sie angenommen hatten, dabei aber weiterhin funktionieren, und die mit Schmerz und Trauer verbundenen Gefühle sie nicht fortschwemmen.

„Erinnern, das ist vielleicht die qualvollste Art des Vergessens und vielleicht die freundlichste Art der Linderung dieser Qual.“ (Erich Fried, Schriftsteller)

Literatur

Agha T (1997) Lebensentwürfe im Exil. Campus, Frankfurt New York

Achterberg J (1990) Gedanken heilen. Rowohlt, Hamburg

Achterberg L (1996) Rituale der Heilung. Goldmann, München

Antonovsky A (1997) Salutogenese. Deutsche Gesellschaft für Verhaltenstherapie, Tübingen

Asylorganisation für den Kanton Zürich (1999) Überlebenskunst in Übergangswelten. D. Reimer, Berlin

Becker D (1992) Ohne Hass keine Versöhnung. Kore, Freiburg i. Br.

Bosselmann R (Hrsg.) (1993) Variationen des Psychodrama. Limmer, Meezen

Cornell AW (1997) Focusing – Der Stimme des Körpers folgen. Rowohlt, Hamburg

Farkas-Erlacher B (2000) Psychologisch-psychotherapeutische Betreuung der Vertriebenen aus dem ehemaligen Jugoslawien – hier mit der Methode des Psychodrama. Psychol Österreich 5/2000.

Gbeassor DN (Hrsg.) (1999) Überlebenskunst in Übergangswelten. Reimer Berlin

Gudjons H (Hrsg.) (1999) Auf meinen Spuren. Bergmann und Helbig, Hamburg

Herman JL (1993) Die Narben der Gewalt. Kindler, München

Hillman J (1986) Die Heilung erfinden. Schweizer Spiegel Verlag, Zürich

Institut für Sozialarbeit und Sozialpädagogik (Hrsg.) iza – Zeitschrift für Migration und soziale Arbeit, Jahrgänge 1999-2001.

Keilson H (1979) Sequentielle Traumatisierung bei Kindern. Enke, Stuttgart

Kellermann PF (1992) Focus on psychodrama. Kingsley, London

Kellermann PF (2001) Psychodrama with trauma survivors. Kingsley, London

Kernberg O (Hrsg.) PTT 3/97 Traumazentrierte Psychotherapie I. Schattauer, Stuttgart

Kernberg O (Hrsg.) PTT 2/98 Traumazentrierte Psychotherapie II. Schattauer, Stuttgart

Khan M M R (1977) Das kumulative Trauma, in Khan M M R (1977) Selbsterfahrung in der Therapie. Kindler, München

Kopecny A (1999) ÜberLebensGeschichten. IKO, Frankfurt

Kotre J (1998) Der Strom der Erinnerung – Wie das Gedächtnis Lebensgeschichten schreibt. dtv-Taschenbuch, München

Krüger RT (1997) Kreative Interaktion. Vandenhoeck & Ruprecht, Göttingen

Leuner H (1994) Katathym-imaginative Psychotherapie. Thieme, Stuttgart

Leutz G (1986) Psychodrama – Theorie und Praxis. Springer, Berlin Heidelberg New York

Leutz G (o..J.) Über den psychodramatherapeutischen Umgang mit dissoziativen Störungen. In: Peters UH (Hrsg.) 150 Jahre Psychiatrie, Bd 1. Martini, Köln

Leveton E (1996) Mut zum Psychodrama. Iskopress, Salzhausen

Meier Ch, Perren-Klingler G (1998) Ressourcenarbeit. Asyl-Organisation für den Kanton Zürich, Zürich

Moreno JL (1959) Gruppenpsychotherapie und Psychodrama. Thieme, Stuttgart
Moreno JL (1989) Psychodrama und Soziometrie. Edition Humanistische Psychologie, Köln
Meuler E (1999) Wie aus Schwäche Stärke wird. Schibri, Berlin
Perren-Klingler G (Hrsg) (1995) Trauma. Haupt, Berlin
Perren-Klingler G (Hrsg) (2000) Debriefing. Haupt, Berlin
Petzold H (Hrsg.) (1993) Angewandtes Psychodrama. Junfermann, Paderborn
Reddemann L (2001) Imagination als hilsame Kraft. Pfeiffer/Klett Cotta, München
Schwendter R (2000) Einführung in die Soziale Therapie. dgvt-Verlag, Tübingen
Werder L von (1996) Erinnern, wiederholen, durcharbeiten. Schibri, Berlin
Wollschläger M-E, Wollschläger G (1998) Der Schwan und die Spinne. Zur Symbolarbeit. Hans Huber, Berlin
Yalom ID (1996) Theorie und Praxis der Gruppenpsychotherapie. Pfeiffer/Klett Cotta, München
Zeintlinger HK (1996) Kompendium der Psychodrama-Therapie. inScenario, Köln
Zeitschrift für politische Psychologie (1999) Politische Traumatisierung – Verfolgung, Folter. Bd 1/1999, Bd 2/1999
Zeitschrift für politische Psychologie (2000, 2001) Politische Traumatisierung – Therapie im Kontext. Bd 4/2000, Bd 1/2001

Zur Bedeutung der Psychiatrie in der Therapie von Folterüberlebenden oder Braucht eine Behandlungseinrichtung für Folteropfer einen Psychiater?

Ferdinand Haenel

Dieser Frage will sich der folgende Beitrag widmen. Schließlich gibt es mittlerweile in der Bundesrepublik zahlreiche andere psychosoziale und medizinische Einrichtungen für Folteropfer und Flüchtlinge, die ohne einen solchen auskommen. Und so stellt sich die Frage, ob das Berliner Behandlungszentrum für Folteropfer sich einen überflüssigen Luxus leistet, wenn es einen Psychiater in seinen Reihen beschäftigt. Unter diesem Gesichtspunkt sollen in der Folge die thematischen Bereiche der Diagnostik, Therapie und Begutachtung psychisch reaktiver Folterfolgen erörtert werden.

Zur Diagnostik

In der Regel waren unsere Patienten lang anhaltender, zum Teil auch mehrfacher, sogenannter kumulativer Traumatisierung durch Folter oder Bürgerkriegsereignisse ausgesetzt. Das psychopathologische Spektrum psychisch reaktiver Extremtraumafolgen beschränkt sich daher keineswegs auf die im ICD-10 zur Verfügung stehenden Diagnosekategorien der posttraumatischen Belastungsstörung (F43.1) und der Persönlichkeitsveränderung nach Extremtrauma (F62.0). Sie sind zwar spezifische, jedoch nur *zwei von vielen möglichen* anderen psychischen Folgereaktionen auf ein oder mehrere traumatische Ereignisse (Brune 2000; Flatten et al. 2001). Schwere Depressionen, Somatisierungs- und vor allem auch ausgeprägte dissoziative Störungen, bisweilen auch reaktive Psychosen sind im Gefolge von Folter und Bürgerkriegserlebnissen bei unseren Patienten zu beobachten.

Personen mit psychisch reaktiven Folterfolgen klagen in der Regel über Kopf- und Rückenschmerzen sowie über vielerlei andere somatische Erscheinungen. Sie berichten über Ein- und Durchschlafstörungen, über häufige Albträume mit szenischer Wiederkehr traumatischer Erlebnisse, die tagsüber in gedanklicher, bildhafter, bisweilen auch akustischer Form wiederkehren (Intrusionen). Sie stehen unter andauernder Erregungs- und Angstanspannung mit Schreckhaftigkeit und situativ hervorbrechenden panischen Angstattacken. Mitunter hört man die aus dem kurdischen übersetzte Klage „Häufig verliere ich mich“, womit kurzzeitige Abwesenheitszustände gemeint sein können, in denen sie auf Ansprache durch Familienangehörige nicht reagierten oder beim Kochen am Herd das Essen anbrennen würde. Oder es werden anfallsartige Ereignisse mit Bewusstseinsverlust, manchmal auch mit Selbstbeschädigung beispielsweise durch Sturz- oder Verbrennungsfolgen bis hin zu gelegentlich auftretender, über Stunden andauernder Orientierungslosigkeit mit ziellosem Herumirren (dissoziative Fugue) beschrieben. Die psychische Verfassung ist häufig sehr depressiv; im Affekt wirken die Patienten verzweifelt, hilf- und ratlos sowie ängstlich-angespannt, als seien sie bedroht. Die Zurückhaltung und das Misstrauen im Erstkontakt weicht einer entspannteren Offenheit, wenn die Betroffenen anhand der Fragen des Untersuchers feststellen, dass dieser sowohl mit den persönlichen psychischen Phänomenen wie auch mit den politischen und gesellschaftlichen Umständen in ihren Herkunftsländern vertraut ist. Meist später erst wird von impulsiv-aggressiven Affektausbrüchen aus alltäglichen und harmlosen Anlässen heraus, die auch mit Tätlichkeiten gegen Angehörige, Ehegatten und Kinder verbunden sein können, berichtet.

Hinzu kommt, dass in seltenen Fällen auch andere psychiatrische und neurologische Erkrankungen psychische Folterfolgen begleiten können, was eine eingehende psychiatrische und körperlich neurologische Untersuchung und gegebenenfalls zusätzliche apparative Diagnostik erforderlich macht. Mitunter muss beispielsweise eine differentialdiagnostische Abgrenzung dissoziativer anfallsartiger Episoden von epileptischen Anfällen erfolgen. Einige wenige unserer Patienten leiden auch unter hirnorganischen Schädigungen als physische Folterfolge.

Andererseits sind es bei unseren Patienten in der Regel vordergründig somatische Symptombilder, hinter denen oft eine schwere Depression verborgen liegt. Ein Grund für die somatisch betonte Ausprägung einer Depression mag die Erfahrung physischer Folter sein (Wenk-Ansohn 1996); andererseits sind die kulturbestimmten Unterschiede im Erscheinungsbild einer Depression seit langem bekannt (Pfeifer 1996; Peseschkian 1998).

Bisweilen ist die differentialdiagnostische Abgrenzung komplexer psychisch reaktiver Folterfolgen mit ausgeprägter Affekteinengung (Numbing), dissoziativer Symptome und der damit verbundenen eingeschränkten kognitiven Leistungsfähigkeit sowie nicht einzuordnende Körpermissempfindungen (Coenaesthesien) mit Körperschemastörungen von einer chronisch verlaufenden Schizophrenie schwierig und bedarf einer genauen abklärenden organischen Diagnostik und einer sorgfältigen Anamnese- und Befunderhebung, die nur mithilfe trainierter und erfahrener Dolmetscher durchgeführt werden kann. Ohne solche werden zum Beispiel akustische Intrusionen wie etwa Granatexplosionen oder Schreie von Angehörigen, die bildlich wiederkehrende intrusive Erinnerungen begleiten können, leicht als im Zusammenhang einer paranoid halluzinatorischen Psychose auftretende Phoneme gedeutet (Brune 2000). Dabei ist bedeutsam, dass eine unter der irrtümlich gestellten Diagnose einer Schizophrenie verordnete neuroleptische Medikation die Symptome psychisch reaktiver Folterfolgen in der Regel verstärkt. Denn eine zusätzliche pharmakologisch induzierte Depression, die möglicherweise zusätzlich von neuroleptisch induzierten Dyskinesien begleitet wird, erhöht in der Regel den Leidensdruck bei unverändert starker Intrusion.

Im Jahr 2000 waren es vier von 492 Patienten, die neben psychisch reaktiven Traumafolgen zusätzlich an einer Schizophrenie erkrankt waren und entsprechend medikamentös behandelt werden mussten. Im Gegensatz zur Depression tritt die Schizophrenie in unterschiedlichen Kulturen in ähnlicher Häufigkeit und Ausformung auf (Pfeifer 1996). Dennoch wird vielen europäischen Studien zufolge unter Migranten, die in psychiatrischen Kliniken aufgenommen werden, überdurchschnittlich häufiger die Diagnose einer Schizophrenie gestellt, was auf einer Minderbeanspruchung psychiatrischer Hilfe von Migranten, die aufgrund mangelnder sprachlicher Verständigung oder soziokulturell bedingter Vorbehalte erst ganz zuletzt die psychiatrische Sprechstunde aufsuchen, aber auch auf Fehldiagnosen beruhen kann (Haasen et al. 1996, 2000).

In der Tat begegnen uns als Folge akuter exogener seelischer Belastung mitunter auch paranoide Reaktionen mit ängstlicher Erregung, Beziehungsideen und paranoiden Wahninhalten, die in der Regel schnell und vollständig abklingen, manchmal mit, manchmal aber auch ohne neuroleptische Behandlung (Böker u. Schwarz 1977).

Die Manifestation einer schizophrenen Erkrankung im Zusammenhang mit Verfolgung, Haft und Folter setzt eine erbliche Disposition voraus. So konnte anhand von Entschädigungsgutachten 194 überlebender Opfer der nationalsozialistischen Verfolgung die Hypothese einer überwiegend erblich bedingten Entstehungsweise endogener Psychosen statistisch nicht widerlegt werden (von Baeyer und Binder 1982). Ebenso ließen sich in den epidemiologischen Untersuchungen des Osloer Psychiaters Leo Eitinger, in welchen die Häufigkeiten des Auftretens von endogenen Psychosen bei verschiedenen Gruppen von Migranten und Opfern der nationalsozialistischen Verfolgung verglichen wurden, keine statistischen Beweise für einen signifikanten ätiologischen Einfluss jahrelanger und extremer Belastungs-situationen auf die Entstehung endogener Psychosen aus dem schizophrenen und affektiven Formenkreis finden. Immerhin gab es in einer in Israel lebenden Gruppe von 62 an Schizophrenie erkrankten Personen, die die nationalsozialistischen Konzentrationslager überlebt hatten, 32, deren Erkrankungsbeginn bei normaler Kindheitsentwicklung und ohne erbliche Vorbelastung in unmittelbarem Zusammenhang mit der Lagerinternierung gestanden hatte, so dass die Lagerbedingungen zweifellos als mitursächliche Faktoren für die Krankheitsentstehung angesehen werden konnten (Eitinger 1964).

Endogene Psychosen wie die Schizophrenie sind Erkrankungen, die hinsichtlich ihrer Entstehung mehrere ursächliche Faktoren voraussetzen: erbliche Disposition sowie Einflüsse aus der Umwelt. Zu den so genannten kritischen Lebensereignissen (life events), welche zur Manifestation einer schizophrenen Erkrankung beitragen können, sind selbstverständlich auch extremtraumatische Ereignisse wie Folter als wesentliche mitverursachende Faktoren zu zählen.

Zur medikamentösen Behandlung

Spezifische Medikamente gegen psychisch reaktive Folter- und Traumafolgen gibt es nicht. Alleinige Pharmakotherapie psychisch reaktiver Folterfolgen ohne Einbettung in ein traumaadaptiertes psychotherapeutisches Verfahren ist obsolet (Flatten et al. 2001). Als Begleitmedikation innerhalb eines psychotherapeutischen Settings kommen Antidepressiva in Frage (Davidson et al. 1996; Kean et al. 1992). Überwiegend sind es tri- und tetrazyklische Antidepressiva wie z.B. das Amitriptylin oder Maprotilin sowie von den neueren serotonergen Antidepressiva (v. d. Kolk et al. 1994; Smajkic et al. 2001) z.B. das Fluoxetin oder Paroxetin, die im Behandlungszentrum zur Anwendung gelangen. Bei vergleichbar hoher antidepressiver Wirksamkeit (Anderson 2000) hat die erstere Stoffgruppe den Vorteil, dass die zu Beginn der Behandlung einsetzende Müdigkeit sich vorzüglich bei agitiert ängstlich-depressiven Syndromen mit Schlafstörungen eignet, die letztere denjenigen eines insgesamt günstigeren Nebenwirkungsprofils. Jedoch haben die serotonergen Antidepressiva in der Regel keine anfänglich sedierende und schlaffördernde Nebenwirkung, weswegen zu Behandlungsbeginn eine vorübergehende zusätzliche Gabe von schlaffördernden Substanzen wie Benzodiazepinen oder neu entwickelten „Non-Benzodiazepinhypnotika“ ratsam sein kann. Von einem längerfristigen Einsatz von Benzodiazepinen ist aufgrund des Risikos der Ausbildung einer psychischen wie physischen Abhängigkeit vor dem Hintergrund einer hohen Komorbidität von Suchterkrankungen unbedingt abzuraten. Der Einsatz von Neuroleptika ist bei Personen mit ausschließlich psychisch reaktiven Folterfolgen kontraindiziert, da sie die depressive Symptomatik verstärken und bei unveränderter intrusiver Symtomatik die Patienten noch zusätzlich infolge der als Nebenwirkung auftretenden Bewegungsstörungen (Dyskinesien) beeinträchtigt werden. Der passagere oder dauerhafte Einsatz von Neuroleptika ist nur bei zusätzlich vorliegender reaktiver paranoider oder schizophrener Psychose angezeigt.

Besonderheiten der Arzt-Patient-Beziehung

Bei der Behandlung von Patienten mit allgemeinpsychiatrischen Erkrankungen, die mit psychisch reaktiven Folterfolgen kombiniert sind, ist zu beachten, dass die Ausbildung der therapeutischen Allianz zwischen Patient und Arzt durch traumaspezifische Beziehungsaspekte wie den der intermittierend auftretenden Täter/Opfer-Übertragung bedeutsam gestört werden und zur Unterbrechung oder gar zum Abbruch der Therapie führen kann. Das Wiedererleben früherer Ereignisse der Folter im Hier und Jetzt der Behandlungssituation, die assoziative Verknüpfung des Arztes mit dem Täter können sich stumm und indirekt in Rückzug, Misstrauen und Behandlungsunterbrechung andeuten oder sich sehr impulsiv und laut in akuter krisenhafter Exazerbation offenbaren.

Andererseits bietet gerade das Phänomen, punktuell den Arzt und Therapeuten als Täter zu erleben, für den Patienten die Chance auf Genesung, wenn es ihm gelingt, in der therapeutischen Beziehung zu bleiben und in seinem Gegenüber auch den Therapeuten in seiner realen Person und Funktion zu erfahren. Die Erfahrung, die Patienten im Laufe der Zeit innerhalb des therapeutischen Prozesses mit einem anderen Menschen machen, bilden ein neues, positiv stützendes Introjekt, welches als Gegengewicht gegenüber dem traumatischen Täterintrojekt dienen oder dieses vielleicht sogar verändern kann. Eine weitgehend stabile, positive Übertragung ist hierfür Voraussetzung.

Grundsätzlich gilt es aber zu bedenken: Die Erfahrungen, die Menschen unter der Folter gemacht haben, sind auch nicht annähernd für uns Außenstehende nachvollziehbar. Wir können diese Erlebenssphäre allenfalls sehr vage verstehen. So wird es nicht selten von Patienten betont. Wiederkehrendes Misstrauen und Gefühl der Bedrohung, Angst, Scham- und Schuldgefühle, Neigung zu Rückzug und Isolation, leichte Kränkbarkeit, erhöhte Vulnerabilität für politische Ereignisse können für die Patienten die therapeutische Beziehung belasten und zu Unterbrechung oder gar Abbruch der Therapie führen. Andauernde Gefühle tiefer Depression und Trauer, Ohnmacht und Hoffnungslosigkeit können den Arzt und auch den Dolmetscher dazu bewegen, die Begegnung mit dem Patienten zu meiden.

Zur Psychotherapie psychisch reaktiver Folterfolgen

Sehr unzureichend lassen sich daher Foltererfahrungen und ihre seelischen Folgen mit einem der psychologischen Theoriemodelle erfassen. Unter diesem Vorbehalt können psychisch reaktive posttraumatische Symptome im Rahmen der Objektbeziehungstheorie betrachtet und verstanden werden als Folge einer Instillation eines traumatischen Introjektes (Ferenczi 1933), das aufgrund seiner Unverträglichkeit mit bisherigen Subjekt- und Objektrepräsentanzen wie ein Seelenfremdkörper (Freud 1921) im Ich-Bewusstsein wirkt. Das traumatische Introjekt kann Situationen, beteiligte Personen und vor allem das Erleben der erlittenen Ohnmacht, des Ausgeliefertseins, tiefer Kränkungen und Entwürdigungen beinhalten und mit hoher seelischer Energie besetzt sein, so dass demgegenüber alle früheren internalisierten Objekt- und Subjektrepräsentanzen verblassen und entwertet werden.

Psychotherapie mit Folteropfer beinhaltet zum einen die Wiederentdeckung alter oder Entwicklung neuer Ressourcen, durch die der Patient gegenüber der Dominanz des traumatischen Introjektes Ichstärke gewinnt. Zum andern findet, was erlebt und erlitten wurde und in Worten und in Gefühlen der Umgebung bisher nicht mitteilbar gewesen war, im therapeutischen Rahmen die Gelegenheit des Ausdrucks in Worten, Gefühl, Körperhaltung, -bewegung, -empfindung sowie auch kreativer Gestaltung und wird bei hinreichendem Verständnis und Empathie des Therapeuten von diesem in verminderter Stärke und in ertragbarerem Ausmaße zurück-gespiegelt. Dieser Vorgang findet als Kern- oder Elementarprozess im

Therapieverlauf seine vielgestaltige Wiederholung. An dessen Ende tritt an Stelle des alten dominierenden traumatischen Introjektes ein verändertes, in seiner psychodynamisch symptomverursachenden und alltagseinschränkenden Dominanz herabgesetztes Introjekt. Dieses lässt sich innerhalb der Repräsentanzen von Welt und Selbst im Ichbewusstsein des Patienten einordnen und wird hierdurch steuer- und beherrschbar. Der in den ersten Anamnesegesprächen geäußerte Wunsch vieler Patienten, die Erinnerungen an das Trauma und die damit verbundenen Symptome mögen ähnlich wie Dateien in einem Computer gelöscht werden, ist nicht erfüllbar. Realistisches Ziel einer Psychotherapie mit Folteropfern ist, die Dominanz und die mit ihr verbundene symptomverursachende Psychodynamik des traumatischen Introjektes im Laufe der Therapie soweit zu mindern, dass die Erinnerungen an das Trauma im Alltagsleben beherrschbar und Daseinsfreude und zukünftige Lebensgestaltung wieder möglich werden.

Bei einem großen Teil unserer Patienten, die unter besonders ausgeprägten posttraumatischen Störungen wie z.B. einer schweren Depression oder einer generalisierten Angststörung leiden, kann eine traumafokussierende Psychotherapie zur Dekompensation eines mühevoll aufrechterhaltenen psychischen Gleichgewichtes führen. In solchen Fällen ist eine stützende Therapie angezeigt, in der auch eine zusätzliche psychopharmakologische Begleitmedikation sinnvoll sein kann.

Wenn ein Psychiater mit psychotherapeutischer Kompetenz die Behandlung durchführt, hat das zum einen den Vorteil, dass Psychotherapie und psychopharmakologische Begleitmedikation in einer Hand bleiben. Zum anderen kann ein Psychiater aufgrund seiner Erfahrung mit allgemeinpsychiatrischen Krankheitsbildern dem in seinem Selbstbild und Selbstverständnis erschütterten Folterüberlebenden Sicherheit und Selbstvertrauen wiedergeben, indem er dessen psychisch reaktiv posttraumatisch bedingten Wahrnehmungsveränderungen aus seiner klinischen Erfahrung heraus überzeugend einordnen und ihm damit auch dessen Angst, infolge der Folter jetzt „verrückt" geworden zu sein, nehmen oder zumindest lindern kann. Eine weitere sehr wichtige Aufgabe des Psychiaters einer Behandlungseinrichtung für Folteropfer ist der Konsiliardienst für alle in der Behandlungseinrichtung tätigen Kolleginnen und Kollegen in Fragen der psychiatrischen Diagnostik und gegebenenfalls begleitenden psychopharmakologischen Therapie. Die Erwähnung der therapeutischen Intervention bei akuten suizidalen Krisen oder anderen psychiatrischen Notfällen als notwendige Aufgabe des Psychiaters ist eigentlich überflüssig und wird hier nur der Vollständigkeit halber vorgenommen. Situatives Wiedererleben traumatischer Ereignisse können in sehr seltenen Fällen bei unseren Patienten zu akuten paranoiden Reaktionen mit sehr heftigen psychomotorischen Erregungszuständen führen. Ebenfalls muss bei Patienten mit einer chronischen Schizophrenie gelegentlich mit einer akuten Exazerbation ihrer Erkrankung gerechnet werden, die entweder mit impulsiv-aggressiven psychomotorischen Erregungszuständen oder kataton stuporösen Zustandsbildern verbunden sein kann.

Im Allgemeinen gibt eine Person allein schon dadurch Foltererfahrung zu erkennen, wenn sie eine Behandlungseinrichtung für Folteropfer aufsucht. In einer allgemein- oder nervenärztlichen Praxis, Krankenhausambulanz oder im Gesundheitsamt hat ein Kollege diesen Vorteil nicht und wird die spezifische Vorgeschichte in der Regel zunächst nicht oder auch vielleicht nie erfahren. Deswegen bietet das Behandlungszentrum für außerhalb tätige Kollegen einen Konsiliar- und Liaisondienst an. Anlässlich solcher Gelegenheiten sowie allgemeinerer Anfragen haben in den vergangenen Jahren auch kleinere Informations- und Fortbildungseinheiten für Kollegen in psychiatrischen Abteilungen Berlins stattgefunden.

Sozialpsychiatrische rehabilitative Maßnahmen

Sozialpsychiatrische Maßnahmen umfassen Hilfe bei der Wiedereingliederung psychiatrisch Erkrankter in Gesellschaft und Arbeitsleben insbesondere mithilfe rehabilitativer Einrichtungen wie Tages- und Nachtkliniken, betreuten Wohnstätten, geschützten Werk- und Arbeitsstätten oder Patientenclubs.

Die überwiegende Mehrzahl unserer Patienten – 90% im Jahr 2000 – leben ohne sicheren Aufenthaltstitel in der Bundesrepublik und genießen entweder den Status einer sogenannten „Duldung“ oder haben eine „Aufenthaltsgestattung zur Durchführung des Asylverfahrens“. In beiden Fällen ist nicht nur die Perspektive eines dauerhaften Verbleibens in Deutschland und eine damit verbundene Zukunftsplanung für die Betroffenen und ihre Familienangehörigen unsicher, sondern es bestehen auch nach dem Asylbewerberleistungsgesetz eine obligate Unterbringung in Asylbewerberheimen, das Verbot jeglicher Erwerbstätigkeit oder Berufsausbildung sowie eingeschränkte finanzielle und medizinische Leistungen.

Für ausländische Folterüberlebende ohne festen Aufenthaltsstatus gibt es daher in der Bundesrepublik keine sozialpsychiatrisch rehabilitativen Einrichtungen. Infolge unzureichender finanzieller Ausstattung haben sich im Behandlungszentrum sozialpsychiatrische Projekte wie z.B. die Einrichtung, einer Werkstatt, eines Gärtnereiprojektes oder eines Patientencafés bislang nicht realisieren lassen. Hingegen muss sich die kreative und einsatzfreudige Sozialabteilung des Behandlungszentrums täglich neu damit abmühen, bei den Behörden neben der Aufenthaltssicherung einen sozialen Minimalstandard finanzieller Unterstützung und ausreichenden Wohnraumes für unsere Patienten zu erwirken, bei dem es sich vernünftig psychiatrisch und psychotherapeutisch arbeiten lässt. Der tägliche Umgang mit Behördenvertretern, welche kritiklos die Absicht des Gesetzgebers teilen, ein schlechter sozialer Standard solle zur Abschreckung und Verhinderung eines weiteren Zuzuges ausländischer Asylbewerber dienen, erfordert einen hohen Kraft- und Energieaufwand. Häufig ist zu beobachten, wie Folterüberlebenden ebenso wenig geglaubt wird wie denen, die sich für sie einsetzen. Dennoch oder vielmehr gerade deswegen plant das Behandlungszentrum derzeit eine Tagesklinik sowie ein Ausbildungsprogramm für Folterüberlebende im Rahmen eines Förderprojektes der Europäischen Union.

Psychiatrische Notfälle

Bei akuter Fremd- und Eigengefährdung aufgrund krisenhafter Zuspitzung psychiatrischer Erkrankungen sind bekanntlich Unterbringung in einer psychiatrischen Abteilung und zum Teil auch pharmakologische Behandlung gegen den Willen des Patienten nicht zu umgehen. In einem solchen Falle ist der Einsatz von Gewalt zur Verhütung schwerwiegender und lebensbedrohlicher Folgen therapeutisch indiziert und auch gesetzlich geregelt. Im Falle unseres Klientels ist leicht ersichtlich, welche schwerwiegenden Folgen derartige Maßnahmen für die Betroffenen haben können. Eine erneute Erfahrung körperlicher und psychischer Gewalt kann zu einer Reaktualisierung früherer Foltererfahrungen und auch zu erneuter Retraumatisierung führen. Von einem in einer Behandlungseinrichtung für Folterüberlebende tätigen Psychiater erfordert das eine hohe Sicherheit in der fachlichen Beurteilung sowie die Bereitschaft, auch bei akuteren Erkrankungsstadien zuvor alle zur Verfügung stehenden ambulanten Maßnahmen wie Veränderung von Art und Dosis der Medikation sowie Erhöhung der Behandlungsfrequenz auszuschöpfen, bevor er bei Patienten mit zusätzlichen akut auftretenden psychiatrischen Störungen als Ultima Ratio die Klinik zu Hilfe nimmt. Immerhin ist es – und hier klopfe man auf Holz – dem Team des Behandlungszentrums in den bisher wenigen Fällen einer notwendigen Einweisung in ein psychiatrisches Krankenhaus mithilfe persönlichen und zeitaufwändigen Einsatzes gelungen, diese mit Zustimmung der Patient vorzunehmen.

Psychiatrisch-psychotherapeutische Behandlung unter Einsatz von Dolmetschern

Die psychiatrische Diagnostik wie auch Therapie setzen den Einsatz von erfahrenen Dolmetschern voraus. Zentrale Trainings- und Vermittlungsinstitutionen für Dolmetscher im Gesundheitsdienst gibt es in Hamburg, Hannover und München. In Hamburg können zu allen Tages- und Nachtzeiten von Arztpraxen, Krankenhäusern und Ämtern Dolmetscher unterschiedlichster Sprachen angefordert werden. (Hegemann 2000; Heise et al. 2000; Salman 2001). In Berlin gibt es eine solche Einrichtung leider (noch) nicht. Nur in einzelnen Fällen kann das Berliner Behandlungszentrum für Folteropfer seine eigens ausgebildeten Dolmetscher Kollegen in Berliner Krankenhäusern zur Verfügung stellen. Immerhin gibt es in einigen psychiatrischen Kliniken einzelne mehrsprachige Kollegen und Kolleginnen, zu denen wir im glücklichen Falle einmal einen Patienten trotz Sektorisierung der stationären psychiatrischen Versorgung in Berlin einweisen können. Selbst unter punktuellem Einsatz von Dolmetschern bei diagnostischen und therapeutischen Gesprächen in der Klinik können sich die fremdsprachigen Patienten jedoch oft die meiste Zeit des Tages nicht mit ihrer Umgebung sprachlich verständigen, was insbesondere für einen in einer suizidalen depressiven Krise Befindlichen oder an einer akuten paranoiden Psychose Erkrankten zu Problemen führen kann. Auch dies ist ein Grund dafür, dass wir bemüht sind, einen Patienten trotz drohender Exazerbation so lange wie möglich im ambulanten Setting mit dem ihm vertrauten Dolmetscher oder der Dolmetscherin zu halten.

Das Behandlungszentrum für Folteropfer verfügt mittlerweile über einen Stamm gut ausgebildeter und erfahrener Dolmetscher und Dolmetscherinnen. Aus unseren Erfahrungen in der medizinischen und psychotherapeutischen Diagnostik und Therapie mit Menschen anderer Sprache und Kultur unter Beteiligung von Dolmetschern wissen wir, wie wichtig ein für alle drei Beteiligten klar strukturiertes Setting ist, in denen jeder seine und des anderen Aufgabe kennt (Abdallah-Steinkopf 1998). Dies erfordert regelmäßige Gespräche mit den beteiligten Dolmetschern vor und nach den Behandlungsstunden sowie eine monatliche Gesamtrunde für alle Dolmetscher zur Klärung offener Fragen und Probleme sowie zur Vermittlung von Weiterbildungsinhalten. Einmal abgesehen von kürzer dauernden gutachterlichen oder beratenden Aufgaben handelt es sich bei den Patientenkontakten am Behandlungszentrum in der Regel um langfristige therapeutische Beziehungen. Nicht häufiger Wechsel, sondern der Einsatz immer desselben Dolmetschers oder derselben Dolmetscherin während einer längerfristigen Psychotherapie ist Voraussetzung für eine auf Vertrauen und Offenheit gründenden therapeutischen Allianz zwischen Arzt und Patient. Hieraus geht die Notwendigkeit hervor, die Achtsamkeit während des therapeutischen Prozesses nicht nur auf die Beziehung zwischen Patient und Therapeut zu lenken, sondern auch die Person des Dolmetschers oder der Dolmetscherin als für die therapeutische Beziehung sowie den therapeutischen Prozess wesentlich Mitbeteiligte einzubeziehen (Haenel 1997a, 1997b). Im Gegensatz zu der klassischen Therapeut-Patient-Dyade einer Einzeltherapie liegt im Falle einer Beteiligung eines Dolmetschers oder einer Dolmetscherin ein Beziehungsdreieck vor, in welchem sich nicht nur bewusste oder unbewusste Gefühle, Wertungen, Gedanken oder Phantasien des Patienten zum Therapeuten und umgekehrt einstellen, sondern das Gleiche auch zwischen Patient und Dolmetscher sowie zwischen Dolmetscher und Therapeut geschieht. Daher findet zur psychischen Entlastung sowie Prävention stellvertretender Traumatisierung und Burn-out zusätzlich eine monatliche extern geleitete Gruppensupervision für unsere Dolmetscher und Dolmetscherinnen statt (Wilson u. Lindy 1994; Figley 1999). Denn man sollte nicht vergessen: Patienten und Arzt haben Übersetzungspausen, die Dolmetscher nicht. Sie müssen zumeist ohne größere Unterbrechungen zuhören und möglichst in unverändert hoher Konzentration und Aufmerksamkeit während der gesamten Behandlungsstunde übersetzen. Sie sollten möglichst auch bei emotional ergreifenden und erschütternden Darstellungen der Patienten Verstand und kühlen Kopf bewahren, was natürlich nicht immer gelingt. Hinzu kommt, dass die sprachliche Übersetzung eine Aufgabe von relativ passiver Natur ist und aktive Interventionen dem Therapeuten vorbehalten sind. Daher sind im Bereich der Therapie mit Folteropfern die beteiligten Dolmetscher möglicherweise sogar größerer Gefahr einer stellvertretenden Traumatisierung ausgesetzt als die Therapeuten selbst (Birck 2001).

Zu den Besonderheiten der psychiatrischen Begutachtung psychisch reaktiver Folterfolgen

Die gutachterliche Tätigkeit in aufenthaltsrechtlichen Klageverfahren an Verwaltungsgerichten sowie in Sozialgerichtsverfahren ist ein weiterer Aufgabenschwerpunkt im Behandlungzentrum für Folteropfer (Graessener und Wenk-Ansohn 2000; Haenel 1998, 2000, 2001). Die psychiatrische Begutachtung von Folterüberlebenden mit psychischen Folterfolgen unterscheidet sich von der Begutachtung von unter anderen psychischen Erkrankungen Leidender zunächst einmal entscheidend darin, dass es ein Bestandteil der Symptomatik selbst ist, welcher die gutachterliche Exploration behindern und damit zu Fehlbeurteilungen führen kann. Zu diesen Bestandteilen gehören:

- Misstrauen, Feindseligkeit, Entfremdung gegenüber der Umwelt
- Tendenz zu Rückzug und Isolation
- Scham
- Schuld
- Assoziative Verknüpfung des Explorationsgespräches mit traumatischen Erlebnissen
- Furcht vor den traumatischen Erlebnissen zugehörigen Affekten
- Furcht, Ärger und schließlich Hoffnungslosigkeit und Resignation, keinen Glauben zu finden
- Konzentrations- und Gedächtnisstörungen

Die meisten dieser Charakteristika sind als Symptome in den Definitionen der Posttraumatischen Belastungsstörung (ICD-10 F43.1) sowie der andauernden Persönlichkeitsänderung nach Extremtraumatisierung (ICD-10: F62.0) wiederzufinden. Hervorzuheben sind Schamgefühle besonders nach sexualisierter Folter sowie Schuldgefühle von Überlebenden (Niederland 1968; Levi 1991), weil diese in die ICD-und DSM-Klassifikationen nicht mehr aufgenommen worden sind.

Dass Symptome psychisch reaktiver Folterfolgen die gutachterliche Exploration und Beurteilung behindern können, ist keineswegs eine neue Entdeckung, sondern ein Phänomen, das in Untersuchungen über psychisch reaktive Folgen von Konzentrationslagererfahrungen im Nationalsozialismus festgestellt worden ist („Abkapselung extremtraumatischer Erfahrungen von der Umwelt, weil sie nicht 'kommunikationsfähig' sind"; „Widerstand gegen die Exploration", von Baeyer et al. 1964).

Wenn es auf der einen Seite die reaktiven psychischen Symptome selbst sind, die einer objektiven gutachterlichen Beurteilung im Wege stehen können, so kann es auf der anderen Seite die Einstellung des Gutachters zum Folterüberlebenden und dessen Geschichte sein, welche die Objektivität seiner Beurteilung beeinträchtigt. Ebenso wie in der therapeutischen Beziehung mit Folteropfern (Lansen 1993; Wilson und Lindy 1994; Bustos 1990; Haenel 1996) können sich auch beim Gutachter in seiner Beziehung zu dem zu Begutachtenden sehr schnell extreme Gegenübertragungspositionen mit entweder zu großer Distanz und fehlender Empathie oder zu geringer Distanz mit der Gefahr der Überidentifizierung und sogar der persönlichen, empathischen Verstrickung einstellen (Hoppe 1967; Haenel 1998, 2000).

Eine zu große Distanz und zu geringe Empathie kann sich beim Gutachter aus dessen unzureichenden Kenntnissen über psychische Traumafolgen sowie fehlender Information über politische, geschichtliche Fakten und Haftbedingungen in den Herkunftsländern entwickeln, aber auch dadurch, dass er, ausgehend von seiner eigenen Lebenserfahrung und seinem Bild von einer im Grunde harmonischen Welt, die Darstellungen des anderen für übertrieben und unglaubwürdig hält (Wilson und Lindy 1994). Aus der Sicht des Folterüberlebenden nimmt er dann insofern eine Eigenschaft der früheren Täter an, als er ebenso wie diese das Geschehene zu verschweigen und verleugnen scheint. Eine derartige Beziehungskonstellation ist auch ein Grund für die oft zu beobachtende resignative Zurückhaltung von Folterüberlebenden in den Explorationsgesprächen, was nicht selten Gutachter zu der irrtümlichen Annahme gelangen lässt, hier einen Menschen ohne oder mit nur gering ausgeprägten traumabedingten psychischen Symptomen vor sich zu haben. Diese fehlende Anerkennung bedeutet für die Betroffenen eine erneute Kränkung, und oft schließt sich hieran eine zeit- und kostenaufwendige Kette von Widerspruchs- und Klageverfahren über sämtliche Verwaltungs- und Gerichts-instanzen hinweg an.

Eine zu geringe Distanz und zu große Empathie mag beim Gutachter aus der Abwehr eigener Schuld und Schamgefühle entstehen (Hoppe 1967), aus Erschütterung und Entsetzen über die vom Überlebenden geschilderte traumatische Erfahrung oder aus bewusster oder unbewusster Furcht heraus, von diesem in die Nähe der damaligen Täter („Täterübertragung") gerückt zu werden. Hieraus kann eine zu große, undistanzierte und kämpferische Hilfsbereitschaft gegenüber dem Folterüberlebenden erwachsen, die, wenn sie unreflektiert bleibt, den Gutachter dazu verleitet, gegenüber Kollegen und Behörden unsachlich, pauschal und polemisch zu argumentieren.

Daher ist nicht allein das Vorhandensein psychiatrischer Fachkenntnisse sowie politisch historischer Kenntnisse über die Herkunftsländer bei der Beantwortung gutachterlicher Fragestellung von Folterüberlebenden eine entscheidende Voraussetzung, *sondern ebenso wie in der Psychotherapie ist es auch bei der Begutachtung von Folterüberlebenden von grundlegender Bedeutung, zwischen den beiden bei dieser Klientel sich schnell einstellenden extremen Gegenübertragungspositionen von zu großer und zu geringer Distanz eine mittlere Position einzunehmen*, welche sich durch „größtmögliche Empathie im Verbund mit größtmöglicher Distanz" (Lansen 1996) oder „kontrollierte Identifikation" (Hoppe 1967) charakterisieren lässt.

Ausblick

Deutschland ist ein Einwanderungsland. Nicht eine erhöhte Zuwanderung, sondern eine sinkende Geburtenrate in der deutschen Bevölkerung hat Politik und Öffentlichkeit zu dieser Feststellung veranlasst. Zweifellos wird der Bevölkerungsanteil von Menschen anderer Kulturen in den kommenden Jahren erheblich zunehmen. Nicht nur für psychosoziale Einrichtungen, die sich an ausländische Flüchtlinge und Folteropfer richten, sondern für den gesamten psychiatrisch psychotherapeutischen Versorgungssektor in Deutschland ergeben sich daraus weitreichende Konsequenzen verbunden mit einem neuen und umfangreichen zukünftigen Aufgabenspektrum. Dieses umfasst zunächst einmal grundsätzlich den generellen und selbstverständlichen Einsatz von professionellen und geschulten Dolmetschern in der psychiatrischen und psychotherapeutischen Sprechstunde. Die Hinzuziehung von Angehörigen oder Pflegepersonal zur Sprachvermittlung darf es nicht mehr geben, ebenso wenig die Erstellung ärztlicher Stellungnahmen ohne zuverlässige fachkundige Dolmetscher. Es sollten auch mehr Fachkollegen aus anderen Kulturen ausgebildet und einbezogen werden. Kulturspezifische Definitionen von Krank- und Gesundsein sollten ebenso in der fachärztlich psychiatrischen Ausbildung und Praxis Berücksichtigung finden wie unterschiedliche Identitäts- und Wertvorstellungen. Neben kulturbedingten Unterschieden in Ausprägung und Manifestation psychischer Störungen müssen – leider! – auch Kenntnisse und Erfahrung in der Diagnostik und Behandlung psychisch reaktiver Folterfolgen in die fachärztlichen Weiterbildungscurricula Eingang finden. Denn Schätzungen in den 80-er Jahren zufolge lag der Anteil der Folterüberlebenden an der Gesamtzahl der Flüchtlinge in einem Bereich zwischen 5% und 35%, was bei insgesamt weltweit 14 Millionen Flüchtlingen einer Gesamtzahl von Folterüberlebender zwischen 700.000 und 4,9 Millionen entspricht (Baker 1992).

Braucht also eine Behandlungseinrichtung für Folteropfer einen Psychiater? Den vorangegangenen Ausführung nach muss diese eingangs gestellte Frage mit einem entschiedenen „Nein“ beantwortet werden. Denn: Nicht ein, sondern mehr als ein Psychiater werden benötigt, insbesondere und zunehmend Fachkräfte mit zusätzlicher psychotherapeutischer Qualifikation und speziellen Kenntnissen und Erfahrungen in der Therapie mit Folterüberlebenden und Migranten aus anderen Kulturbereichen.

Literatur

Abdallah-Steinkopf B (1999) Psychotherapie bei Posttraumatischer Belastungsstörung unter Mitwirkung von Dolmetschern. Verhaltenstherapie 9:211–220

Anderson IM (2000) Selective serotonine reuptake inhibitors versus tricyclic antidepressants: a meta-analysis of efficacy and tolerability. J Affect Disorders 58:19–36

Baeyer W von, Binder W (1982) Endomorphe Psychosen bei Verfolgten. Statistisch klinische Studien an Endschädigungsgutachten. Springer-Verlag, Berlin Heidelberg New York

Baeyer W von, Häfner H, Kisker K (1964) Psychiatrie der Verfolgten. Springer, Berlin Heidelberg New York

Baker R (1992) Psychosocial consequences for tortured refugees seeking asylum and refugee status in Europe. In: Basioglu M (eds) Torture and its consequences. Cambridge University Press, Cambridge, pp 83–106

Birck A (2001) Secondary traumatization and burnout in professionals working with torture survivors. Traumatology 7:1–5

Böker W, Schwarz R (1977) Über Entstehung und Verlauf akuter paranoider Reaktionen im Zusammenhang mit Kulturwandel und Migration. Nervenarzt 48:19–24

Brune M (2000) Posttraumatische Störungen. In: Haasen C, Oktay Y (Hrsg) Beurteilung psychischer Störungen in einer multikulturellen Gesellschaft. Lambertus, Freiburg, S 107–124

Bustos E (1990) Dealing with the unbearable. Reactions of therapists and therapeutic institutions working with survivors of torture. In: Suedfeld E (eds) Torture and psychology. Hemisphere, New York, pp 143–163

Collatz J (1997) Ethnomedizinische Grundlagen bei der Burteilung von Arbeitsmigranten. In: Collatz J, Koch E, Salman R, Machleidt W (Hrsg) Transkulturelle Begutachtung. VWB, Berlin, S 13–36

Davidson RT, Kolk van der B (1996) The psychopharmacological treatment of PTSD. In: Kolk van der B, Mc Farlane A, Weisaeth L (eds) Traumatic stress. Guilford Press, New York, pp 510–524

Eitinger L (1964) Concentration camp survivers in Norway and Israel. Universitetsforlaget, Oslo, pp 185–186

Ferenczi S (1933) Sprachverwirrung zwischen den Erwachsenen und dem Kind. In: Balint M (Hrsg) Schriften zur Psychoanalyse, Bd II. S. Fischer, Frankfurt

Figley CR (1995) Compassion fatigue coping with secondary traumatic stress disorder in those who treat the traumatized. Brunne/Mazel, New York

Flatten G, Hofmann A, Liebermann P, Wöller W, Siol T, Petzold ER (2001) Posttraumatische Belastungsstörungen, Leitlinie und Quellentext. Schattauer Verlag, Stuttgart

Freud S (1921) Jenseits des Lustprinzips. S. Fischer, Frankfurt

Graessner S, Wenk-Ansohn M (2000) Spuren der Folter. Verlag des Behandlungszentrums für Folteropfer, Berlin

Gurris N, Wenk-Ansohn M (1997) Folteropfer und Opfer politischer Gewalt. In: Maercker A (Hrsg) Therapie der posttraumatischen Belastungsstörungen. Springer, Berlin Heidelberg New York

Haasen C, Lambert M, Yagdiran O (1996) Diagnostic aspects of psychiatric disorders among migrants. Curare 19:347–352

Haasen C, Yagdiran O, Maß R, Lambert M, Krausz M (2000) Erhöhte Schizophrenierate bei türkischen Migranten: Hinweise für Fehldiagnosen? In: Heise Th (Hrsg) Transkulturelle Beratung, Psychotherapie und Psychiatrie in Deutschland. VWB, Berlin, S 297–306

Haenel F (1996) Fremdkörper in der Seele. In: Graessner S, Gurris N, Pross C (Hrsg) Folter. An der Seite der Überlebenden. Beck, München, S 14–48

Haenel F (1997a) Aspekte und Probleme in der Psychotherapie mit Folteropfern unter Beteiligung von Dolmetschern. Systhema 11:136–144

Haenel F (1997b) Aspects and problems associated with the use of interpreters in psychotherapy of victims of torture. Torture 7:68–71

Haenel F (1998) Special problems in the assessment of the psychological sequelae of torture and incarceration. In: Oehmichen M (Hrsg) Maltreatment and torture. Schmidt Roemhild, Lübeck

Haenel F (2000) Die Beziehung zwischen Gutachter und zu Untersuchenden und ihre Bedeutung bei der Begutachtung chronisch psychischer Traumafolgen. Med Sach 96:84–87

Haenel F (2001) Zur Begutachtung psychischer Traumafolgen in aufenthaltsrechtlichen Klageverfahren. Med Sach 97:9–12

Hegemann Th (2000) Das Bayerische Zentrum für Transkulturelle Medizin e.V. in München. In: Heise Th (Hrsg) Transkulturelle Beratung, Psychotherapie und Psychiatrie in Deutschland. VWB, Berlin, S 149–158

Heise Th, Collatz J, Machleidt W, Salman R (2000) Das Ethnomedizinische Zentrum Hannover und die medizinische Hochschule Hannover im Rahmen der transkulturellen Gesundheitsversorgung. In: Heise Th (Hrsg) Transkulturelle Beratung, Psychotherapie und Psychiatrie in Deutschland. VWB, Berlin, S 139–148

Hoppe K (1967) The emotional reactions of psychiatrists when confronting survivors of persecution. Psychoanal Forum 3:187–196

Keane TM, Albano AM, Dudley DB (1992) Treatment of PTSD symptoms. In: Basioglu M (ed) Torture and its consequences. Cambridge University Press, Cambridge, pp 378–384

Kolk van der B, Dreyfuss D, Michaels M, Shera D, Berkowitz R, Fisler R, Saxe G (1994) Fluoxetin in posttraumatic stress disorder. J Clin Psychiatry 55:517–522

Lansen J (1993) Vicarious traumatization in therapists treating victims of torture and persecution. Torture 3:138–140

Lansen J (1996) Was tut „es" mit uns? In: Graessner S, Gurris N, Pross C (Hrsg) Folter, an der Seite der Überlebenden. Beck, München, S 253–270

Levi P (1991) Ist das ein Mensch? Hanser, München

Niederland W (1968) Studies of concentration-camp survivors. In: Kristal H (ed) Massive psychic trauma. International University Press, New York, pp 23–40

Peseschkian N (1998) Die Notwendigkeit eines transkulturellen Austauschs. In: Heise Th (Hrsg) Transkulturelle Psychotherapie. VWB, Berlin, S 195–210

Pfeifer WM (1996) Bild der Depression im Kulturvergleich. Curare 19:193–200

Salman R (2001) Sprach- und Kulturvermittlung. Konzepte und Methoden der Arbeit mit Dolmetschern in therapeutischen Prozessen. In: Hegemann Th, Salman R (Hrsg) Transkulturelle Psychiatrie. Psychiatrieverlag, Bonn, S 169–190

Smajkic A, Weine S, Djuric-Bijedic Z, Boskailo E., Lewis J, Pavkovic I (2001) Sertralin, paroxetine, and venlafaxine in refugee posttraumatic stress disorder with depression symptoms. J Traumatic Stress 14:445–452

Wenk-Ansohn M (1996) Die Spur des Schmerzes. Psychosomatische Störungen bei Folterüberlebenden. In: Graessner S, Gurris N, Pross C (Hrsg) Folter, an der Seite der Überlebenden. Beck, München, S 83–98

Wilson J, Lindy J (1994) Countertransference in the treatment of PTSD. Guilford Press, New York

World Health Organisation (1992) The ICD-10 classification of mental and behavioral disorders and diagnostic guidelines. Genf

Zwischen Leben und Tod. Behandlung von Flüchtlingskindern und Jugendlichen

Eva Waitzmann-Samulowski

Menschenrechtsverletzungen an Kindern und Jugendlichen in Tschetschenien, Angola, Bosnien, Türkei und in vielen anderen Ländern sind Realität. Viele Kinder haben selbst gewaltsame Hausdurchsuchungen miterlebt, jugendliche Patientinnen sind vergewaltigt worden. Sie haben die Demütigung, Misshandlung, Verhaftung und teilweise auch Folter ihrer Eltern oder anderer naher Familienangehörige mit ansehen müssen. Aber auch die Kinder von Folterüberlebenden, die Derartiges nicht primär erlebt haben, weil sie in Deutschland geboren wurden, sind von den Folgen der Traumatisierungen der Eltern betroffen.

Eine weitere Gruppe behandlungsbedürftiger Kinder und Jugendlicher sind die unbegleiteten minderjährigen Flüchtlinge: Kurden aus der Türkei, afrikanische Kindersoldaten. Auch sie sind durch Erlebnisse im Zusammenhang mit Krieg, Verfolgung und Folter traumatisiert und leiden unter der Trennung und dem Verlust ihrer Eltern und Familienangehörigen. Sie benötigen Unterstützung und in vielen Fällen psychotherapeutische und medizinische Behandlung. Bei Kindern ist ein höheres dissoziatives Potential normal, viele psychische Abläufe scheinen nebeneinander zu existieren, das heißt physiologisch, zum Beispiel zeigen sie eine bestimmte Art von Vergesslichkeit, einen raschen Wechsel der Aufmerksamkeit und wechselndes Identitätsbewusstsein.

Kinder, die kriegstraumatisiert sind, die die Folter ihrer Eltern miterlebten, die unbegleitet flüchteten, werden mit großer Wahrscheinlichkeit in ihrem Selbst- und Menschenbild dauerhaft erschüttert sein. Eine Definition von Trauma muss den Stand der kognitiven, affektiven, psychosexuellen und sozialen Entwicklung des Kindes unbedingt mitberücksichtigen. Auf dem Hintergrund entwicklungsspezifischer Verletzlichkeiten kann die Psyche dekompensieren. Das Trauma trifft den Jugendlichen zum Beispiel zum Zeitpunkt einer Entwicklungskrise: der Adoleszenz. Dies kann zu dauerhaften Symptomen führen, wie Regressionen, phobischen Reaktionen, depressiven Reaktionen, Aufmerksamkeitsdefiziten.

Eine Voraussetzung für die Arbeit mit Flüchtlingskindern ist also eine genaue Diagnostik, die den Stand der psychischen, biologischen und sozialen Entwicklung des Kindes/Jugendlichen erfasst, der bei der Traumatisierung bestand. Parallel dazu ist die traumatische Situation zu definieren, in ihren bewussten und unbewussten Dimensionen.

Fallbeispiel: Sergej aus Tschetschenien

Es handelt sich um einen jetzt 14-jährigen Jungen, geboren 1987, ich nenne ihn Sergej, aus Tschetschenien, der seit einem Jahr bei mir in Therapie ist und der mit seinen Eltern im Jahr 2000 nach Berlin gekommen ist.

Zur Vorgeschichte: Aus den Gesprächen mit den Kindeseltern ging unter anderem hervor, dass die Familie während der letzten beiden Kriege in Tschetschenien in der Hauptstadt Grosny den massiven Beschuss überlebte. Als das Haus der Familie bombardiert wurde, befanden sie sich im Keller und waren lange verschüttet. Sergej traf ein Bombensplitter am Kopf, die Wunde wurde in Grosny behandelt. Der Vater überlebte zusammen mit seinem Sohn ein durch russische Soldaten verübten Massaker an der Zivilbevölkerung. Als der Krieg ausbrach, war Sergej sieben Jahre alt. 6 Jahre erlebte er Krieg und Verfolgung, dann gelang es der Familie zu fliehen.

Zur Genese und Symptomatik: Die Kindeseltern berichten, dass sich Sergej bis zu seinem siebten Lebensjahr normal entwickelte. In der Schule ist ihm hohe Intelligenz bescheinigt worden. Die Symptomatik brach nach den Kriegserlebnissen aus. In der Vorgeschichte der Eltern gibt es keine psychischen Erkrankungen. Die Kindeseltern berichten, dass ihr Sohn häufig in der Nacht aufwache und weine, er erzähle nicht, was er träume, außerdem kote er ab und zu ein, will auch von der Mutter gebadet werden. Er hat keine Freunde und wird im Heim von anderen gehänselt, als sei er körperbehindert. Er ist wie ein kleines Kind, stellt Fragen wie ein kleines Kind. Manchmal hat er auffallende Zuckungen am Auge und an der Hand. Darauf angesprochen von der Kindesmutter, höre er auf. Er lebe noch in der Vergangenheit. Es gibt Tage, da verstumme er, rede mit keinem, wirke zerstreut. Zurzeit geht er in Berlin in die 6. Klasse einer Grundschule. Die Kindeseltern erlebe ich verantwortungsvoll, sie wünschen sich, dass ihr Sohn einen Weg aus diesem Zustand heraus findet.

Behandlung. Im Erstgespräch wirkt Sergej scheu, in sich zurückgezogen. Er sieht kindlich aus, nicht wie ein Jugendlicher. Er nimmt einen kurzen Moment Blickkontakt zu mir auf, als höre er mir zu, lächelt, dann ist das Schweigen gebrochen, er erzählt, jedoch antwortet er nicht auf meine Fragen, sondern berichtet in monotoner Sprache ohne Affekt von Leichen auf der Straße, von getöteten Menschen, vom kaputten Haus. Er wiederholt immer die gleichen Sätze, sie hätten ihm auf den Kopf geschlagen, unter seine Zehennägel gestochen, er habe Angst, nach draußen zu gehen. Projektive oder andere Testverfahren können nicht durchgeführt werden, da der Patient auf die Fragen mit den gleichen Sätzen antwortet, die ich zuvor erwähnte. Nach der Angst gefragt, antwortet er, er habe Angst vor dem Krieg, vor Bombardierungen, Flugzeugen, Verwundeten. Er wirkt äußerst angespannt und verkrampft. Während seiner Erzählungen verkrampft sich die rechte Hand in auffälliger Weise. Sergej war sechs Jahre lang den traumatischen Einwirkungen des Krieges ausgesetzt. Von Anfang begleitet diese Therapie ein junger Dolmetscher, der sehr wichtig ist für den Patienten, mit dem er sich identifizieren kann. Der Patient spricht russisch.

Sergej wirkt nach den fünf vorgeschalteten probatorischen Sitzungen dissoziiert, als sei er zurückgetreten von der Realität, als habe er keinen Zugang zu der Welt um sich herum, von der er weiß, dass sie da ist. Er hat vor allem Angst, sagt sein Vater. Auffallend bei Sergej sind seine Blinzeltics und unwillkürliche Bewegungen mit der rechten Hand. Die Eltern schildern, dass er zusätzlich einen Waschzwang hat. Der Patient wirkt innerlich fragmentiert. Die Dissoziation ist ein Schutz, um nicht überflutet zu werden. Ich erlebe Erstarrung wie eine senkrecht gezogene Grenze zwischen drinnen und draußen, zwischen sich und der Realität. Der Patient nimmt sich selbst nicht mehr wahr.

Diagnostisch handelt es sich um eine dissoziative Störung nach kriegstraumatischen Ereignissen mit Regression auf frühkindliches Verhalten, mit Konzentrations- und Lernstörung, Schlafstörung, Alpträume, Einnässen, Einkoten. Es gibt keinen Anhalt für eine psychotische Erlebnisverarbeitung. Das Geschehen ist so furchtbar, dass es nicht gefühlt werden darf, das bedeutet die Isolation der Gefühle, verbunden mit Konfusion und Verleugnung. In diesem Fall ist das Therapieziel, dass das Grauen Ausdruck findet, das Trauma verarbeitet wird. Wut und Trauer müssen bearbeitet werden, die Affekte müssen Ausdruck finden.

Vorbereitungs- und Stabilisierungsphase: In der ersten Phase der Therapie erzählt er viel über das Grauen. Er berichtet von der Mondfinsternis unzusammenhängend, über Leichen auf den Straßen und immer wieder über das Weltende, über den Tag des Todes und auf Nachfragen antwortet er sehr unzusammenhängend. Ich komme mit ihm in Kontakt über das Malen. Ich fordere ihn auf ein Haus zu malen. Zunächst sagt Sergej, er könne kein Haus malen.

Er fügt hinzu, wenn er ein Haus malt, dann sei es ein „schlechtes Haus", ein „verbranntes Haus". Er beginnt ein Haus zu malen und erzählt dabei über die Häuser in seiner Heimat und von dem Haus , in dem er und seine Familie wohnte. Er kann kurz den Kontakt durch das malen mit mir halten, wir sprechen über seine Erinnerungen und dann fällt er wieder in diesen verwirrten Zustand.

Ich begrenze die ersten Stunden, es ist wichtig, weil er von diesem Zustand überflutet wird. Indem ich eine Grenze ziehe, stütze ich ihn. Ich betone immer wieder, dass er hier in Sicherheit ist und dass er jetzt nicht in Grosny ist.

Zitat aus den Stunden: „Schlecht geht es mir, wenn die Flugzeuge fliegen, dann denke ich, es ist Erdbeben, ein Gefühl, dass die Erde platzt, Wirbelstürme". Dann unzusammenhängend „Der Himmel wird dunkler, 2003, dann ist das Weltende". Er schildert seine Todesängste. Er erwähnt, dass er Angst hat, sich in die Badewanne zu legen, es komme ein Unwetter und das würde ihn in der Badewanne erwischen. Von den Eltern erfahre ich, dass er mit der Mutter zusammen badet. Ich versuche vorsichtig, die Eltern darauf hinzuweisen, dass er in einer Entwicklungsphase ist, in der das gemeinsame Bad mit der Mutter Angst verursacht. Er verstecke sich unter dem Tisch bei den Eltern. Die Mutter berichtet, dass er mit sich selbst spreche abends, dann nehme er die Uhr in die Hand, drehe stundenlang daran, wenn er alleine ist. Nach einem Monat kote er nicht mehr ein, jedoch das Händewaschen sei noch sehr stark und ununterbrochen versuche er, etwas aus den Fingernägeln herauszuholen.

Es wird immer deutlicher für mich, dass sich der desolate Zustand des Patienten chronifizieren kann. Gerade auf dem Hintergrund der beginnenden Adoleszenzentwicklung kann er sich verschlechtern. Mein Bestreben ist es, dies ambulant aufzufangen. Wichtig dazu ist auch die psychosoziale Vorraussetzung, deshalb arbeitet ein Sozialpädagoge des Behandlungszentrums für Folteropfer mit den Eltern an der sozialen Situation der Familie in Berlin. Die Adoleszenzentwicklung kann auch eine Chance sein für einen Neuanfang

Ich führe nach der 20. Stunde den Sceno-Test in die Behandlung ein. Über den Sceno komme ich zum ersten Mal in unmittelbaren Kontakt mit Sergej. Ich fordere ihn auf zu bauen und er baut zwei Wände und dazwischen eine Verbindung aus

Steinen und Rollen. Das Bauen dauert lange. Er nimmt sich Zeit, immer wieder stürzt die Wand ein und die andere Wand auch und die Verbindung zwischen beiden Wänden ist unsicher. Ich frage ihn dann nach einer Weile, ob er fertig sei und was in diesem Bild passiert. Er antwortet, dass da eine Tür sei und neben der Tür ein Gitter und ein Mann würde durch die Tür gehen. Er glaubt, es sei sein Haus. Und dieser Mann sei mit dem Zug gekommen. Ich sage ihm, dass ich diesen Mann nicht sehen kann, dass er ihn nicht aufgebaut hat. Er antwortet nicht. Ich füge hinzu: „Du weist nicht so genau, ob der Mann sich sicher fühlt in dem Haus?“ Er bejaht dies. Ich frage ihn, wie das Haus beschaffen sein muss, dass er sich sicher fühlen kann. Er antwortet, dass man eine Brücke bauen könnte zwischen den beiden Wänden oder ein Seil. „Das Seil ist gefährlich“, sage ich ihm. Er antwortet: „Man muss ganz ruhig gehen, damit man nicht hinunterfällt“. Ich fordere ihn dann auf, es alleine wieder abzubauen, dies dauert sehr lange. Es ist wichtig für den Prozess, dass er alles allein macht. Es ist seine Welt, die er aufbaut, die er schildert und über den Sceno komme ich in Kontakt mit dieser Welt.

In den folgenden drei Monaten baut er immer wieder das Gleiche. Auch der Beginn der Therapiestunden verläuft gleich: Verwirrtes, unzusammenhängendes Sprechen und dann nach einer kurzen Weile weise ich ihn darauf hin, dass ich den Eindruck habe, dass er sehr verwirrt ist und stelle ihm den Sceno-Kasten hin. Er beginnt zu bauen, er arbeitet ausschließlich mit den Bausteinen und währenddessen erzählt er von dem Grauen, das er erlebt in dieser Welt, in der er sich befindet. Er sieht in den U-Bahnen, in denen er fährt, Leichen, tote Menschen, die menschliches Fleisch essen. Er spricht immer wieder vom Weltende. Zunehmend sage ich zu seiner Orientierung zum Beispiel: „Du weisst, dass die Bilder nicht in der U-Bahn hängen, sie sind in Dir, Du hast sie gespeichert!“ Er baut immer wieder das Haus, das heißt die zwei Wände und dazwischen eine Brücke. Es wird eine Brücke, die jedoch immer wieder einstürzt. Ich deute ihm das wiederholend, dass es in dieser Arbeit um diese Brücke geht, die er baut zwischen der Welt, die so schrecklich war in Grosny, wo alles Grauen stattfindet, der Krieg und die Toten und der Welt, in der er jetzt sich befindet, die Wirklichkeit, hier in Berlin, in der Schule und in der Therapiestunde und dass diese Welt jetzt seine Sicherheit darstellt.

Über das Bauen komme ich in Kontakt mit dem kranken Teil seiner Seele, dem traumatisierten Teil. Aus den zwei Wänden mit der dazwischen liegenden Brücke ist ein großes Haus geworden, das geschlossen ist, ohne Fenster, auf dem ein Ofen steht und in einigem Abstand daneben baut er eine Hängematte. Zwischen dem Haus und der Hängematte stellt er eine Verbindung her mit Bausteinen. Ich frage ihn, wo er sich befinden würde, wenn er sich vorstellt, er sei in dem Bild. Er antwortet mir, dass er sich in dem geschlossenen Haus befindet. Jedes Mal fragt er mich, wie er abbauen soll. Ich sage ihm wiederholend, dass er es alleine schafft. Er schafft es aufzubauen und er schafft es auch wieder abzubauen und dies gelingt. Nach wie vor verkürze ich die Stunden, sobald ich den Eindruck habe, dass seine Gefühlswelt von bedrängenden, bedrohlichen Affekten überflutet wird.

Hintergrundgedanken: Bei jeder alltäglichen Konfliktsituation droht das Ich zu fragmentieren, jede Alltagsbelastung kann im eigentlichen Wortsinn zur Tragödie werden. Die Situation im Heim ist unerträglich für die Familie. Sie haben einen sehr engen Wohnraum und der Patient wird von Mitbewohnern gehänselt. Parallel zu der Therapie finden Sitzungen mit dem Sozialpädagogen statt, der sich intensiv um die Änderung der sozialen Verhältnisse und die Stabilisierung der sozialen Situation bemüht. Inzwischen hat die Familie Asyl und der Antrag auf eine eigene Wohnung alleine ist auch befürwortet worden.

Es handelte sich in dem ersten halben Jahr der Therapie um die Vorbereitungs- und Stabilisierungsphase. Der sichere innere Ort und der innere Helfer ist das Haus und die Brücke, die er gebaut hat zu der Wirklichkeit: Die Brücke von der einen Welt zur anderen, über die er jetzt sicher laufen kann und auch die Tür, die er öffnen und schließen kann, wann er will. Fast alle Kinder mit Traumaerfahrungen haben einen realen oder einen imaginären sicheren Ort (White, 1994). Für Sergej war es sehr wichtig und ich denke, die einzige Möglichkeit, dass er seinen sicheren Ort langsam, allmählich aufbauen und wieder abbauen konnte und selbst bestimmen konnte, wann er sicher war, das heißt, ich habe nicht in diesen Aufbau eingegriffen. Natürlich kann sich dieser sichere Ort nur entwickeln, wenn die therapeutische Beziehung Sicherheit vermittelt. Die Konstellation, der junge Dolmetscher, der Patient und ich, dieses Setting hat bis jetzt gehalten und bietet Halt und Sicherheit. Oft blickt er sehr lange den Dolmetscher an, mit dem er sich identifizieren kann, um vom mütterlichen Objekt in der Übertragung Abstand zu nehmen.

Zur Durcharbeitungsphase ein kurzer Dialog, um die Entwicklung zu verdeutlichen (Sequenz aus einer Therapiestunde im Juni 01):

> Der Patient erzählt davon, dass er daran glaubt, dass 2003 keine Menschen mehr auf der Erde sein werden. Es sei ihm erzählt worden.
> Ich sage: „Du hast schon mal davon gesprochen!"
> Der Patient: „Das passiert nicht, ich möchte leben."
> Therapeutin: „Du fühlst, dass Du hier in Berlin bist, hier ist kein Krieg, Du lebst! Dass Du das Haus abschließen kannst, das Haus des Grauens."
> Patient: „Aber ich kann es nie vergessen...!"

Die Symptomatik des Patienten: Enkopresis, kleinkindhaftes Verhalten in der häuslichen Umgebung, die dissoziativen Zustände sind verschwunden. Der Patient hat sich stabilisiert.

Anmerkungen zur Psychodynamik. Bei jeder psychoanalytisch fundierten Therapie stellt der Therapeut also Teile seines Potentials zur Förderung des Patienten zur Verfügung. Die Beziehungsbegrenzung während der ersten Phase in der Therapie des Patienten ist natürlich auch ein Signal von Unbewusst zu Unbewusst. Meine Weigerung, zeitlich unbegrenzt verfügbar zu sein, die Stunden zu verkürzen, bedeutet auf der unbewussten Ebene, dass ich eine symbiotische Verschmelzung ablehne. Mein Angebot ist das einer verlässlichen stabilen aber begrenzten therapeutischen Beziehung.

Die Ergebnisse eines HAWIE-Tests (Intelligenztest) nach einem Jahr Therapie zeigen, dass der Patient etwa auf dem Stand eines sieben- bis achtjährigen Kindes ist. Im Handlungsteil erreicht er bessere Werte als im Verbalteil. Die Testergebnisse bestätigen meine Annahme, dass seit Beginn des Krieges, als er siebeneinhalb Jahre alt war, die kognitiven Fähigkeiten blockiert sind.

Die Therapie mit dem Patienten ist noch nicht abgeschlossen. Ich erhoffe mir mit Hilfe einer demnächst geplanten EMDR-Behandlung eine deutliche Abnahme der Belastung durch die traumatischen Erinnerungen und die Verarbeitung und Integration des Traumas und seine Folgen und eine raschen Entwicklung bezüglich seiner kognitiven Fähigkeiten.

Fallbeispiel: Janina aus Bosnien

Im zweiten Fallbeispiel werde ich beschreiben, dass das Unbewusste der Mutter auf sehr direktem Wege mit dem Unbewussten der Tochter (meiner Patientin) kommuniziert. Die Krankheit der Tochter wird von dieser Kommunikation beherrscht. Die Patientin, ich nenne sie Janina, ist 18 Jahre, kommt aus Bosnien. Sie ist seit sechs Jahren in Berlin mit den Eltern und einem vier Jahre jüngeren Bruder. Sie geht in die 10. Klasse einer Gesamtschule, ist Klassenbeste und besucht außerdem eine bosnische Schule. Sie möchte nach dem Abitur studieren. Die Kindesmutter ist bei einem Psychiater des Behandlungszentrums in therapeutischer Behandlung.

Anamnestisch gibt es nur wenige Informationen: 1992 wurde Srebrenica umzingelt, viele Menschen sind in den Wald geflüchtet, dort irrten sie umher, monatelang. Die Familie wurde aufgegriffen und in ein Lager gebracht. Der Vater wurde von Frau und Kindern getrennt. Über das, was mit ihm geschah, will er nicht sprechen. Die Kindesmutter erzählt, dass ihr Mann vor ihren Augen zusammengeschlagen wurde, sie wurde gezwungen, Urin zu trinken, sie hat ihre Schwester zurückgelassen, sie sieht ständig Bilder, in denen sie von serbischen Milizen durch die Straßen gejagt wird. Die Kinder hätten alles miterlebt. Sie erinnert nicht, was sie beruflich gemacht hat. Sie sei eine gequälte Frau, depressiv, habe diffuse Angst, leide unter Körperschmerzen und Erregungszuständen. Die Tochter musste immer übersetzen, begleitet die Mutter zu Ärzten.

Janina beginnt das erste Vorgespräch mit den Worten: „Ich will nicht über die Vergangenheit reden, bitte fragen Sie mich nicht!" Sie weint sehr viel in den Vorgesprächen, ihr Leidensdruck ist massiv. Es scheint, als gehe die erlebte Traumatisierung in der Familie in Berlin weiter. Sie erzählt von ihren Eltern, die sie kontrollieren, jeder Schritt, den sie außerhalb des Elternhauses macht, muss erklärt und gerechtfertigt werden. Ödipal übernimmt sie Mutters Stelle, sie übersetzt, sie begleitet den Vater zu den Behörden. Gleichzeitig ist sie identifiziert mit ihrem Vater und ist sie enttäuscht von ihm, der sie manchmal schlägt und von ihrer Mutter, die sie verbal erniedrigt.

Sie ist gläubige Muslimin, sie erklärt mir, dass der Koran der Frau Rechte gibt, aber die Wirklichkeit anders sei. Auch ihre aggressiven Seiten werden angesprochen. Es ist viel Streit in der Familie und die Patientin berichtet von eigenen aggressiven Durchbrüchen. Dann weint sie wieder und sie erzählt von ihrer Mutter, die sagt: „Solche Kinder wie dich hätte man umbringen sollen!"

Der ödipale Konflikt der Patientin wird überlagert von der Traumatisierung. Es ist für sie konfliktbeladen, als Flüchtling in einer Großstadt zu leben. Hier gibt es ein anderes Leben. Die gegenwärtigen Konflikte beleben das Realtrauma. Sie ist in einer islamisch-fundamentalistischen Welt aufgewachsen, in der der Koran als männliches Gesetz gültig ist und in der Frauen erniedrigt werden. Ihre Phantasie, den Weg des Vaters zu gehen, aus der weiblichen in die männliche Rolle zu wechseln, Jura zu studieren, ist ein Ausweg.

Janina hat einen lokalisierten Schmerz unterhalb des Herzens. Sie hat Angst, dass sie sich ähnlich entwickelt wie ihre Mutter, die von Körperschmerzen überschwemmt wird. Der Schritt zur Therapie wird ihr helfen, Distanz zu den Eltern zu finden, an ihren Konflikten zu arbeiten, sich in die Gesellschaft hier zu integrieren. Ihre Mutter hingegen wird überschwemmt von Körperschmerzen ohne organische Ursache, sie bleibt stecken im Trauma, sie musste Urin trinken und wurde vergewaltigt. Es ist unerträglich für die Mutter, mit dieser Scham weiter zu leben.

Die Patientin ist introspektionsfähig und sie ist zu einer Therapie motiviert. Zentrales Thema der Therapie wird der Abhängigkeits-/Ablösungskonflikt sein und die Bearbeitung der Traumatisierung, das Miterleben des Traumas. Ein Ziel der Therapie ist die Selbstwertstabilisierung, dass die Patientin ihren Lebensweg selbst findet, integrationsfähig und autonom wird. Außerdem wird in der Therapie der Boden bereitet, dass sie über ihre Vergangenheit und die traumatischen Erlebnisse sprechen kann. Die Prognose ist ausreichend günstig.

Abgesehen von den Nachwirkungen vergangener traumatisierender Erfahrungen wie in diesem Fall, sind die sozialen Probleme von der geflüchteten Familie in Deutschland eine bedeutende Ursache psychischer Probleme. Die Alltagssituation und altersbedingten Entwicklungsschritte komplizieren die Lage der adoleszenten Flüchtlinge zusätzlich. Die Flucht zusammen mit der Familie aus dem Herkunftsland Bosnien, die Entwurzelung schließt eine Konstellation von Faktoren mit ein, die Angst und Leid bestimmen.

Die Flucht auf Grund von Krieg, Verfolgung bedeutete für die Familie, in einen Zustand von Desorganisation versetzt zu werden und dies verlangt eine nachträgliche Reorganisation, die nicht immer gelingt. Die spezifische Realität der Reaktion auf die traumatische Erfahrung der Flucht ist das Gefühl der Verlassenheit. Dieses Gefühl der Verlassenheit würde auch der Erfahrung vom Verlust des „Behälterobjektes" (Bion 1970) entsprechen, das bei extremen Situationen zur Gefährdung des Ichs im Sinne seiner Desintegration und Auflösung (Verlust der Ich-Grenzen) führen würde. Das Risiko ist größer, wenn im Laufe der Kindheit wichtige Entbehrungs- und Trennungssituationen und darauffolgende Angst- und Verlassenheitserfahrungen erlitten wurden.

Der Hintergrund ist nicht sicher abzuklären, ich gehe davon aus, dass sie bis zum Ausbruch des Krieges und bis zur Lagererfahrung in Srebrenica eine hinreichend gute Mutter hatte. Sie hatte keine Entbehrungs- und Trennungssituationen in der frühen Kindheit und in den Jahren bis zu ihrem 12. Lebensjahr. Das sind sehr wichtige protektive Faktoren, die ihr zur Verfügung stehen. Die Patientin weiß und kann darüber sprechen, dass die Mutter und der Vater krank sind, dass sie mal liebevoll waren, aber jetzt nur noch Hass die Familienatmosphäre bestimmt. Sie weiß, dass der Krieg sie alle krank gemacht hat und über viele Stunden beginnt sie immer wieder zu weinen. Die Patientin möchte respektiert werden, sie muss gehorchen, Geboten und Regeln folgen. Ihr Konflikt, der Abhängigkeits-Autonomiekonflikt, wird begleitet von Trennungsschuld. Ich erlebe ein massives Schamgefühl, wenn sie weint, dass es ihr unangenehm ist zu weinen. Fühlt sie sich sicher mir gegenüber? frage ich mich. Ich teile ihr mit, dass sie bestimmt, wann wir über das Trauma reden. Ich taste mich heran, ich versuche, Boden zu schaffen.

Anfangs bleiben wir im Aktuellen. Wo Scham ist, ist auch Wut, Wut führt zu erneuten Schuldgefühlen.

Sequenzen aus einer Therapiestunde in der Anfangsphase:

Janina ist groß und schlank, sieht aus, als habe sie lange geweint. Die Wimperntusche ist verschmiert. Sie schaut mich an, bevor ich etwas sage.
Janina: „Bitte nicht über die Kindheit etwas fragen!", sie spricht gut deutsch.
Ich beruhige sie und sage ihr, dass ich sie nicht fragen werde, wenn sie es nicht will, danach: „Sie haben sich selbst angemeldet zu einer Therapie. Um was geht es Ihnen?"
Patientin: „Zu Hause ist immer Streit, immer Ärger mit den Eltern." Pause
Therapeutin: „Möchten Sie über den Inhalt der Streitigkeiten sprechen?"
Sie beginnt lautlos zu weinen, die Tränen laufen ihr über das Gesicht, sie sucht nach einem Taschentuch, sie findet keines, ich gebe ihr ein Taschentuch.
Janina: „Danke, mit meinem Bruder geht es immer um das Fernsehen, ich kann nicht sehen, was ich will. Vater sagt zu mir, halt die Klappe!"
Inzwischen weint die Patientin haltlos, unter Tränen spricht sie weiter: „Vater tut so, als ob er nach mir werfen will oder er gibt mir eine Ohrfeige."
Therapeutin: „Schaltet sich die Mutter ein?"
Janina: „Sie ist auf seiner Seite, sie sagt, warum hat Gott mir solche Kinder gegeben, so was wie die hätte man sofort umbringen sollen."
Die Patientin kann nicht mehr sprechen. Sie weint jetzt sehr lange und ich denke an Bosnien, an das, was sie erlebt hat zusammen mit ihrer Familie, es ist kaum auszuhalten.
Therapeutin: „Das ist schrecklich, wie halten Sie diese Konflikte aus? habe ich mich gerade gefragt. Sie sagten, dass es jeden Tag Konflikte gibt. Ich möchte meine Frage anders ausdrücken, wie haben Sie das alles bis jetzt ausgehalten, denn nun sind Sie hier bei mir?"
Janina nach einer Weile: „Ich gehe in mein Zimmer, ich darf auch oft die Wohnung nicht verlassen. Manchmal bin ich wütend, dann schreie ich nur noch, wenn ich rede, dann habe ich hier starke Schmerzen." Sie zeigt auf eine Stelle unter dem Herzen, „die Arme kribbeln dann, es ist ein stechender Schmerz, ich kriege keine Luft, ich möchte nicht mehr so viel weinen." Sie greift jetzt mit einer Hand an die Stelle.
Therapeutin: „Es ist so, als wollten sie das, was solche Schmerzen macht, herausreißen?"
Janina: „Ja, das stimmt." Sie hört auf zu weinen.
Therapeutin: „Ich würde gern noch mit Ihnen über die Familie sprechen und ihre Konflikte. Sollte es Ihnen zu anstrengend sein, bitte sagen Sie es, so wie am Anfang unserer Sitzung, als sie sagten, Sie möchten nicht über die Kindheit sprechen."
Janina: „Es gibt Regeln zu Hause, man darf nicht widersprechen, man muss die Eltern lieben und in einer bestimmten Tonlage mit ihnen sprechen. Man muss gut mit ihnen umgehen."
Therapeutin: „Hat dies etwas mit Ihrer Glaubensrichtung zutun?"
Janina: „Es steht im Koran!"
Therapeutin: „Sie fühlen sich sehr schlecht, weil Sie die Gebote nicht befolgen?"
Janina: „Ja, ich denke immer, ich müsste besser mit ihnen umgehen. Kann ich aber nicht, wenn die selber so sind. Mein Bruder muss nicht viel machen, wenn sie mich brauchen zum Übersetzen, dann bin ich gut genug. Aber am Ende habe ich nichts gut gemacht. Immer bin ich die Schlimmste." Sie weint wieder.
Janina: „Was machen Sie außerhalb der Familie? Konnten Sie bisher mit jemanden sprechen über Ihre Probleme?"

Janina: „Ich gehe jeden Tag in die Moschee, ich habe dort eine Jugendgruppe. Wir bereiten eine Aufführung vor. Mit Mutter kann ich nicht reden, Mutter ist immer krank. Ich habe immer übersetzt, manchmal nachts den Krankenwagen gerufen. Seit ein paar Jahre leide ich selbst sehr."
Therapeutin: „Was ist Mutter passiert?"
Janina: „Der Krieg, sie hat sehr viel Verwandte verloren und Srebrenica. In die Moschee darf ich. Wenn ich mit Freunden ausgehen will, muss ich viel erklären. Ich muss alles machen, was die Eltern sagen. Seit ich 13 bin, geht das so. Wenn ich 26 Jahre alt bin, soll ich erst an einen Jungen denken."
Therapeutin: „Sie fühlen sich wie eingesperrt."
Janina: „Ja, ich sehe keinen Weg aus dem Gefängnis raus. Im Koran steht, dass Frauen respektiert werden sollen. Die Frau soll wie eine Königin leben, die Wirklichkeit sieht anders aus."
Therapeutin: „Also Sie haben ganz exakte Vorstellungen von Respekt und Toleranz. Sie orientieren sich am Koran? Sie sind eine gläubige Muslimin?" Die Patientin nickt.
Therapeutin: „Die Eltern leben mehr traditionell, in der Tradition der Familie und sie sind ständig unter dem Druck, dass sie eigentlich den Eltern nicht widersprechen dürfen? Ich erlebe soviel Traurigkeit und Verzweiflung, aber auch ein Vulkan in Ihnen, der brodelt."
Die Patientin sagt ja.
Therapeutin: „Und Sie wünschen sich von mir, dass ich Ihnen dabei helfe, sich zu befreien, auch von diesen Schmerzen, die Sie beschreiben?"

Überlegungen zur Psychodynamik. In einer Stunde sagt die Patientin: „Wir haben niemand in der Familie, der gesund ist." Die Patientin übernimmt ödipal Mutters Stelle. Sie ist tief enttäuscht vom Vater. In einer Behandlungsstunde erzählt sie mir, dass sie mit Vater nach Mekka reisen will. Der Koran ist ein väterliches Gesetz und der Koran bietet ihr eine Grundidentität. Man könnte von einem typischen ethnologischen Mädchenkonflikt im islamischen Bereich sprechen. Sie wünscht sich, nach Mekka zu gehen, sie wünscht sich ein männliches, eher von Männern dominiertes Studium, sie wünscht sich, Vaters Weg zu gehen, den er nicht gehen konnte, aus der weiblichen in die männliche Rolle zu gehen, ein phantasierter Ausweg, der eigentlich undenkbar ist in der Religion. Das ist ein zentraler Konflikt. Die Mutter hat von Zeit zu Zeit Impulsdurchbrüche, in denen sie die Tochter versucht zu würgen. Ich bin als Therapeutin emotional präsent für die Patientin. Ich bin da, dass sie das Leiden mit mir teilen kann. Ich erkenne die Realität des Traumas an. Ich achte zusätzlich auf die Phantasien.

Kinder sind Träger und nicht nur Opfer der Aggression, vor allem Opfer der Familienaggressionen. In der Gegenübertragung erlebe ich den starken Wunsch, aus diesem Gefängnis herauszukommen und dass ich ihr dabei helfen soll, sich zu befreien. Auf der anderen Seite war klar, dass der Konflikt auch mit dem Glauben, mit der Religion zutun hat. In dieser analytischen Psychotherapie mit der Patientin bin ich aktiv, nicht zu sehr schweigend. Die Patientin musste ansehen, wie ihre eigenen Eltern gedemütigt wurden. Sie verlor das Vertrauen in sie und sie identifiziert sich mit dem Angreifer.

Als ihre Therapeutin bin ich auch Trägerin einer anderen Tradition, ich bin ambivalent besetzt. Innerhalb dieser 50 Stunden, die bisher stattgefunden haben, konnte dies auch angesprochen werden. Auch ihre kritische Einstellung mir gegenüber, ihre Phantasien über mich und zunehmend ihre Wut, die sie mitbringt und die das Übertragungsgeschehen belegt. Nach dem 11. September 2001 wird dies ein zentrales Thema in den Stunden. Ihre Mutter ist in einem sehr depersonalisierten Zustand nach dem 11. September, was sich wiederum auf die Familie überträgt, die Bilder von dem schrecklichen erschütternden Geschehen, dem Terroranschlag, beleben die Erinnerung an Bosnien, an Srebrenica, lösen wieder Alpträume aus und der lokalisierte Schmerz wird wieder stärker. Das therapeutische Arbeitsbündnis ist intensiv und die Patientin fühlt sich inzwischen geschützt. Das Vertrauen ist zentrales Thema im Sinne von „Ich fühle mich geschützt und geborgen".

Unbewusste Kommunikation. In den Psychotherapien mit traumatisierten Kindern und Jugendlichen zeigen sich die Gespenster der Verfolger. Der Jugendliche wird in der Familie zum Hassobjekt, da die Eltern in ihm den Verfolger wiedererleben. Seine Wahrnehmung der Gegenwart ist geprägt durch eine Vergangenheit, die nicht seine eigene ist. Von einem Zwang geleitet, der ihm selbst unerklärlich ist, tut er Dinge, die, wie sich im analytischen Prozess allmählich herausstellt, aufs engste mit der Geschichte seiner Eltern verbunden sind. Wir haben es in den analytischen Therapien also mit unterschiedlichen „Gespenstern" zu tun: Denen aus der nicht erinnerten Vergangenheit der Eltern, die unbewusste Zuschreibungen, Delegationen beinhalten, und denen, die das Trauma betreffen. Die Seelenerblindung, der Seelenmord (Shengold 1995), den die Patienten im Bereich ihrer schweren Traumata erfahren haben, ihre Gefühllosigkeit und Sprachlosigkeit den schrecklichen Ereignissen gegenüber kann den Therapeuten genauso betäuben wie sie.

Im Zentrum der Krankheitsbilder dieser Kinder steht eine schwere Aggressionsproblematik, die auch die Versuche nachträglicher Trauerarbeit verhindert und in Depressionen verkehrt. Die weitverbreiteten depressiven Verstimmungen, die schweren Schuldgefühle, paranoiden Ängste und psychosomatischen Beschwerden scheinen überwiegend mit einem dauerhaft pathologischen Umgang mit eigenen aggressiven Impulsen mittels Abwehrformen wie Wendung gegen das eigene Selbst, Projektion und Somatisierung zusammenzuhängen. Die unbewussten Aufträge traumatisierter Eltern an die Kinder lauten:

- Nachgeborene Kinder sollen die Brücke zum Leben sein, den Eltern nach jahrelanger Konfrontation mit dem Tod das psychische Leben schenken.
- Sie sollen die verlorenen Liebesobjekte ersetzen.
- Sie sollen den Hass der Eltern ausagieren, die an ihn begangenen Verbrechen rächen.
- Sie sollen die Eltern trösten, ihre erdrückenden Scham- und Schuldgefühle hindern helfen, die Verleugnung aufheben und für sie die Trauerarbeit tun (Die Tatsache solcher Delegation ist ein ubiquitäres Merkmal jeder Eltern-Kind-Beziehung).

Wo immer es bei Kindern und Jugendlichen um Abgrenzung und Rivalität innerhalb ihrer Entwicklungsstadien geht, also das Abarbeiten aggressiver Impulse gefordert ist, kann sich die sadomasochistische Spaltungsdialektik Täter, Opfer, Verfolger, Verfolgter dann auch vehement zwischen Eltern und Kindern entfalten, so dass die schwere Störung im Umgang mit eigenen Aggressionen, die im Zentrum des Überlebendensyndroms gefunden wurde sich in den neu gegründeten Familien ausbreitet und an die Kinder weitergegeben wird. Das Kind wird von den Eltern unbewusst als ‚Container' für ihr fragmentiertes Selbst und ihr Leid benutzt. Wie schon beschrieben haben wir es in der analytischen Therapie mit unterschiedlichsten „Gespenstern" zu tun. denen aus der nicht erinnerten Vergangenheit der Eltern, die unbewusste Zuschreibungen beinhalten und denen, die das Trauma betreffen. In den Kindern sind die Alpträume, Erinnerungen der Großeltern eingeschlossen. Die Kinder wünschen sich Trost, Beruhigung und sie wollen diese „Gespenster" besänftigen, sie betrauern. Dann haben sie eine Chance zur Autonomie und Hoffnung auf einen Weg ins Leben. Die Angst vor allen aggressiven Wünschen, Phantasien und Affekten und damit die Abwehr dagegen in Form der Wendung gegen das eigene Selbst, der Identifikation mit dem Aggressor, bedarf geduldigster Behandlung. Die Aggression ist immer als sekundär zu sehen und von der Abwehrseite her anzugehen. Dies bezieht sich insbesondere auf Aggression in der Übertragung. Es ist überaus wichtig, sehr diskret und zur richtigen Zeit mit Übertragung umzugehen. Das Erleben des Therapeuten ist sicher und beschützend genug, dass ihm ein schmerzhafter Inhalt anvertraut werden kann.

Die Wunden können nie völlig verheilen, die Traumata nie ganz ungeschehen gemacht, die damit verbundenen Affekte nie ganz ausgelöscht und die Konflikte nie ganz gelöst werden. Jedoch erscheint es mir ein ganz wesentlicher Teil der Therapie zu sein, das unerträgliche Erleben in das allgemeine Schlichte einzubinden und so eine Distanz von der tiefen Trauer und dem Schmerz zu schaffen.

Die große Übertragungsangst ist die vor der erneuten Seelenblindheit und dem Seelenmord: Nicht gesehen zu werden, das schroffe Beieinander von Überstimulierung durch zudringliche Wärme und Zurückweisung. Die therapeutische Haltung sollte beinhalten: Spontaneität, Wärme, das klare Verstehen, das Verständnis der tiefen, z.T. unbewussten Konflikte, das Zusammenbringen der Zerrissenheit und die Abgrenzung.

Einen besonderen Dank möchte ich der Alfried Krupp von Bohlen und Halbach-Stiftung und dem Bundesfamilienministerium aussprechen, die die Kinder- und Jugendlichentherapieabteilung am BZFO fördern, sowie Frau Dr. V. Diederichs-Paeschke, Kinder- und Jugendpsychiaterin und Psychoanalytikerin und Herrn Dr. Leon Wurmser, Psychoanalytiker, die meine Arbeit einfühlsam begleiteten.

Literatur

Bion WR (1970) Attention and interpretation. Tavistock, London

Bowlby J (1951) Maternal care and mental health. Word Health Organization, Geneva

Bowlby J (1959) Über das Wesen der Mutter-Kind-Bindung. Psyche 7:415–456

Bowlby J (1995) Elternbindung und Persönlichkeitsentwicklung Dexter, Heidelberg

Crittenden PM (1997) Toward an integrative theory of trauma: A dynamic maturational approach. In: Cicchetti D u. Toth S (eds) The Rochester Symposium on Developmental Psychopathology. vol 10 Risk, Trauma, and Mental Processes. Rochester, New York: University of Rochester Press, Rochester New York, pp 34–84

Epstein H (1990) Die Kinder des Holocaust. Gespräche mit Söhnen und Töchtern von Überlebenden. DTV, München

Huber M (1995) Multiple Persönlichkeiten. Überlebende extremer Gewalt. Ein Handbuch. Fischer, Frankfurt a. M.

Kernberg PF, Weiner A, Bardenstein K (2000) Persönlichkeitsstörungen bei Kindern und Jugendlichen. Klett-Cotta, Frankfurt a. M.

Levin P, Lazrove S, van der Kolk B (1999) What psychological testing and newsimagining tell us about the treatment of Posttraumatic Stress Disorder by Eye Movement Desensitization and Reprocessing. J Anxiety Disorders 13:159–172

Putnam FW (1997) Dissocation in children and adolescents. A developmental perspective. Guilford, New York London

Shengold L (1995) Soul Murder. Seelenmord – die Auswirkungen von Missbrauch und Vernachlässigung in der Kindheit. Brandes & Apsel, Frankfurt a. M.

Shapiro F (1998) EMDR. Grundlagen und Praxis. Handbuch zur Behandlung traumatisierter Menschen. Junfermann, Paderborn

Streeck-Fischer A (1998) Adoleszenz und Trauma. Vandenhoeck & Ruprecht, Göttingen

Weiss J, Sampson H (1986) The psychoanalytic process. Theory, clinical observation and empirical research. Guilford, New York London

Psychotherapeut und Traumaopfer
Risiken und Ressourcen des intersubjektiven Erlebens von Traumatherapeuten

Ralf Weber

Einleitung

In der Psychotherapieforschung hat das interaktionelle Geschehen zwischen Therapeut und Klient methodenübergreifend eine zentrale Funktion. Nachgewiesen ist, dass die Qualität der Therapiebeziehung unabhängig von dem angewandten Verfahren ein wesentliches, wenn nicht gar das wesentlichste Element der Wirksamkeit von Psychotherapien darstellt (vgl. Grawe et al. 1994). Faktoren wie Sympathie, Empathie, Akzeptanz, Geduld und kreative Anpassung an die soziale, kulturelle und kognitive Realität von Klienten haben oft eine gleichwertige oder sogar hilfreichere Wirkung als theoretische und methodische Konstrukte der unterschiedlichen Therapieschulen. Als Herausforderung an die Beziehungsfähigkeit und Belastbarkeit von Therapeuten werden vor allem sog. paranoide, grenz- und Ich-gestörte Klienten angesehen (vgl. Reimer 2000).

Dies gilt verstärkt bei Klienten, die Man-Made-Disaster überlebt haben: Ihnen wurden von anderen Menschen vorsätzlich, meist mehrfache und überdauernd traumatisch wirkende psychische und/oder körperliche Verletzungen zugefügt. Opfer von Traumatisierungen durch Menschenhand erfahren einen tiefen und dauerhaften Einbruch ihres Vertrauens in ein bis dahin gefestigtes Welt- und Menschenbild. Werthaltungen und Lebenseinstellungen werden intensiv zerrüttet oder zerstört. Die extremen Gewalterlebnisse und existentiellen Erfahrungen unterscheiden sich von denen anderer Klienten und liegen in der Regel außerhalb des Erfahrungsbereichs und der Nachvollziehbarkeit von Psychotherapeuten. Regelmäßig entwickelt sich eine Therapiesituation, in der die Aspekte der Beziehung, Rollen und Methoden von überragender Bedeutung sind. Andauernde Erregungszustände und mitunter archaische Gefühlsausbrüche führen die meisten Therapeuten an die Grenzen der persönlichen Belastbarkeit. Bisher gültige methodische Kenntnisse und Fähigkeiten sind nur noch bedingt wirksam. Gleichzeitig übt die therapeutische Begegnung mit Traumaopfern oft einen eigentümlichen Reiz und eine spannungsgeladene Anziehungskraft aus (da die betroffenen Menschen Beeinträchtigungen in fast allen Lebensbereichen zeigen und durch ihre Erlebnisse real zu Opfern wurden, erscheint es mir begründet, diese zunächst als „Traumaopfer“ zu betrachten. Bei fort-schreitender, z.B. psychotherapeutischer Bearbeitung und Integration der Erlebnisse in der Persönlichkeit sollte die einseitige Sicht auf den Opferstatus inhaltlich durch den Blick auf vorhandene oder neu zu erschließende Ressourcen abgelöst werden. Dies sollte sich dann auch sprachlich in dem Begriff „Traumaüberlebende/r" anstelle „Traumaopfer" ausdrücken; vgl. Weber 1998). Es können intensive zwischen-menschliche Erfahrungen und Begegnungen entstehen, die in anderen Therapien selten möglich sind.

In der psychotraumatologischen Forschung wurden die intersubjektiven Erfahrungen und Wechselwirkungen zwischen traumatisierten Menschen und professionellen Helfern lange Zeit vernachlässigt. In den vergangenen Jahren hat sich dies geändert. Seit Ende der achtziger Jahre werden in einem internationalen Diskurs die Auswirkungen der beruflichen Beschäftigung mit Traumatisierungen auf Hilfspersonal und Behandler vor allem im Hinblick auf belastende oder negative Qualitäten untersucht und diskutiert. Nach einer niederländischen Untersuchung unter Therapeuten waren beispielshalber 20% der Untersuchten durchschnittlich selbst so traumatisiert wie die Klienten. 90% der Therapeuten beschrieben die Arbeit mit Traumaklienten als am schwersten (Lansen 1996). Begriffe wie „vicarious traumatization" („stellvertretende Traumatisierung", Pearlman u. Saakvitne 1995), „traumatische Gegenübertragung" (Herman 1993), „Compassion Fatique" (Figley 1995, 1999), „Sekundärtraumatisierung", „infektiöses Trauma", oder allgemeiner: „Burn Out" und „verwundete Helfer" machen die Runde.

Neben anderen Autoren hat Figley dargelegt, dass nicht nur nahestehende Familienangehörige sich gegenseitig mit traumabehaftetem Material anstecken können, sondern auch ihre professionellen Helfer. Demnach haben vor allem empathische Psychotherapeuten bei der Auseinandersetzung mit traumatischen Ereignissen und traumatisierten Menschen ein erhöhtes Risiko, ähnliche Gefühle und Gedanken wie ihre Klienten zu entwickeln. Ein anderer Grund für traumatogene Übertragungen auf Therapeuten wird z.B. in deren eigenen, ungelösten traumatischen Erfahrungen gesehen (vgl. Figley 1995, 1999). Ähnlich sehen Pearlman u. Saakvitne (1995) eine „stellvertretende Traumatisierung" als Folge der intensiven therapeutischen Erfahrungen. Danach übernehmen Traumatherapeuten über ihr empathisches Engagement und das kontaktvolle Einlassen auf die traumatischen Erfahrungen der Klienten diese als ihre eigenen und es finden Veränderungen der kognitiven Bewertungen und Einstellungen zur eigenen Person statt.

Durch Begrifflichkeiten wie „stellvertretende" oder „infektiöse" Traumatisierung entsteht jedoch der Eindruck, dass die Übertragung traumatischer Erfahrungen auf Behandler unvermeidbar wäre und „normale" therapeutische Reaktionen überdauert. Figley (1995) sowie Pearlman u. Saakvitne (1995) sehen die „traumatisierende Interaktion" bzw. „Sekundärtraumatisierung" sogar als ein natürliches Produkt oder eine natürliche Folge des Wissens, der sozialen Fürsorglichkeit und beruflichen Beschäftigung mit den traumatischen Erlebnissen anderer Menschen.

Zweifellos stellt die intensive Begegnung und intersubjektive Erfahrung mit traumatisierten Klienten hohe Anforderungen an die therapeutische Tätigkeit. Berufliche Belastung, Nähe-/Distanz- und Grenzziehungsprobleme oder unbearbeitete persönliche Traumaerlebnisse können Therapeuten intensiv beeinflussen. Regelmäßig wird jedoch positiven und bereichernden Qualitäten in den Therapien sowie persönlichen Schutzfaktoren und Ressourcen von Therapeuten zu wenig Beachtung geschenkt. Bei der folgenden Diskussion werden charakteristische und die therapeutische Begegnung prägende Aspekte bei der Arbeit mit extremtraumatisierten Menschen dargestellt.

Aus der Perspektive eines Psychotherapeuten am BZFO wird der Frage nachgegangen, ob Traumatherapien für Behandler traumatogenes Potential bergen (müssen). In einem ersten Schritt wird ein Überblick über den Kontext, in dem Therapien in der BRD stattfinden, gegeben. Es wird kurz auf interkulturelle Begegnungen, vorherrschende diagnostische und traumatisierungsbedingte Kriterien und Symptome sowie allgemeine Erwartungen an Heilberufler eingegangen. Gezeigt wird, wie sich die Interaktion auf das Empfinden und die Therapiebegegnung auswirken kann. Hinderliche Folgen unreflektierten therapeutischen Umgangs werden vor allem im Hinblick auf Kontakthemmnisse und eine wechselseitig traumatisierende Interaktion diskutiert. Exemplarisch werden einige Gegenübertragungsreaktionen nach psychoanalytischem Verständnis und kontakthemmende Prozesse nach der Theorie der Gestalttherapie beschrieben. Danach zeige ich Ressourcen und Ansätze der Nutzbarmachung des intersubjektiven Erlebens von Traumatherapeuten auf. Der Fokus liegt auf der Prävention und den Gestaltungsmöglichkeiten für kontakt- und entwicklungsfördernde Therapieprozesse, -inhalte und -ziele.

Dieser Artikel soll dazu beitragen, zur Behandlung von traumatisierten Menschen zu ermuntern und Risiken bei der therapeutischen Berufstätigkeit Schutzmechanismen, dienliche Einsichten und Erkenntnisse, sowie erfolgversprechende Interventionen zur Seite zu stellen.

Kontext der therapeutischen Begegnung

Bevor ich auf das unmittelbare und kontaktbezogene Erleben während einer Traumatherapie eingehe, sind zunächst einige der durchgängigen Hintergründe der Therapiebegegnung mit Traumaopfern zu beleuchten. Die therapeutische Beziehung wird – wie andere Beziehungen auch – neben interaktionellen Aspekten stets von Hintergründen des Feldes, in dem die beteiligten Personen handeln, beeinflusst. Die Beachtung dieser Kontexte, die in der Therapie von Zeit zu Zeit zum Vordergrund werden können, ist für das Verständnis der Situation und des Therapieverlaufs unabdingbar und lohnenswert. Der Vollständigkeit halber sind als weitere begegnungsbeeinflussende Faktoren geschichtliche und institutionelle Hintergründe der Berufstätigkeit sowie die bei Therapien mit Flüchtlingen häufig teilnehmenden Sprachvermittler zu nennen, auf die ich an dieser Stelle nicht näher eingehe.

Verschiedenartige Kultur- und Sozialisationserfahrungen

Therapien werden im BZFO durch das Aufeinandertreffen verschieden kulturell- und sozialisationsgeformter Menschen und ihren Vorstellungen und Realitäten geprägt. Diese Unterschiede haben, neben anderen, bei der Gestaltung von zwischenmenschlichen Begegnungen ohne Zweifel einen großen Einfluss. Als deutscher, männlicher Therapeut mit westeuropäisch geprägtem Weltbild, Haltungen und Überzeugungen begegne ich Menschen aus anderen Kulturen, mit Lebensverläufen und Sozialisationsbedingungen, die sich zum Teil erheblich von den Meinigen unterscheiden. Unterschiede können neugierig machen, Interesse wecken und eine andere Welt der Freude und Schönheit eröffnen. Sie können aber auch Ängste, Misstrauen und Erschrecken hervorrufen, besonders dann, wenn es sich um so unvorstellbare Erlebnisse wie Folter oder sexualisierte Gewalt handelt (vgl. Weber 1998. Im BZFO arbeiten auch Kollegen aus anderen Kulturkreisen und Staaten. Ihre Erfahrungen unterscheiden sich in einigen Bereichen von denen der deutschen Behandler. Diese teilweise verschiedenartigen Erfahrungen sind jedoch nicht Thema dieses Artikels).

Bei aller Verschiedenartigkeit der Kulturen oder Religionen ist aber zu beachten, dass diese nicht überbewertet werden. Im Namen der „kulturell bedingten Unterschiede" liegt sonst die Verführung nahe, jede Verschiedenartigkeit des anderen Menschen mit der „fremden" Kultur zu begründen. Dies kann den Blick auf individuelle und situationsspezifische Merkmale verstellen. Parallel beeinflussen die verheerenden Erfahrungen des deutschen Nationalsozialismus und des Holocaust das Selbstverständnis und die Motivation deutscher Therapeuten häufig im Sinne von bewussten oder unbewussten Wiedergutmachungswünschen sowie Schuldgefühlen.

Diagnostische und traumatisierungsbedingte Kriterien und Reaktionen

Mehr oder weniger ausgeprägt ist es immer dasselbe Thema und Leiden, das Klienten ins BZFO führt: Das der überwiegend sequentiell oder kumulativ traumatisierten Biographie. Alle Klienten sind mit unterschiedlicher Ausformung – oft wiederholt – Opfer von Folter, Misshandlung, Kriegseinwirkung, sexualisierter Gewalt, erzwungener Vertreibung und durch Flucht oder Exil hervorgerufener Konflikte geworden (zu exilbedingten Konflikten und deren Symptomatik vgl. Weber 1998, S. 94–101). Ihre Schädigung bzw. Beeinträchtigung kann nach der Typologie von Fischer u. Riedesser (1998) hinsichtlich des Schweregrads, der Häufung, zeitlichen Verlaufstruktur, Art der Betroffenheit, Verursachung, u.ä. in der Regel als besonders hoch und schwerwiegend angesehen werden. Charakteristisch für traumatische Erfahrungen ist, dass diese mit Machtlosigkeits-, Ohnmachts- und Ausgeliefertsein-Gefühlen sowie Kontrollverlust verbunden sind. Auch posttraumatisch erleben Klienten die Überflutung durch traumatische Erlebnisse immer wieder unkontrolliert, unsteuerbar und ohnmächtig. Die folgende Aufzählung ist unvollständig und gibt lediglich einen knappen Überblick über signifikante Ähnlichkeiten in den psychischen und psychosomatischen Reaktionen und Beschwerden sowie im zwischenmenschlichen Kontakterleben von extremtraumatisierten Menschen.

Symptomatisch ist, dass viele Klienten bemüht sind, Stimuli (Reize), die mit den Traumata in Verbindung stehen, zu vermeiden. Beispiele hierfür sind Versuche Gespräche, Gedanken oder Gefühle, die mit Gewalterlebnissen in Verbindung stehen, auszublenden und zu umgehen. Dies kann so starke Ausprägungen annehmen, dass Traumaopfer tatsächlich unfähig sein können, sich an außerordentlich emotionsbeladene Einzelheiten der Geschehnisse zu erinnern. Kennzeichnend ist auch, dass sie ihre schmerzvollen Erlebnisse unkontrolliert und überdauernd in immer wiederkehrenden Alpträumen, aber auch in Alltagssituationen oder während einer Therapiesitzung, wiedererleben können. Dies geht häufig mit dem subjektiven Empfinden intensiver Qualen, Ängste oder Schmerzen und physiologischen Reaktionen einher; gerade so als ob die traumatischen Erlebnisse sich im Moment wiederholen würden. Häufige Äußerungen von Klienten sind dann beispielsweise:

- Ich gehe verloren!
- Ich werde verrückt, höre Stimmen und sehe Bilder, die nicht sein können!
- Ich habe Angst vor mir selbst!
- Ich sehe in jedem Mann meinen Vergewaltiger!
- Bitte schlagen Sie mich nicht wieder, ich habe doch nichts verbrochen!

Offensichtlich werden Beeinträchtigungen in der Beziehungsfähigkeit, wenn sich Gespräche dem Kern traumabehafteter Erlebnisse und Gefühle annähern. Trotz Vorsicht und Sensibilität kann es passieren, dass traumatisierte Klienten spontan und unkontrolliert mit Flashbacks, Zittern, Schweißausbrüchen, Angst- und Panikattacken, kataton erscheinenden Zuständen oder psychovegetativen Anfällen bis zur Ohnmacht reagieren. (Unter sogenannten Flashbacks werden psychische Ausnahmezustände verstanden, in denen sich überfallsartig und unkontrolliert Bilder oder Gedanken an frühere Traumaerlebnisse aufdrängen und der Bezug zur Realität verloren geht. Betroffene beschreiben dies, als liefe ein innerer Film vor ihrem geistigen Auge ab. Ausgelöst werden Flashbacks zumeist von äußeren Triggerreizen (Stimuli), z.B. Sirenen, Peitsch- oder Knallgeräusche, u.ä.. Meist tritt massive Angst, Panik und Erregung auf, einhergehend mit dem Gefühl, die damalige Stresssituation würde sich momentan wiederholen.) Andererseits können Klienten eine erstaunliche Gefühllosigkeit und Distanziertheit bei der Schilderung traumatischer Erlebnisse zeigen. Manchmal lachen sie bei der Beschreibung von Details grausamer Folterungen. Diese Form der paradoxen Belustigung kann als ein Mechanismus des Selbstschutzes und der dissoziativen Distanzierung interpretiert werden. Diese Reaktionen als Außenstehender mitzuerleben, wirkt auf viele Menschen befremd-lich, verunsichernd, beängstigend oder gar abstoßend.

Andere massive Beeinträchtigungen oder Veränderungen sind in der Affektregulierung, Wahrnehmung des Selbstbildes und der Täter sowie im Bedeutungs- und Sinnkonzept festzustellen. Beharrliche Reaktionen können überdauernd wiederkehrende depressive Stimmungen, Anstauung von Wut und Aggression mit teilweiser unkontrollierter Entladung in explosiven Ausbrüchen (Impulskontrollverlust), ständiges Grübeln, Rachegedanken, Selbstisolation, Hoffnungslosigkeit, Perspektivlosigkeit und kaum erträgliche Gefühle von Entfremdung, Scham, Schuld- oder Verzweiflung, sein. Hervorzuheben sind auch selbstverletzende und suizidale Phantasien oder Handlungen sowie chronische Schmerzzustände und andauernde Persönlichkeitsveränderungen.

Oft entwickelt sich eine Reihe von klinisch ausgeprägten Störungsbildern, die über die geläufigen Diagnostik-Handbücher der American Psychiatric Association (vgl. DSM IV 1998) und der Weltgesundheitsorganisation (vgl. ICD-10 1993) und die dortigen Beschreibungen einer Posttraumatischen Belastungsstörung hinausgehen. Das klinische Bild rechtfertigt zumindest von Komorbidität weiterer klinischer Auffälligkeiten bzw. Mehrfacherkrankungen, z.B. Panikattacken, Essstörungen, Suchtverhalten oder Somatisierungen zu sprechen. Weiterführende Beiträge zur Psychodiagnostik und Komplexität traumabedingter Störungen finden sich u.a. bei Niederland (1980), Herman (1993) und Van der Kolk (1987, 1996).

Die „Heilung" von einem traumatischen Erlebnis ist nicht erreichbar, da die Ursachen nicht ungeschehen gemacht und die Erinnerungen nicht ausgelöscht werden können. Bei den betroffenen Menschen bleibt eine überdauernde Erschütterung zurück. Der verständliche und vorrangige Wunsch der Klienten, mit Hilfe der Therapie wieder zu der selben Persönlichkeit wie vor den traumatischen Erlebnissen zu werden, ist nicht zu erfüllen (und auch nicht unbedingt erstrebenswert). Nach heutigem wissenschaftlichen Erkenntnisstand (z.B. Fischer u. Riedesser 1998) ist bei Traumaüberlebenden auch nach einer Therapie von einer lebenslang erhöhten Vulnerabilität, d.h. einer besonderen Verletzlichkeit und Anfälligkeit gegenüber Belastungssituationen, auszugehen. Dies bedeutet, dass sie auf gesellschaftliche oder individuelle Ereignisse immer wieder in dem Sinne reagieren können, dass eine hochgradige Anfälligkeit für neuerliche Traumatisierungen oder eine Reaktualisierung bereits rückgebildeter Symptomatiken besteht. Erschwerend kommt hinzu, dass zwischen den traumatisch wirkenden Auslösern, der Flucht und der Inanspruchnahme psychologisch-therapeutischer Hilfen meist viel Zeit vergangen ist. Zu diesem Zeitpunkt hat bei vielen Traumatisierten bereits ein chronischer Verlauf eingesetzt, der noch schwerer zu bearbeiten ist.

Gesellschaftliche Realität von traumatisierten Flüchtlingen

Traumatisierte Flüchtlinge haben einen Anspruch auf Behandlung, Heilung, Rehabilitation und Abschiebeschutz. Sie suchen in der BRD Unterstützung und erhoffen sich, dass die Behandler sie so schnell wie möglich wieder gesund und ihre Folter- oder Kriegserlebnisse ungeschehen machen, sowie ausreichend Macht und

Einfluss haben, um sie vor einer Abschiebung zu bewahren. Für die meisten der traumatisierten Klienten besteht die gesellschaftliche Realität jedoch darin, dass sie gesundheitlich, sozial und aufenthaltsrechtlich schlecht abgesichert sind. Sie müssen sich infolge ihres ungesicherten Aufenthaltsstatus mit einem stark eingeschränkten Zugang zum gesellschaftlichen Krankenversorgungssystem arrangieren. Oft haben die Klienten aufgrund gar nicht oder gering vorhandener Deutschkenntnisse und mit geringer sozialer Unterstützung große Schwierigkeiten, überhaupt medizinische oder psychologische Behandlungsmöglichkeiten zu finden. Von niedergelassenen Kollegen können und werden sie oft wegen bürokratischer Hemmnisse einen Krankenschein für die Kostenübernahmegarantie zu bekommen sowie Sprachbarrieren bei gleichzeitiger Nichterstattung von Übersetzerhonoraren, nicht zur Behandlung angenommen. Dies manifestiert sich auch in der Nichterstattung von Fahrtkosten zur Therapie, sprachlich bedingten Integrationshemmnissen, fehlender staatlicher Förderung, Arbeitsverboten und anderen Erschwernissen, die den Therapiefortschritt behindern.

Das Gros der traumatisierten Flüchtlinge in der BRD ist auf niedrigschwellige und für Klienten kostenfreie Behandlungsangebote mit dem Angebot einer professionellen Sprachvermittlung wie in den Behandlungszentren für Folteropfer und Flüchtlinge angewiesen. Diese Behandlungskapazitäten sind jedoch bundesweit zahlenmäßig beschränkt. Jahr für Jahr sind wiederholte Mittel- oder Stellenkürzungen hinzunehmen, trotz des stetigen Bedarfs. Der Mangel an freien Therapieplätzen und das Angewiesensein auf das Wohlwollen der behandelnden Therapeuten erhöht die Abhängigkeit der Klienten. Ausdruck findet das Missverhältnis zwischen Angebot und Bedarf seit Jahren in therapeutischen Versuchen, die Therapiedauer zu verkürzen, neue effektivere Behandlungsmethoden zu erproben, mehr Klienten durch Gruppenangebote behandeln zu können sowie sehr langen Wartezeiten auf einen Behandlungsplatz. Derzeit beträgt die Wartezeit auf eine Einzeltherapie im BZFO beispielsweise 12–24 Monate. Das Angewiesensein der Klienten ist den Therapeuten bekannt. Wenn der externe Erwartungsdruck dann unreflektiert zu inneren Ansprüchen erhoben wird, steigen Gefühle von Leistungsdruck, ständiger Erreichbarkeit und Präsenz schnell belastend an.

Die Androhung der erzwungenen Rückkehr von Traumatisierten an oder in die Nähe von Herkunftsorten oder -staaten, in denen ihnen ihr Leid zugefügt wurde, ist aus gesundheitlicher Sicht kontraindiziert und sollte unbedingt vermieden werden. Dennoch werden Klienten und Therapeuten immer wieder mit Abschiebungsandrohungen oder -versuchen konfrontiert, wodurch der Aufbau stabiler Vertrauensverhältnisse und Therapieerfolge immer wieder herbe Rückschläge erfahren.

Allgemeine Anforderungen und Erwartungen an Heilberufler

Im Bereich der Psychiatrie und Psychotherapie sind Behandlungserfolge, die augenscheinlich oder messbar sind und (narzisstische) Bedürfnisse von Therapeuten befriedigen könnten, im allgemeinen selten. Oder diese werden wiederholt frustriert (vgl. Reimer 2000). Sigmund Freud sah 1937, in einer von beruflicher Skepsis und Pessimismus geprägten Lebensphase, den Psychoanalytiker als einen jener drei

> "(...), unmöglichen Berufe, in denen man des ungenügenden Erfolges von vornherein sicher sein kann. Die beiden anderen, weit länger bekannten, sind das Erziehen und das Regieren." (S. 388)

In der deutschen Gesellschaft genießen Angehörige von Heilberufen jedoch in der Regel ein hohes Ansehen. Das Institut für Demoskopie Allensbach ermittelte Mitte 2001 den Arztberuf mit großem Abstand weiterhin als den am meisten Geschätzten und Angesehensten (im BZFO ist es beispielsweise die Regel, dass ausländische Patienten zwischen dem Beruf des Arztes, Psychologen oder Therapeuten keinen Unterschied machen. Diese werden immer wieder „Herr oder Frau Doktor" getauft, auch wenn mehrfach auf die Verschiedenheit der Berufe Psychologe, Psychotherapeut und Arzt hingewiesen wurde). Dies erklärt sich unter anderem aus Höflichkeit und Respekt gegenüber der Tätigkeit sowie daraus, dass die Berufsbilder der Psychotherapie und Psychologie in den Herkunftsländern der Patienten oft nicht bekannt ist. Für das hohe Ansehen in der Bevölkerung ist aber ein Preis zu zahlen: Hilfe oder Zuwendung benötigende oder überlastete Helfer passen nicht in dieses Bild. Die gesellschaftliche Anerkennung geht mit beträchtlichen Erwartungen an individuelle Eigenschaften, Verhaltensweisen und Leistungsfähigkeiten einher (vgl. Reimer 2000). Nutzer von Beratungs- oder Therapieangeboten erwarten überwiegend den in sich ruhenden, kompetenten Helfer, der bei Bedarf selbstverständlich zur Verfügung steht, ständig ansprechbar und hilfsbereit ist, praktikable Lösungen für ihre Probleme parat hat und immer verständnisvoll reagiert.

Gerade Psychotherapeuten scheinen diesem in der BRD weit verbreiteten Klischee entsprechen zu wollen, so das Ergebnis einer Studie von Nord et al. (2000) zu spezifischen Bindungsmustern von Therapeuten. Selbst dann, wenn das subjektive Bild, das sich der Klient von dem Behandler macht, nicht viel mit der tatsächlichen Person des Therapeuten gemein hat (a.a.O.). Manchmal wird das Therapiesetting zum Freiraum für die weitgehende Erprobung der Beziehungsfähigkeit und Geduld von Therapeut und Klient. Die Enttäuschung bei Klienten ist in der Regel groß, wenn der Therapeut Hoffnungen und Erwartungen nicht erfüllen kann und korrigieren oder abweisen muss. Jede Abweisung oder Nichterfüllung kann als Im-Stich-Lassen oder Vertrauensbruch gedeutet werden.

Die gesellschaftliche Wertschätzung kann jedoch starken Schwankungen unterliegen, beispielsweise kann sich die gesellschaftliche Erwartung, Therapeuten mögen Klienten „heilen" oder „retten", nach Medienberichten über schwere Gewaltdelikte von Therapieklienten umkehren in: „Therapeuten haben zuviel Verständnis für ihre Patienten!" oder „Therapeuten sind naiv und glauben ihren Patienten alles ungeprüft!" Diese Meinungsbildungsprozesse beeinflussen ihrerseits das Selbstverständnis und die Haltung von Therapeuten.

Nicht nur Klienten und Therapeuten haben große Erwartungen an die Behandlung, auch Lebenspartner, Familienangehörige, Freunde, Behörden oder Sponsoren haben eigene Vorstellungen, was in der Therapie stattfinden müsse. Diese können sich zum Teil erheblich widersprechen. Von Ausländerbehörden wird beispielsweise gelegentlich die Erwartung an Psychotherapeuten herangetragen, diese möge traumatisierte Flüchtlinge schnell wieder gesund und stabil machen, damit nach ihrem Abschluss eine unbedenkliche Abschiebung vollzogen werden könne. Eine Psychotherapie zum Zwecke der Abschiebungsvorbereitung ist mit der psychotherapeutischen Berufsethik und störungsspezifischen Traumakenntnissen, z.B. über die Vulnerabilität, aber unvereinbar.

Reimer (2000) hat in einem Aufsatz die allgemeinen Auswirkungen von beruflichen Belastungen und Problemen der Lebensführung bei Psychotherapeuten unverklärend zusammengefasst. Er verweist darauf, dass nach verschiedenen Studien in Heilberufen Tätige ein höheres Sucht- und Suizidrisiko als andere Berufsgruppen haben und Psychiater unter den Ärzten diejenige mit der höchsten Suizidrate sind.

Zusammenfassung der kontextuellen Wirkfaktoren

Im Zusammenspiel der unterschiedlichen Wirkfaktoren des beschriebenen Feldes werden Traumatherapeuten in eine Beziehung eingebunden, welche besondere Anforderungen an ihre therapeutische Haltung und Herangehensweise richtet:

- Die schlechte soziale und aufenthaltsrechtliche Absicherung der Klienten beeinträchtigt Therapieprozess und -fortschritt.
- Die Fremdheit und Verschiedenartigkeit des Anderen gebietet Respekt und fordert eigene Überzeugungen und Wertesysteme heraus.
- Klienten sind in hohem Maß von dem Therapieangebot abhängig, was den Leistungsdruck erhöht.
- Das Thema „Extremtrauma" und komplexe störungsspezifische Merkmale und Symptome führen an Grenzen der emotionalen und professionellen Belastbarkeit, Nachvollziehbarkeit und Wirkungsmöglichkeit.
- Einerseits ruhen hohe Erwartungen auf der Person und dem Erfolg des Therapeuten, während dieser andererseits mit einer ausgeprägten Symptomatik konfrontiert wird, für die es bisher relativ bescheidene Behandlungsmethoden gibt.
- Der vorrangige Wunsch nach der „Heilung" von Traumaerlebnissen und vollständigen Befreiung von posttraumatischen Symptomen bzw. Beeinträchtigungen ist praxisfern und unrealistisch.
- Die Vorstellung vom keine Unterstützung oder Zuwendung benötigenden Behandler entspricht nicht nur dem gesellschaftlichen Eindruck, sondern auch dem Selbstbild vieler Therapeuten.

Die psychisch reaktive Symptomatik von Traumaklienten manifestiert sich ähnlich wie bei Menschen mit Borderline- und anderen Persönlichkeitsstörungen ganz massiv im zwischenmenschlichen Bereich und außerordentlich durchlässigen Grenzen. Die Auseinandersetzung mit fremden Biographien, die durch außergewöhnliche und kaum nachvollziehbare Gewalterlebnisse gebrochen wurden, führt Psychotherapeuten an Grenzbereiche ihres zwischenmenschlichen Erlebens. In besonderer Weise müssen sie auch mit der Konfrontation mit Abwehr, Vermeidung und affektiver Erregtheit wie Hass, Entwürdigung und Feindseligkeit rechnen. Grundsätzliche Vorstellungen über das unverletzliche und wertvolle Selbst sowie der Welt als geordnet und gerecht können ins Wanken geraten. Traumatherapeuten sind intensiver und häufiger als bei anderen Klienten gezwungen, sich mit Normen und ethischen Werthaltungen, z.B. zu Gerechtigkeitsfragen, der Menschenwürde und dem Selbstwert eines Menschen, auseinander zu setzen. Immer wieder können die extremen Erlebnisse und Affekte an einen Punkt führen, an dem sie in mancher Hinsicht Gemeinsamkeiten oder Parallelen mit den Klienten finden, oder mit unangenehmen Erinnerungen und Details aus der eigenen Geschichte konfrontiert werden. Obendrein sehen sie sich frühkindlichen Symbiosewünschen oder Ängsten gegenüber, die bis dato evtl. erfolgreich verdrängt wurden. Misserfolge, Rückschläge und Frustrationen treten häufiger oder schneller auf als in der Arbeit mit sozial integrierten Klienten. Die Begrenztheit des therapeutischen Bemühens ist ständig wahrzunehmen. Bei nicht traumatisierten Klienten erlernte Kompetenzen sind nicht mehr ohne weiteres anwendbar. Bisher unerschütterlich geltende theoretische Modelle werden plötzlich unsicher.

Traumatherapie: Eine wechselseitig traumatisierende Interaktion?

Im Arbeitsalltag und der täglichen Beanspruchung machen Therapeuten sich allgemein zu wenig bewusst, was an unangenehm belastender Energie täglich aufgenommen und irgendwie verarbeitet werden muss (vgl. Reimer 2000). Eine grundsätzliche Schwierigkeit besteht darin, dass selbst bei inneren und äußeren Widerständen normalerweise die Verpflichtung besteht, ein den Klienten tragendes Therapiesetting aufrecht zu erhalten. Unter der in empirischen Studien belegten Auffassung, dass nur ein geringer Teil des Therapieerfolgs von der Methode, der Rest aber von der persönlichen Beziehung abhängt (Grawe et al. 1994), offenbart sich das Paradoxon für den Therapeuten: Beide, sowohl Klient wie Therapeut bringen nur Teile ihrer Person in die Behandlung ein. Ein Dilemma besteht darin, sich einerseits einfühlsam und verständnisvoll der außergewöhnlichen und befremdenden Gefühlswelt der Klienten zu nähern, um eine tragfähige Beziehung herzustellen und dabei wiederholt erfahren zu müssen, dass man für diese bedrohlich und beängstigend wirkt (vgl. auch Lohmer 2000). Es kann ein Zustand emotionaler Überbeanspruchung mit beidseitigen starken Impulsen und Reaktionen eintreten.

Kottje-Birnbacher u. Birnbacher (2000) haben allgemeine Therapeutenmerkmale, die zu negativen Therapieverläufen beitragen können, zusammengefasst: Häufig wird die Eigenverantwortlichkeit und Belastbarkeit der Klienten sowie die Tragfähigkeit der therapeutischen Beziehung und Bearbeitungspotentiale falsch bewertet, d.h. über- oder unterschätzt. Die Therapeuten sind nur bedingt in der Lage, auf einen negativen Übertragungsdruck adäquat zu reagieren. Gegenübertragungsreaktionen werden nicht reflektiert und sind der eigenen Bearbeitung unzugänglich. Oder Therapeuten missbrauchen ihre strukturelle Machtposition zum Nachteil der Klienten (a.a.O.).

Diese generellen Risikomerkmale gelten umso mehr bei der Arbeit mit traumatisierten Flüchtlingen. Es kann zu unangemessenen Reaktionen führen, wenn Ärger, Beängstigung, Frustration, Müdigkeit oder Langeweile im Kontakt mit Klienten unreflektiert nachgegeben wird. Darüber hinaus können sich somatische und psychische Symptome wie Verspannungen, Erschöpfung, Schlafstörungen, aggressive, ohnmächtige oder resignative Stimmungen einstellen. Gefühle von Verlassensein, Einzelkämpfertum, Enttäuschung oder Verrat treten bei Traumatherapeuten meistens nicht zufällig auf, sondern hängen mit den Schicksalen und Erfahrungen der Klienten zusammen. Regressionstendenzen, Hoffnungslosigkeit, Depressivität und Selbstentwertung können sich übertragen.

Risiken traumatogenen Potentials für Psychotherapeuten

Um die emotionalen Reaktionen von Traumatherapeuten und deren Umgang mit traumatogenem Potential zu erläutern, gebe ich im folgenden einige Beispiele sich häufig entwickelnder psychodynamischer Prozesse. Unbewusste und übermäßige Konfluenzwünsche, Introjektionen, Projektionen, Retroflektionen oder projektive Identifikationen können zu unvermeintlich erscheinenden Konflikten mit dem bisherigen Selbstverständnis der Therapeutenrolle führen. Unter Konfluenz ist in diesem Sinne der Vorgang des Verschmelzens, Mitschwingens und Ineinanderfließens im Organismus-Umweltfeld zu verstehen. Dies Geschehen beinhaltet gleichfalls auch die Abgrenzung, also das Festhalten an gewohnten Verhaltensmustern oder Traditionen (Gremmler-Fuhr 1999). Introjektion bezeichnet die Übernahme von Konventionen, Regeln, Werten und Wissen, also generell von allem Fremden, meist ungeprüft. Dies bedarf allerdings auch der Assimilation des Fremden (a.a.O.). Während bei der Introjektion äußere Elemente bzw. Feldeinflüsse als „innerlich“ erlebt werden, werden bei der Projektion dem Organismus zugehörige Anteile auf das Umfeld verlagert (projiziert). Bei der Retroflektion kehren sich diese Pole um: Impulse oder Aktivitäten werden zurückgehalten und statt nach außen oder an ein Gegenüber gegen sich selbst gerichtet.

Es können sich therapeutische Beziehungen einstellen, die von einem starken Machtgefälle bestimmt werden, und von Therapeuten, die entweder in einer überbetont aktiven oder passiven Haltung und/oder projektiver Identifizierung gefangen sind. Die Grenzen zwischen aktiven und passiven Haltungen fließen in der beruflichen Praxis oft ineinander über, weswegen die folgende Einteilung lediglich als grobe Orientierung zwischen zwei Polen therapeutischer Verhaltensweisen zu verstehen ist. Andererseits kann die Neigung einiger Klienten zur Therapeutenidealisierung sowie unangenehme Gefühle wie Angst oder Wut aus dem Therapiekontakt zu halten, zu konfluenten, harmonischen und konfliktfreien, aber unbefriedigenden Therapieverläufen führen.

Der Retter und Versorger (aktiver Modus). Die Regressionstendenzen vieler traumatisierter Klienten können Behandler zu übermäßigem Engagement provozieren. Ein wiederholt auftretendes Therapeutenintrojekt ist die Vorstellung, die einzige Überlebenshilfe für Klienten zu sein. Therapeuten sehen sich als „Retter“ oder „letzte Instanz“ vor dem Niedergang der Klienten. Manchmal hält sich dieser Glaube auch bei Klienten unerschütterlich. Es kann geschehen, dass unbewusste Wünsche ausagiert werden, die absolut einzige Hilfe für „ihre“ Klienten zu sein und sie an Kindes statt zu adoptieren. In der täglichen Praxis kann sich das Bedürfnis entwickeln, Klienten rundum zu versorgen und all das zu bieten, was außerhalb der Therapie scheinbar fehlt oder verwehrt wird. Es besteht die Verführung, sich mit der Rolle eines Elternteils zu identifizieren, das in permanenter Sorge um die hilflosen oder defizitären Kinder (Klienten) lebt. Dies kann sich, eventuell analog zu den Wünschen und Bedürfnissen der Klienten, in dem Gefühl äußern, rund um die Uhr erreichbar zu sein und für alle Probleme bzw. Fragen eine Antwort oder Handlungsmöglichkeit parat haben zu müssen. Gleichzeitig werden Klienten ungefördert in der passiven Rolle eines abhängigen Kindes belassen. Therapeuten reagieren dann fortwährend überfürsorglich und überfordert. Fürsorge steht für sie scheinbar in unlösbarem Wettstreit mit Autonomiewahrungsprinzipien. Als Retter agierende Therapeuten übernehmen Hilfs-Ich-Funktionen für Klienten, wodurch die Durcharbeitung aggressiver Impulse beeinträchtigt oder in der Übertragung gar verhindert werden kann (vgl. auch Pfäfflin & Kächele 2000). Erst bei distanzierter Betrachtung offenbaren sich beiden Seiten „überraschend“ weitere Unterstützersysteme oder -personen, die in der Therapie bisher nicht wahrgenommen wurden.

Andere unreflektierte Gegenübertragungsreaktionen können das Ausagieren von Wiedergutmachungswünschen oder Ärgerreaktionen, die übermäßige Identifikation oder Parteinahme für Klienten sowie unangemessene Wut auf Kollegen und Behörden sein. Bei strengem Über-Ich können bei Therapeuten starke Schuldgefühle, z.B. durch die Erlebnisse der Klienten bei Ausländer- oder Sozialbehörden, aktiviert werden.

Der Pessimist und Distanzierte (passiver Modus). Bei diesem Muster besteht das Risiko, dass Personen, die provokant oder aggressiv auftreten, von Therapeuten „verstoßen“ werden. Schwierige, unangenehme Klienten können geringere Chancen haben, eine dauerhafte Therapie zu erfahren, ganz im Gegensatz zu Gefälligen, die z.B. schneller Termine oder einen breiteren Zugang zu therapeutischen Angeboten bekommen. Im Sinne eines Gegenübertragungshasses auf eine phantasierte oder reale Feindseligkeit werden vorschnelle Urteile gefällt. Mangelnde Erfolge, Ineffektivität oder Rückschläge werden Klienten angelastet. Gerade scheinbar aussichtslose „Fälle" laufen Gefahr, schneller abgelehnt zu werden. Sie werden zuviel, nerven, man freut sich über Terminabsagen, bricht die Therapie bereitwillig ab, wenn Klienten mehrmals wegbleiben oder beendet diese allein aufgrund der eigenen Unzufriedenheit. „Schwerer gestörten" Klienten wird dann weniger Aufmerksamkeit gewidmet als „Pflegeleichten", die den Erwartungen der Therapeuten entsprechen und mit ihnen wird insgesamt weniger kommuniziert. Ressourcen innerhalb und außerhalb der Therapie werden weniger genutzt.

Dies kann unter Umständen dazu dienen, von der Person der Therapeuten, möglichen methodischen Fehlern und unreflektiertem Handeln abzulenken. Scheinbar sind es die Klienten, die offensichtlich nicht in der Lage sind, der Therapie zu folgen. Ein geringes Bildungsniveau, kulturelle oder schichtspezifische Eigenheiten, „Schwere" des Traumas, Komorbidität, körperliche Erkrankungen oder neurotische/psychotische Symptome werden als nicht zu beeinflussende und zu verantwortende Misserfolgsgründe bemüht. Andere Beispiele pessimistischer oder distanzierter Haltungen sind aggressive Impulse, unbeherrschte Wutausbrüche, das schnelle Infragestellen der Behandlungsindikation oder Aussagen, Klienten nicht mehr länger behandeln zu können oder Behandlungswünsche auf die einseitige Motivation der Aufenthaltssicherung zu reduzieren. Bei einer solchen Therapie besteht die Gefahr, dass traumatisch wirkende Macht-/Ohnmachtsverhältnisse der ursprünglich Situation reproduziert werden.

Projektive Identifizierung. Der psychoanalytische Mechanismus der projektiven Identifizierung kann gleichfalls konfliktreich sein. Ähnlich wie bei einer frühen Mutter-Kind-Beziehung phantasiert ein Subjekt sein Selbst ganz oder teilweise ins Innere eines Objektes (der Mutter), um es beispielsweise zu kontrollieren. Bei diesem, zugegeben etwas komplexen Abwehrmechanismus, projizieren Klienten unverträgliche Anteile, z.B. Selbsthass und Versagensgefühle in oder auf die Person der Therapeuten. Der Effekt für die Klienten besteht darin, dass sie ihre schwer auszuhaltenden Gefühle außerhalb der eigenen Person ablagern können. Da traumatisierte Menschen eine hohe Neigung zu Dissoziationen haben, wird diese Fähigkeit noch begünstigt. Therapeuten haben die Aufgabe, diese Anteile zu bearbeiten und umzuwandeln und „entschärft" an Klienten zurückzugeben.

Im Gegensatz zur frühkindlichen Phase, bei der die projektive Identifikationsmöglichkeit ein normaler Prozess und wichtig für die Entwicklung des Kindes ist, ist die Symptomatik bei traumatisierten Klienten jedoch Ausdruck der psychischen Beschädigung und einer regressiven Entwicklung. Die Schwierigkeit für Therapeuten besteht darin, dass sie gleichfalls sehr belastet werden und unlösbare Konflikte der Klienten in sich verorten.

Übersicht über risikobehaftete Muster und Haltungen. Übertragungen bzw. Projektionen der Klienten anzunehmen und die ausgelösten Wut-, Ohnmachts- oder Versagensgefühle auszuhalten, fordert Traumatherapeuten immer wieder heraus. Dies gilt besonders für direkte oder indirekte Täterübertragungen. Direkt miterlebbar ist, wenn Klienten in einen Flashback geraten und ihre Traumaerlebnisse nochmals durchleben. Es kann dabei vorkommen, dass Therapeuten in den Augen der Klienten als Folterer oder Peiniger gesehen und angeschrieen werden. Oder Klienten brechen zusammen und flehen um Gnade oder Erlösung durch den Tod. Begünstigt durch derartige Übertragungen sowie dem vorhandenen Aggressionspotential traumatisierter Klienten, können sich Therapeuten gedrängt fühlen, das Setting zu entschärfen, indem sie Klienten ständig „bei Laune halten" oder kleine Gefälligkeiten, z.B. in Form eines Kurzattestes für dieses oder jenes, bieten. Es kann sein, dass auf Scheingefechte, z.B. den Versuch, das „Böse" in der Welt zu bekämpfen, ausgewichen wird. Ein Kampf der nicht zu gewinnen ist, jedoch von eigenen situativen und persönlichen Nöten ablenkt.

Die folgende Auflistung gibt in Anlehnung an Strupp et al. (1977, zit. Pfäfflin u. Kächele 2000) eine Übersicht über inadäquates therapeutisches Verhalten in Therapien. Diese habe ich um eigene mehrjährige Erfahrungen und Beobachtungen mit extremtraumatisierten Klienten erweitert:

- Übermäßige Parteinahme, Überfürsorglichkeit und permanente Sorge um das Wohl der Klienten,
- Wiedergutmachungswünsche oder Schuldgefühle, nicht genug tun zu können,
- übertriebene Distanziertheit und empathielose analysierende Deutungen,
- egozentrische Grundhaltung, mangelnde Zuwendung und Interesse am Klienten,
- Zweifel an der Glaubwürdigkeit der Klienten,
- Verallgemeinerungstendenz des eigenen Wissens oder der beruflichen Erfahrung
- Allwissenheits- oder Allmachtsphantasien,
- unsichere Authentizität des therapeutischen Verhaltens,
- Frustration und Angst,
- Pessimistische oder hoffnungslose Haltung, wobei Klienten eine besonders ungünstige Diagnose/Prognose zugeschrieben wird.
- Ablehnung oder Abweisung bei besonders schwierig erscheinender Symptomatik oder Aufenthaltssituation,
- übertriebener Ärger, Wut, Aggression oder untergründig feindselige Haltung gegenüber Kollegen oder Klienten,
- Drang, Klienten dazu zu bewegen, sich zu ändern,
- Mangel an Selbstkritik oder -reflektion.

Selbst erfahrene Therapeuten laufen Gefahr, von intensiven Reaktionen überwältigt zu werden. Unreflektiert können sich antitherapeutische Behandlungsverläufe mit überwiegender Regressionsförderung statt Stärkung der Eigenverantwortlichkeit und Weiterentwicklung entfalten. Diese Therapien ermöglichen Klienten keine Entwicklungsmöglichkeiten oder es kann ihnen nach der Behandlung noch schlechter gehen als zuvor. Einschränkend ist festzuhalten, dass Regression in Therapien nicht generell entwicklungsbehindert wirkt. Regressive Phasen der Klienten können im Therapieprozess des öfteren sinnvoll sein und Raum einnehmen. Schädlich wirkt dieser Prozess dann, wenn Problemlösungsstrategien und

Autonomieentwicklungsmöglichkeiten ungenutzt und ungefördert bleiben und Therapeuten dafür kein Gewahrsein mehr entwickeln. Sie können in eine unflexible Rolle geraten und persönliche und professionelle Beziehungen vermischen.

Die Definitionsmacht und Kontrolle der Gesprächssituation liegt überwiegend in Händen der Therapeuten. Obwohl sie theoretisch und aus eigener Erfahrung mit Idealisierungen und Übertragungen vertraut sein sollten, ist die Verführung zu Gefühlen von Omnipotenz, illusionärer Verkennung der realen Situation und Realitätsfremdheit gegeben. Dies birgt Tücken. Die Möglichkeit des Machtmissbrauchs wird durch die subjektive und objektive Abhängigkeit der Klienten von dem therapeutischen Angebot noch verstärkt. Statt Befriedigung über Therapieerfolge zu erfahren, liegt die Versuchung nahe, diese aus gesellschaftlichem Ansehen oder der Allmachtszuschreibung von Klienten zu ziehen. Therapeuten geraten in Gefahr, in einen schleichenden oder überwältigenden traumatisierenden Prozess einbezogen zu werden.

Kontakthemmnisse und Gegenübertragungsphänomene können sich unter Umständen nur in einzelnen Interventionen oder in einer speziellen Therapeut-Klient-Beziehung auswirken. Zur Gegenübertragung rechne ich dabei allgemein alle emotionalen Reaktionen der Behandler, unabhängig von ihrem Ursprung. Mit der Zeit, steigender beruflicher Belastung und unreflektierter Erfahrung kann sich aber eine therapeutische Haltung entwickeln, die sich nach und nach über alle Therapiebegegnungen ausdehnt. Aspekte des Therapeuten-Selbst können betroffen sein und sich verändern. Traumatogenes Potential wird dann unbewusst reproduziert oder zumindest begünstigt und kann nicht mehr als Reaktion auf einzelne Klienten und deren Schicksale interpretiert werden. Offenkundig werden diese Muster, wenn zwei Therapeuten bei ein und dem selben Klienten konträre Haltungen vom aktiven oder passiven Modus einnehmen.

Die oben genannten Übertragungsphänomene oder sich parallel zur Problematik des Klienten entwickelnde Verläufe können sich auch auf den institutionellen Rahmen auswirken. Es kann in Behandlerteams zu Spaltungs- oder Absonderungsprozessen, einem von Misstrauen oder Kompetenzzweifeln geprägten Arbeitsklima und der hartnäckigen Einnahme extremer, gegensätzlicher Positionen kommen, z.B. zwischen Berufsgruppen (Mediziner gegen Psychologen), Methoden (kreativ- gegen gesprächsorientierte Therapien) und Haltungen (verwöhnend, solidarisierend gegen fordernd, abgrenzend). Therapeuten und die Organisation als Ganzes können in einen unproduktiven Prozess geraten.

Therapeutische Ressourcen und Prävention

Es hat sich gezeigt, dass in Traumatherapien ein erhöhtes Risiko bzw. eine gesteigerte Anfälligkeit zu unüberlegten oder impulsiven Reaktionen besteht. Kontaktunterbrechungen und Übertragungs- oder Gegenübertragungsreaktionen lassen sich natürlich nicht vermeiden. Es stellt sich nun die Frage: Wie kann die therapeutische Beziehung und Rolle des Psychotherapeuten in der Therapie mit traumatisierten Flüchtlingen gestaltet werden, um eine wechselseitig traumatisierende Begegnung trotz der genannten Risiken und Gefahren weitgehend zu vermeiden? Und wie können Übertragungsreaktionen für Kontakt- und Entwicklungsmöglichkeiten produktiv genutzt werden?

Bereitschaft zur Selbsterfahrung sowie Meta-Reflektion. Therapeuten müssen sich prüfen und fragen, warum gerade sie mit traumatisierten Klienten arbeiten (wollen). Mitleid mit den Opfern oder voyeuristische Tendenzen reichen als Motivation allein nicht aus. Einige fühlen sich berufen, betrachten Traumaopfer als besondere Herausforderung und haben den Wunsch, sich in der Behandlung besonders schwieriger Klienten erfolgreich zu beweisen. Manche Therapeuten suchen die „Marktlücke" in der Gesundheitsversorgung. Andere streben unbewusst nach der Überwindung eigener traumatischer Erfahrungen oder danach, ein persönliches, schlechtes Gewissen über den Umweg der Klienten zu bearbeiten. Lohmer (2000) geht für Borderline-Therapeuten davon aus, dass diese ein überdurchschnittliches Bedürfnis nach Wiederherstellung beschädigter oder zerstörter innerer Objekte und Repräsentanzen haben. Es ist zu vermuten, dass Traumatherapeuten ähnlich ausgeprägte Motive verfolgen und bei ihnen noch ein starkes Bedürfnis nach Gerechtigkeit hinzu kommt. Traumatherapien beinhalten erhebliche Selbsterfahrungsanteile auch für erfahrene Psychotherapeuten. Gefordert ist die Bereitschaft und Offenheit, sich auf persönliche innere Prozesse einzulassen und diese parallel zur Berufstätigkeit zu ergründen. Die Behandlung von Flüchtlingen, die Opfer organisierter Gewalt geworden sind, führt deutsche Therapeuten zum Beispiel unweigerlich in die persönliche Auseinandersetzung mit der deutschen Vergangenheit und dem Holocaust. Fragen und Gedanken werden angeregt, derart etwa, welche Rollen unsere Väter oder Großväter im Nationalsozialismus inne hatten, ob man selbst widerstandsfähig gewesen oder zum Mitläufer oder Täter geworden wäre? Selbstbeobachtung, Gewahrsein, Reflektion und Berufserfahrung sind wesentliche Säulen therapeutischen Handelns. Es ist außerordentlich wichtig, dass Traumatherapeuten zu einer reflektierenden Betrachtung der eigenen Reaktionen fähig sind und ihre „Schwachstellen" kennen. Gelingt es, eigene Reaktionen und Qualitäten bewusst einzusetzen und die möglichen Risiken des Handelns gering zu halten, ist eine wesentliche Voraussetzung für eine stabile therapeutische Beziehung und die produktive Bearbeitung von traumabelastetem Material geschaffen.

Gerade bei extremtraumatisierten Klienten ist es von überragender Qualität, dass Therapeuten fähig sind, immer wieder auf die Meta-Ebene einer reflektierenden und sich zurücknehmenden Distanz zurückkehren zu können, aus der die aktuelle therapeutische Beziehung reflektiert werden kann. Sie müssen zwischen Erleben und Reflektieren, also zwischen den zwei Rollen des Übertragungsobjektes für den Klienten und der des analysierenden Therapeuten, fluktuieren können. Dies ermöglicht, Überblick und Kontrolle über das interaktionelle Geschehen zu bewahren. Ihr Hilfs-Ich und Selbstobjekt muss real präsent bleiben, um wirken zu können (Sachsse 1996). Eine Beziehungsfalle droht, wenn Therapeuten diese

Funktionen zwar anbieten, aber es nicht zum Transfer der Therapieerfahrungen auf Alltagsbeziehungen und -situationen kommt. In der Therapie wird Nachreifung dann zwar versprochen, aber es gibt keine konkreten oder wirksamen Entwicklungsanreize. Oft wird die Entdeckung oder Verbalisierung von Gefühlen wie Ängsten, Wut, Feindseligkeit, Trauer, u.ä. angeregt, ohne dass jedoch adäquat darauf eingegangen wird. Klienten bleiben dann fortdauernd auf die Unterstützung und reale Anwesenheit der Therapeuten angewiesen (vgl. ebd.).

Kontaktvolle Arbeit im Hier und Jetzt. Traumaklienten sind häufig nicht in der Lage zwischen Meta-Ebenen, Informationen und Gefühlen zu trennen oder zu diffundieren. Häufig ist das sensorische Gedächtnis stärker ausgeprägt als das Narrative. In der Therapie ist daher nicht nur der informelle Inhalt einer Äußerung des Therapeuten relevant, sondern was für Gefühle werden mit einem bestimmten Satz oder einer Information bei Klienten ausgelöst. Klienten sollen aus ihrer emotionalen Isolation heraus und in der Wahrnehmung von Körpersensationen unterstützt werden. Dabei sollen Therapeuten den Prozess in dem Sinne begleiten, dass Kontakt aufgebaut, eine warme, vertrauensvolle und stabile Beziehung gehalten und gepflegt wird, und Veränderungen in den inneren Einstellungen und Selbstbildern der Klienten eingeleitet werden. Diese therapeutische Vorgehensweise spricht für ein Face-to-Face-Therapiesetting, d.h. Therapeut und Klient sitzen sich gegenüber, können das Gesicht ihres Gegenübers mit seinen individuellen Gefühlsäußerungen wahrnehmen und beobachten.

Gewöhnlich wird psychotherapeutisch derart vorgegangen, dass vergangenheitsbezogene, pathogene Erfahrungen in der Therapie wiederbelebt und mehrmals durchgearbeitet werden. Haben sich die traumatisch wirkenden inneren Bilder verbal und nonverbal externalisiert, würde dies nach klassischem Therapieverständnis als Fortschritt gelten. Einige Therapeuten suchen daher forsch nach den traumatischen Erlebnissen der Klienten, um diese möglichst schnell zu „bearbeiten". Andere wiederum wagen sich aus Sorge vor möglicherweise unkontrolliert aufbrechenden Gefühlen und Reaktionen lange Zeit oder überhaupt nicht an diese heran. Dies kann der Fall sein, wenn sie mit den Unsicherheiten ihrer Klienten konfluent und ebenfalls ein Vermeidungsverhalten entwickelt haben. Als Traumatherapeut macht man schnell die Erfahrung, dass der therapeutische Prozess allein durch die Externalisierung wenig Erfolge zeigt. Im Gegenteil, die Folgen der traumatischen Erlebnisse zeigen eine erstaunliche Widerstandsfähigkeit gegenüber der Beeinflussung und fordern Therapeuten nun selbst emotional heraus.

Bei der psychotherapeutischen Behandlung muss nicht unmittelbar mit der Traumabearbeitung begonnen werden. Oberstes Gebot der Traumatherapie ist nicht die Traumaexposition, sondern die Transformation traumatischer Erinnerungen und Körperempfindungen bzw. -schemata in nicht überwältigende Erinnerungen, die für die Betroffenen kontrollierbar und steuerbar sind. Ein falsch verstandenes Vorgehen ist auch das Bestreben, Traumata immer wieder in die therapeutische Beziehung zu holen. Oft ist es hilfreicher, nicht in die Vergangenheit der traumatischen Erfahrungen zurückgehen, sondern in der Gegenwart zu bleiben und Klienten dort abzuholen, wo sie gerade sind: In welcher posttraumatischen Phase, Entwicklungsstufe und Lebenssituation befinden sie sich jetzt? Welche Körperreaktionen oder Gefühle sind aktuell präsent? Wie wirkt die gegenwärtige therapeutische Begegnung auf die Klienten? Was passiert im Hier und Jetzt? Die Arbeit im Hier und Jetzt ist eine zentrale Ressource, weil sie der Bedeutung der aktuell zu erlebenden Beziehung zwischen Klienten und Therapeuten (und Einrichtung) sowie der Erfahrung Rechnung trägt, dass sich persönliche Konflikte der Klienten auch in der therapeutischen Beziehung, z.B. in Kontaktstörungen, unterwürfigem, ängstlichem, egozentrischem oder forderndem Verhalten manifestieren können. Die Beziehungsfähigkeit von Traumaopfern ist vor allem dadurch geschädigt, dass die ausgeübten physischen oder psychischen Gewalterlebnisse von anderen Menschen, bei Bürgerkriegsopfern häufig sogar von ehemaligen Freunden oder Nachbarn, ausgeübt wurden. Diese Beeinträchtigung wird im Therapie-Kontakt unmittelbar erfahrbar. Es gibt natürlich auch Klienten, die unbedingt von ihren traumatischen Erlebnissen berichten wollen und bei denen ihre Erlebnisse nur so „heraussprudeln". Sie offenbaren sich u.a. deswegen, damit die ihnen zugefügten Verbrechen und Menschenrechtsverletzungen nicht vergessen werden oder damit ihre Abschiebung in letzter Minute noch verhindert werden kann.

Gegebenenfalls kann es erfolgreicher und verträglicher sein, die traumatischen Erlebnisse und Gefühle gänzlich außerhalb der Therapiebeziehung zu belassen oder zumindest dauerhaft an einem anderen, imaginativen Ort zu deponieren. Dies gilt vorwiegend bei Klienten mit anhaltend hoher physiologischer Übererregung. Nützlich kann aber sein, Triggerreize (Auslöseimpulse) heraus zu finden und zu bearbeiten, welche die Wahrnehmung der Klienten beeinflussen. Eventuell kann eine Desensibilisierung gegenüber diesen Reizen erreicht werden, besser ist jedoch das Erschaffen neuer Assoziationen bei den betroffenen Menschen.

Bei der Abwägung, ob ein traumafokussierendes Vorgehen eingegangen wird, ist darüber hinaus die Phase des Exils zu berücksichtigen. Frisch nach der Ankunft in der BRD oder vor einer drohenden Abschiebung, befinden sich Klienten in der Regel in einer Belastungs- und Stresssituation, bei der aus Gründen der inneren Stabilität und Sicherheit von der Konfrontation mit extremen Erlebnissen wie Folter, Todesangst oder Verlust von Angehörigen eher abzuraten ist. Wenn dann jedoch das Verfolgungsschicksal und die traumabedingte Behandlungsbedürftigkeit gegen-über Dritten bestätigt werden soll, können Therapeuten in einen Konflikt geraten. Gerade Asyl- und Ausländerbehörden begnügen sich nicht mit der psychologischen Diagnose und dem Leidensdruck der Klienten, sondern verlangen in der Regel ausführliche Auskünfte zur Traumaursache, der Beurteilung der Glaubwürdigkeit, und ähnlich detaillierte Informationen. Es ist dann ein schwieriger Spagat, Traumaklienten bei der Anamnese einerseits nicht zu sehr zu belasten und z.B. in Flashbacks zu treiben, und andererseits in ihrem Interesse der Asylgewährung, möglichst schnell umfassende Informationen über die Hintergründe und Details ihrer extremtraumatischen Erlebnisse zu erheben und begründet zu bescheinigen.

Durch die narrative Qualität des „Zeugnis-Ablegens“ und die ordnende Regie der Therapeuten können Ereignisse rekonstruiert und zeitlich, örtlich und situativ zugeordnet werden. Dies kann zur Integration traumatischer Fragmente in die Gesamtpersönlichkeit beitragen. Einige Klienten berichten mir gegenüber zum ersten Mal über ihre Erlebnisse, oft bin ich der einzige Zuhörer und werde so zum Zeugen der Opfer bzw. indirekt zum Zeugen der verübten Verbrechen. Selbst gegenüber nahestehenden Familienangehörigen bleiben die Geschehnisse aus Rücksicht oder Scham- und Schuldgefühlen tabuisiert. Bis heute ist die Rolle und Auswirkung dieser Zeugenschaft auf Psychotherapeuten noch ziemlich spekulativ. Ich vermute, dass Faktoren wie Stolz, Abneigung, Angst, Sensationsbefriedigung, Rachewünsche und eine phantasierte Anklagerolle, stellvertretend für den Klienten, einen Einfluss haben.

Eine allgemeingültige Regel für ein traumafokussierendes Vorgehen ist nur unter Beachtung des Hintergrunds der jeweils betroffenen KlientInnen möglich. Faktoren wie Stabilität, tragfähige Beziehungen und ein sicheres Umfeld sprechen eher für ein aufdeckendes oder konfrontierendes Vorgehen. Ich plädiere für einen interdisziplinären Ansatz, der Psychotherapie und Psychodiagnostik nicht nur als Technik, sondern als ganzheitlich integrative Methode im Kontext des Menschen und einer nachdenklichen und nachspürenden Exploration und Behandlung sieht.

Direkte Antwort statt therapeutischer Abstinenz und Neutralität. Für eine traumabedingte psychische Störung ist symptomatisch, dass das Selbst in existentiellen Erfahrungsschichten beeinträchtigt ist. Das Selbst kann nach der Theorie der Gestalttherapie als vielfältiger und einheitlicher Erfahrungsprozess charakterisiert werden, der sich unter anderem aus Ich-, Es- und Persönlichkeitsstrukturen bildet (vgl. Pearls et al. 2000). Anders als in der Psychoanalyse handelt es sich hierbei jedoch nicht um feste Instanzen, sondern um Funktionen, die in ihrer Aktion mit der Umwelt und sich selbst betrachtet werden. Es-Funktionen drücken sich in diesem Sinne über Empfindungen, Erinnerungen, Träume, vage Phantasien und Gedanken aus, sind noch formlos, chaotisch und nicht in Sprache zu fassen. Ich-Funktionen grenzen uns von der Umwelt ab, unterscheiden zwischen dem was ein Mensch will oder nicht will und geben inneren Dialogen eine Form nach außen. Ohne dass es uns bewusst sein muss, ist das Ich ständig mit dem Sich-Identifizieren oder Ablehnen (Entfremden) von Bedürfnissen und Interessen und mit der Mobilisation dieser Impulse in die Umwelt beschäftigt. Unter Persönlichkeit wird das System der eigenen Haltungen, d.h. der Ideale, Ansichten und Introjekte über sich selbst, die in zwischenmenschlichen Beziehungen angenommen werden, zusammengefasst (vgl. ebd.).

Bei traumatisierten Menschen wird das Selbst immer wieder von chaotischen und unspezifischen Empfindungen, Erinnerungen, Träumen, Bedürfnissen, Introjekten und Fragmenten aus dem Es, Ich und der Persönlichkeit, überflutet. Wesentliche Persönlichkeits- und Ich-Funktionen wie z.B. Entscheidungen zwischen mehreren Handlungsalternativen treffen zu können, sich mit den eigenen Bedürfnissen zu identifizieren („Wissen, was ich will!“) oder sich zu kennen („Wer bin ich?") sind überdauernd beeinträchtigt, schwach oder zersetzt. Dieser Zustand ist nach einer Traumatisierung unsozialisiert, schwer auszuhalten und macht die Nöte und Ängste der Klienten, verrückt zu werden und sich zu verlieren, verständlicher und erfordert eine unmittelbare Rückmeldung und Würdigung für die Betroffenen. Es muss Therapeuten deshalb erlaubt sein, direkte Antworten auf Introjektionen, Projektionen, Retroflektionen bzw. Übertragungen der Klienten zu geben. Eine direkte Antwort zu bekommen ist vielfach ein frühkindliches Bedürfnis, und diese Bedürftigkeit findet sich auch bei Traumaopfern.

Eine Modifikation der therapeutischen Abstinenzregel kann für Traumatherapeuten wie folgt lauten: Das Konzept der therapeutischen Abstinenz ist bei der Behandlung von traumatisierten Klienten in dem Sinne anzuwenden, dass Abstinenz nicht als das Enthalten jeglicher eigener Gefühle oder Emotionen verstanden wird. Dabei ist unbedingt zu beachten, dass Therapeuten nicht eigene private Probleme in der Beziehung zum Klienten ausagieren und bezüglich ihrer Schwierigkeiten und Grenzen abstinent bleiben. Emotionslose Unbeteiligtheit und Neutralität kann in Traumatherapien kontraindiziert sein und zur wechselseitigen Traumatisierung beitragen. Die aus der psychoanalytischen Theorie entwickelten Konzepte von therapeutischer Abstinenz und technischer Neutralität sind in jedem Behandlungskontakt auf ihren Nutzen für die aktuelle Begegnung zu überprüfen und anzupassen. Dogmatische Theorietreue kann die Interaktion be- oder verhindern und bei der Behandlung von Traumaopfern unter Umständen schädlich oder kontraindiziert sein.

Grenzen setzen. Bei extremtraumatisierten Klienten werden Psychotherapeuten Kommunikations- und Kontakterfahrungen ausgesetzt, die außerhalb des üblichen menschlichen Erlebensbereichs liegen. Nach gängigem Muster sollen sie in der Rolle der professionellen Helfer unablässig verschiedene Qualitäten des seelischen Leidens der Klienten aushalten, diese verstehen, sich bildlich vorstellen, etc.. Dann sollen die extremen Erlebnisse und Gefühlszustände geduldig einer Bearbeitung zugänglich gemacht werden. Dabei nähern sie sich mit ihren Gefühlen der Extremheit und Einmaligkeit denen ihrer Klienten an. Diese schulenübergreifend weit verbreitete Haltung der schier unendlichen Ertragens- und Erlebnisfähigkeit ist zu hinterfragen. Ist es Traumatherapien wirklich förderlich, wenn Therapeuten bemüht sind, das extreme Leiden der Klienten geduldig zu ertragen? Geben sie damit nicht ein schwaches Modell für Ich-Funktionen und Grenzen gegenüber den Klienten ab? Weder Therapeut noch Klient würden es ertragen, sich ständig nur mit traumabesetzten Erlebnissen und Gefühlen zu befassen.

Das Motiv, all die Menschen tragen zu können, die in der Gesellschaft keinen Halt finden und unnachvollziehbar extreme Folterungen, Misshandlungen oder sexualisierte Gewalt erfahren haben, zeugt nicht unbedingt von einer professionellen Haltung. Ich halte es für erfolgversprechender, wenn sich Therapeuten als begrenzt belastbare und verletzliche Menschen zeigen und nicht bedingungslos alle aggressiven, feindseligen oder traumatogenen Inhalte in sich aufnehmen. Dies können sie realisieren, indem sie sich von dem, was sie hören, direkt betroffen zeigen und emotionale Reaktionen der Klienten mit diesen teilen. Es ist essentiell, dass Klienten lernen können, eben nicht alles Leiden oder jedweden Schrecken aushalten oder ertragen zu müssen. Therapeutische Beziehung kann in diesem Sinne idealtypisch als Lernmodell eines seelischen Schutzraumes verstanden werden, welcher eine von traumatisierender Interaktion freie Begegnung ermöglicht. Therapeuten übernehmen dabei die Rolle eines persönlichen Vorbildes. In diesem Sinne muss es Traumatherapeuten erlaubt sein – wenn es nicht sogar methodisch nötig ist – persönliche Äußerungen wie: „Sie haben entsetzlich viel durchgemacht!“ oder „Das ist kaum zu ertragen, was Sie da gerade erzählen“ zu geben. Es kann sogar geboten sein, sich der Weitergabe traumatisierender Interaktionen ausdrücklich zu verweigern: „Stop, das ist genug, bis hierhin und nicht weiter!“ Diese Interventionen sind nach gängigem Verständnis ungewöhnlich und widersprechen den üblichen Vorstellungen von Abstinenz, Neutralität und Therapeuten als unendlicher Projektionsfläche oder „leerer Leinwand“ für Klienten (vgl. Sachsse 1996).

Eigene Entlastung, Supervision und professionelle Bescheidenheit. Auch Therapeuten benötigen empathische Aufmerksamkeit, Entlastung und Beratung. Sie sollten sich nicht scheuen, belastende Gedanken und Gefühle, die im Rahmen der Berufstätigkeit auftreten, mit Kollegen zu besprechen. Gewissenhaft und eigenverantwortlich sind individuelle Interventionsstrategien zum Selbstschutz und zur Entlastung zu organisieren.

Vernetzung mit Kollegen dient dann nicht nur dem Austausch der neuesten Informationen und Kenntnisse, sondern ermöglicht über ein Sharing, d.h. das (Mit-)Teilen von Empfindungen und Erlebnissen, psychische Entlastung und Prävention. Nach besonders schwierigen und bedrückenden Gesprächen kann ein akutes Debriefing mit Kollegen, d.h. ein zeitnahes emotionales Aussprechen über überwältigende oder nachhaltige Gefühle und Erlebnisse, nötig sein. Diese Methode wird z.B. nach kritischen, belastenden Lebensereignissen erleichternd eingesetzt und folgt einem Schema hilfreicher Fragen. Dabei beachten die Debriefer, dass sie nicht gleichfalls von dem belastenden Therapiematerial überwältigt werden (Mitchell u. Everly 1995).

Regelmäßige Supervisionen oder alternative fachliche und persönliche Austauschgelegenheiten sind unabdingbare Voraussetzung für Traumatherapeuten. Supervision durch einen fachlich ausgebildeten, am besprochenen Therapieprozess nicht beteiligten Kollegen hilft die Interaktion zwischen Übertragungsphänomenen und traumatogen wirkenden, schleichenden Abläufen zu erkennen. Dies erfordert die Bereitschaft, innere Prozesse vor Kollegen in bezug auf Therapieverläufe zu offenbaren und Scham- oder Schuldgefühle auszusprechen.

Viele Kliniker vertreten die Ansicht, dass Traumatherapeuten aufgrund des traumatogenen Potentials nicht allein in einer psychotherapeutischen Praxis arbeiten, sondern in einen institutionellen Rahmen eingebunden sein sollten (vgl. Pearlman u. Saakvitne 1995, Lansen 1996). Ein tragfähiges und respektvolles Team kann sicheren Boden bereiten und präventiv der Überwältigung durch das interaktive traumatogene Potential entgegenwirken. Dabei kann die Rolle einer Institution sowie die Mitarbeiter sein, eine Arbeitskultur zu installieren und am Leben zu erhalten, die es ermöglicht auf erkennbare Schwachstellen im Rahmen von Fallsupervisionen, Teambesprechungen oder persönlichen Gesprächen hinzuweisen. Günstigenfalls können diese auf den Weg einer kreativen Bewältigung gebracht werden, ohne dass die Effektivität der Tätigkeit leidet.

Um ein persönliches Gleichgewicht in der Arbeit zu finden, kann es auch nötig sein, belastendes Potential am Arbeitsplatz in dem Sinne zu reduzieren, dass die Behandlungskapazitäten für traumatisierte Klienten begrenzt werden und eine individuelle Ausgewogenheit in der Berufstätigkeit gefunden wird. Auf die Traumabehandlung spezialisierte Einrichtung sind hierbei leider nicht förderlich. Forschungs- und Publikationsarbeiten befördern ebenfalls eine analysierende Distanz zur Berufstätigkeit.

Viele Therapeuten täuschen sich, wenn sie sich zum Ziel setzen, schwer traumatisierten Menschen ihr Leiden und ihre Symptome abzunehmen und sie nach klassischem Krankheitsverständnis wieder „gesund" zu machen. Behandlungserfolge sind bei Klienten, die mehrfachen, andauernden und von Menschenhand absichtlich verübten Traumata ausgesetzt waren, außerordentlich rar. Wird akzeptiert, dass die vollständige „Heilung" nicht erreicht werden kann, können schon kleine Fortschritte in der Behandlung in befriedigender Weise erlebt werden. Das Herunterschrauben von Anforderungen und Erwartungen lässt sensibler und zufriedener für die täglichen bescheidenen Therapiefortschritte werden. Es gibt selbstverständlich Klienten, bei denen selbst bei bestmöglichen Therapiebemühungen so gut wie keine Fortschritte erreicht werden können. Nicht alle Defizite oder Konflikte sind therapeutisch bearbeitbar.

Hinwendung zum Leben und Weiterentwicklung unterstützen. Posttraumatische Folgen und Bewältigungsversuche binden bei Klienten viel Energie, die zum Leben fehlt. Daher sind alle Hinwendungen zum Leben, zur Aktivität und Eigenverantwortlichkeit zu unterstützen. Über die Wiederentdeckung oder Neugewinnung von Fähigkeiten und Ressourcen werden Selbstheilungskräfte mobilisiert, die traumatische Ereignisse teilweise ihren Schrecken verlieren lassen. Heilsam wirkt, die eigenen Lebensbedingungen eigenverantwortlich gestalten und bestimmen zu können. Diesem Zweck dient auch die Rückgewinnung von Kontrollmöglichkeiten über eigene Gefühle und Erinnerungen. Anfangs können Therapeuten hierfür Vorbilder sein. Darauf aufbauend sollen Klienten jedoch schrittweise, kontrolliert und vorsichtig an ihre Möglichkeiten und Fähigkeiten herangeführt werden.

Es sind realistische und transparente Therapieziele zu vereinbaren. Diese sind auf die spezifischen Bedürfnisse der Klienten abzustimmen. Expertenwissen haben Therapeuten vor allem hinsichtlich der Methoden und Mittel, in etwas geringerem Umfang auch in bezug auf die Ziele. Diese sollen Klienten, wann immer möglich, selbst bestimmen. Therapeuten können dabei beratend zur Seite stehen, Methoden und Mittel erläutern und ihre Erfahrung dahingehend zur Verfügung stellen, indem sie die Erfolgsaussichten für die Zielerreichung als wirklichkeitsnah oder unrealistisch einschätzen. Ziel aller Handlungsveränderungen ist Übereinstimmung mit inneren Motiven und nicht mit den Motiven der Therapeuten herzustellen. Eine häufige Antwort von extremtraumatisierten Flüchtlingen auf Therapieangebote oder alternative Entscheidungen ist z.B.: „Herr Doktor, entscheiden Sie! Sie wissen doch besser, was für mich gut ist!" Vor Beginn jeder Therapie ist die Motivationslage abzuklären: Was wollen die Klienten, was wünschen sie sich von der Therapie, und ähnliches. Denn es geht gerade nicht um die Abnahme jeglicher Eigenverantwortung. Oft ist schon dies kein einfacher Prozess. Manchmal sind Klienten in ihren traumatischen Erlebnissen derart gefangen, dass sie es sich nicht erlauben, eigene Wünsche aufzuspüren oder zu äußern. Da sie selten von Freude oder lustvollem Erleben berichten, sollte die Therapie unbedingt auch Raum für positive Erlebnisse und Gefühlsqualitäten schaffen. Weitere Therapieziele sind die Entlastung von der häufig verbreiteten Überlebensschuld und die Wiederbelebung von Überlebensressourcen und Lebensfähigkeiten, d.h. die Entwicklung von passiven Opfern zu aktiven Überlebenden. Ziel ist, dass Traumaüberlebende sich, ihre Umwelt und zwischenmenschliche Beziehungen unverzerrt und angstfrei wahrnehmen können. Hass- und Rachegefühle gegenüber Tätern können zugleich ein Weg der Bearbeitung und Bewältigung sein (vgl. Becker 1992). Diese können zugelassen werden, solange der Wunsch nach Auslebung derselben in der Phantasie verbleibt und nicht konkret umgesetzt werden soll.

Konsequenz: Zehn präventive Regeln für Traumatherapeuten

Das wichtigste Handwerkszeug des Therapeuten ist sein Selbst, in Verbindung mit der Fähigkeit zwischen eigenen Gefühlen und denen, die der Klient auslöst, zu differenzieren. Die Beobachtung und Reflektion dieser intersubjektiven Reaktionen ist eine zentrale Quelle für das therapeutische Handeln und Intervenieren. Dies bedarf der Befähigung, sich selbst von einer Meta-Ebene aus zu betrachten. Komprimiert lassen sich zehn Regeln und Ressourcen für Traumatherapeuten ableiten, die der Prävention vor überwältigendem Therapiematerial dienen können:

1. Anzustreben ist größtmögliches Gewahrsein für eigene Motive und Reaktionen.
2. Die Fluktuationsfähigkeit zwischen Engagement, Empathie und Reflektion ist zu erhalten.
3. Die Transformation traumatischer Erfahrungen ist zweckdienlicher als Traumaexposition und -exploration.
4. Empathie und Kontakt sind wirksamer als Abstinenz und Neutralität.
5. Spontane Reaktionen und Gefühlen können zugelassen werden, wenn sie jeweils an die Erfordernisse der realen Situation angepasst sind.
6. Die Ertragens- und Leidensfähigkeit darf begrenzt werden.

7. Die Hinwendung zum Leben und Weiterentwicklung ist zu fördern. Wachstumshindernisse sind aus dem Weg zu räumen.
8. Interventionen dürfen transparent gemacht werden.
9. Strategien des Selbstschutzes und der Entlastung sind eigeninitiativ zu entwickeln und zu nutzen.
10. Es kann angenommen werden, dass Klienten einem wichtig geworden sind. Bereichernde Veränderungen können zugelassen werden.

Die Behandlung muss sich vorrangig an dem fragmentierten Selbstbild der Klienten, ihrer Symptomatik und den persönlichen Reaktionen der Therapeuten orientieren. Bei größtmöglichem Gewahrsein und entsprechender Reflektion können gerade die eigenen Gefühle einen wesentlichen Schlüssel zum Therapiefortschritt beinhalten. Dabei muss man bereit sein, immer wieder neu zu lernen, eigene „blinde Flecken" aufzuspüren, und die eigene Wirkfähigkeit nicht über- oder unterzubewerten. Supervisionen und Lehrtherapien unterstützen diesen Prozess.

Nicht nur bei der Fluktuationsfähigkeit ist eine Flexibilität gefordert, die eingleisige Theorien gelegentlich überfordert. Techniken, die starr und unflexibel sind, sind zu vermeiden. Förderlich ist meist das, was sich aus der individuellen, einmaligen Begegnung entwickelt und nicht das Kopieren oder Wiederholen von Interventionen oder Mustern, die einmal gut geholfen haben. Ein integrativer Ansatz mit Kenntnis verschiedener Methoden und ihrer Stärken/Schwächen kann die Traumatherapie bereichern: Das Hinterfragen der eigenen Vorstellungen und Konstrukte wird dadurch befördert. Therapieformen wie Gestalttherapie, Psychodrama und Imaginationsverfahren sind beispielsweise für die Trennung von Erlebnis und Bearbeitung und die Weitergabe von Selbstmanagement-Strategien geeignete Methoden (vgl. Sachsse 1996). Sie eignen sich gut, um die dissoziativen Fähigkeiten der Klienten als ressourcenorientierte Copingstrategien zu nutzen. Gestalttherapeutisches Vorgehen erlaubt, direkte Kontaktprozesse einzugehen, in denen der Focus der Interaktion auf die reale Therapiebeziehung und auf das gegenwärtige Erleben und Ressourcen im Hier und Jetzt gerichtet werden kann. Dies erleichtert Klienten die Unterscheidung ihrer Innen- von der Außenwelt und die differenzierte Wahrnehmung der therapeutischen und privaten Beziehungen. Es sind Wege der Artikulation zu finden, um miteinander ins Gespräch zu kommen, statt über traumatische Geschehnisse zu sprechen. Die Verobjektivierung von Klienten ist kontraindiziert. Die therapeutische Haltung soll eine Subjekt-Subjekt-Beziehung repräsentieren.

Die Therapie ist formal reglementiert, wobei das Setting für den Klienten einen wichtigen regulierenden, kalkulierbaren und verlässlichen Rahmen bildet. Therapeut und Klient müssen sich klar sein, dass ihre Beziehung zeitlich begrenzt ist und zwar sowohl in der Dauer pro Sitzung wie auch in der Länge der Therapie. Der Therapeut ist verantwortlich für die Gestaltung des Settings, das professionelle Angebot und Angrenzen der Therapiebeziehung, was Zeit, Ort, Voraussetzungen der Klienten, u.ä. betrifft. Eine Flexibilität in einzelnen Sitzungen ist dennoch gefordert. Wurde z.B. in einer Sitzung traumsfokussiert gearbeitet, ist in jedem

Fall die Sitzung erst dann zu beenden, wenn sich der Therapeut überzeugt hat, dass der Klient wieder in der realen Bezugsebene, im Hier und Jetzt, angekommen ist und genügend Kräfte mobilisiert hat, um den Prozess des Wiedererlebens oder -fühlens abschließen zu können. Unbedingt ist zu vermitteln, dass es sich bei therapeutischen Begegnungen nicht um private oder aus Freundschaft initiierte Beziehungen handelt. Es ist darauf zu achten, dass Klienten die therapeutische Beziehung als gewinnbringende Erfahrung erleben können, aber nicht als dauerhaften Ersatz für nicht vorhandene oder nicht praktizierbare private Beziehung gebrauchen. Klienten sollen sich dauerhaft wieder selbst lieben, nicht Therapeuten, und Vertrauen in eigene Kräfte, nicht nur in die der Therapeuten, schöpfen.

Schlussbemerkung

In diesem Beitrag habe ich eine persönliche Perspektive zum Verständnis und Umgang mit zum Verständnis und den Einsichten des intersubjektiven Erlebens entwickelt. Ich ging vor allem den Fragen nach, ob es vertretbar ist, bei Traumatherapien von einer „wechselseitig traumatisierenden Interaktion" zu sprechen und welche Rolle und Funktion TherapeutInnen darin übernehmen. Dabei lag mein Augenmerk auf psychodynamischen Abläufen. Bedeutsam ist das Verständnis der Prozesse, die sich in dem intersubjektiven Erleben mit extremtraumatisierten Menschen entfalten können. Opfer von Man-Made-Disastern können eine spannungsgeladene Anziehungskraft haben. Gleichermaßen können sie etwas bedrohliches ausstrahlen. Sie zeigen, wie dünn die Decke unserer Zivilisation ist und es klingen düstere Seiten der menschlichen Existenz an.

Risiken und Ressourcen liegen in der Traumatherapie dicht beieinander. Vordergründig scheint mit monokausalen Begründungen wie der Übertragung von extremen Ausnahmeerlebnissen oder kulturell bedingter Verschiedenartigkeit zunächst ein Erklärungsmuster für beobachtbare Veränderungen bei BehandlerInnen gegeben. Dennoch bleiben viele Fragen offen. Die vermeintliche Übernahme traumatogenen Potentials kann nicht generell als Resultat persönlich und emotional fordernder interpersoneller Begegnungen gedeutet werden. Zweifelsfrei werden durch die Konfrontation mit extremtraumatischen Erlebnissen starke Gefühle hervorgerufen und Abwehrmechanismen provoziert. Bei diesen handelt es sich meines Erachtens jedoch vielfach um eine „vorklinische" Stufe, worin Therapeutenreaktionen Gefühle von Kummer, Wut, Mitleid oder Empörung beinhalten, die für sich noch keine traumatisierende Wirkung entfalten. Einiges spricht dagegen, von einer unvermeidlichen Reaktion oder einem themenbedingten Automatismus zu sprechen, der quasi gesetzmäßig, naturgemäß oder zwangsläufig zur „stellvertretenden" oder „indirekten Traumatisierung" führen muss. Weiterhin fällt die Abgrenzung schwer, welche Therapeutenreaktionen unmittelbar mit den Traumata der KlientInnen, allgemeiner Arbeitsüberlastung oder -unzufriedenheit zusammenhängen, und welche Wechselbeziehungen etwa mit den Aspekten der Fremdheit, Angst vor Fremden, etc. bestehen. Einige KlientInnen erscheinen fremder, machen mehr Angst oder bringen mehr Aggressivität in die Therapiebeziehung ein als andere.

Es ging mir darum, die überragende Bedeutung des Gewahrseins und der Reflektion der intersubjektiven Zusammenhänge und therapeutischen Reaktionen bzw. Impulse aufzuzeigen, und zu einem verantwortlichen Umgang, ohne falsche Scham und Scheu, einzuladen. Ein unreflektierter Umgang, distanzloses Einlassen oder grenzenlose Empathie kann das Risiko von Gegenübertragungen und einer wechselseitigen Traumatisierung erhöhen. Für PsychotherapeutInnen gilt eine persönliche Balance zwischen Engagement, Empathie, reflektierender Distanz und Belastbarkeit sowie den Erwartungen, Ansprüchen und dem individuellem Vermögen der KlientInnen zu finden. In diesem Sinne „gute" TherapeutInnen zu sein, kann man schwer lehren. Man kann diesem Ziel aber näher kommen, wenn Zusammenhänge und Reaktionen erfahrungswissenschaftlich umschrieben und gedanklich nachvollzogen werden können. Größtmögliche Bewusstheit über innerpsychische Vorgänge und Verschiebungen in der Selbstwahrnehmung beugt Risiken vor und ist der Königsweg aus traumatogenen Wirkmechanismen. Diese können erkannt, bearbeitet und reduziert werden.

Es eröffnen sich immer wieder Möglichkeiten, sich selbst besser kennen zu lernen und neue Kenntnisse und Erfahrungen auch für die Behandlung von anderen Klientengruppen, z.B. mit neurotischen Persönlichkeitsentwicklungen, zu gewinnen. Außergewöhnliche Lernmöglichkeiten erschließen sich z.B. über die Beschäftigung mit individuellen oder kollektiven menschlichen Fähigkeiten des physischen und psychischen Überlebens. Als Therapeut habe ich auch die Möglichkeit, mir von KlientInnen in Abständen ein Feedback geben zu lassen, was in der Therapie hilfreich war, was beängstigt hat oder wann ich als einladend oder abweisend empfunden wurde, etc.. Manchmal bekomme ich dann überraschendes zu hören: Bemerkungen oder Signale, die ich als nebensächlich einstufte, haben eine nachhaltige Wirkung hinterlassen.

Alles, was Menschen nicht bearbeiten/verarbeiten, wird normalerweise an die nächste Generation weitergegeben. Natürlich kann ein Individuum nicht alles bearbeiten, was ansteht. Daher ist auch in Traumatherapien die Übertragung vom Mikrolevel (Ich) zum Kollektivlevel (Gesellschaft, soziale Gruppe) wichtig. Man-Made-Disaster sind in der Regel kein individuelles Problem, sondern ein Problem der Gesellschaft. Die Traumatisierungen haben in einem bestimmten gesellschaftlichen und politischen Kontext stattgefunden. Die rechtliche und soziale Aufnahmesituation in der BRD kann traumatische Wirkungen lindern oder verstärken. Dies zu verbessern, ist vorrangig ein gesellschaftliches Problem. Aber die Sorgen und Nöte, die z.B. mit alltäglichen Demütigungen einhergehen, müssen auch in einer Psychotherapie Platz bekommen, genauso wie Alltagserlebnisse, Ehe- oder Erziehungsprobleme, Liebesglück, etc.. Psychotherapie kann diese gesellschaftlichen, politischen und ethischen Bezüge nicht außen vor lassen. Gelingt es diese Dimensionen produktiv in den Therapieprozess zu integrieren, verbal oder nonverbal, ist ein Schritt in Richtung Stabilität, Genesung und Rehabilitation getan.

Die traumatischen Erlebnisse sind nicht der alleinige Focus einer Traumatherapie. In der Therapie ist der Schrecken des Traumas nur ein Thema unter vielen. Es kann Wochen oder Monate dauern, bis ein Vertrauensverhältnis derart bereitet ist, dass KlientInnen genug Boden unter den Füßen und Halt empfinden, um intimste und entsetzliche Geheimnisse preiszugeben. Haben sie sich geöffnet, kann es sein, dass die Erlebnisse stückweise, in kleinen Portionen erzählt werden, die mit Hilfe der TherapeutInnen gerade noch kontrollierbar und beherrschbar sind. Dazwischen können wieder Wochen vergehen.

Abschließend ist zu bemerken, dass viele der Aussagen und Feststellungen in diesem Artikel auch auf nichttraumatisierte KlientInnen übertragbar und anwendbar sind bzw. dort schon praktiziert werden. Und dass die Arbeit mit traumatisierten Menschen trotz der genannten Belastungen, Verwicklungen und Fallstricke mehr Befriedigung, Freude und Wohlbehagen beinhaltet, als auf den ersten Blick zu vermuten ist. In der therapeutischen Arbeit mit TraumaklientInnen ist eine wohltuende Tiefe erreichbar. Da der Beitrag zur Rehabilitation und Integration extremtraumatisierter Menschen befriedigend erlebt werden kann, stellt sich die philosophische Frage nach dem Sinn des Daseins und der beruflichen Tätigkeit etwas seltener. Die gemeinsame Erfahrung von vielfältigen und extremen Emotionen und starker Solidarität schafft für mich eine Form der Begegnung und Intensität, die in anderen therapeutischen Beziehungen weniger der Fall ist.

Literatur

American Psychiatric Association (1998) Diagnostisches und Statistisches Manual psychischer Störungen DSM-IV. Dt. Bearbeitung u. Einf. von Saß, Henning et al 2. verb Aufl, Hogrefe, Göttingen

Becker D (1992) Ohne Hass keine Versöhnung. Kore, Freiburg

Figley CR (1995) Compassion fatique as secondary traumatic stress disorder. An overview. In: Figley CR (ed) Compassion Fatique. Coping with secondary traumatic stress disorder in those who treat the traumatized. Brunner u. Mazel, New York, S 1–20

Figley CR (1999) Toward a new understanding of the costs of caring. In: Stamm BH (ed) Secondary traumatic stress. Self-care issues for clinicans, researchers and educators. 2nd ed, Sidran, Maryland, pp 3–28

Fischer G, Riedesser P (1998) Lehrbuch der Psychotraumatologie. Reinhardt, München

Freud S (1937) Die endliche und unendliche Analyse. In: Studienausgabe Ergänzungsband. Schriften zur Behandlungstechnik. Fischer, Frankfurt a. M.

Gremmler-Fuhr M (1999) Grundkonzepte und Modell der Gestalttherapie. In: Fuhr R, Sreckovic M, Gremmler-Fuhr M (Hrsg) Handbuch der Gestalttherapie. Hogrefe, Göttingen, S 345–392

Grawe K, Donath R, Bernauer F (1994) Psychotherapie im Wandel. Pfeiffer, München

Herman JL (1993) Die Narben der Gewalt. Traumatische Erfahrungen verstehen und überwinden. Kindler, München

Institut für Demoskopie Allensbach (2001) Ärzte und Pfarrer weiterhin vorn. Die Allensbacher Berufsprestige-Skala 2001. In: Allensbacher Berichte Nr. 16/01 On line: www.ifd-allensbach.de/news/prd_0116.html vom 25.4.2002

Kottje-Birnbacher L, Birnbacher D (2000) Ethische Fragen bei der Behandlung von Patienten mit Persönlichkeitsstörungen. In: Persönlichkeitsstörungen. Theorie und Therapie 02/00 Über Therapeuten. Schattauer, Stuttgart, S 100–111

Lansen J (1996) Was tut „es" mit uns?. In: Graessner S, Gurris N, Pross C (Hrsg) Folter. An der Seite der Überlebenden Unterstützung und Therapie. Beck, München, S 253–270

Lohmer M (2000) Die spezifischen Aufgaben des Borderline-Therapeuten. In: Persönlichkeitsstörungen. Theorie und Therapie 02/00 Über Therapeuten. Schattauer, Stuttgart, S 112–122

Mitchell JT, Everly GS (1995) Critical incident stress debriefing. CSID An operations manual for the prevention traumatic stress among emergency service and disaster workers. Chevron, Ellicott City MD

Niederland WG (1980) Folgen der Verfolgung. Das Überlebenden-Syndrom. Seelenmord. Suhrkamp, Frankfurt a. M.

Pearlman LA, Saakvitne KW (1995) Trauma and the therapist. Countertransference and vicarious traumatization in psychotherapy with incest survivors. Norton, New York, London

Nord C, Höger D, Eckert J (2000) Bindungsmuster von Psychotherapeuten. In: Persönlichkeitsstörungen. Theorie und Therapie 02/00 Über Therapeuten. Schattauer, Stuttgart, S 76–86

Pearls F S, Hefferline R F, Goodman P (2000) Gestalttherapie. Grundlagen. 5. Aufl, DTV, München

Pfäfflin F, Kächele H (2000) Müssen Therapeuten diagnostiziert werden? In: Persönlichkeitsstörungen. Theorie und Therapie 02/00 Über Therapeuten. Schattauer, Stuttgart, S 88–94

Reimer C (2000) Berufliche Belastungen und Probleme der Lebensqualität von Psychotherapeuten. In: Persönlichkeitsstörungen. Theorie und Therapie 02/00 Über Therapeuten. Schattauer, Stuttgart, S 69–75

Sachsse U (1996) Die traumatisierte therapeutische Beziehung. Projektive Identifizierung in der Psychotherapie als Kommunikation und Konfliktentlastung. Gruppenpsychother. Gruppendynamik 32:350–365

Van der Kolk BA (1987) Psychological Trauma. American Psychiatric Press, Washington D.C.

Van der Kolk BA, McFarlane AC, Weisaeth L (1996) Traumatic stress. The effects of overwhelming experience on mind, body and society. Guilford, New York London

Weber R (1998) Extremtraumatisierte Flüchtlinge in Deutschland. Campus, Frankfurt New York

Weltgesundheitsorganisation (1993) Internationale Klassifikation psychischer Störungen. ICD-10 Kapitel V (F) – Klinisch-diagnostische Leitlinien. Übersetzt u. hrsg. von Dilling H, Mombour W, Schmidt M H. 2. Aufl, Hans Huber, Bern

Folterüberlebende nach psychotherapeutischer Behandlung

Untersuchung ehemaliger Patienten zwei Jahre nach Therapieende*

Angelika Birck

Hintergrund

Als häufige Folgen von Folter wurden posttraumatische, dissoziative, Angst- und depressive Störungen, Schmerzen und andere somatoforme Störungen, kognitive Störungen, sozialer Rückzug u.a. beschrieben (Turner und Gorst-Unsworth 1990; Goldfeld et al. 1988). Die Beschwerden wurden dabei meist zu Zeitpunkten vor einer psychotherapeutischen Behandlung erhoben. Der größte Teil der Literatur zu Langzeitfolgen von Folter und Verfolgung bezieht sich auf Holocaustüberlebende. Hier überwiegen vor allem klinische Berichte, die die wiederholte Traumatisierung, Ablehnung und Nicht-Anerkennung der Opfer durch die (aufnehmende) Gesellschaft, eine hohe Chronifizierung, Spätfolgen und phasenhafte Symptomverläufe beschreiben (Krell und Sherman 1997, Rappaport 1968). Bisher gibt es nur wenige empirische katamnestische Untersuchungen zum Beschwerdenbild von Folterüberlebenden nach einer Psychotherapie.

Dreiundachtzig Prozent von 50 ehemaligen Lagerhäftlingen aus Bosnien-Herzegowina, die in den Niederlanden psychotherapeutisch behandelt wurden, litten auch drei Jahre nach der Behandlung an einer posttraumatischen Belastungsstörung (Drozdek 1997). In einer Nachuntersuchung von 20 Folterüberlebenden, die in Dänemark psychotherapeutisch behandelt worden waren, berichteten 17 Personen über positive Effekte der Psychotherapie, dennoch litten auch weiterhin die meisten an posttraumatischen Symptomen (Elsass 1998). Weisaeth (1993) untersuchte 14 Personen einer Schiffsmannschaft, die von Terroristen gefangen gehalten und gefoltert worden waren. Sieben Personen entwickelten eine posttraumatische Belastungsstörung, die auch am Ende einer sechsmonatigen Psychotherapie noch vorhanden war.

Die meisten Patienten des BZFO haben lang andauernde Perioden von Verfolgung mit mehreren (Folter-)Traumatisierungen erlebt. Wiederholte Traumatisierung scheint das Risiko der Chronifizierung posttraumatischer Symptome zu erhö-

---

* Die Studie wurde finanziert von der Hamburger Stiftung zur Förderung von Wissenschaft und Kultur. Der vorliegende Beitrag ist eine Überarbeitung von Birck A (2001) Torture victims after psychotherapy – a 2-year follow-up. Torture 11 (2):55–58.

hen (Hauff und Vaglum 1994) und macht eine spontane Besserung unwahrscheinlich (Zlotnick et al. 1999). Außerdem leben etwa 90% unserer Patienten in der andauernden Belastung einer unsicheren Aufenthaltssituation, was nach unseren klinischen Erfahrungen zur Aufrechterhaltung der Symptomatik beiträgt.

Ziel dieser Studie war es, mehr über den Verlauf posttraumatischer Störungen bei psychotherapeutisch behandelten Folterüberlebenden in unserer Einrichtung zu erfahren. Die Effektivität von Behandlungsverfahren im Einzelnen konnte aufgrund methodischer Einschränkungen (z.B. geringe Fallzahlen, eklektische Arbeitsweise) nicht überprüft werden. Außerdem interessierte uns, wie ehemalige Patienten selbst die Behandlungseffekte einschätzen und wie zufrieden sie mit der Behandlung sind. Wir vermuteten, dass posttraumatische Symptome, Angst und depressive Beschwerden auch zum Katamnesezeitpunkt zwar noch vorhanden waren, sich aber verbessert hatten. Wir nahmen an, dass Personen in einer gesicherten Aufenthaltssituation zum Katamnesezeitpunkt eine geringere Symptomatik zeigen würden.

Methode

Untersuchungsdesign. Die Symptomerhebung erfolgte mit standardisierten Fragebogen zu drei Zeitpunkten (vor der Psychotherapie, am Ende der Psychotherapie sowie zum Katamnesezeitpunkt zwei Jahre nach Therapieende).

Darüber hinaus wurden zum Katamnesezeitpunkt ehemalige Patienten sowie ihre Therapeuten interviewt. Die durchschnittliche Behandlungsdauer im BZFO betrug etwa 1,5 bis zwei Jahre, es wurde daher ein ähnlicher zweijähriger behandlungsfreier Nachuntersuchungszeitraum gewählt (Rüger und Senf 1994). In einem einzelfallorientierten Vorgehen wurde der individuelle Therapieerfolg nach folgenden Kriterien bewertet: (1) Symptomverringerung in standardisierten Erhebungen, (2) persönliche Bewertung des Therapieerfolgs von ehemaligen Patienten mit Berücksichtigung individueller Therapieziele, (3) Einschätzung der klinischen Bedeutsamkeit der Symptomveränderungen durch den Therapeuten sowie (4) durch die Autorin, (5) soziale Situation, allgemeine Zufriedenheit und Veränderungen nach Beendigung der Therapie. Der anschließende Fallvergleich erlaubte eine Integration der individuellen Ergebnisse (Miles und Huberman 1994). Die Untersuchung blieb unkontrolliert, da die Heranziehung einer Kontrollgruppe mit Folterüberlebenden, die in einer unsicheren Aufenthaltssituation leben und über Jahre hinweg nicht psychotherapeutisch behandelt wurden, methodisch nicht möglich war. Diesen Mangel versuchten wir durch die Kombination von quantitativen und qualitativen, einzelfallorientierten Forschungsmethoden auszugleichen.

Instrumente. Die Impact of Event Scale Revised (IES-R) besteht aus 22 Items zu den Symptombereichen unwillkürliches Wiedererleben (Intrusion), Vermeidung und Übererregung (Weiss und Marmar 1997). Durch diese Symptomatik ist die posttraumatische Belastungsstörung (PTBS) gekennzeichnet. Maercker und

Schützwohl (1998) entwickelten für den IES-R eine Regressionsgleichung, nach der die Diagnose PTBS vergeben werden kann. Die deutsche Version wurde ins Arabische, Kroatische und Türkische übersetzt (nach der Methode von Brislin 1970: Übersetzung in die Zielsprache, Rückübersetzung in die Ausgangssprache durch einen zweiten Übersetzer, Vergleich der beiden Versionen, Modifikation der Version in Zielsprache in Konsensuskonferenzen, an denen beteiligte Dolmetscher und Kliniker teilnehmen). Die übersetzten Versionen sind noch nicht validiert.

Die Hopkins Symptom Checklist (HSCL-25) misst in zwei Unterskalen Angst (10 Items) und Depression (15 Items; Derogatis et al. 1974; Mollica et al. 1996). Mollica et al. (1996) empfehlen einen durchschnittlichen Itemwert von >1,75 zur Bestimmung klinischer Fälle. Der HSCL reagiert sensibel auf Symptomveränderungen und wurde häufig bei der Untersuchung von Flüchtlingen verwendet. Der Harvard Trauma Questionnaire (HTQ) wurde für Flüchtlingspopulationen entwickelt (Mollica et al. 1996); er erhebt in einem ersten Abschnitt verschiedene Arten von Traumatisierungen, wobei spezielle Flüchtlingserfahrungen berücksichtigt werden. In weiteren Abschnitten werden sowohl allgemeine PTBS-Symptome als auch zusätzliche Symptome (Depression, Schuldgefühle, Misstrauen etc.) erhoben, der HTQ gilt als „kultursensibel". Die Autoren empfehlen einen durchschnittlichen Symptom-Itemwert von >2,5 zur Feststellung einer PTBS. HSCL und HTQ wurden in türkischen, kroatischen und arabischen Versionen des International Rehabilitation Council for Torture Victims (IRCT) verwendet.

Zum Katamnesezeitpunkt führte die Autorin halbstrukturierte Interviews mit ehemaligen Patienten sowie mit ihren Psychotherapeuten durch. Ehemalige Patienten wurden zum allgemeinen Gesundheitsbefinden, zu Beschwerden bei Behandlungsbeginn, am Behandlungsende und zum Katamnesezeitpunkt, zu individuellen Therapiezielen und der Bewertung von Veränderungen, zur allgemeinen Zufriedenheit mit der Therapie und zur aktuellen Lebenssituation (soziales Umfeld, Aufenthaltssituation, aktuelle Probleme) befragt. Die Interviews mit den Therapeuten konzentrierten sich auf die Symptomatik zu Beginn und am Ende der Psychotherapie, Prognose, Therapieziele, Therapieverlauf, zentrale Interventionen und Symptomverlauf.

Datenerhebung und Analyse. Die Datenerhebung fand von Februar bis August 1999 statt. Die Untersuchungsteilnehmer wurden in der Sprache ihrer Wahl interviewt, bei 15 Personen war das die Muttersprache, die von Dolmetschern vermittelt wurde, 13 Personen sprachen deutsch, zwei Personen englisch. Alphabetisierte Untersuchungsteilnehmer füllten die Fragebogen selbständig aus, mit fünf analphabetischen Teilnehmern wurde der HSCL als Interview durchgeführt. Für alle statistischen Berechnungen wurde SPSS 6.1 für Windows verwendet. Die Normalverteilungsannahmen wurden durch Kolmogorov-Smirnov-Tests bestätigt. Symptomwerte und Gesamttestwerte zum Therapiebeginn und zum Katamnesezeitpunkt wurden mit t-Tests für gepaarte Stichproben verglichen. Unterschiede zwischen Untergruppen wurden je nach Datenniveau mit zweiseitigen t-Tests für unabhängige Stichproben, mit Mann-Whitney-Tests oder durch die Berechnung von Chi-Quadrat-Koeffizienten (Pearson) verglichen. Für Korrelationen bei Intervalldaten wurden Bravais- und Pearson-Koeffizienten berechnet.

Stichprobe

Die Zielgruppe bestand aus 57 ehemalige Patienten, die die Psychotherapie im BZFO zwischen Ende 1996 und Anfang 1998 beendet hatten. ICD-10-Diagnosen und standardisierte Symptomerhebungen (IES-R, HSCL oder HTQ) lagen für den Behandlungsbeginn und manchmal auch für das Ende der Behandlung vor. Alle Personen wurden über Ziel und Art der Untersuchung, Freiwilligkeit und Vertraulichkeit informiert, eine Fahrtkostenrückerstattung wurde gewährleistet. Dreiundzwanzig Personen dieser ursprünglichen Stichprobe waren zum Katamnesezeitpunkt nicht erreichbar; die meisten davon waren wieder in ihre Herkunftsländer zurückgekehrt oder weitergewandert, vier Personen wollten nicht an der Untersuchung teilnehmen. Dreißig Personen nahmen an der Untersuchung teil; dies entspricht einer Drop-out-Rate von 47%. Die untersuchte Stichprobe unterschied sich von der Drop-out-Gruppe nicht hinsichtlich der Verfolgungs- und Foltereereignisse (Anzahl, Dauer), der Symptomatik und der Sicherheit der Aufenthaltssituation erhoben am Behandlungsbeginn. Jedoch kam der größte Teil der Drop-out-Gruppe aus Bosnien-Herzegowina (34%), gefolgt von Kurden aus der Türkei; in der Untersuchungsstichprobe war dagegen nur eine Frau aus Bosnien-Herzegowina, die meisten Personen waren Kurden aus der Türkei.

Demographische Angaben. Die Stichprobe bestand aus zwölf Frauen und 18 Männern mit einem Durchschnittsalter von 34,4 Jahren (SD 8,9, Range 19–52 Jahre) zum Katamnesezeitpunkt. Achtzehn Personen waren Kurden aus der Türkei, jeweils zwei Personen kamen aus Sri Lanka, Angola und Uganda, jeweils eine Person aus Bosnien-Herzegowina, der ehemaligen DDR, Irak, Iran, Israel und Syrien. Fünf Personen waren Analphabeten, neun verfügten über einen Grundschulabschluss, 15 über eine Berufsausbildung und einer hatte ein Universitätsstudium abgeschlossen. Zum Katamnesezeitpunkt waren 17 Personen Asylsuchende mit Aufenthaltsgestattung oder geduldete Flüchtlinge (die Duldung ist in Deutschland eine einstweilige Aussetzung der Abschiebung und bedeutet daher eine Unsicherheit, die Gestattung berechtigt Asylsuchende zum Aufenthalt in der Zeit der Durchführung des Asylverfahrens), eine Person war von Abschiebung bedroht, zwölf Personen lebten in einer sicheren Aufenthaltssituation.

Traumatisierung. Alle Untersuchungsteilnehmer hatten Folterungen erlitten, diese hatten mit einer Ausnahme im Rahmen von Inhaftierungen stattgefunden. Die Inhaftierungen dauerten dabei von zwei Tagen bis zu acht Jahren (Median: 45 Tage, M 8,89 Monate, SD 19,36 Monate). Die meisten Personen waren mehrmals inhaftiert worden (M 2,3 Haftperioden). Zum Katamnesezeitpunkt waren seit den letzten Folterungen im Schnitt knapp sieben Jahre vergangen.

Psychotherapie. Die durchschnittliche Psychotherapiedauer betrug 23,5 Monate (SD 9,7, min. 7, max. 40 Monate) mit einer mittleren Frequenz von einer Stunde pro Woche. Fünfundzwanzig Personen wurden psychodynamisch behandelt, jeweils zwei Personen mit Systemischer Familientherapie und Konzentrativer Bewegungstherapie, eine Person mit Kognitiver Verhaltenstherapie. Die wichtigsten Themen der Therapien waren Folter, Inhaftierung, Flucht und die soziale Situation in Deutschland. Bei 26 Personen wurde die Psychotherapie im Einvernehmen beendet, drei Personen blieben weiteren Terminen ohne Abspache fern, eine Person brach die Therapie unter Absprache mit dem Behandler ab. Der durchschnittliche katamnestische Zeitraum betrug 24,9 Monate (SD 10,5, min. 9, max. 46 Monate).

Ergebnisse

Symptome und Symptomveränderungen

Behandlungsbeginn. Die Hauptdiagnose war bei 27 Personen eine Posttraumatische Belastungsstörung und bei drei Personen eine Andauernde Persönlichkeitsänderung nach Extrembelastung (ICD-10, F43.1 und F62.0). Häufigste Zusatzdiagnosen waren somatoforme Störungen (25 Personen) und depressive Störungen (acht Personen). Je eine Person litt an einer Essstörung, einem Waschzwang und einer Sprechstörung. Bei 21 Personen war ein HSCL erhoben worden, davon zeigten jeweils 19 Personen eine klinisch bedeutsame Angst-, Depressions- und Gesamttestsymptomatik. Bei 17 Personen lag ein vollständiger HTQ vor, von diesen zeigten elf Personen eine eindeutige PTBS Symptomatik. Bei nur sieben Personen wurde der IES-R erhoben, sechs Personen davon erreichten positive PTBS-Werte.

Behandlungsende. Detaillierte Epikrisen und Symptomerhebungen am Behandlungsende fehlten. Bei fünf Personen wurde am Ende der Behandlung der HSCL erhoben, davon war bei jeweils vier Personen die Angst- und Depressionssymptomatik und der Gesamttestwert klinisch bedeutsam. Nur jeweils ein ausgefüllter IES-R und HTQ lagen vor, beide zeigten eine eindeutige PTBS-Symptomatik.

Katamnesezeitpunkt. Bei zwölf Personen war die Symptomatik aufgrund eines aktuell belastenden Ereignisses akut reaktualisiert. Viele der restlichen 18 Personen beschrieben die unsicheren oder bedrohlichen Aufenthaltsbedingungen und die damit verbundenen Lebenseinschränkungen als symptomfördernd oder aufrechterhaltend, sie berichteten aber keine aktuellen Symptomverschlechterungen oder keine konkreten Auslöser dafür. Zweiundzwanzig Personen füllten den IES-R aus, davon zeigten sieben Personen eine eindeutige PTBS-Symptomatik. Bei 28 Personen wurde der HSCL erhoben, dabei war bei 25 Personen die Angst-, bei 21 Personen die Depressions- und bei 24 Personen die Gesamttestsymptomatik klinisch bedeutsam. Bei 23 Personen wurde der HTQ-Symptomteil erhoben, hier wurde bei elf Personen eine eindeutige PTBS-Symptomatik beobachtet.

Symptomveränderungen. Aufgrund fehlender Angaben zur Symptomatik am Therapieende konnten nur die Symptomatiken bei Therapiebeginn und zum Katamnesezeitpunkt verglichen werden (Tabelle 1). Dabei hatten sich die intrusiven Beschwerden im IES-R zwischen den beiden Zeitpunkten signifikant verringert. Depressionssympome (HSCL) hatten sich tendenziell reduziert, der Unterschied war jedoch nicht statistisch signifikant. Symptome der Übererregung und Vermeidung (IES-R), Angstsymptome (HSCL) und die HTQ-Trauma-Symptomatik blieben unverändert.

Elf von 18 kurdischen Untersuchungsteilnehmern berichteten über einen Symptomeinbruch in Folge der Ereignisse rund um die Entführung des PKK-Führers Abdullah Öcalan am 15.2.1999 und der anschließenden politischen Demonstrationen (zwei Personen waren bei der Teilnahme an Demonstrationen gewaltsam festgenommen worden, zwei weitere Personen erfuhren von erneuter Verfolgung von Familienangehörigen in der Heimat). Eine ehemalige Patientin aus Bosnien-Herzegowina beschrieb einen massiven Symptomeinbruch nach Fernsehberichten von serbischen Massakern im Kosovo-Krieg. Insgesamt waren aufgrund ihrer ethnischen Zugehörigkeit 19 Personen von den aufflammenden politischen Ereignissen besonders betroffen, von ihnen reagierten zwölf (63%) mit zum Teil dramatischen Symptomeinbrüchen.

Personen mit reaktualisierter Symptomatik und andere unterschieden sich zum Katamnesezeitpunkt nicht im Hinblick auf IES-R-Übererregungswerte. Jedoch wurden im IES-R bei symptomatisch reaktualisierten Personen (N=8) tendenziell höhere Intrusionswerte beobachtet als bei der Vergleichsgruppe (N=14; M 23,0 vs. 17,7, t 1,53, p 0,14, nicht signifikant). Zusätzlich berichteten Personen mit Symptomeinbrüchen geringere IES-R-Vermeidung (M 13,8 vs. 19,7, t –1,52, p 0,14, nicht signifikant). Personen mit Symptomeinbrüchen wünschten häufiger erneut Behandlung (Pearson-Chi-Quadrat-Koeffizient 10,20, p 0,001). Zwischen Personen mit reaktualisierter Symptomatik und anderen bestanden keine Unterschiede in der Ausprägung der Beschwerden zu Therapiebeginn. Jedoch hatten Personen mit Symptomeinbrüchen häufigere Inhaftierungen mit Folter erlebt als die Vergleichsgruppe (M 2,9 vs. 1,9 Haftperioden, t 2,24, p 0,03). Die Sicherheit der Aufenthaltssituation zeigte keinen Einfluss auf die Symptomeinbrüche zum Katamnesezeitpunkt. Jedoch wurden bei Personen mit sicherem Aufenthaltsstatus (N=6) tendenziell geringere IES-R-Intrusionswerte beobachtet als bei Personen mit unsicherem/bedrohtem Aufenthaltsstatus (N=16; M 15,6 vs. 21,8, t 1,49, p 0,15, nicht signifikant).

Tabelle 1. Vergleich der Symptomwerte bei Therapiebeginn und zum Katamnesezeitpunkt

Symptomatik	N	Mean	SD	% über Cut-off	N der Paare	df	t-Wert	p
HSCL Gesamtwert								
Therapiebeginn	21	69,36	15,79	90	20	19	–2,00	0,060
Katamnese	28	59,89	17,29	86				
Angst								
Therapiebeginn	21	27,37	7,10	90	21	20	–1,57	0,132
Katamnese	28	23,46	6,78	89				
Depression								
Therapiebeginn	21	41,52	9,39	90	20	19	–1,99	0,062
Katamnese	28	36,43	11,39	75				
HTQ Symptomwert								
Therapiebeginn	17	2,61	0,58	69	10	9	0,60	0,561
Katamnese	23	2,44	0,58	48				
IES-R Gesamtwert								
Therapiebeginn	7	77,85	20,37	86	7	6	–1,46	0,170
Katamnese	22	57,06	21,06	32				
Intrusion								
Therapiebeginn	7	26,71	9,48	–	7	6	–2,71	0,035*
Katamnese	22	19,68	7,95	–				
Vermeidung								
Therapiebeginn	7	28,57	5,26	–	7	6	–1,46	0,195
Katamnese	22	17,59	8,93	–				
Übererregung								
Therapiebeginn	7	22,57	6,73	–	7	6	–0,45	0,668
Katamnese	22	20,09	8,16	–				

Analyse der Interviews

Ziele bei Therapiebeginn, Ausmaß der Zielerreichung. Gefragt nach dem wichtigsten persönlichen Ziel zu Beginn der Psychotherapie, nannten 18 ehemalige Patienten die Reduktion von Beschwerden, elf Personen suchten Unterstützung in sozialen und aufenthaltsrechtlichen Fragen (Unterstützung im Asylverfahren, Umverteilung, Wohnheimwechsel u.a.; eine Person konnte keine Angaben machen). Nach eigener Einschätzung hatten dabei elf Personen diese Ziele erreicht, 15 Personen hatten sie teilweise erreicht, vier Personen hatten sie nicht erreichen können.

Therapeuten nannten in den Interviews vorrangig symptombezogene, beziehungsorientierte, aber auch aufenthaltsrechtliche Ziele. Diese Therapieziele haben Therapeuten nach eigenen Angaben bei neun Personen vollständig, bei 15 Personen teilweise und bei vier Personen nicht erreichen können (fehlende Angaben zu zwei Personen aufgrund beendeter Arbeitsverhältnisse der Therapeuten).

Die Angaben zur Zielerreichung stimmten dabei in 18 Fällen zwischen Therapeuten und Patienten überein, in vier Fällen gaben Therapeuten eine größere Zielerreichung als ihre Patienten an, in sechs Fällen hatten Patienten die individuellen

Ziele stärker erreicht als die Behandler (der Vergleich basiert auf einer dreifachen Einstufung der Zielerreichung).

Zufriedenheit mit der Behandlung. Zwanzig ehemalige Patienten bezeichneten sich als sehr zufrieden, sieben waren teilweise zufrieden, drei waren völlig unzufrieden (zwei von ihnen bezeichneten die Aufenthaltssicherung als primäres Behandlungsziel). Es konnte kein Zusammenhang zwischen der geäußerten Zufriedenheit und der Sicherheit der Aufenthaltssituation beobachtet werden (dreistufige Zufriedenheitseinschätzung, dichotome Unterscheidung der Aufenthaltssicherheit, Mann-Whitney-Tests: U 107, W 185, p 0,959). Nach Beendigung der Psychotherapie (bzw. vor dem Eintreten reaktualisierender Ereignisse) waren nach eigenen Angaben zwölf Personen in belastungsarmen Zeiten symptomfrei, bei 14 Personen hatten sich die Beschwerden verbessert, bei drei Personen war die Symptomatik unverändert, einer gab eine Verschlechterung an. Zum Katamnesezeitpunkt äußerten zwölf Personen spontan den Wunsch nach erneuter Behandlung und/oder sozialer Unterstützung. Auf die Frage, was für die Verbesserungen der Beschwerden verantwortlich war, nannten 15 ehemalige Patienten die Vertrauenswürdigkeit des Zentrums und die Möglichkeit, mit jemandem über Probleme sprechen zu können, sechs Personen gaben Verbesserungen des sozialen Umfelds an, zwei Personen nannten die medizinische Behandlung (sieben Personen machten keine Angaben).

Störfaktoren in der Behandlung. Zwei ehemalige Patienten waren enttäuscht, dass Behandlung und Sozialarbeit nicht zu einem sicheren Aufenthaltsstatus geführt hatten, zwei Personen erlebten die Beendigung der Therapie als verfrühten Abbruch der Behandlung durch den Therapeuten, je eine Person nannte den Wechsel des Therapeuten, wiederholte Verschlechterung bei Traumafokussierung, Therapeut enttäuschte die eigene Hoffnung auf Heilung, zu wenig politische Aktivität des Zentrums, zu viele Patienten des Zentrums, bei einer Lehr-Therapeutin vorgestellt werden. Drei Personen äußerten Probleme mit dem Dolmetscher (Misstrauen).

Beendigung der Psychotherapie. Nach Angaben der Therapeuten wurden 26 Psychotherapien im gegenseitigen Einvernehmen beendet, vier Personen brachen die Behandlung von sich aus ab (drei ohne Vorankündigung, eine unter Absprache). Nach Angaben ehemaliger Patienten wurden 21 Therapien im gegenseitigen Einvernehmen beendet, vier Personen brachen die Behandlung vorzeitig ab (je einmal wegen Schwangerschaft, Hoffnungslosigkeit und Vertrauensverlust, fehlender Symptombesserung und Misstrauen gegenüber einem neuen Dolmetscher), zwei Therapien wurden aufgrund eines auslaufenden Arbeitsverhältnisses des Behandlers beendet, drei Personen berichteten, der Therapeut habe die Behandlung vorzeitig abgebrochen.

Verbesserung der sozialen Situation. Die Sicherheit der Aufenthaltssituation hatte sich im Zeitraum von Therapiebeginn bis zur Nachuntersuchung deutlich verbessert. Während zu Therapiebeginn nur bei drei Personen der Aufenthalt gesichert war, lebten zum Katamnesezeitpunkt zwölf Personen in einer sicheren Aufenthaltssituation. Parallel dazu hatte sich die Wohnsituation verbessert und zehn Personen waren berufstätig oder machten eine Ausbildung.

Diskussion

Mehr als die Hälfte einer Stichprobe von Folterüberlebenden litt auch nach psychotherapeutischer Behandlung noch an der Posttraumatischen Belastungsstörung, bei den meisten Personen bestanden außerdem klinisch relevante depressive Beschwerden. Ähnliche Chronifizierungsraten der Symptomatik bei Folterüberlebenden berichten Drozdek (1997) und Weisaeth (1993). Viele ehemalige Patienten führten ihre andauernde Symptomatik auf die unsichere Aufenthaltssituation und die permanente Abschiebebedrohung zurück. Trotz der hohen Chronifizierung der Gesamtsymptomatik hatten sich intrusive Beschwerden signifikant verbessert, dagegen blieben Angst und Übererregung unverändert bestehen. Diese Ergebnisse stimmen mit bisherigen Beobachtungen zum langzeitlichen Verlauf posttraumatischer Störungen überein (McFarlane 1996). In den Interviews äußerten einige Patienten, dass die Symptomatik zwar gleich stark, aber dennoch besser auszuhalten sei. Ein Beispiel dafür ist eine Frau, die ihre Alpträume als genauso häufig und genauso schlimm wie vor der Psychotherapie beschrieb – dabei huschte plötzlich ein Lächeln über ihr Gesicht. Darauf angesprochen äußerte sie, in der letzten Zeit habe sie manchmal geträumt, sie bringe schließlich ihren Folterer um und nicht er sie, wie früher in ihren Träumen.

Eines der wichtigsten Ergebnisse ist, dass ein hoher Prozentsatz der Stichprobe bei erneuten Belastungen rasch mit zum Teil dramatischen Symptomverschlechterungen reagierte, welche bei einigen Personen über Monate anhielten. Ähnliche Symptomeinbrüche beschrieben schon Solomon et al. (1987) in einer Stichprobe von Kriegsveteranen. Diese Reaktivierungen der Symptomatik können mit dem herkömmlichen Verständnis des Verlaufs von posttraumatischen Störungen, wie sie das PTBS-Konzept vorsieht (Symptombesserung vs. Chronifizierung mit unveränderter Symptomatik), nicht erklärt werden. Allerdings sind solche Symptomverschlimmerungen aus der Literatur zu Holocaustüberlebenden bekannt (Rappaport 1968; Ryn 2000). McFarlane (1996) nimmt an, dass in Abhängigkeit von der ursprünglichen Stärke der posttraumatischen Störung unterschiedliche langzeitliche Verlaufsformen bestehen, wobei bei anfänglich leichteren Störungsbildern vor allem Intrusions- und Vermeidungssymptome sich verringern, bei schweren Störungsbildern hingegen die Symptomatik relativ unverändert fortbesteht. Unsere Ergebnisse lassen vermuten, dass zumindest in einigen Fällen schwerer posttraumatischer Störungsbilder eine krankheitswertige partielle Symptomatik (bestehend aus Übererregung, Vermeidung und Affektstörungen, vgl. Schützwohl und Maercker 1999) chronifiziert, intrusive Symptome sich dagegen verringern. Bei Belastungen kommt es in diesen Fällen zu einem Aufflammen der Intrusionen, damit zu einem erneuten Ausbruch des Vollbildes der Posttraumatischen Belastungsstörung und so zu einem phasischen Verlauf des Krankheitsbildes. Unsere Ergebnisse weisen darauf hin, dass bei Folterüberlebenden posttraumatische Störungen nicht abheilen, sondern bestenfalls zurückgehen, und dass die zugrunde liegende Störung auch dann andauernde Folgen haben kann, wenn die akuten Beschwerden zurückgegangen sind.

Personen, die zum Untersuchungszeitpunkt eine reaktualisierte Symptomatik zeigten, hatten häufigere Haftperioden mit Folterungen erlebt als die Vergleichsgruppe. Wiederholte Traumatisierung wurde mit einem höheren Chronifizierungsrisiko und einer erhöhten Vulnerabilität gegenüber Belastungen in Zusammenhang gebracht (McFarlane 1996). Bei Flüchtlingen spielt das belastende soziale und aufenthaltsrechtliche Umfeld eine entscheidende Rolle in der Aufrechterhaltung der Symptomatik. Die fehlende Anerkennung des erlittenen Unrechts durch die Gesellschaft (Birck 2001), der Stress der unsicheren Aufenthaltssituation und die Abschiebebedrohung erhöhen das Risiko für Reaktivierungen der Symptomatik und für Retraumatisierungen (Drozdek 2001, S. 221). Die Verschlechterung politischer Bedingungen und die damit zusammenhängenden Konsequenzen für den einzelnen Flüchtling und seine Familienmitglieder bildeten in unserer Untersuchung die häufigsten Ursachen für eine Verschlechterung der Symptomatik.

Trotz der ausgeprägten Symptomatik zum Nachuntersuchungszeitpunkt gaben im Interview auf eine allgemeine Einstiegsfrage zum Vorhandensein von Beschwerden 87% der Befragten an, vor Einsetzen der reaktualisierenden Belastungen praktisch symptomfrei gewesen zu sein. Gegen Ende des Interviews bezeichneten sich 90% der Teilnehmer als sehr zufrieden oder zufrieden mit der Behandlung. Mangelnde Zufriedenheit lag manchmal an sozialen und rechtlichen Erwartungen, die an die Behandlung geknüpft worden waren, welche nicht erfüllt werden konnten. Ähnliche Ursachen für eine geringe Zufriedenheit von Folterüberlebenden mit psychotherapeutischer Behandlung wurden von Elsass (1998) berichtet. Die Kritik ehemaliger Patienten war trotz wiederholter Ermutigung dazu im Allgemeinen sehr zurückhaltend; diese Angaben sind vermutlich mit der „Höflichkeitsverzerrung" behaftet (Mollica et al. 1996): In vielen Kulturen gilt Kritik als unhöflich oder gar beleidigend. Aufgrund der vergangenen und vielleicht auch zukünftig erwarteten Unterstützung durch das BZFO wurden Antworten vermutlich von Annahmen zur sozialen Erwünschtheit beeinflusst. Außerdem befinden sich viele unserer Patienten während und manchmal auch noch nach der psychotherapeutischen Behandlung in einem Abhängigkeitsverhältnis zu den Therapeuten, weil diese bei Bedarf Stellungnahmen schreiben, die für die Sicherung des Aufenthalts eine wesentliche Bedeutung haben können. Menschen in einem Abhängigkeitsverhältnis sind im Allgemeinen sehr vorsichtig in der Äußerung von Kritik; dies wird vermutlich nicht nur das Ergebnis dieser Nachuntersuchung, sondern den therapeutischen Prozess selbst beeinflusst haben.

Aufgrund der geringen Rücklaufquote (53%) bleibt die Aussagekraft unserer Ergebnisse stark eingeschränkt. Migranten stellen eine extrem „mobile" Population dar, daher ist bei längeren posttherapeutischen Zeiträumen mit hohen Drop-out-Raten zu rechnen. Aufgrund der geringen Stichprobengröße konnten vermutlich nur die stärksten statistischen Effekte festgestellt werden. Da diese Studie erst vor der Nachuntersuchung geplant worden war, waren wichtige Daten zur Symptomatik am Ende der Psychotherapien nicht verfügbar. Wir konnten daher nur die Symptome zu Therapiebeginn mit jenen zum Katamnesezeitpunkt vergleichen und mussten uns für die Zwischenzeit auf retrospektive Angaben ehemaliger Patienten verlassen. Eine weitere methodische Schwierigkeit lag möglicherweise in der geringen Sensitivität der verwendeten psychodia-gnostischen Instrumente im hochsymptomatischen Bereich; dadurch konnte innerhalb einer Bandbreite schwerer Beschwerden, wie sie bei Folterüberlebenden die Regel sind, nicht genügend differenziert werden. Die Daten aus den Interviews zeigten manchmal klinisch bedeutsame Verbesserungen auch bei Abwesenheit statistisch signifikanter Symptomveränderungen. Diese Beobachtung unterstützt den Einzelfallansatz bei der Evaluation von Behandlungen.

Literatur

Birck A (2001) Die Verarbeitung sexualisierter Gewalt in der Kindheit bei Frauen in der Psychotherapie. Behandlungszentrum für Folteropfer, Berlin

Brislin RW (1970) Back-translation for cross-cultural research. J Cross-Cult Psychol 1:185–216

Derogatis LR, Lipman RS, Rickels K, Ulenhuth EH, Covi L (1974) The Hopkins Symptom Checklist (HSCL): a self-report symptom inventory. Behav Science 19:1–15

Drozdek B (2001) Can traumatized asylum seekers be treated? Curare Sonderband 16:219–231

Drozdek B (1997) Follow-up study of concentration camp survivors from Bosnia-Herzegowina: three years later. J Nerv Ment Disease 185:690–694

Elsass P (1998) The existence of a torture syndrome. A quantitative and qualitative study of 20 torture survivors and their therapists. Torture 8:58–64

Goldfeld A, Mollica R, Pesavento B, Faraone S (1988) The physical and psychological sequelae of torture. J Am Med Assoc 259:2725–2729

Hauff E, Vaglum P (1994) Chronic posttraumatic stress disorder in Vietnamese refugees. A prospective community study of prevalence, course, psychopathology, and stressors. J Nerv Ment Disease 182:85–90

Krell R, Sherman M (1997) Medical and psychological effects of concentration camps on holocaust survivors. Transaction Publishers, New Brunswick London

Maercker A, Schützwohl M (1998) Erfassung von psychischen Belastungsfolgen: Die Impact of Event Skala – revidierte Version (IES-R). Diagnostica 44:130–141

McFarlane A (1996) The longitudinal course of trauma. Bailliere's Clin Psychiatry 2:353–370

Miles M, Huberman M (1994) Qualitative data analysis. An expanded sourcebook. Sage Publications, London New Delhi

Mollica R, Caspi-Yavin Y, Lavelle J, Tor S, Yang T, Chan S, Pham T, Ryan A, De Marneffe D (1996) The Harvard Trauma Questionnaire (HTQ). Manual, Cambodian, Laotian and Vietnamese versions. Torture Suppl 1:21–33

Mollica R, Wyshak G, Marnette D, Tu B, Yang T, Khuon F, Coelho R, Lavelle J (1996) Hopkins Symptom Checklist 25 (HSCL 25). Manual, Cambodian, Laotian and Vietnamese versions. Torture Suppl 1:35–42

Rappaport E (1968) Beyound traumatic neurosis. A psychoanalytic study of late reactions to the concentration camp trauma. Int J Psychoanal 49:719–731

Rüger U, Senf W (1994) Evaluative Psychotherapieforschung: Klinische Bedeutung von Psychotherapie-Katamnesen. Z psychosomat Med 40:103–116

Ryn Z (2000) Long-term psychological morbidity of incarceration in Auschwitz. Echoes of the Holocaust 6:13–24

Schützwohl M, Maercker A (1999) Effects of varying diagnostic criteria for posttraumatic stress disorder are endorsing the concept of partial PTSD. J Traumatic Stress 12:155–165

Solomon Z, Garb R, Bleich A, Grupper D (1987) Reactivation of combat-related PTSD. Am J Psychiatry 144:51–55

Turner S, Gorst-Unsworth C (1990) Psychological sequelae of torture. A descriptive model. Br J Psychiatry 157:475–480

Weisaeth L (1993) Torture of a Norwegian ship's crew. Stress reactions, coping, and psychiatric aftereffects. In: Wilson JP, Raphael B (eds) International handbook of traumatic stress syndromes. Plenum Press, New York London, pp 743–750

Weiss DS, Marmar CR (1997) The Impact of Event Scale – revised. In: Wilson JP, Keane TM (eds) Assessing Psychological Trauma and PTSD. Guilford Press, New York London, pp 399–411

Zlotnick C, Warshaw M, Shea T, Allsworth J, Pearlstein T, Keller M (1999) Chronicity in posttraumatic stress disorder (PTSD) and predictors of course of comorbid PTSD in patients with anxiety disorders. J Traumatic Stress 12:89–100

Supervision für Helfer von Opfern organisierter Gewalt

Johan Lansen

Was ist Supervision in diesem Bereich, wozu wird sie benötigt?

Der Begriff „Supervision" kann leicht falsch verstanden werden, deswegen folgen hier einige Worte zu der Art von Supervision, die in diesem Beitrag beschrieben wird. Es handelt sich dabei nicht um eine administrative Supervision in dem Sinne, dass die Arbeit beaufsichtigt oder von Vorgesetzten kontrolliert wird oder dass Anweisungen gegeben werden, wie die Arbeit gemacht werden soll. Es handelt sich hier auch nicht um Supervision, wie sie in Psychotherapie-Ausbildungen stattfindet, obwohl sie dazu ähnlicher ist als zur administrativen Supervision. In der Psychotherapie-Ausbildung werden Ausbildungskandidaten in einer bestimmten Form der Psychotherapie klinisch, d.h. behandlungsorientiert supervidiert. Dies ist für Ausbilder oft die einzige Möglichkeit zu erfahren, auf welche Weise ein Ausbildungskandidat tatsächlich behandelt. Dafür ist es hilfreich, wenn audiovisuelle Medien benutzt werden, um das Geschehen in einer Behandlung aufzuzeichnen. Diese Art der Supervision hat starke Elemente von Qualitätskontrolle, Unterricht und Modelling.

In der klinischen Supervision, die hier beschrieben wird, fehlen diese Elemente nicht ganz, aber sie sind mehr im Hintergrund, es handelt sich dabei nicht um die primären Aufgaben des Supervisoren. Ausserdem ist die Benutzung von audiovisuellen Medien praktisch ausgeschlossen, weil die Patienten aufgrund ihrer Erfahrungen von Missbrauch von Informationen und Verrat sehr misstrauisch sind. Die Supervision im Bereich der Behandlung und Versorgung von Opfern organisierter Gewalt sehe ich als geteilte Reflexion zwischen einem Experten von aussen (dem Supervisor), und einem Supervisanden, einer Gruppe von Supervisanden oder einem Team.

Meistens müssen die Supervisanden im klinischen Bereich keine neue Methoden lernen. Sie arbeiten aber aufgrund der besonderen Klientel in einem Bereich, das für sie neu ist und mehrere besondere Schwierigkeiten enthält. Zum Beispiel sind die klinischen Folgen der erlittenen Traumen oft vermischt mit Problemen anderer Art (diese werden in diesem Buch vielfach genannt), so dass diese Behandlungen mit einer besonderen emotionalen Arbeitsbelastung einhergehen (Lansen 1996, 2002). Außerdem ist Behandlung oft erst möglich mit Hilfe eines Dolmetschers.

Supervision als geteilte Reflexion der therapeutischen Arbeit hat das selbe Ziel wie andere klinische Supervisionen: Das Ziel ist, die therapeutische Kompetenz der Supervisanden zu vergrößern. Erfolg bedeutet oft, dass viel kognitives und emotionales Lernen zustande kommt.

In Westeuropa ist der Bedarf an Supervision für Helfer im Bereich der psychischen Gesundheitsfürsorge und der Sozialarbeit in den letzen zwanzig Jahren ständig gewachsen. In der Psychiatrie, Psychotherapie und in verwandten Bereichen Tätige realisieren, dass sie sogar nach vielen Jahren praktischer Arbeit für verschiedene Aspekte dieser Tätigkeit Supervision nutzen können. Dieser Bedarf wird besonders deutlich, wenn Helfer regelmäßig mit komplexen menschlichen Tragödien konfrontiert werden, wie das in der Arbeit mit Flüchtlingen, die Opfer von Verfolgung, Folter und anderen Traumatisierungen wurden, so oft der Fall ist.

Das Leben von solchen Überlebenden kann gekennzeichnet sein von andauernden psychischen Narben, schweren Verlusten und Isolierung in der Gesellschaft. Sogar sehr erfahrene Therapeuten können diese Arbeit schwierig finden. Manchmal erkennen oder verstehen sie die Symptome nicht oder sie begreifen nicht, weshalb bisher bewährte Methoden ohne Erfolge bleiben. Ihre Konzepte von Psychopathologie und Behandlung, die normalerweise für Patienten aus dem eigenen Land gut anzuwenden sind, können für diese neue Klientel oft nicht ohne weiteres angewendet werden.

Ich möchte die Leser/-innen warnen, dass dieser Beitrag keinen Anspruch auf Vollständigkeit erhebt. Es handelt sich nur um einen Blick auf die Supervisionsarbeit, die besondere Aspekte enthält. Es gibt viel Literatur über Supervision, aber kaum Artikel, geschweige denn ein Buch über Supervision in diesem speziellen Arbeitsbereich.

Eine erste Vignette zeigt, wie schwierig es manchmal sein kann, sich ein gutes Fallkonzept zu bilden. Das Fehlen eines passenden Fallkonzeptes kann ein wichtiger Grund dafür sein, dass man nicht die richtige Hilfe anbietet, die Behandlung bleibt stecken. Dies führt oft zur Suche nach Supervision. Die erste Vignette ist dafür ein Beispiel:

Fallbeispiel 1

Der Patient, ein zur Zeit der Supervision etwa 40-jähriger Mann aus dem Iran, war während des Schah-Regimes ein überzeugter Kommunist. Er wurde wiederholt verhaftet und dabei häufig gefoltert. Auf Dauer konnte er unter der Folter Geheimnisse nicht bewahren, psychisch und körperlich gebrochen musste er andere Kämpfer verraten. Nachdem er eine weitere Kooperation mit dem Regime versprochen hatte, wurde er freigelassen. Bald danach floh er in die damalige Sowjetunion, wo er eine Geflohene aus seinem Land heiratete. Später zogen sie in die DDR um, wo er Arbeit als Medizinischer Techniker in einer Klinik fand.

Die Wende 1989 bedeutete für ihn eine Rückkehr seiner Ängste: das kapitalistische Westdeutschland hatte seiner Meinung nach triumphiert, es gab Ausschreitungen gegen Ausländer. Er hatte Angst, mit seiner Familie abgeschoben und an das Ayatollah-Regime ausgeliefert zu werden (das in seinen Augen noch böser als das Schah-Regime war). Er suchte neue Sicherheit in den Niederlanden, wo sein ältester Bruder lebte. Dort bekam er mit seiner Familie eine Aufenthaltsbewilligung (damals war das etwas leichter als jetzt). Weil seine Diplome in Holland nicht anerkannt wurden, musste er einen Job als Taxifahrer akzeptieren. In diesem Job fühlte er sich elend. Er wurde oft von den Passagieren, aber auch von den niederländischen Kollegen, die sich seiner Meinung nach über ihm lustig machten, diskriminiert. Allmählich nahmen die Albträume, die ihn niemals ganz verlassen hatten, zu. Er fühlte sich körperlich schwach und litt unter psychischer Abwesenheit und Desorientierung – in dem neuen Beruf eine gefährliche Sache. Seine Ehefrau, die ihm die ganze Zeit gut geholfen hat, verzweifelte nun.

Nach vielen medizinischen Untersuchungen wurde er an ein auf psychosoziale Unterstützung für Ausländer spezialisiertes Team überwiesen. Ein Psychotherapeut und eine Physiotherapeutin/Körperpsychotherapeutin fingen an, ihn zu behandeln. In der ersten Phase der Behandlung wuchs sein Vertrauen den Therapeuten gegenüber. Es ging ihm etwas besser. Aber nach einiger Zeit kam es zu einer Art Stillstand. Er war anscheinend völlig absorbiert von den Problemen und fand keinen inneren Raum, diese zu reflektieren. Er verstand zwar die grundlegenden Ideen der Behandlung, er wusste, dass es wichtig wäre, zu reflektieren und sich aktiv an der Behandlung zu beteiligen, aber er konnte überhaupt nichts machen. Ein konsultierter Psychiater hatte eine Behandlung mit antidepressiver Medikation begonnen, aber auch das hatte nichts verändert.

Dieser Fall wurde in die Fallsupervision eingebracht. Beide Therapeuten kamen nicht weiter. Die Physiotherapeutin sah im Mann einen lebenden Toten. Er war kaputt. Sie meinte, dass der Mann bald vorzeitig die Behandlung abbrechen würde. Er war, so sagte sie, wie ein Steinbruch. Nach jeder Sitzung hatte sie ein schweres Gefühl. Beide Therapeuten wollten aber die Behandlung nicht beenden; jetzt aufhören sei ein Im-Stich-Lassen, eine Art Verrat, und das bei einem Mann, in dessen Geschichte Verrat schon so eine große Rolle gespielt hatte! In der Teamsupervision wurde klar, dass beide Therapeuten die Schwere der traumatischen Reaktion bei dem Patienten bis vor kurzem nicht genügend berücksichtigt hatten. Sie hatten die existentielle Beschädigung nicht gesehen.

Die Therapeuten, ausgebildet in kognitiv-direktiver Therapie, in der die Therapeuten eine ziemlich aktive Rolle innehaben, waren festgefahren in der Wahrnehmung der tragischen Aspekte dieses Mannes. Dieser Mensch litt an einer traumatischen Reaktion, welche bei Überlebenden von Verfolgung und Konzentrationslagern im Zweiten Weltkrieg sehr bekannt ist und als „Überlebendensyndrom" bezeichnet wird. Dieses Syndrom werde ich hier nicht beschreiben, es ist jedoch bekanntermaßen schwierig zu behandeln und braucht eine andere Annäherung seitens der Therapeuten als jene, die hier im konkreten Fall stattgefunden hatte. Dieses Beispiel zeigt, wie ein Mangel an Wissen (hier im Bereich des PTBS) zu einem Fallkonzept führen kann, das für die weitere Behandlung bald nicht mehr passend ist.

Ein anderer Grund dafür, Supervision in Anspruch zu nehmen, ist oft, dass der emotionale Einfluss, der eine Behandlung auf den Therapeuten ausübt, bei diesem zu fixierten Gegenübertragungsreaktionen und im weiteren zu sekundärem traumatischem Stress führen kann. Ich beschreibe jetzt ein Beispiel von Gegenübertragung, in der die Therapeuten eine heldenhafte Patientin stark bewunderten und dabei ihre innere Distanz verloren hatten.

Fallbeispiel 2

Eine jungen Frau aus dem Nahen Osten, 21 Jahre alt, ohne Schulausbildung, ist die Tochter eines Landwirtes und lebt seit zwei Jahren in unserem Land. Seit ihrem 10. Lebensjahr erlebte sie, wie die Polizei und das Militär regelmäßig ihr Dorf und ihren Bauernhof nach

Waffen durchsuchten (es ist das Dorf einer großen ethnischen Minderheit in diesem Land). Bei den Durchsuchungen gingen die Polizisten und das Militär gewaltsam vor. Sie schrieen laut, zerstörten das Mobiliar, trieben die Dorfsbewohner auf dem Marktplatz zusammen und schossen über ihre Köpfe. Als sie 14 Jahre alt war, wurde ihr Vater bei einer solchen Aktion von der Polizei schwer angegriffen und misshandelt. Sie ertrug es nicht, dabei passiv zuzusehen und warf sich als schützenden Schild vor ihren Vater. Unmittelbar darauf wurde sie verhaftet und mit Elektroschocks gefoltert. Man hat sie gezwungen, bei heißem Wetter salziges Wasser zu trinken. Nach etwa drei Tagen im Gefängnis hat man sie wieder freigelassen.

Bei der nächsten Terror-Aktion gegen das Dorf wurde sie wieder verhaftet, ins Gefängnis geworfen und sexuell gedemütigt. Nach ihrer Freilassung half ihr der Vater zu fliehen, es gelang ihr, nach Westeuropa zu gelangen. Kurz nach ihrer Ankunft in unserem Land hat sie einen Landsmann, ebenfalls ein Flüchtling, geheiratet. Für einige Zeit ging alles gut, aber plötzlich bekam sie Anfälle folgender Art: Sie hatte massive intrusive Bilder aus der Zeit ihrer Gefangenschaft, schrie laut, riss ihre Kleider von sich, schlug sich oder schüttete heißes Wasser oder heißen Tee auf ihren Körper. Sie hatte starke Kopf- und Magenschmerzen, rollte ihren Kopf hin und her und schüttelte sich.

Sie wurde sorgfältig medizinisch untersucht, man fand keine Ursache, auch keinen hirnorganischen Schaden. Sie wurde in ein Behandlungszentrum für traumatisierte Flüchtlinge überwiesen und dort von einer Psychotherapeutin und einer Ärztin behandelt. Der Kontakt war zu beiden gut. Sie erzählte von der Folter, von ihrer Vergangenheit und von ihrem heutigen Leben. Sie liebte ihren Mann, aber sie ertrug keinen Sexualverkehr. Nach und nach wurde sie etwas ruhiger, aber die Anfälle kehrten nach Telefonaten mit ihren Eltern, in denen sie von neuen Gewalttaten gegen ihr Dorf und ihr Volk erfuhr, regelmäßig wieder. In den Behandlungssitzungen idealisierte sie die Zeit vor dem Anfang des Terrors. Sie erzählte auch von ihren Tagträumen: In diesen war sie zurück im eigenen Land, versorgte die Kämpfer im Feld mit Waffen und Lebensmitteln und fürchtete, bei einer Rückkehr nach Hause verhaftet und gefoltert zu werden. Die Therapiesitzungen kreisten andauernd um die Anfälle und Tagträume, es gab keine Veränderungen. Es war wie ein Teufelskreis, der durch die Telefonate mit Verwandten im Heimatland und durch Kontakte zu hier wohnhaften „Patrioten", Flüchtlingen wie sie, aufrecht erhalten wurde. Der therapeutische Rat, auf diese Telefonate und Kontakte vorläufig zu verzichten, um damit den Teufelskreis zu durchbrechen, provozierte nur ihre Aggressionen. Sie wolle selbst entscheiden, was gut für die Behandlung sei und was nicht. Sie reagierte beleidigt auf diesen sogenannten guten Rat und beschuldigte die Therapeuten, nichts von ihrer inneren Welt zu verstehen, da diese niemals erfahren hätten, was sie erlebt habe. Die Behandlung solle ihr helfen, wieder eine gute Patriotin zu werden. Vielleicht könnte ihr die Ärztin, zweifelsohne eine fähige Doktorin, gute Medikamente verschreiben, damit sie wieder eine gesunde Patriotin werden könne.

Beide Therapeuten fühlten sich hilflos. Sie hatten Angst, dass die Patientin sich weiterhin mit heißem Wasser und Tee verletzen würde. Sie hatten tatsächlich Minderwertigkeitsgefühle („Ich bin nicht gefoltert worden"), aber gleichzeitig fühlten sie sich von der Patientin auch missbraucht. Sie spürten eine riesige Kraft in der Patientin, fühlten sich aber selbst machtlos. Sie kamen in die Supervision mit der Frage: „Wir möchten Trauma-Arbeit machen, aber wir fühlen uns machtlos. Was sollten wir jetzt tun?"

In der Diskussion während der Teamsupervision gaben sie zu, die Kontrolle über die Situation verloren zu haben. Sie waren fasziniert von dieser jungen Frau, von ihrer Vitalität und ihrem Mut. Diese Frau sah die erlittene Folter als notwendiges Opfer, als Beitrag für den Kampf ihres Volks; deswegen habe sie, so meint sie, keinen Grund zur Klage. Sie sei nichts, ihr Volk und seine Sache alles. Dies hatte einerseits Aufsehen und Aufregung bei den Therapeuten erregt, auf einer anderen Ebene fühlten sie sich jedoch wie gelähmt. Die dramatische Präsentation des Leidens dominierte sowohl die Patientin selbst als auch die Therapeuten, solange beide unter ihrem Bann standen, konnte keine Therapie stattfinden. Die Therapeuten waren in einer Gegenübertragung fixiert.

Wie macht man Supervision in diesem Bereich?

In den beschriebenen Fallbeispielen ging es um ein verfehltes Fallkonzept, respektive um eine besondere emotionale Betroffenheit der Therapeuten. Sehr oft führen diese beiden Motive oder eine Kombination aus beiden zur Nachfrage nach Supervision. Es gibt natürlich auch andere Motive für Supervision: Konflikte mit Dolmetschern, ethische Fragen (ein Patient kann zuvor auch Täter gewesen sein, oder aktuell seine Frau und Kinder misshandeln), Angst vor der Tätigkeit des Geheimdienstes eines Herkunftslandes in unserem Land, Probleme mit kulturellen Aspekten und vieles andere. Im zweiten Teil dieses Beitrags ist die Rede von der besonderen Weise, in der die Supervision durchgeführt wird. Dieses Thema kann, wie schon angedeutet wurde, nur beschränkt behandelt werden; eine ausführliche Beschreibung würde wohl ein eigenes kleines Buch füllen. Die Art der Durchführung der Supervision ist zu einem großen Teil bestimmt vom Setting:

1. Individuelle Supervision: ein Supervisand, ein Supervisor.
2. Gruppensupervision: eine Gruppe von Hilfeleistenden/Therapeuten, die unabhängig voneinander arbeiten und die nur im Rahmen der Supervision als Gruppe mit einem Supervisor zusammen sind.
3. Teamsupervision: Ein Team ist auch eine Gruppe, aber die Teammitglieder arbeiten nicht unabhängig von einander. Sie sind „gebunden", eingegliedert in ein Team. Das Team ist oft wieder eingegliedert in den organisatorischen Kontext einer größeren Organisation (z.B. das Rote Kreuz, kirchliche caritative Organisationen, ein Krankenhaus). Es gibt zweierlei Supervisionen in einem Team: Fallsupervision, und Supervision über die Zusammenarbeit und Interaktion im Team. Diese sind natürlich oft mit einander verflochten, aber es lohnt sich, den Unterschied zu wahren.

Individuelle Supervision

Nur kurz werde ich hier die individuelle Fallsupervision beschreiben. Im Prinzip wird sie durchgeführt wie die individuelle klinische Supervision in anderen Bereichen. Es gibt aber wichtige Aspekte, die man besonders beachten sollte:

a. Das Fall-Konzept. Es betrifft das Bild, das ein Supervisand vom Patienten hat. Was für ein Mensch ist er? Was sind wichtige Ereignisse in seinem Leben, welcher Schaden ist durch traumatische Ereignisse entstanden, was ist der Einfluss von schweren Verlusten und entmutigenden Umständen? Gibt es wichtige Lücken in der Geschichte, und liegt die Ursache dafür beim Supervisanden oder beim Patienten? Benutzt ein Supervisand Konzepte aus der Entwicklungspsychologie oder aus der Psychopathologie, die eher für die übliche Arbeit mit westeuropäischen Patienten geeignet sind als für das Verständnis der psychischen Problematik, die durch traumatische Ereignisse verursacht ist? Was sind die gesunden Kräfte bei diesem Menschen, wie stark sind sie?

b. Die professionelle Rolle und die Grenzen. In der Supervision von erfahrenen Therapeuten ist es wichtig, darauf zu achten, wie sie ihre Rolle füllen. Kann z.B. ein Therapeut mit einem Dolmetscher arbeiten und dabei er selbst bleiben? Hat er einen eigenen Stil entwickelt in der Arbeit? Kann er Theorien und Methoden in einer flexiblen Weise benutzen? Kann er dem Patienten sein Behandlungskonzept in einfachen Worten darlegen? Wie stellt er Kontakt her, wie beteiligt er einen Patienten in der Behandlung? Ist er flexibel genug in seiner Rolle, ohne die Grenzen aus den Augen zu verlieren? Bei dieser Klientel ist dies besonders wichtig, weil die besonderen Nöte der Patienten bezüglich Wohnen, Aufenthalt, Gesundheit, Geldmangel und Zeit uns fast immer dazu zwingen, uns ziemlich weit von unserer durchschnittlich üblichen Arbeitsweise zu entfernen. Es kann ein Fehler sein, wenn man bei einem westeuropäischen Patienten einer Einladung zu einem Festessen (z.B. bei der Geburt eines Kindes) Folge leistet. Es kann ein ernsthafter Fehler sein, wenn man eine solche Einladung von einem Asylsuchenden *nicht* akzeptiert.

c. Emotionale Sensitivität für den Patienten und für sich selbst. Sensitivität für den Patienten und seine Sichtweise auf die Behandlung und Interaktion, die so oft ganz anders ist als die unsrige, oft stark bedingt von der eigenen Kultur. Westeuropäische Therapeuten haben die Neigung, die Kräfte in den Patienten zu unterschätzen. Sie haben auch ein schlechteres Empfinden für die Bedeutung von Scham und Ehre in gewissen Kulturen. Sensitivität für sich selbst bedeutet, dass ein Therapeut sich selbst aufmerksam beachten muss. Gegenübertragungsgefühle sind oft polarisiert in einerseits unnötig starkes Vermeidungsverhalten, aber andererseits in ebenfalls zwecklos starkes warmes Verhalten. Für eine gute Behandlung ist sowohl Annäherung als auch Distanz notwendig. Wenn man das aus den Augen verliert, schadet man der Behandlung. Rettungs- und Anklagespiele zwischen Patienten und Therapeuten, wie sie die Transaktionsanalyse beschreibt, können eine Folge sein. Andere Folgen sind Erschöpfung beim Therapeuten und sogar sekundärer traumatischer Stress.

Gruppensupervision

Ich werde mich hier beschränken auf die Fallsupervision in einer Gruppe von Supervisanden. Diese Supervisanden arbeiten unabhängig von einander, z.B. als selbständige Therapeuten, oder sie arbeiten in der selben, größeren Organisation ohne hierarchische oder andere formelle Beziehung zu einander. Fallsupervision in einer solchen Gruppe beschäftigt sich im Prinzip mit den gleichen Aufgaben wie individuelle Fallsupervision. Die Situation ist aber grundverschieden: wenn ein Fall dargestellt wird, hört nicht nur der Supervisor zu, sondern auch die anderen Supervisanden. Das gibt den anderen, zuhörenden Supervisanden die Gelegenheit, sich sowohl mit dem Supervisanden als auch mit dem Supervisor zu identifizieren. Dies bietet Vorteile, birgt aber auch Gefahren in sich. Wenn alle sich mit dem Supervisor identifizieren, entsteht eine Situation, die eher Dominanz beinhaltet als die Förderung einer offenen Lernkultur.

Gruppensupervision ist nicht dasselbe wie individuelle Supervision multipliziert mit der Zahl der Supervisanden. Wenn das der Fall wäre, würde ein Supervisor sehr bald erschöpft sein, und ausserdem würde die Kreativität und Kraft der Supervisanden weitestgehend unbenutzt bleiben. Statt dessen sollte Gruppensupervision die große Erfahrung nutzen, die die Therapeuten haben, die als Supervisanden anwesend sind. Der Erfolg einer geteilten Reflexion in einem solchen Kreis kann sehr groß sein, wenn das Reflektieren stimuliert und angemessen kommuniziert wird. Vorteile der Gruppensupervision sind:

- Es gibt eine Menge gegenseitiger Unterstützung durch Supervisanden, in dem sie sich als eine Gruppe von Ihresgleichen erleben (peer group);
- es gibt weniger Abhängigkeit von einem Supervisor;
- es gibt ein breites Spektrum von Reaktionen statt nur einer Reaktion von einer Person;
- andere Techniken können benutzt werden, z.B. Rollenspiel oder Spiegeln.

Diese Vorteile ergeben sich nicht automatisch. Der Supervisor muss dazu die Sitzung strukturieren und die Regie behalten. Das ist umso mehr notwendig, weil Gruppen ein destruktives Potential beinhalten. Das ist z.B. der Fall, wenn ein relativ schwacher Supervisand mit einer Gruppe konfrontiert wird, die sich zu stark und ziemlich undifferenziert mit der Position des Supervisors identifiziert. Das kann zu übermäßiger Ratgeberei, zu missbilligenden Rollen („Wenn ich du wäre...", „Du solltest...") oder zu anderen, oft negativ-kritischen Interventionen führen. Ältere Supervisanden haben die Tendenz, eine lehrende Subgruppe zu bilden.

Obwohl diese Phänomene auch harmlos sein können, können sie in Gruppensupervisionen für die Behandlung von Opfern von Gewalt und Verfolgung doch unangenehm und sogar destruktiv werden. Aggressor-Opfer-Verhalten tritt als Parallelphänomen in der Behandlung und in der Supervision auf; in einer Gruppe (mehr noch in einem Team) ist das gefährlicher Zündstoff. Es kann in einer Gruppe von Supervisanden zu unproduktiven Konfrontationen, zu chaotischen Diskussionen und in extremen Fällen sogar zur Neigung, Mitglieder aus der Gruppe auszustoßen, führen. Insgesamt gibt es also gute Gründe, Gruppensupervision in diesem Bereich zu strukturieren.

Zu Beginn einer neuen Supervisionsgruppe eröffne ich in der ersten Sitzung eine kurze Diskussion darüber, wie ich Supervision in diesem Bereich betrachte. Sie betrifft hauptsächlich jene Themen, die ich hier schon angedeutet habe: Supervision als geteilte Reflexion, Fallkonzepte, Rollen, Grenzen und emotionale Sensitivität. Nach der Auseinandersetzung erkläre ich den Teilnehmern, dass sie diese Aspekte selbst bei der Arbeit im Auge behalten müssen, wenn ich sie während der Sitzung bitte, sich mit der Supervisor-Position zu identifizieren. Sie sollten sich aber nicht nur mit dieser Position identifizieren. Ich werde die Sitzung so aufbauen, dass sie auch in andere Rollen schlüpfen können, und sich so mit der *Person* des Patienten, mit der *Position* des Therapeuten, der hier der Supervisand ist, der den Fall einbringt, und schließlich mit der *Position* des Supervisoren identifizieren können.

1. Identifikation mit der *Person* des Patienten. Nach der Falldarstellung durch den Therapeuten/Supervisanden und einer kurzen Fragerunde zur weiteren Klärung bitte ich alle übrigen Supervisanden, sich mit dem Patienten und dessen Geschichte wie in der Falldarstellung geschildert zu identifizieren. Nach ein bis zwei Minuten sollte jeder sagen, wie er sich in der Identifikation fühlt (im allgemeinen, in Bezug auf die Behandlung und auf den Therapeuten usw.). Im Vergleich zu individueller Supervision liefert dies eine Menge von Identifikationsmöglichkeiten mit dem Patienten.
2. Identifikation mit der *Position* des Supervisanden, nicht mit der Person. Die Teilnehmer sollten sich selbst in dieser Therapeuten-Rolle sehen, sich also selbst vor allem mit der Last der Arbeitsaufgaben konfrontieren. Sie sollten mitteilen, was für Gefühle sie dabei haben, was für Erwartungen, Ängste und Phantasien. Dieses Vorgehen verhindert, dass vorzeitig allerlei Ratschläge gegeben werden.
3. Schließlich bitte ich sie, sich mit der *Position* des Supervisoren zu identifizieren – nicht mit mir. Meistens ist es nicht notwendig, die Teilnehmer an die besonderen Aufgaben der Supervision zu erinnern.

Natürlich hat nach jeder dieser Runden der Supervisand, der den Fall in die Supervision eingebracht hat, die Gelegenheit zu reagieren. Es ist für ihn eine lehrreiche Erfahrung, die ihm die Perspektive für seine Aufgabe in der Arbeit eröffnet. Der Supervisand ist oft befreit von einem Dilemma, in dem er vor lauter unmöglichen Alternativen gestanden und keine produktive Wahlmöglichkeit gesehen hatte. Dieser Teil der Supervisionssitzung ist eine sehr bereichernde Erfahrung für alle. Viele Teilnehmer sind im Grunde fähige Therapeuten, die sehr gut dazu im Stande sind, die gefragten Identifikationen zu vollziehen. Sie bringen ihre Gefühle, Ideen, Assoziationen, oft illustriert mit Erinnerungen aus der eigenen Arbeit, in die Sitzung ein.

Es ist die Aufgabe des Supervisoren, diesen Prozess zu begleiten, zu stimulieren und manchmal auch aktiv zu leiten. Er delegiert wichtige Aufgaben an die Gruppe, zumal wenn die Mitglieder sich mit der Supervisor-Position identifizieren. Er muss den Supervisanden, der den Fall einbrachte, vor zu starkem, kritischem Kommentar schützen. Er muss zu dessen Reaktionen auf die Gedanken der anderen Teilnehmer hin Feedback ermöglichen. Am Ende muss er, manchmal nach einer zusätzlichen Runde, den Supervisanden fragen, was er aus dieser Sitzung gelernt hat; die gleiche Frage wird an alle anderen gestellt.

Ich habe den Eindruck, dass eine Gruppensupervision, die auf diese Weise strukturiert wird, große Vorteile hat. Wenn eine solche Gruppensupervision gut geleitet wird, sehe ich kaum Nachteile. Ein Nachteil jedoch könnte sein, dass der Parallelprozess, den man sonst auch in der Gruppensupervision wahrnehmen kann, aufgrund der Strukturierung weniger sichtbar wird. Es gibt aber auch einen zusätzlichen Vorteil: Unter denjenigen, die an einer solchen Gruppe teilgenommen haben, findet man leichter Menschen, die nun die Aufgaben und Funktionen von Supervision im allgemeinen besser verstehen. Für einige Supervisanden kann das ein nächster Schritt in ihrem Lernprozess sein, um selbst Supervisor zu werden.

Teamsupervision

Ein Team ist eine Gruppe von Menschen, die eine gemeinsame Aufgabe verbündet. Auf dem Gebiet der Behandlung von Opfern organisierter Gewalt hat ein Team meistens nur eine kleine Anzahl von Mitgliedern. Es ist oft nicht leicht, die genaue Anzahl der Mitglieder festzustellen, denn je nach dem, wie die aktuelle Versorgungslage im Land ist, unterstützen die Arbeit mehr oder weniger ehrenamtliche Helfer, die zum Teil in einem lockeren Kreis einem solchen Team angehören. In einem Land wie Deutschland ist die Zahl der ehrenamtlichen Mitarbeiter oft relativ groß im Vergleich zur sehr bescheidenen Zahl der bezahlten Mitarbeiter.

Zwischen den offiziellen Mitarbeitern gibt es jedenfalls formelle und oft hierarchische Beziehungen. Die Leitung im Team trägt (Mit-)Verantwortung für die Arbeit der Mitglieder und für die Koordination. Außerdem ist es gerade in diesem Bereich wichtig, dass die Leitung die Atmosphäre im Team im Auge behält, vor allem für die Zusammenarbeit und für die Psychohygiene im Team. Die Zusammenarbeit des Teams kann durch die emotionale Betroffenheit der Mitglieder und deren Folgen sehr leiden.

Teammitglieder sind Menschen, und als solche haben sie ihre Vorlieben und Abneigungen unter den Mitarbeitern. Es gibt eine Welt im Team und eine Welt draussen. All dies kann zu sehr vielen Unterschieden führen in der Art und Weise, wie man die Arbeit erfährt und bezüglich des Klimas, in welchem die Arbeit stattfindet. Das alles hat Konsequenzen für die Supervision.

Es gibt auch viele unterschiedliche Motive für die Nachfrage nach Teamsupervision. Wie in individueller Supervision und in Gruppensupervision kann ein aufrichtiger Wunsch nach Lernen und das Bedürfnis nach Wachstum im Wissen und Können zur Nachfrage nach Supervision führen. Manchmal wird eine Supervision der Teaminteraktion benötigt. Dies ist der Fall, wenn die Arbeit an einem Mangel an Kooperation leidet. Dafür gibt es verschiedene Gründe: Spannungen zwischen Personen, deren Persönlichkeit nicht gut zueinander passt, starke Meinungsverschiedenheiten über die Aufgaben, Grundsätze und Richtlinien des Teams usw. Manchmal stellt sich das eigentliche Motiv erst im Laufe der Zeit heraus: z.B. möchte ein Team einen Supervisor als Helfer gegen höhere amtliche Autoritäten in der Organisation gewinnen. Umgekehrt kann jemand, der in der Organisation hierarchisch höher steht, Supervision für das Team suchen in der Hoffnung, der Supervisior könnte im Stande sein, ein „wildes" Team zu zähmen. Der Supervisor eines Teams sollte über ausreichende Kenntnisse von Team und Leitung im allgemeinen, von Organisation, Teamkultur und von destruktiven Prozessen in Teams verfügen. Dieses Wissen sollte es ihm ermöglichen, gezielt Auskünfte zu sammeln, bevor er den Auftrag, ein Team zu supervidieren, annimmt.

Ich habe zuvor schon erwähnt, wie sekundärer traumatischer Stress die Helfer treffen kann. Diese Betroffenheit beeinflusst auch die Zusammenarbeit im Team. Es können Konflikte in einem Team entstehen, die Aspekte von Verfolgung haben. Feindliche Kritik kann aufkommen, Teammitglieder können isoliert oder sogar ausgestoßen werden (mobbing), Verdächtigungen können dauernd in der Luft sein, persönliche Grenzen nicht mehr respektiert werden, mitunter sind Mitglieder andauernd krank. Manchmal beobachtet man in einem Team in erster Linie diese

Phänomene und kann nur im Hintergrund individuelle Betroffenheit aufgrund sekundär traumatischen Stresses feststellen, doch auch diese Phänomene sind ein guter Grund, um Teamsupervision zu suchen.

Supervision, die ihren Focus auf die Teaminteraktion legt, kann also sehr wohl am Platz sein. Jedoch sollte man sich nicht zu schnell dafür entscheiden, einem Team, das im Bereich organisierter Gewalt tätig ist, diese Art von Supervision anzubieten. Normalerweise schlage ich vor, Fallsupervision zu machen. Ich habe die Erfahrung, dass eine Fallsupervision, die in der von mir zuvor als Gruppensupervision dargestellten Weise durchgeführt wird, nebenbei die Zusammenarbeit im Team günstig beeinflusst. Wie bei der Gruppensupervision fordere ich bei der Fallsupervision in einem Team die einzelnen Mitglieder auf, sich mit der Person des Patienten sowie den Positionen des Therapeuten und des Supervisoren zu identifizieren. Innerhalb von relativ kurzer Zeit lernen Teammitglieder einander in ihrem persönlichen Stil und ihren Arbeitsmethoden besser kennen. Das heißt nicht automatisch, dass auch das gegenseitige Verständnis zunimmt. Oft aber lernen sie in einer auf die beschriebene Weise durchgeführten Supervision, ihre Ansichten, Zweifel, Sorgen und Ängste, die ihre Arbeit mit Patienten betreffen, miteinander zu teilen. Am Ende jeder Sitzung frage ich nicht nur kurz nach, was jeder Teilnehmer für sich aus dieser Sitzung mitnimmt, sondern auch, ob die Sitzung etwas bedeutet hat für die Teamkultur und für die Zusammenarbeit. Dies wird signalisiert und benannt, aber es wird dann nicht weiter gehend besprochen.

Oft ist diese Form von Supervision eine Lösung für Spannungen in einem Team, manchmal auch ein Ansatz für eine Konfliktbearbeitung in einem anderen Setting. Dieses Vorgehen bei Gruppen- und Teamsupervisionen ist allmählich in meiner Arbeit als Supervisor gewachsen. Mehr und mehr habe ich den Eindruck bekommen, dass dieser Prozess deshalb wichtig ist, weil es den Stachel der Aggression, der jedem Team innewohnt und der besonders in unserer Arbeit sehr destruktiv sein kann (wie oben genannt), entschärft. Mit diesem Vorgehen wird also direkt oder indirekt, nach und nach, die blinde Aggression, das Hervorbringen von Opfern und die „Verfolgung“ innerhalb eines Teams gemildert. Wenn ein Team trotzdem nicht aus seinen Konflikten heraustreten kann, führt das manchmal zur Suche nach Supervision für die Teaminteraktion. In einem solchen Fall bin ich bereit, eine oder zwei Sitzungen zu diesem Zweck durchzuführen. Wenn die Teamdynamik mehr und länger andauernde Aufmerksamkeit erfordert, muss das Team einen anderen Supervisor suchen, weil ich es schwierig finde, die Rolle innerhalb des Teams zu wechseln. Manchmal übernimmt dann ein anderer die Supervision der Teamdynamik, und das Team setzt die Fallsupervisionen mit mir fort. Zur Zeit läuft in den Niederlanden für erfahrene Therapeuten eine Ausbildung zum Supervisor auf diesem Gebiet. Ich möchte diesen Beitrag beenden mit einem Beispiel aus der Fallsupervision eines Teams.

Fallbeispiel 3

Das Team setzt sich in der Supervisionssitzung wie folgt zusammen: ein Psychiater, einige psychologische Psychotherapeuten, ein Sozialarbeiter, ein Pädagoge mit Ausbildung zur Erwachsenenbildung (adult education), ein Physiotherapeut und ein Internist. Dieses Team ist der Kern eines Behandlungszentrums für traumatisierte Flüchtlinge. Es gibt außer diesem engen Kreis noch ein paar andere Mitarbeiter (ein Arzt und ein Sozialarbeiter), sie sind nicht zugegen. Der Pädagoge heißt Ibrahim, er wurde in einem Land im Nahen Osten geboren, ist jedoch selbst kein Flüchtling. Er behandelt einen jungen Akademiker, dieser ist Flüchtling aus einem anderen Land im Nahen Osten und heißt Ahmed.

Ahmed war Mitglied in einer Gruppe von Widerstandskämpfern gegen das diktatorische Regime in seinem Land. Eines Tages rief ihn die Geheimpolizei zum Verhör. Nach diesem Verhör war es ihm klar, dass er für sie seine Widerstandsgruppe bespitzeln sollte. Als er sich weigerte, fing ein Prozess der Einschüchterung an. Er verlief nach folgendem Muster: Die Geheimpolizei rief ihn wiederholt zu sich, er sollte immer am nächsten Tag kommen, deshalb hatte er zuvor schon viele Stunden Angst. Sie ließen ihn dann viele Stunden warten, während derer er das Schreien von Menschen hörte, die gefoltert wurden; manchmal wurde geschossen. Am Ende war er an die Reihe. Er wurde geschlagen und getreten und verbal beleidigt. Man drohte ihm mit der Exekution. Dann wurde er nach Hause geschickt Dieser Vorgang wiederholte sich vielfach während eines Jahres; mehrere Male war er Scheinhinrichtungen ausgesetzt. Schließlich begann man, auch seine Frau zur Geheimpolizei zu rufen. Sie wurde brutal geschlagen. Daraufhin beschloss das Ehepaar, nach Europa zu fliehen. Kurz vor der Flucht wurde er wieder zum Geheimdienst gerufen. Die Folterer verspotteten ihn und sagten ihm, sie hätten seine Frau vergewaltigt (seine Frau hatte dies immer verneint). Nach der Flucht klagte er andauernd über Kopfschmerzen. Die Beziehung zu seiner Frau verschlechterte sich, weil er dachte, man habe sie tatsächlich vergewaltigt. In seiner Kultur bedeutet dies eine große Schande; es belastete die Beziehung sehr.

Der Internist des Teams hatte ihn als Patienten. Er konnte keine körperliche Ursache für die Kopfschmerzen finden, ein Neurologe ebensowenig. Ein Paar Gespräche mit Ahmed waren unbefriedigend; Ahmed blieb in einer depressiven Stimmung, trotz Medikamenten. Er wurde zu Ibrahim überwiesen. Ibrahim hatte eine besondere Behandlung für Ahmed, welche er mit Erfolg bei vielen seiner Klienten aus dem Nahen Osten anwandte. Ibrahim kennt den Koran und weitere Muslimische Weisheitsliteratur. Mit Erzählungen und Parabeln aus dieser Tradition versuchte er, Ahmed aus seiner depressiven Stimmung zu holen. Er versuchte auch, ihm etwas Einsicht in seine Lage zu ermöglichen. Ibrahim verwendete viel Zeit und Aufmerksamkeit für Ahmed, wie das ein älterer Bruder oder eine Vaterfigur tun könnte. Es war eine Art Seelsorge, keine Psychotherapie wie wir sie kennen, aber meistens wirkte sie gut für Ibrahims Klientel. Für Ahmed aber traft dies nicht zu. Er kam gerne, vertraute Ibrahim, und während der Sitzungen wurde die Stimmung immer etwas besser. Aber danach ließ die Verbesserung rasch nach, und nach einer Woche kehrte Ahmed immer traurig zurück, sprach von seinem Elend, vom Misstrauen zu seiner Frau. In letzter Zeit hatt er angefangen, Suizidgedanken zu äußern.

Ibrahim, nun selbst verunsichert, suchte mit gutem Grund nach Supervision im Team. Seine Fragen waren: „Ich möchte wissen, wie groß die Suizidgefahr ist.“ Und: „Wie soll ich jetzt weiter machen? Es gibt keinen Fortschritt, nur Wiederholung.“

Es folgt jetzt eine kurze Zusammenfassung des weiteren Verlaufs in der Supervisionssitzung. Die Teammitglieder reagierten mit einem Spektrum von Gefühlen. Es gab Mitglieder, die eine psychiatrische Konsultation für Ahmed empfahlen. Andere, auch der Psychiater, waren weniger von den Suizidgedanken beeindruckt und erwarteten mehr von Ibrahims Behandlung. Sie hatten Kritik: War das die richtige Methode für einen Intellektuellen, selbst wenn dieser aus dem Nahen Osten kam? Die meisten Teammitglieder – Europäische Intellektuelle – identifizierten sich stark mit dem Patienten, einem jungen Akademiker. Sie fühlten sich eigentlich nicht wohl mit Ibrahims Behandlungsmethode, die hier nicht passend sei, so meinten sie. Es kam auch Rivalität im Team auf, als die Psychologen das exklusive Recht auf Psychotherapie beanspruchten. Ahmed sollte eigentlich ihr Klient sein.

Kommentar: Ibrahims Fall hat verschiedene Spannungsquellen im Team ans Licht gebracht. Es gab in diesem Team Rivalitäten zwischen verschiedenen Disziplinen. Diese waren schon längere Zeit vorhanden, wurden aber niemals offen besprochen. Sie blieben immer hinter einer Fassade aus Idealismus und Harmonie verborgen („Wir, die Guten, sind gegen alle anderen, die nichts tun für die Ausländer"). Es gab auch andere Quellen von Spannungen. Die wenigen Mitarbeiter aus einem anderen Kulturkreis brachten andere Methoden mit. Die Westeuropäer waren nicht von deren Wert überzeugt; sie fühlten sich sogar in der Überlegenheit ihrer Methoden und Ideen bedroht. Es standen Gedanken im Raum, die tabuisiert waren, man konnte sie in diesem Kreis kaum äußern: „Wir könnten besser arbeiten ohne diese Fremden." Das wäre gewesen wie Fluchen in einer Kirche. Man könnte auch sagen, es war wie in allen symbiotischen Familien, jeder kennt das Tabu, aber es wird nicht darüber gesprochen.

Was aber für Behandlungen am Ende vielleicht noch wichtiger ist: Fast alle Teammitglieder, insbesondere die Europäer, hatten eine stark defensive Haltung gegenüber der Tragik, die auch in dieser Geschichte spürbar war. Die Tragik betraf Ahmed, der aufgrund der Erlebnisse litt, die seiner Frau und ihm widerfahren waren, welche nun die Ehe (es sei eine Ehe voller Liebe gewesen) zu spalten drohten. Bis heute hatte ihm nichts geholfen. Vielleicht wird es viele Jahre dauern, bevor dieser Mann seine existentielle Tragödie verarbeiten kann. Es wird auch Ibrahim viel Energie kosten, neue Wege zu finden, um die schwierigen Erinnerungen und Gedanken seines Klienten teilen zu können. Ibrahim, aber auch die anderen Teammitglieder, saßen fest in einer Kollusion der Vertreibung von tragischen Gefühlen. Und in diesem Prozess waren sie sehr beschäftigt mit dem Verneinen von Aggressionen, mit Rivalitäten zwischen Disziplinen, mit der Angst vor jenen Elementen, die nicht aus der Welt ihrer eigenen Wertvorstellungen kamen, und mit der Furcht vor Angriffen auf ihr Überlegenheitsgefühl.

Dieses Beispiel zeigt, dass Fallsupervision den Rahmen von Fallsupervision überschreiten kann. Latente Spannungen im Team traten ans Licht. Wenn dies nicht passiert wäre, hätten sie in diesem Team noch lange störend walten können. Jetzt war es auf dem Tisch und konnte in einem anderen Setting weiter bearbeitet werden.

Noch zwei Bemerkungen zu dieser Methode: Die Supervision, die in diesem Beitrag verkürzt beschrieben ist, macht vielleicht einen etwas überstrukturierten Eindruck. Nach meiner Erfahrung hat ein Team oder eine Gruppe nach etwa einem halben Jahr Supervisionsarbeit hinreichend Vergnügen an dieser Methode erlebt, um etwas lockerer weiter zu gehen und selbst automatisch die Rollen und Positionen zu übernehmen. Der Supervisor muss zwar die Regie behalten, aber das heißt nicht, dass er immer stark leiten muss.

Eine zweite Bemerkung. Diese Supervisionsmethode ist nicht immer nur genau an einen Fall gebunden. Sie kann auch benutzt werden für Supervisionsfragen, die Probleme in einer Therapiegruppe, einen Konflikt zwischen Patienten verschiedener kulturellen Herkunft in einer Tagesklinik o.ä. betreffen.

Literatur

Lansen J (1996) Was tut „es“ mit uns? In: Graessner S, Gurris N, Pross C (Hrsg) Folter. An der Seite der Überlebenden. Unterstützung und Therapien. Beck, München, S 253–270

Lansen J (im Druck) Gefühle und Arbeitsbelastung in der Arbeit mit Holocaustopfern und anderen Extremtraumatisierten. In: Lansen J, Rossberg A (Hrsg) Berliner Lektionen zu Spätfolgen der Schoah. Peter Lange, Frankfurt

Gesundheitliche Auswirkungen von Langzeithaft mit Isolation
Historische Wurzeln und Forderungen

Sepp Graessner

Einleitung

In der Türkei des Jahres 2001 sterben Gefangene und ihre Angehörigen an den Folgen eines Todesfastens, das sie als Widerstand gegen Gefängnisneubauten begreifen, in denen politische Gefangene weitgehend isoliert wären und damit der Willkür der Wärter ausgeliefert. Sie fürchten, in den neu konzipierten und bereits fertiggestellten F-Typ-Gefängnissen ihre politische Identität nicht bewahren zu können. Ohne die Gruppensolidarität erlebten sie Haft als Ausleerung ihrer Persönlichkeit (Heller 1996).

In zahlreichen Ländern wird die zerstörerische Wirkung von Isolation in der Untersuchungs- oder Strafhaft als *ein* begleitendes Mittel von systematischer Folter angewandt. Südkorea und Syrien sollen hier erwähnt werden. Die gesundheitseinschränkenden Folgen nach Isolation sind nicht auf den ersten Blick erkennbar. Auch in der Bundesrepublik Deutschland hat es Isolation als verschärfte Haftmaßnahme in den siebziger und achtziger Jahren des vorigen Jahrhunderts gegeben. Isolierende Maßnahmen wurden mit präventiven Argumenten begründet, die gesundheitlichen Auswirkungen wurden jedoch nie ernsthaft zur Kenntnis genommen. Die Bewertung der Isolation durch Rasch (1976) hat weder Forensiker noch Entwicklungspsychologen (sie kennen die Folgen bei Kindern, wenn sinnliche Erfahrungen beschränkt werden) auf den Plan gerufen. Die Sondermaßnahmen, unter anderen die Isolierung, wurden als legitime Abwehrmaßnahmen des Staates begriffen und toleriert, obwohl damals beteiligte Politiker, darunter der ehemalige Bundesinnenminister Baum, in den Folgejahren die Aufhebung der Sondergesetze gefordert hatten.

Begriffsklärung

Es ist zu unterscheiden zwischen sozialer Isolation und sensorischer Isolation (auch Deprivation). Soziale Isolation meint die weitestgehende Abschirmung von menschlichen und kommunikativen Kontakten. Lediglich das Wachpersonal hat Zugang zu einer sozial isolierten Person. Sensorische Isolation (SD) meint die Abschirmung von Sinneseindrücken, vor allem akustischer und optischer Art, oder lediglich die Zufuhr stets gleichförmiger Reize.

Langzeithaft ist immer auch die Isolation von einer realen Welt, allerdings mit der Möglichkeit, dass der Gefangene sich in kommunikativen Situationen einer begrenzten Realität vergewissern kann. Es stellt eine besondere Schwierigkeit dar, die Grenzen von der durch Isolation bestimmten, verschärften Haft zur Zufügung schwerer seelischer Schmerzen, also zur psychologischen Folter, zu ziehen.

Der Bericht über eine von erheblicher Isolation geprägte Haft, die nach der Entlassung den Patienten ins Behandlungszentrum für Folteropfer führte, soll veranschaulichen, mit welchen Folgen man rechnen muss. Stellvertretend für viele Fälle, in denen Isolation eine dramatische Rolle spielte, soll hier der Fall des Herrn H. ausgebreitet werden. An seinen Symptomen nach isolierender Haft kann der traumatische Einschlag dieser Methode überprüft werden.

Beispiel. Herr H. aus Südkorea wurde in den 80er Jahren in Südkorea verhaftet, weil er sich im Rahmen einer Besuchsreise für die Annäherung seines Landes an Nordkorea eingesetzt hatte. Ihm wurde Spionage vorgeworfen. Er kam aus der Bundesrepublik, wo er mit seiner Ehefrau lebte. Herr H. wurde lange verhört und nach einem gerichtlichen Verfahren, das er als Farce bezeichnete, zu 14 Jahren Haft verurteilt.

Sowohl vor dem Gerichtsverfahren als auch in der Haft wurde Herr H. gefoltert. Die von ihm als am furchtbarsten beschriebene und erlebte Foltermethode fand in einem Minikäfig statt. Dieser hatte die Ausmaße von einem Viertel Quadratmeter Grundfläche und erlaubte kein Stehen und Liegen. Seine Haltung war überwiegend eine foetale. Er ließ alle Ausscheidungen in diesem Käfig. Die meiste Zeit war er allein. Wenn ihm Essen gebracht wurde, kam es zu Verhöhnungen und direkten Misshandlungen durch das Wachpersonal. In diesen fünf Monaten von Isolation und Zwangshaltung kam es zu unphysiologischen Belastungen der Gelenke in den Hüften, Knien, Füßen, Schultern und Arme. Bis zu seiner vorzeitigen Entlassung saß er rund fünf Jahre in Einzelhaft. Seine Augen litten in dieser Zeit, weil es zumeist dunkel war. Durch Schläge an den Kopf und an die Ohren ist seine Hörfähigkeit eingeschränkt. Er leidet unter Ohrgeräuschen. Die Trommelfelle zeigen Defekte.

Herr H. zeigt drei Jahre nach seiner Entlassung eine starke Spannung. Er wirkt stets wie kurz vor einem emotionalen Ausbruch. In seiner Familie verhält er sich als Tyrann. Seine Frau und seine Kinder haben Angst vor ihm. Er schlägt sie. Seine geschäftlichen Aktivitäten misslingen durchweg. Er träumte von einem bürgerlichen Leben. Es missrät, als seine Frau sich von ihm trennen will. Er schlägt sie krankenhausreif. Sein geäußerter Hauptwunsch an die Therapeuten ist, man möge seiner Frau erklären, dass er ein dauerhaft beschädigter Mensch sei. Sie habe kein Verständnis für ihn.

Er hat wahnhaft wirkende Phantasien über die Angehörigen seiner Frau. Diese träten behindernd in die Beziehung zu seiner Frau. Paranoid wirkt auch, was er über seine Versuche erzählt, Mieten und Zinsen aus südkoreanischen Guthaben zu erhalten. Auch dabei wären die Angehörigen seiner Frau verfolgend hinter ihm her und verhinderten die Auszahlung. Sie hätten ein ihm gehörendes Miethaus auf sich zu überschreiben versucht. Auch seine Frau würde die Angehörigen in der BRD mit seinem Geld unterstützen. Die Familie hätte ihn wohl schon abgeschrieben. Er bringt seine Anschuldigungen in einer gehetzten, mühsam beherrschten Sprache vor. Er schlägt von Zeit zu Zeit mit der Faust auf den Tisch, um seine innere Spannung abzuführen.

Bei der ersten Begegnung mit Herrn H. und seiner Frau macht diese hinter seinem Rücken Zeichen, dass sie ihn für verrückt halte. Vor seiner Haft und Folter sei er ruhiger Mensch gewesen, er habe den Wunsch gehabt, eine Familie zu gründen und Ersparnisse nach Korea zu transferieren. Grobheiten und Gewalttätigkeiten seien nicht vorgekommen. Nach seiner Entlassung hätten sie und die Kinder, zu denen er immer strenger sich verhalten habe, eine qualvolle Beziehung erfahren. Er sei nicht mehr der, den sie geheiratet hätte.

Beschreibende Erläuterung. Herr H. war also ein anderer geworden. Er war über einen langen Zeitraum einer als absolut erlebten Macht ausgeliefert. Er hat trotz der weitgehenden Isolation überlebt. Er ist eine lebende Botschaft und Warnung: Leg dich nicht mit dieser Macht an! Er sieht die äußere Welt insgesamt als gegen ihn gerichtet an, wittert auch in der Privatsphäre überall Verschwörungen. Er verhält sich wie eine ängstigende Macht in seiner Familie. Seine Frau und seine Töchter müssen sich der Logik des Drills unterwerfen. Es fällt ihm schwer, komplexe Aufgaben zu lösen. Sein Misstrauen bleibt andauernd.

Die von ihm als sehr schmerzlich empfundene Isolation, als soziale und teilsensorische Isolation in südkoreanischer Haft, ist auch nach drei Jahren noch präsent. Er kann den Folgen nicht entkommen. Er möchte vergessen, dies misslingt. Er hat in der Isolation viel mit sich selbst gesprochen. Er hat abwesende Personen der Außenwelt in sich hinein genommen und in einem inneren Kosmos sprechen lassen. Er war er und zugleich sein Gegenüber, sein Gegner. Er konnte Realität nicht mehr überprüfen, weil sie sich allein in ihm abspielte. Mut macht ihm ein politischer Mitgefangener, der bereits seit 20 Jahren einsitzt. Er hört ihm zeitweilig aus der Nachbarzelle zu. Er fühlt seine Bedürfnisse und Abhängigkeit von deren Befriedigung durch die Macht. Er erlebt sich als abhängiges Kleinkind, das die zugefügten Schmerzen aushalten muss, weil die schmerzauslösenden Personen seine einzige Verbindung zur Außenwelt sind. Er lernt neu. Er lernt, sich mit dem Gegenüber zu identifizieren. Er glaubt, er kann nur überleben, wenn er so wird wie seine Peiniger. Er möchte seine politischen Vorstellungen nicht aufgeben, aber schleichend betasten ihn Zweifel. Er wird als Bestätigung der realen Macht gebraucht. Warum er? Es geht nicht um ihn, er ist beliebig. Er hat eine Rolle zu spielen bei der Aufführung der Macht. Die inneren Dialoge, die er konstruiert, lassen seine Überzeugung schwächer und schwächer erscheinen. Er hält einen Kern seiner Identität fest. Er fühlt sich als Überlebender auf dem „Floß der Medusa" (Weiss 1994, S. 343–344 beschreibt das gleichnamige Bild von Géricault). Er hält sich weiter an seine ursprünglichen Motive, die in dem Wunsch begründet liegen, eine Annäherung zwischen Süd- und Nordkorea zu unterstützen. Diese elende Harmonie, denkt er oft. Sein inneres Floß trägt ihn bis zu seiner Entlassung.

Dennoch ist er ein anderer geworden. Er hat dauerhaft Angst verspürt. Er hat wochenlang nur wenig geschlafen. Er war stets überwach. Er hat immer wieder erwartet, dass die Macht ihn tötet, wenn es ihr nicht gelänge, ihn sich einzuverleiben. Absolute Macht wird nicht satt. Sie muss immer weiter fressen. Diese Abstraktion gelingt ihm trotz der fünfjährigen sozialen Isolation ohne Besuche von Freunden oder Angehörigen. Sie tröstet ihn. Später fühlt er sich so weit entfernt von seiner Familie. Sie hat nicht erlebt, was für ihn immer wieder in Bildern sich aufdrängt und seine Handlungen mitbestimmt. Sie versteht nichts. Er deutet Umwelt nur noch in den Kategorien von Macht und Ohnmacht. Die Beteiligten seiner inneren Dialoge in Isolation diktieren sein Weltverständnis. Damit hat er als Opfer die Denkmuster der Aggressoren übernommen. Das macht ein Zusammenleben mit ihm schwer. Dabei verhält er sich wie jeder Mensch, der durch nicht vergangene Erfahrungen seine Handlungen motiviert. Seine verhüllte Wut entlädt sich oft unvermittelt. Sie trifft nicht die Verursacher der inneren Bilder und Schmerzen in allen Gelenken, sondern seine Familie. Herr H. herrscht. Seine Affektkontrolle hat sich offenbar aufgelöst. Stellvertretend wird die Familie zum Ort, an dem sich das Innere immer erneut am Thema Ohnmacht abarbeitet. Bedeutet Ohnmacht zu überwinden, sich an Herrschaft zu beteiligen? Der Verlust der Affektkontrolle spricht für eine Regression in ein früheres Entwicklungsstadium, als versagte Bedürfnisbefriedigung Unmut erregte. Für eine erzwungene Regression, die zudem darin ihren Ausdruck fand, dass seine Zwangshaltung im Käfig eine fötale war und er seine Ausscheidungen unter sich zu lassen gezwungen war, dass er nicht sprechen konnte außer mit sich selbst. Einen Menschen in eine Regression zu zwingen, zerstört dessen Weltverständnis von Entwicklung und dessen Selbstverständnis.

Folgen nach Langzeithaft

In einer Arbeit über Langzeitinhaftierte stellt die österreichisch-deutsche Arbeitsgruppe Lapornik et al. (1996) fest, dass Langzeithaft zu kognitiver Verschlechterung führt. Wenn man davon ausgeht, dass Langzeithaft aus humanitären Gründen keine schädigenden Einflüsse auf den Häftling nehmen sollte, so kann man aus der Studie folgern, dass das kognitive System von Menschen in Langzeithaft Schaden erleidet, und damit ist ein wesentliches Orientierungssystein von Menschen in Strafhaft betroffen. Es ist daher zu fragen, ob kognitive Einbußen als Nebenwirkungen der Strafhaft akzeptabel sind, wenn als offizielles Ziel die Resozialisation bezeichnet wird, für die ein Mensch seine volltauglichen kognitiven Fähigkeiten benötigt. Zwar hatten englische Untersuchungen solche kognitiven Verschlechterungen nicht herausgestellt, allerdings waren bei den Arbeiten von Banister et al. (1973) wichtige Parameter wie Persönlichkeitsstruktur, Beschäftigung (Arbeit), soziale Kontakte und erwartete Dauer der Haft unberücksichtigt geblieben. Gänzlich unberücksichtigt blieben dabei die Sonderkonditionen für die Langzeitgefangenen, wie sie Gefangene der RAF erfuhren. Vergleichbare Haftbedingungen für Gefangene der IRA spielten in den Untersuchungen Banisters et al. (1973) keine Rolle. Bei der Bemessung der Mindesthaftdauer von RAF-Gefangenen seien – wie explizit eingeräumt wird – die besonderen Haftumstände bereits eingeflossen. Wie haben die Richter gemessen?

Zusammenfassung der Symptomatik nach Langzeitisolation:

- Verminderte Fähigkeit zu denken und Gedanken festzuhalten,
- verminderte Fähigkeit zur Konzentration,
- verminderte Fähigkeit, komplexe Aufgaben zu lösen,
- Verschlechterung der Gedächtnisleistungen,
- Angst und Panikattacken,
- somatische Beschwerden: Blutdrucksenkung, Verminderung der Herzschlag- und Atemfrequenz, Kopfschmerzen, Leistungseinbußen,
- zeitliche und örtliche Desorientierung: Einbußen beim Zeitgefühl, halluzinatorische Phänomene,
- verstärkte Beeinflussbarkeit (Reizhunger),
- verminderte Schmerzschwelle,
- emotionale Verwirrung.

Diese Symptome setzen unter experimentellen Bedingungen (SD) bereits nach Stunden ein. Bewegungseinschränkungen, wie sie im vorgenannten Beispiel dargestellt wurden, können die Symptome deutlich verstärken. Die berichtete Reversibilität der im Experiment aufgetretenen Symptome bleibt weitgehend ein ungelöstes Problem, vor allem bei langdauernder SD. EEG-Veränderungen im Sinne einer Verlangsamung der sog. Alpha-Aktivität mit nur zögerlicher Rückbildung signalisieren, dass auch andere Effekte über längere Zeit andauern können. Die Beispiele von verschütteten Bergleuten zeigen die Langzeitwirkung, an hat man in der BRD die Folgen von Einzel- und Gruppenisolation erstmals erfasst und damit einen Beitrag zur posttraumatischen Belastungsreaktion geleistet (Mende u. Ploeger 1966). Die Effekte nach „Gehirnwäsche" (d.h. der Ausnutzung einer erhöhten Beeinflussbarkeit durch Isolation) sollen im wesentlichen reversibel gewesen sein. Die Symptome enthalten einen subjektiven Kern, da sie, wie z.B. die halluzinatorischen Phänomene, abgefragt werden und sich damit einer Objektivierung entziehen. Sie treten nicht obligat auf.

Die Behandlung von Isolationsfolgen sollte nach unserer Auffassung der Vorstellung von einer optimalen Reizstimulation (ORS) folgen. Diese Theorie besagt, dass eine optimale Stimulation für ein optimales Funktionieren der zentralen physiologischen Fähigkeiten erforderlich ist. Das bedeutet, dass für die in der Behandlung erwünschte Erinnerungsarbeit alle Charakteristika einer Über- oder Untererregung ausgeschaltet sein sollten, wo notwendig, auch medikamentös. Der Patient befindet sich typischerweise in einem Stadium dauerhafter Übererregung (Arousal), wozu die geforderte Erinnerung beiträgt.

Der Blick auf die Gefangenen der RAF

Die kognitive Substanz hat bei politisch motivierten Tätern einen besonderen Stellenwert, und ihre Einschränkung kann Auswirkungen auf das Selbstbild, die Gedankeninhalte, Konzentrationsfähigkeit und Gedächtnisleistungen und damit auf die Persönlichkeit haben. Dies ist besonders dann in Erwägung zu ziehen, wenn die Art der Haftbedingungen, denen die RAF-Gefangenen unterzogen wurden, berücksichtigt werden. In bewusster Abgrenzung zu den kampagnenartigen, schlagwortgeladenen Publikationen der siebziger und achtziger Jahre soll hier noch einmal vom gesundheitlichen Standpunkt aufgeführt werden, was die Forderung motiviert, dass die noch inhaftierten Gefangenen der RAF nunmehr, nach über 20 Jahren Haft, freigelassen werden. Dabei sollen die Wurzeln für die Inanspruchnahme von Sonderkonditionen für die RAF-Angehörigen durch den bundesdeutschen Staat erkennbar gemacht werden. Die Verzweigungen für die isolierenden Maßnahmen gegenüber den RAF-Gefangenen führen dabei zu den experimentellen Forschungen über sensorische/perzeptive und soziale Isolation. Sie streifen ferner die „verhaltensmodulierenden“ Versuche mit Gefängnisneubauten in den Vereinigten Staaten in den sechziger Jahren, und es ist drittens auf die Erfahrungen mit dem Gesundheitszustand von RAF-Gefangenen einzugehen. Als eine grundsätzliche Besonderheit bei den RAF-Angehörigen stellt sich deren kollektive Identität dar, die zwar bei der Rechtsanwendung berücksichtigt wurde, bei den Haftbedingungen wurde jedoch über Jahre ein höchst individualiertes Konzept vertreten. Dies wurde erst nach vielen Jahren und nach wiederholten Hungerstreiks gelockert. Aufgehoben ist es bis heute nicht. Bis heute unterliegen die Haftbedingungen der RAF-Gefangenen besonderen Maßstäben, und bei zahlreichen Gefangenen wurden vor allem während der Untersuchungshaft Sonderkonditionen eingeführt, deren fragwürdiger Charakter bis heute besteht. Diese Art der Sondermaßnahmen ist nicht ohne Auswirkungen auf die jeweils individuelle Gesundheit, auf das Selbstkonzept und die Realitätswahrnehmung und -verarbeitung geblieben. Damit soll freilich nicht in psychopathologische Kategorien verwiesen werden, da die besonderen Bedingungen der Stressproduktion bei allen Menschen solche oder ähnliche Veränderungen hervorgerufen hätten. Die gesundheitlichen Veränderungen sind nicht spezifisch für die Betroffenen und ihre Persönlichkeit sondern spezifisch für die Umgebungsfaktoren.

Geschichte der Isolationsforschung

Historisch betrachtet befinden sich die Koordinaten für eine Zuordnung der Sondermaßnahmen gegenüber RAF-Angehörigen im Vollzug im verhaltenskorrigierenden Interesse, das in den sechziger Jahren die Debatte über den Strafvollzug beherrschte. Dies bildete sich aus, als die Utopie einer Verhaltensbeeinflussung durch isolierende Maßnahmen in einer realitätsfernen, gleichwohl begeisterten Woge in der Forschung sich ausbreitete. Nicht nur anekdotenhaft finden sich die Ursprünge für das Interesse an den Abläufen im menschlichen Gehirn und den damit verbundenen Reiz-Effekt-Koppelungen in den Schauprozessen der fünfziger Jahre und dem Dauergerücht über „Gehirnwäsche" im Gefolge des Koreakrieges. Damals ging es in vielen Labors um die Frage: Wie funktioniert das? Wie kann ein Mensch dazu gebracht werden, seinen Erfahrungen und Überzeugungen diametral widersprechend sich zu äußern? Eine neue Forschungsrichtung wurde geboren. Sie verdankte ihre Entstehung der Beobachtung wiederholter Menschenrechtsverletzungen. Sie erreichte die BRD in den sechziger Jahren. Es ging dabei um Antworten auf die Frage: Wieviel Stimulation braucht das menschliche Gehirn, um optimal zu funktionieren und ferner welche Veränderungen treten auf, wenn man die Reizzufuhr beschränkt? Dazu traten relativ früh Fragen nach dem Nutzen für die Therapie von psychiatrischen Patienten. Hier ist darauf zu verweisen, dass alle analoge Anwendungen auf seelisch erkrankte Menschen sich als obsolet erwiesen haben. Die experimentelle Anordnung war relativ simpel: Probanden wurden für Stunden bis Tage einem reizarmen Ambiente ausgesetzt. Sie hatten keine äußeren akustischen, taktilen oder optischen Erfahrungen. Galvanischer Hautwiderstand, Blutdruck, Herz- und Atemfrequenz wurden dabei aufgezeichnet. Die Probanden wurden mittels Infrarotkamera überwacht, hatten einen „panic-button", wenn sie abbrechen wollten, und kamen aus dem militärischem oder studentischen Milieu. Von Anbeginn an waren die Mehrzahl der US-amerikanischen Forschungsinstitute beim Heer, der Luftwaffe und Marine angesiedelt. Die sich rasch entwickelnde Weltraumforschung machte Experimente mit sozialer Langzeitisolation notwendig (vgl. Zubeck 1969).

Auffällig war bei der Auswertung der Forschungsergebnisse die hohe Zahl der Abbrecher unter den freiwilligen Probanden, zumindest bei den Langzeitexperimenten, die sich im allgemeinen bis zu acht Tagen erstreckten. Aus der damaligen Sowjetunion sind auch Experimente mit sozialer Isolation von 60 Tagen bekanntgeworden.

Im Jahre 1958 wurde von der Harvard Medical School ein Symposion veranstaltet, das sich dem Thema „Sensory Deprivation" widmete. Die ersten Forschungsergebnisse lagen vor. Sie waren maßgeblich von D.O. Hebb beeinlusst. Der Enthusiasmus war riesig. In seinem Vorwort zum Kongressbericht sagte der damalige Dekan: „Consciousness is another enigma that may be approached by the methods of sensory deprivation". Die ersten Ergebnisse von Hebb, Heron und Mitarbeitern, die in Boston vorgestellt wurden, zeigten für die Testpersonen „inability to think or concentrate, defeits in task performance, anxiety, somatic complaints, temporal and spatial desorientation, and visual phenomena described as hallucinations." (Solomon 1967, S. 253). Bis 1957 waren die Versuchsanordnungen und spezifischen Reizunterbindungsstrategien so vielfältig und zum Teil widersprüchlich (Goldgräberstimmung), dass die Herausgeber des Symposions eine Vereinheitlichung forderten. Sie wollten damit „a more precise formulation of methods and the effects of various forms of isolation on human behaviour" (a.a.O., S. 5) stimulieren. Da sich unter experimenteller sensorischer Deprivation eine erhöhte Suggestibilität ergeben hatte, erschienen nicht nur die Türen zur Erforschung von menschlichem Verhalten, sondern auch zu dessen Korrektur geöffnet. Weitere rund zehn Jahre später wurde die bis dahin gesammelte Erfahrung mit sensorischer/perzeptiver Isolation in einem zum Teil kritischen Reviewband von J. Zubeck (1969) herausgegeben. Zumindest hinsichtlich der zuvor zur Schau getragenen Goldgräberstimmung trat in Bezug auf die theoretischen Aspekte eine gewisse Ernüchterung ein.

Forschungen in der Bundesrepublik

Zu jener Zeit war in der psychiatrischen Uniklinik in Hamburg bereits ein experimenteller Raum für Forschungen mit sensorischer Deprivation installiert worden (Kempe u. Gross 1980). Die ersten Experimente fanden mit Probanden der Bundeswehr statt, was angesichts der Zustimmungsbedürftigkeit zur Ergebnispublikation durch die Bundeswehr den Verdacht nährte, hier werde eine unethische Forschung durchgeführt. Experimentelle Forschungen wurden mit staatlicher Förderung dann bis etwa 1974 durchgeführt. Dann verschwand die Forschung hinter militärischen Mauern, was die damaligen Hauptforscher in Hamburg-Eppendorf mit folgenden Worten kommentierten: „Die längerfristige Geheimhaltung von Deprivationsprojekten und Resultaten, z.B. in der Militär- und Raumforschung der Großmächte, ist u.a. deshalb besonders bedenklich, weil dadurch sachkompetenten Wissenschaftlern die notwendige Einsichtnahme und Kontrolle verwehrt wird" (Kempe, Schönberger u. Gross 1974, S. 561–568). Es waren vor allem die nach Ansicht der Forscher unqualifizierten Kampagnen gegen den Sonderforschungsbereich 115 gewesen, die zu einem Imageverlust und damit zu einem Verlust an Forschungsmitteln führten. Eine inhaltliche Beziehung von Forschungsergebnissen zur sensorischen Deprivation und Haftbedingungen der damaligen RAF-Gefangenen wurde von den Psychiatern nie eingeräumt oder diskutiert. Gleichwohl gibt es eine Reihe von Querverbindungen, die die Hamburger Forscher ignorierten, weil sie ihrem Interesse entgegenstanden. Denn schon 1967 führten Prof. Gross und sein Kollege Svab – damals noch in Prag – zu den Perspektiven der SD-Forschung, speziell zur erhöhten Suggestibilität aus, dass dieses Moment sicherlich eine politive Rolle in der Strafkunde spielen könne, nämlich dort, wo es um die Umerziehung des einzelnen oder einer Gruppe gehe, und wo die Ausnutzung einseitiger Abhängigkeit und die Manipulation mit solchen Zuständen wirksam den Prozess der Umerziehung beeinflussen könne. Auch in der Kriminalistik, bei der Untersuchung von Angeklagten und Zeugen gehöre die Ausnutzung der Abhängigkeit vom Untersucher zur traditionellen Untersuchungstechnik, um ein Schuldgeständnis oder um eine Mitteilung verschwiegener Tatsachen zu erreichen (Gross u. Svab 1967). Damit war eigentlich die Beziehung der SD-Forschung zur Straflehre offenkundig, zumindest, soweit sie durch diese Autoren vertreten wird. Die Arbeiten von Gross und Svab können den finanzierenden Instanzen nicht unbekannt geblieben sein. Ob die verhaltensändernden Strategien die Ursache für die Förderung als Sonderforschungsbereich waren, lässt sich nicht beantworten. Vorrangig scheint es um modellhafte Abhängigkeiten eines Patienten von seinem Therapeuten gegangen sein.

Paradigmenwechsel in den USA

In der USA fand im Anschluss an das o.g. Symposion in Boston im gleichen Jahr eine weniger beachtete Tagung von Psychiatern, Psychologen mit Direktoren der US-amerikanischen Gefängnisverwaltung statt. Neben führenden Vertretern der Skinner'schen Schule der Verhaltenskonditionierung nahm u.a. auch P. Herbert Leiderman daran aktiv teil. Leiderman war zu jener Zeit einer der produktivsten und durchaus selbstkritischen Forscher der Auswirkungen von Isolation und SD/PD. Leiderman hatte auch am Harvard-Symposion teilgenommen. Ziel der letzteren Tagung war eine Antwort auf die Frage nach der Anwendbarkeit von Isolation auf bestimmte Teile von Gefangenen in US-Gefängnissen. Aus einem Hochgefühl, das die Ergebnisse der ersten Experimente mit SD/PD hinterlassen hatten, konnte von einer raschen Übertragung der Forschungsergebnisse auf die reale gesellschaftliche Situation geträumt werden. Aber nicht nur die Forscher träumten. Es ist erwiesen, dass die CIA schon sehr früh die Bedeutung der Forschungen erkannt hat. Leiderman (1962, S. 64–74) führte damals, als die Forschungsergebnisse noch sehr undifferenziert bewertet wurden, auf der Tagung aus:

> „Jetzt sollte die Isolation als Strafmaßnahme neu erörtert werden. Ich werde drei Personentypen und ihre möglichen Reaktionen getrennt abhandeln um zusammenzufassen: Es mag etwas weit hergeholt scheinen, sich mit den farbigen und bilderreichen Beschreibungen des Gefängnislebens von Dickens (Dickens beschrieb in „American notes", erstmals publ. 1843, ein Einzelzellen-Gefängnis in Philadelphia, das sich damals als ungewöhnlich effizient bei der Rehabilitation von Gefangenen dargestellt haben soll, Anm. S.G.), den anekdotischen Berichten von Forschungsreisenden, schiffbrüchigen Seeleuten, Kriegsgefangenen, und den Halluzinationen von Poliomyelitis-patienten bis hin zu experimentellen Untersuchungen von Männern in isolierten Räumen, Wassertanks und Beatmungsgeräten auseinanderzusetzen. Aber diese unterschiedlichen Beobachtungen gehen auf einen zentralen Punkt. Der Mensch hängt von adäquaten und wechselnden Ausmaßen sensorischer und sozialer Stimulation ab, wenn er sein psychisches und physiologisches Funktionieren aufrechterhalten will. Wenn er Mangel an adäquatem Reizangebot hat, kann er geistige Abweichungen wie den Halluzinationen ähnliche Falschbilder, Verlust des Zeitgefühls, Ver-

lust der Bewegungskoordination bekommen. Er kann denk- oder urteilsunfähig werden. Die Fähigkeit, sich neue Aufgaben zu stellen, kann sich verringern. Er wird schwächer bei Gedächtnis- und Sehtests, und er kann vielleicht schneller der Suggestion zum Opfer fallen. Je nach seiner biologischen, seiner Wahrnehmungs- und seiner sozialen Geschichte kann er ungewöhnliche Verlangensmuster nach oder gegen bestimmte Stimulationstypen entwickeln. Wenn diese sich ausreichend fixieren und andauern, können sie seinem Haupttrieb, sich und seine Art zu schützen, zuwiderlaufen. Der Haupteffekt dieser Arbeit sollte jedoch hoffentlich darin bestehen, die nachteiligen Effekte von sensorischer und sozialer Isolation zu verhindern, während die positiven Aspekte verstärkt werden. Vielleicht lernen wir noch genug, um die wechselnden wahrnehmungsorientierten und sozialen Bedürfnisse von Individuen in verschiedenen Stadien ihrer Entwicklung umfassender zu erfahren."

Leiderman (1962) hatte sich insgesamt für eine differenzierte Anwendung der Isolation ausgesprochen, zumal er die Begrenztheit der damaligen Kenntnisse hervorhob. Seine Differenzierung ergab sich aus den Forschungen, die negative Auswirkungen von Isolation überwiegend nur für psychisch Gesunde (Soldaten, Studenten) berichtet hatten. Für Kranke oder sozial Auffällige sollte Isolation und sensorische Deprivation jedoch positive Korrekturansätze sichtbar gemacht haben. Der bedeutsamste Aspekt, den die Forscher auffällig vermieden, das Problem der Macht und Machtkontrolle, wurde auf jener Tagung vom Psychologen Kramer (zitiert nach Roth 1979, S. 18–45) formuliert:

„Die Kenntnis von sozialen und Umgebungsfaktoren des Verhaltens ist zentral für jeden Versuch, Verhalten durch soziale Manipulation zu modifizieren. (...) Die Macht, Verhalten durch die Umgestaltung der sozialen Umgebung zu ändern, ist eine riesige Macht. Bei entsprechender Berücksichtigung der Probleme beim Erarbeiten von Wissen, unter Berücksichtigung der Führungsprobleme und einem ausreichenden Verständnis von der historischen Perspektive können wir hoffen, diese Macht im Dienst der Menschheit zu nützen."

Hier wird angesprochen, was ein Motor der Forschungen zur SD/PD-Wirkung insgesamt war: Es ging um Instrumente der Verhaltensänderung von umschriebenen Zielgruppen. Für die Gefängnisse formulierte E. Schein ein Programm, das nach der Desorientierung von Gefangenen jede Form von Persönlichkeitskonstanz und Solidarität auflösen sollte. Schein (1960, 1961) war einer der führenden Psychologen, die sich mit der Frage der „Gehirnwäsche" befassten. Seine Beziehungen zur CIA scheinen unwiderlegbar.

Es lässt sich bei der Durchsicht der leicht zugänglichen Publikationen belegen, dass etliche Experimente mit Gefangenen unter sozialer und sensorischer Deprivation in den 60er und Anfang der 70er Jahre durchgeführt wurden. Bereits in einer Studie von Pena (1963) wurde an 45 Gefangenen eine erhöhte Empfänglichkeit für Hypnose nach „perceptual isolation" nachgewiesen, und zwar um so signifikanter, je rigider die Bedingungen der Isolation waren. Eine verwandte Studie, ebenfalls an 45 Gefangenen unter „sensory restriction", wurde vom Psychiater Wickramasekera (1970) durchgeführt. Sie bestätigte die Ergebnisse von Pena. Der Psychiater hatte bereits an College-Studentinnen die Hypothese verifiziert. Warum er später zusätzliche Untersuchungen an Gefangenen vornahm, muss in einer Beziehung gesehen werden zu Bemühungen, die motivierenden Stimuli bei Prozessen wie

Psychotherapie, Hypnose, Gedankenreform, „Gehirnwäsche", Beratung und verbaler Konditionierung besser in den Griff zu kriegen (a.a.O.). Einer der führenden Forscher der Wirkungen von SD/PD, der kanadische Psychologieprofessor Peter Suedfeld, fühlte sich Mitte der siebziger Jahre genötigt, die öffentliche Kritik an der experimentellen SD-Forschung und ihrem insinuierten Zusammenhang mit spezifischer Einzelhaft von Gefangenen (sensu: Analogie der Auswirkungen) durch ein Untersuchungsprogramm in nordamerikanischen Haftanstalten zu entkräften (Suedfeld et al. 1982; Suedfeld u. Roy 1975).

Vor seinen Publikationen waren in der wissenschaftlichen Literatur einige herbe Anklagen geäußert worden. So hatte Lucas (1976) Einzelhaft als eine Form der Folter bezeichnet. Thoenig (1972) hatte Einzelhaft psychologische Folter genannt, und Singer (1971) hatte sie als inhuman gekennzeichnet. Neben diesen fachlich fundierten Stellungnahmen gab es eine breite Debatte in den Magazinen und der Tagespresse, national und international. Die in der BRD geführte Kontroverse war hierin lediglich die Fortsetzung der in den USA geführten Debatte. Eine Auseinandersetzung mit den Folgerungen Suedfelds ist deshalb erforderlich, weil er behauptete, als erster korrekte Studien in Gefängnissen vorgenommen zu haben. Suedfeld (1990) hat sich später auch mit den psychischen Folgen nach Folter geäußert. Er hoffte, damit „vagen Vermutungen zur Wirkung von Isolationshaft" entgegentreten zu können. In diesem Bewusstsein hat er alle zuvor publizierten Fallstudien zur Isolationshaft, alle biographischen Veröffentlichungen zu Einzelhaft sowie alle subjektiven Angaben von Gefangenen ins Reich des Anekdotischen verwiesen. Den bis dahin veröffentlichten Studien zur Psychopathologie der Einzelhaft unterstellte er methodologische Ungenauigkeiten, räumte jedoch auch für seine Studien methodische Probleme ein.

Wenngleich Suedfeld in seinem Resümee die meisten seiner Aussagen relativierte, blieb er dabei: Einzelhaft in den von ihm untersuchten Gefängnissen habe keine schädlichen Auswirkungen, in einzelnen Fällen begünstige sie eine Verhaltensänderung, wirke somit rehabilitativ. Dabei bleibt er eine Antwort schuldig auf die Frage, bei welchen Gefangenen eine positive Entwicklung durch Einzelhaft eingeleitet werden könne. Welche prognostischen Mittel gibt es dafür? Die Umgebungskonstellationen der Einzelhaft, die Suedfeld et al. (1982) in verschiedenen kanadischen und US-Gefängnissen untersuchten, waren folgende:

Alle Gefängnisse waren sogenannte Hochsicherheitsgefängnisse (B, C) oder hatten zumindest einen Hochsicherheitstrakt (A). Das Areal für Einzelhaft (A) enthält Zellen von 2,0 × 1,8 m, Bett und Matratze. Die Decke wird abends gebracht und wird morgens um 6 Uhr wieder abgeholt. Eine einzige, schwache Glühbirne beleutet den Raum über 24 Stunden. 23,5 Stunden bleiben die Gefangenen in der Zelle, eine halbe Stunde pro Tag ist Bewegung außerhalb der Zelle erlaubt. Die Toiletten befinden sich außerhalb der Zelle. drei Mahlzeiten am Tag, als Lesestoff nur die Bibel. Maximaldauer: 15 Tage, zuweilen, nach einem Tag Normalvollzug erneute 15 Tage Einzelhaft. Die Einzelhaft in einem der beiden Hochsicherheitsgefängnisse gliederte sich in drei Stufen:

- Schärfste Form: Kommunikation mit anderen verboten, kein Lesestoff. Stahltür mit kleiner Öffnung.. Zelle enthält Toilette, Matratze, Licht brennt 24 Stunden pro Tag. 3 Mahlzeiten am Tag. 30 min körperliche Übung außerhalb der Zelle. Maximum: 30 Tage.
- Moderate Form der Einzelhaft: Lesestoff, Radio, Fernsehen durch die Gitterstäbe, Kommunikation mit Mitgefangenen durch Schreien oder durch den Toilettenabfluss möglich. Bett, Tisch, Toilette. Sonst wie Stufe 1. Dauer: unbegrenzt.
- Wie 2). Insassen können während des Tages die Zelle verlassen. Wird als Schutzmaßnahme (Sexualtäter) eingesetzt.

Suedfeld hat alle Risikogefangenen, die eine Einzelhaft nicht tolerieren konnten, psychotisch geworden waren oder Suicidversuche unternommen hatten, (verständlicherweise) als Versuchspersonen in seiner Studie nicht berücksichtigt. Suedfeld hat in drei Gefängnissen (darunter zwei „maximum security prisons“) Gefangene befragt und getestet, die bereits Erfahrung mit Einzelhaft (bis zu neunmal) hatten. Er hat sie nicht etwa vor einer Einzelhaft-Periode und unmittelbar danach getestet, sondern unabhängig von einer aktuellen verschärften Haft, also im normalen Vollzug. Die ex-post-Darstellungen der Gefangenen und ihre Einstellung zur Einzelhaft verteilten sich wie folgt:

Positive Einstellung zur Einzelhaft, die in den drei Gefängnissen einen unterschiedlichen Charakter und unterschiedliche Beschränkungen aufwies, zeigten 11 Personen. Darunter waren drei Personen, die sich freiwillig in Einzelhaft begeben hatten. 41 Gefangene gaben eine negative Einstellung zur Einzelhaft an, 17 Gefangene schätzten sich als indifferent ein oder legten sich nicht fest. Die Kontrollgruppe bestand aus Gefangenen, die keine Erfahrung mit Einzelhaft hatten. Unter den durch einen „Einzelhaft-Fragebogen“ ermittelten Symptomen, die während der Einzelhaft auftraten, imponierten Selbstgespräche, Suizidphantasien, diffuse Angst, Depression und gesteigerte Feindseligkeit. Nach Suedfeld waren diese Veränderungen flüchtig und hinterließen keine Langzeiteffekte. Andere Ergebnisse als seine wollte Suedfeld nicht zulassen. 1984 belehrt er den Psychiater Grassian in einem Brief an den Herausgeber des American Journal of Psychiatry (Suedfeld 1984), dieser habe in einer methodisch ungenügenden Studie von der Flüchtigkeit der Symptome geschrieben (Grassian 1983). Folglich könne er keine bleibende Symptomatik in seiner Studie festgehalten haben. Richtig ist, wie Grassian auch in seiner Entgegnung schrieb, dass unter den Bedingungen der damals verschärften Einzelhaft in US-Gefängnissen die psychopathologischen Symptome bei Gefangenen zugenommen hatten und einzelne über den Entlassungstermin hinaus andauerten, und zwar selbst bei jenen Gefangenen, die zuvor milderen Formen der Einzelhaft ausgesetzt waren. In einer früheren Untersuchung hatte Suedfeld (1975) selbst davon berichtet, dass Einzelhaft in eine akute, agitierte, halluzinatorische Verwirrung mit Verhaltensstörung im Sinne einer Psychose münden könne. Diese Symptomatik verschwinde nach Beendigung der Einzelhaft. Grassian nennt diese Symptome während der Einzelhaft traumatisch, d.h.

schmerzhaft und angstauslösend. Sie jemand beizufügen sei unvereinbar mit ärztlichen und moralischen Grundsätzen.

Zwei Aspekte sollen noch hervorgehoben werden: Einmal führt Suedfeld die wiederholte Anwendung der Einzelhaft als Strafmaßnahme auf die bereits zuvor bestehenden Defizite der Persönlichkeit der Gefangenen zurück. Er verliert bei seinen Folgerungen aus der Untersuchung dabei aus dem Auge, dass eben gerade diese Tatsache eine äußerst restriktive Verhängung der Einzelhaft zur Folge haben müsste, wenn nicht ihre Abschaffung. Vor der Haft bereits bestehende psychische Defizite müssten eher als Kontraindikation für Isolationshaft angesehen werden. Zum anderen – und entlastend: Suedfeld relativiert seine Befunde durch Verallgemeinerung. Wesentlich für die Ergebnisse in den Gefängnissen sei die Interaktion zwischen Persönlichkeit und Umgebung, nicht die Umgebungsfaktoren allein. Die Bedeutung der Umgebungsfaktoren für ein handlungsbestimmendes Setting sollte man vielleicht nach dem ethisch fragwürdigen Experiment von Zimbardo (1975) ernster nehmen. Ebenso wie „schlafende" Potenzen (Gewalt und Grausamkeit, autoritäres Verhalten) unter spezifischen Umweltkonstellationen erwachen können, ist es vorstellbar, dass andere Potenzen unter gewandelten Umweltbedingungen zerstört oder beschädigt werden. Es gibt überzeugende Belege, dass die Bedingungen der Einzelhaft für einzelne Individuen schrecklich sind.

Vor allem in den frühen 60er Jahren entstanden in den USA Modelle für einen effektiveren Strafvollzug, der im Bereich der Architektur Hochsicherheitsabteilungen in größerem Maße vorsah. In Deutschland wurde vor allem Stammheim ein Synonym für isolierende Haftmaßnahmen, aber auch der „tote Trakt" von Köln-Ossendorf (unter einem toten Trakt ist eine Zelle zu verstehen, deren benachbarte Zellen, auch die darüber- und darunterliegenden, frei von Gefangenen und damit von indirekter Kommunikation, z.B. Klopfzeichen sind). Dieser kurz skizzierte historische Hintergrund bildet den einen Pol der Wechselwirkung, die sich zwischen RAF-Gefangenen und staatlichen Organen ausgeformt hat. Die relative Ohnmacht auf beiden Seiten hat die Schraube von Sonderaktion und -reaktion stets weiter angezogen.

Isolation im Strafvollzug in der Bundesrepublik

Hochsicherheitstrakte, sog. „tote Trakte", Abschirmung von äußeren und sozialen Reizen, das Verbot, die Zellen gestalterisch mit persönlichen Dingen auszustatten, Einheitsfarbe, geringe sinnliche Ablenkung oder Stimulation, Sichtblenden vor den Fenstern, diffuses Licht, Kontaktsperre, Lautsprecherkommunikation durch die Trennscheibe, alles dies waren Kennzeichen der ersten Haftjahre bei den meisten RAF-Gefangenen. Fehlende äußere Reize führen zu einer Schwierigkeit, Realität zu überprüfen. Fehlende Überprüfbarkeit hat dann eine reduzierte Selbstvergewisserung zur Folge. Der Gefangene verschafft sich selbst eine Stimulation durch sein Verhalten. Wem es an Überprüfbarkeit von Realität mangelt, fühlt sich dauerhaft auf einem hohem Stresspegel. In diesem erhöhten Stress wird subjektiv als Dauergewalt empfunden, was sich als Außenwelt präsentiert. Unter solchen Bedingungen wird Resozialisierung zur Farce. Diese Sonderbedingungen haben zu gesundheitlichen Beeinträchtigungen geführt. Schon in dem Gutachten zur Verhandlungsfähigkeit von A. Proll waren die Wirkungen der Sonderbedingungen auf das Herz-Kreislauf-System sowie auf die kognitiven Möglichkeiten beschrieben worden (s. Endnote 1). Frau Proll war 1974 eine eingeschränkte Verhandlungsfähigkeit attestiert worden. Ihre gesundheitlichen Beeinträchtigungen sind weitgehend identisch mit denen, die sowjetische Forscher bei langdauernder sozialer Isolation an Weltraumprobanden herausfanden: Blutdrucksenkung, Beschleunigung der Herzaktion, Verminderung der Atemfrequenz. Damit kann ein Zustand der Kreislauflabilität (mit konsekutiven Konzentrationsstörungen) einhergehen, der eine Verhandlungsunfähigkeit zur Folge haben kann. Dieser Zustand löst nicht nur akute Bedrohungsgefühle aus, der Dauerzustand von Bedrohung bildet gleichsam das Basisniveau für alltägliches Leben/Überleben.

Die Einwirkungen von isolierenden Maßnahmen auf die in Rede stehenden Gefangenen dauerten Monate bis Jahre (amnesty international 1979). Sie haben in der Erinnerung der heute noch einsitzenden Gefangenen auch nach über 15 Jahren noch den Charakter eines besonderen Angriffs auf die Persönlichkeit (im Gegensatz zu den heute erfahrenen Haftbedingungen). Etliche unter den Gefangenen, die bis heute entlassen wurden, waren die aus gesundheitlichen Gründen entlassen werden mussten. Da von ihnen keine Erlaubnis besteht, über ihre Erfahrungen zu sprechen, kann hier im einzelnen nicht ausgebreitet werden, welche körperlichen und seelischen Beeinträchtigungen vorliegen. Im wesentlichen traten Schmerzzustände der Wirbelsäule mit anatomischen Veränderungen, Erschöpfungszustände und, wie bereits eingangs für Langzeitgefangene beschrieben, kognitive Veränderungen auf. Obschon die eingeladenen offiziellen Beobachter von amnesty international und des Europarates die Sonderhaftmaßnahmen in den siebziger Jahren nicht als Folter (gemäß den Konventionstexten als Zufügung von schweren körperlichen und/oder seelischen Schmerzen) erklären mochten, hat die deutsche Sektion von ai bereits im Jahre 1979 die gesundheitlichen Auswirkungen von Isolationshaft eindeutig herausgearbeitet. Wenn diese genannten Beeinträchtigungen andauern, verhindern sie unter der Fortsetzung der beschwerdeverursachenden Einflüsse eine Auseinandersetzung mit den wesentlichen Fragen des Handlungskontextes, in dem die Haft der RAF-Gefangenen stand und steht.

Nach den therapeutischen Erfahrungen, die mit Menschen gemacht wurden, die über lange Zeiträume stark isolierenden Maßnahmen ausgesetzt wurden, lässt sich festhalten, dass die Effekte lange überdauern können, sich in Somatisierungsfolgen zeigen und eine Verarbeitung der verurteilten Handlungen zu einer Schwierigkeit machen. Aus diesen Gründen ist ärztlich-moralisch die Forderung abgeleitet, dass weltweit auf die Anwendung verschärfter isolierender Maßnahmen verzichtet wird, obwohl strafende Isolation zum Herrschaftswissen gehört und, wie die weltweite Folterpraxis zeigt, nicht durch Verbote „vergessen“ wird.

Endnote

1. 1973 beauftragte das Landgericht Frankfurt/M. den Facharzt für Innere Krankheiten, Dr. Schmidt-Voigt, ein Gutachten zur Verhandlungsfähigkeit der Untersuchungsgefangenen Astrid Proll, damals 26 Jahre alt, zu erstellen. Der Internist untersuchte Frau Proll zwei Stunden und kam in seiner Stellungnahme zum Schluss, dass er eine Verhandlungs- und Haftfähigkeit bei Frau Proll verneinen müsse. Was war vorausgegangen? Frau Proll hatte im Januar 1974 fast drei Jahre (seit Mai 1971) in Untersuchungshaft gesessen. Darunter war eine längere Periode in Köln-Ossendorf, einem Gefängnis-Neubau, in dem Gefangene relativ stark sozial isoliert wurden. Viereinhalb Monate im sog. toten Trakt in Köln-Ossendorf haben Frau Proll nach dem Gutachten in eine äußerst labile Kreislauf- und Wahrnehmungssituation gebracht. So lautete die Hauptdiagnose des Gutachters: „Hochgradige Blutdruckerniedrigung (Blutdruckhypotonie) mit ausgeprägter pathologischer Anpassungsstörung des peripheren Kreislaufs, insbesondere in aufrechter Körperhaltung (hypoton-orthostatische Kreislaufregulationsstörung) bei erheblicher Steigerung der vegetativ-sypathikotonnervösen Erregbarkeit (Sympathikotonie) und ausgesprochenem vegetativ-nervösen Erschöpfungszustand." Was waren die klinisch relevanten Beschwerden? Das Gutachten hält dazu folgende Vorgeschichte und Symptome fest: Im Verlauf der letzten zwei Jahre, besonders ausgeprägt aber in den letzten zwei Monaten, Auftreten der folgenden Beschwerden: Mattigkeit und allgemeine Abgeschlagenheit, Unwirklichkeitsgefühl wie „eine Mattscheibe vor den Augen", eingenommenes Gefühl im Kopf mit häufiger Steigerung bis zu ausgesprochenen Kopfschmerzen, die vom Hinterkopf bis in die Stirn ausstrahlen. Schulterschmerzen, besonders bei Bewegung des Halses, besonders bei längerem Stehen oder Wiederaufrichten aus gebückter Haltung mit Schwarzwerden vor den Augen bis zu Ohnmachtsanwandlung. Neigung zu kalten Händen und kalten Füßen. Gefühl des Abgestorbenseins mit Kribbelempfindung, vor allem in den Händen. Unsicherheitsempfindung beim Gehen. Gefühl des „Zusammenfallens". Trotz ausreichenden und ungestörten Nachtschlafs dauernde Müdigkeitsempfindung, insbesondere auch schon morgens nach dem Aufwachen, Appetitmangel.

Zunehmende Einschränkung der Konzentrationsfähigkeit mit der Unfähigkeit, einen Gedanken weiterzuverfolgen oder geordnet wiederzugeben. Sich verstärkende phobische Erscheinungen in der Art, nicht mit anderen Menschen zusammensein zu können oder auch als Platzangst in geschlossenen Räumen. Kürzlich bei einer Gerichtsverhandlung plötzliche Kollapsneigung bei längerem Sitzen mit dem Empfinden, dass das Herz dabei sehr schnell geht und hart klopft und Blut nach dem Hals hin drängt mit folgendem Spannungsgefühl im Kopf. Außerdem in den letzten Wochen zunehmendes Sauerstoffbedürfnis, so dass die Patientin sich an das geöffnete Fenster hängt, um durch tiefes Atmen mehr Luft zu bekommen. Vor einer Woche während einer solchen Kreislaufattacke bei Messung des Blutdrucks im Untersuchungsgefängnis Preungesheim Blutdruckwerte im Sitzen von 70/50 mm Hg. Ähnliche Schwächeanfälle haben sich in der letzten Zeit gehäuft wiederholt mit Schweißausbrüchen und dem Empfinden, „zittrig und klapprig" zu sein. Hierbei besonders ausgesprochenes Leergefühl im Kopf mit der Unfähigkeit, „einen klaren Gedanken fassen zu können" (Auszüge aus dem Gutachten von Dr. Schmidt-Voigt zu Astrid Proll, Landgericht Frankfurt a. M., 1973).

Literatur

Amnesty International (1979) Memorandum über die Haftbedingungen in der Bundesrepublik Deutschland für Personen, die politisch motivierter Verbrechen verdächtigt werden oder wegen solcher Verbrechen verurteilt sind. Den Bundesbehörden am 13.2.1979 und den Länderbehörden am 2.8.1979 zugesandt. AI Index EUR 23/01/80, S 3ff

Banister P, Smith FV, Heskin KJ, Bolton N (1973) Psychological correlates of long-term imprisonment. 1. Cognitive variables. British J Criminology 13:312–323

Grassian S (1983) Psychopathological effects of solitary confinement. Am J Psychiatry 140:1450–1454

Gross L, Svab L (1967) Social isolation and sensory deprivation and their judicial psychological aspects. Psychiatrisches Forschungsinstitut, Prag

Heller E (1996) Abgrund der Zivilisation. Süddeutschen Zeitung 10./11.8.1996

Kempe P, Gross J (1980) Deprivationsforschung und Psychiatrie. Sonderdruck aus Psychiatrie der Gegenwart, Bd 1 u. 2, 2. Aufl, Springer, Berlin Heidelberg

Kempe P, Schönberger J, Gross J (1974) Sensorische Deprivation als Methode der Psychiatrie. Nervenarzt 45:561–568

Lapornik R, Lehofer M, Moser M, Pump G, Egner S, Posch C, Hildebrandt G, Zapotoczky HG (1996) Long-term imprisonment leads to cognitive impairment. Forensic Science Int 82:121–127

Leiderman PH (1962) Man alone – Sensory deprivation and behavioral change. Corrective Psychiatry & J of Social Therapy 8:64–74 (Übers. KH Roth)

Lucas WE (1976) Solitary Confinement: Isolation as coercion to conform. Australian and New Zealand J of Criminology 9:153–167

Mende W, Ploeger A (1966) Das Verhalten und Erleben von Bergleuten in der Extrembelastung des Eingeschlossenseins. Nervenarzt 37(5):209–219

Pena F (1963) Perceptual isolation and hypnotie susceptibility. Unpubl. dissertation, Washington State University

Rasch W (1976) Die Gestaltung der Haftbedingungen für politisch motivierte Täter in der Bundesrepublik Deutschland. Monatsschrift für Kriminologie und Strafrechtsreform 59(2/3):61–69

Roth KH (1979) Gehirnwäsche gegen den Umsturz. Dokumente und Materialien zur jüngsten Entwicklung in den US-amerikanischen Gefängnissen. Autonomie, Neue Folge 2:18–45

Schein E (1960) Interpersonal communication, group solidarity, and social influence. Sociometry 23:148–161

Schein E (1961) Coercive persuasion. Norton, New York

Singer RG (1971) Confining solitary confinement: Constitutional arguments for a „new penology". Iowa Law Review 56:1251–1266

Solomon P, Fredman AM, Kaplan HI, Sadock BJ (Eds) (1967) Sensory Deprivation. In: Comprehensive textbook of psychiatry. Williams & Wilkin, Baltimore, p 253

Suedfeld P (ed) (1990) Psychology and Torture. Hemisphere, New York

Suedfeld P (1984) Letter to the editor. Am J. Psychiatry 141:1306–1307

Suedfeld P, Ramirez C, Deaton J, Baker-Brown G (1982) Reactions and attributes of prisoners in solitary confinement, Criminal Justice and Behavior 9(3):303–340

Suedfeld P, Roy C (1975) Using social isolation to change the behavior of disruptive inmates. Int J of Offender Therapy and Comparative Criminology 19:90–99

Thoenig RH (1972) Solitary confinement – punishment with the letter of the law, or psychological torture? Wisconsin Law Review: 223–237

Weiss P (1994) Ästhetik des Widerstandes. Dt. Univ. Verl., Wiesbaden, S 343–344

Wickramasekera L (1970) Effects of sensory restriction on susceptibility to hypnosis: A hypothesis and more preliminary data. J of Abnormal Psychology 76(1):69–75

Zimbardo PG (1975) Transforming experimental research into advocacy for social change. In: Deutsch M, Hornstein HA (eds) Applying social psychology. Erlbaum, Hillsdale New Jersey pp 33–66

Zubeck JP (ed) (1969) Sensory Deprivation: Fifteen Years of Research. Meredith, New York

„Zersetzung“
Psychologische Techniken der Staatssicherheit und ihre Folgen. Ein Blick in das zukünftige Instrumentarium von Diktaturen?

Christian Pross

Ehemalige Häftlinge berichten aus ihrer Haft in Stasi-Untersuchungsgefängnissen oft von merkwürdigen Erlebnissen, die sie selbst auch im Nachhinein nicht verstehen, nicht einordnen können und die auch dem Arzt oder Psychologen zunächst rätselhaft erscheinen. Sie berichten von unerklärlichen nervlichen Störungen, die sie vermuten lassen, dass man Drogen in ihre Nahrung gemischt habe. Sie erzählen von akustischen Wahrnehmungen, von Körpermissempfindungen wie von elektrischen Stromstößen erzeugt, sie behaupten, in ihren Zellen seien elektromagnetische Wechselfeld erzeugt worden, mit dem ihr Nervensystem zu Pseudowahrnehmungen gereizt worden sei. Vernehmer hätten in die Verhöre derart intime Details über sie eingestreut, so dass es schien, als könnten sie ihre Gedanken lesen.

Sie klagen, dass Ärzte, Helfer von Opferverbänden und selbst Haftkameraden ihren Schilderungen keinen Glauben schenken wollen. Zunächst klingt einiges an diesen Geschichten wahnhaft, man kann sie schwer nachvollziehen. Es kommt gelegentlich vor, dass Menschen, die in der DDR aus vielerlei Gründen beruflich und in ihren persönlichen Beziehungen Misserfolge erlebt haben, dieses im Nachhinein der Stasi anlasten und sich als Opfer von Verfolgung deklarieren. Warum sollte nicht ein Psychosekranker die Stasi zum Inhalt seines Wahnsystems und seiner Verfolgungsgedanken machen, denn die Stasi bietet sich geradezu dafür an? Allein der Name Behandlungszentrum für Folteropfer bietet für solche Patienten eine Projektionsfläche. Wir bekommen nicht selten Briefe von vermutlich an einer Psychose erkrankten Menschen, die behaupten, sie würden über kosmische Strahlung oder Sender gefoltert. Was also kann an den Geschichten der ehemaligen Häftlinge dran sein?

Der Psychologe und Bürgerrechtler Jürgen Fuchs gehört zu den ersten, die die ausgeklügelten psychologischen Manipulationen in Stasigefängnissen öffentlich gemacht und analysiert haben. Die Vernehmungen während seiner neunmonatigen Haft in der Untersuchungshaftanstalt des Ministeriums für Staatssicherheit (MfS) in Berlin-Hohenschönhausen von November 1976 bis September 1977 veröffentlichte er unmittelbar danach in protokollarischer Form (Fuchs 1990, 1978). Er beobachtete seine Peiniger minutiös und genau mit professionellem Blick. Obwohl er während der ganzen Haftzeit kein Stift und kein Papier in die Hand bekam, gelang es ihm nach jeder Vernehmung alles mit einem Silberpapierstreifen auf dem Plastiktisch seiner Zelle aufzuschreiben und auswendig zu lernen. Gleich nach der Entlassung schrieb er es dann aus seinem Gedächtnis nieder. Die distanzierte Beobachtung des Geschehens diente ihm als Selbstschutz während der Haft und das Niederschreiben als heilsame Verarbeitung (Fuchs 1990). Nach der Wende vertiefte und untermauerte er seine damaligen Beobachtungen durch das Studium

tiefte und untermauerte er seine damaligen Beobachtungen durch das Studium seiner Stasiakten und der anderer Zersetzungsopfer. Prophetisch sprach er davon, dass es sich bei der operativen Zersetzung um „moderne Sozialtechniken" handele, hier sei das Wissen über moderne Psychotherapiemethoden, das eigentlich dem Verstehen, sich Einfühlen, Aufbau von Vertrauen und Heilen dienen solle, dazu benutzt worden, Menschen zu destabilisieren, weich zu kriegen. Die Zersetzung ziele auf das Herzstück menschlicher Beziehungen: das Vertrauen. Es handele sich um ein „psychosoziales Verbrechen", eine „moderne Gefahr", die zukünftige Diktaturen benutzen werden, weil diese psychologischen Techniken wirksamer als körperliche Misshandlungen und die Spuren viel schwerer nachweisbar seien (Fuchs 1990, S. 19, 1994, S. 40, 1997, S. 2–3). „...Schweigen/Leere / diese Gesichter und ihr Lächeln / sie brüllen nicht / sie schlagen nicht..." (Fuchs 1990, 1978, S. 101), „...Die Spuren sind ja ‚nur' innen, es wurde ja ‚nur' geredet..." (Fuchs 1990, S. 26).

Verständlich werden die Zusammenhänge, seitdem durch die Öffnung der Stasiakten von Opfern selbst und von Wissenschaftlern Beweismaterial über die Methoden der „Zersetzung" und der „operativen Psychologie"[1] zusammengetragen worden ist. Das Vokabular der operativen Psychologie und die Richtlinien und internen Handlungsanweisungen für die Taktik der Zersetzung sollen hier nicht ausgeführt werden, dazu wird auf die vorhandene Literatur verwiesen (Behnke u. Fuchs 1995, Fuchs 1994, Morawe 2001, Feindt u. Trampe 1992 – der zuletzt genannte Dokumentarfilm über den Psychologen und ehemaligen Oberstleutnant des MfS sowie Dozent für „operative Psychologe" an der Juristischen Hochschule des MfS in Potsdam Dr. Jochen Girke ist ein sehr aufschlussreiches und seltenes Dokument über das Selbstbekenntnis eines Stasi-Täters) – zumal es eine Zumutung für den Leser ist, sich durch die Sprache des MfS durchzuquälen. Sie ist eine unerträgliche Mischung aus steifem, hölzernem Amtsdeutsch, hohlem unverständlichem Fachkauderwelsch und euphemistischer Verschleierung von Gewalt und Menschenverachtung (Bundesbeauftragter 1993, Richter 2001).

Beispielhaft und erhellend für die Zusammenhänge ist die Dokumentation des DDR-Lyrikers Reiner Kunze über die Zersetzungsmaßnahmen der Stasi gegen ihn und seine Familie (Kunze 1990) sowie ein Filmbericht über den Stasispitzel Ibrahim Böhme (Preuß u. Frenkel 1993). Manfred Ibrahim Böhme, bekannt geworden als Mitbegründer der SPD Ost nach der Wende, führte über 20 Jahre lang ein Doppelleben als Dissident und als Inoffizieller Mitarbeiter (IM) des Ministeriums für Staatssicherheit (MfS). Er war treibende Kraft eines Freundeskreises von Oppositionellen in Greiz, zu denen auch Reiner Kunze gehörte, die sich aus Protest

[1] Die operative Psychologie wurde als Fach an der Juristischen Hochschule des MfS in Potsdam gelehrt, ihr Ziel beschreibt anschaulich folgendes Zitat aus einer Studieneinführung: „Die Psychologie kann für die operative Arbeit eine wertvolle Hilfe auch dadurch geben, dass sie beiträgt, die Psyche des Feindes genauer zu erkennen und zu beeinflussen... um anhand von Vorgängen, Vernehmungen und anderen operativen Unterlagen in die inneren Regungen des Feindes einzudringen. Damit entstehen Erkenntnisse über Gedanken und Gefühle, typische Verhaltensweisen und psychische Eigenschaften des Gegners, die wertvolle Hinweise für seine Entlarvung und Liquidierung, Beeinflussung, Zersetzung und Überwerbung enthalten" (Scharbert 1967, S. 56ff).

gegen die Niederschlagung des Prager Frühlings im August 1968 zusammengefunden hatten. Gleichzeitig verriet er dem MfS als IM „Paul Bonkartz" detailliert intime Details aus dem Privatleben seiner Freunde und den Aktivitäten der Gruppe. Er war aktiv an Zersetzungsstrategien beteiligt, die dazu führten, dass Einzelne in der Gruppe seelisch zerrüttet wurden und die Gruppe zerbrach. Reiner Kunze selbst warf nach einem jahrelangen Nervenkrieg gegen ihn und seine Familie das Handtuch und reiste in die Bundesrepublik aus, was er nie gewollt hatte. Von Seiten der Stasi hatte man zunächst versucht, ihn zu erpressen, nachdem sein Sohn eine Straftat begangen hatte, man setzte IMs auf seine Frau, eine Ärztin, an und streute kompromittierende Gerüchte über sie unter Freunden, Arbeitskollegen und Patienten. Das gleiche tat man mit der Tochter. Nachbarn wurden gedungen, die Familie auszuspionieren, Schriftstellerkollegen wurden dazu gebracht, sich von ihm zu distanzieren. Gleichzeitig wurde eine Diffamierungskampagne in der Öffentlichkeit geführt, was in seinen Ausschluss aus dem Schriftstellerverband mündete. In seine Wohnung wurde konspirativ eingebrochen. In seiner Stasiakte sind all diese Vorgänge als „Plan zur Verunsicherung der Vorgangsperson" schwarz auf weiß dokumentiert. Als Erfolgsbilanz meldet Reiner Kunzes „Freund" Manfred Ibrahim Böhme alias IM „Paul Bonkartz" seinem Führungsoffizier kurz vor Reiner Kunzes Ausreise: „Ich möchte... zum Ausdruck bringen, dass sich sowohl Reiner als auch seine Frau Elisabeth Kunze fast am Ende ihrer physischen Kräfte befinden. (...) Ich glaube nicht, dass die physische und psychische Zerrüttung, die am 20.12. bei Kunze deutlich geworden ist, mit der Maßnahme des Schriftstellerverbandes im Zusammenhang steht, Kunze auszuschließen. Nach meiner Einschätzung (ist) diese psychische Zerrüttung mehr auf eine Zermürbung im Bereich der Unsicherheit (zurückzuführen) Ich glaube nicht, dass Reiner Kunze diese Spannung der Ungewissheit noch sehr lange aushalten wird" (Kunze 1990, S. 86–87).

Neben Kunze hatte ein weiteres Mitglied des Freundeskreises, der Lyriker Günther Ullmann, uneingeschränktes Vertrauen zu Böhme. Er konnte sich nicht erklären, woher die Stasi bei den ständigen Verhören so viele persönliche Details über ihn wusste. Er entwickelte einen Verfolgungswahn und verdächtigte alle seine Freunde des Verrats, nur Böhme nicht. Ein Freund von Ullmann erinnert sich in dem Filmbericht: „Er hatte immer Bedenken gehabt, dass seine Frau ausgetauscht wird, dass jemand ganz anderes bei ihm zu Hause sitzt. Ich hatte den Eindruck, dass er unsere Identität in Frage gestellt hat. Wir sind jemand ganz anderes, wir sind von der Stasi geschickt worden. Er hat uns auch teilweise auf den Kopf zu gesagt, dass wir ihn verraten haben, weil er sich einfach nicht vorstellen konnte, woher die Stasi diese Informationen hatte und der letzte, den er verdächtigt hätte, das wäre eben Manfred gewesen."

Als Günter Ullmann schließlich nach der Wende seine Stasi-Akten einsehen konnte, wollte er lange nicht wahrhaben, dass sein Freund Manfred Ibrahim Böhme ihn verraten hatte. Kernstück der Zersetzungsstrategie der Stasi bildet die folgende Geschichte: Ullmann wusste, dass er ständig observiert wurde und wollte seine Gedichte vor der Stasi in Sicherheit bringen. Er versteckte sie im doppelten Boden einer Streichholzschachtel und übergab diese seinem Freund Manfred, der sollte die Gedichte für ihn verstecken. Böhme nahm die Schachtel und gab sie direkt weiter an die Stasi. Die fotografierten alles und hefteten es in Ullmanns Akte.

Ein Gedicht trug den Titel „für meinen Freund M." (M. stand für Manfred Böhme).

Im Film-Interview streitet Böhme ab, die Streichholzschachtel und die Gedichte gekannt zu haben: „Ich weiß also auch nicht, ob ein Gedicht an mich dabei war." In seinem IM-Bericht über das Treffen mit Ullmann weist Böhme hingegen ausdrücklich daraufhin, dass außer ihm niemand dieses Gedicht kannte. Als die Stasi bei einem Verhör Ullmann auf die Streichholzschachtel mit dem Gedicht ansprach, war Ullmann mit den Nerven am Ende.

Ullmann heute: „Es war eine schlimme Zeit, es war wie ein Verfolgungswahn, ich habe unter Verfolgungswahn gelitten. Ich habe Drähte durchgeschnitten, weil ich mir eingebildet habe, dass ich abgehört werde. Ich habe mir die Zähne ziehen lassen, weil ich mir eingebildet habe, dass man mir etwas installiert, etwas eingebaut habe, Wanzen..." (Preuß u. Frenkel 1993).

Es waren diese Inszenierungen von scheinbaren Zufällen und völlig unglaublichen Zusammenhängen, die die Betroffenen an ihrer Wahrnehmung und ihrem Verstand zweifeln ließen, jegliches Vertrauen in andere Menschen zerstörten und eine diffuse Angst erzeugten, dass sie nicht mehr Herr ihrer Sinne, dass sie verrückt seien. Vermutlich fungierten die Wahnvorstellungen Günter Ullmann von Wanzen im Backenzahn damals als Schutzmechanismus. Die Konfrontation mit der Wahrheit, dass sein engster Freund Ibrahim Böhme ihn verraten hat, wäre für ihn so furchtbar und unerträglich gewesen, dass nur die Flucht in den Wahn ihn davor bewahren konnte. Wie sich im Nachhinein herausstellt, waren allerdings die „paranoiden" Verdächtigungen gegen engste Freunde und Angehörige durchaus berechtigt. Es entpuppten sich nur nicht die, die man verdächtigt hatte, als Spitzel, sondern die, von denen man es am wenigsten geglaubt hatte. In einer solchen Situation kann ein Mensch den Boden unter den Füßen, jegliche Orientierung, jeglichen Halt verlieren und für ihn wird jeder Mitmensch zum potentiellen Verräter.[2] *Klaus Behnkes* Analyse der Zersetzungsmaßnahmen gegen den Bürgerrechtler Wolfgang Templin bringt das auf den Punkt: „Mitarbeiter des MfS brachen, mit Nachschlüsseln ausgerüstet in eine Wohnung ein, dort stahlen sie nur die einfarbigen Handtücher. Beim zweiten Mal stahlen sie nur die bunte Bettwäsche. Und so weiter und so weiter. Wer mit solchen Zersetzungsmaßnahmen ‚bearbeitet' wurde, war nicht nur irritiert, sondern hier begann ein Prozess der Realitätsdiffusion, der letztendlich eine Psychose auslösen konnte." (Behnke u. Fuchs 1995, S. 33)

Kommen wir auf die „rätselhaften" Geschichten unserer Patienten zurück. Es soll anhand einiger Fallgeschichten versucht werden zu klären, was Wahn, was Wirklichkeit ist, was imaginiert zu sein scheint und im Nachhinein der Erinnerung hinzugefügt und was real Erlebtes ist. Schließlich werden die Langzeitfolgen der Zersetzung sowie die Erfolge und Misserfolge in der Therapie geschildert.

Ein Patient, Herr T., berichtete aus der einjährigen Untersuchungshaft des MfS man habe ihn Magnetfeldern, elektrischen Strömen ausgesetzt und seine Augen „verblitzt". Sein Sehvermögen sei hinterher beeinträchtigt gewesen, seine Haare

[2] Es gibt zahlreiche weitere Berichte über die Rolle von IMs, die aktiv an Zersetzungsmaßnahmen beteiligt waren z.B. den über den Schriftsteller und IM Sascha Anderson (Kulick 1999, S. 1–39). Kaum einer dieser IMs hat dies je zugegeben. Eine Ausnahme bildet das Selbstzeugnis von Monika H. (Kukutz u. Havemann 1990).

seien ihm zu Berge gestanden, an seiner Kleidung habe er ein Knistern und Wärme gespürt, so als seien sie elektrisch aufgeladen. Während der Haft habe er vom Zahnarzt eine Amalgamfüllung bekommen. Hinterher habe er die entfernen lassen, es seien Metallteile darin gewesen, die darauf schließen ließen, dass man ihm Wanzen eingebaut hatte. Er habe Stimmen gehört, mit den Wanzen im Backenzahn habe man sein Unterbewusstsein gesteuert. Er habe seine eigenen Atemgeräusche wie über einen Verstärker gehört, das habe ihn schier wahnsinnig gemacht. Er habe eine Höllenangst gehabt vor Zellenspitzeln, man habe auch versucht, ihn zur Mitarbeit zu zwingen. Seitdem sei er ein körperliches Wrack, leide an Schlaf- und Konzentrationsstörungen, chronischer Muskelverspannung und einem chronischem Schmerzsyndrom, was von den Ärzten als Fibromyalgie diagnostiziert worden sei. Die untersuchenden Ärzte hätten ihn für verrückt erklärt, er leide an Verfolgungswahn. Seine Anträge auf Haftentschädigung und Anerkennung eines Haftschadens seien abgelehnt und die Verfahren gegen seine ehemaligen Peiniger eingestellt worden.

Er hatte als EDV-Techniker gearbeitet und beeindruckte bei den Anamnesegesprächen durch seine detailgenauen technischen Kenntnisse. Er berichtete jedoch sprunghaft und unzusammenhängend. Er ließ sein Gegenüber bei den Gesprächen nicht aus den Augen und seine Klagen hatten etwas querulatorisches. Die aufnehmenden Kollegen konnten sich keinen Reim machen auf seinen Schilderungen und wussten nicht recht, was sie mit ihm anfangen sollten. Sie fühlten sich wie hypnotisiert und spürten eine starke Verspannung und Unruhe, als mache der Patient sie selber verrückt. Er hatte seine chaotische, irrationale Welt auf sie übertragen.

Es wurde ihm ein Platz in einer Therapiegruppe angeboten. In der Gruppe monopolisierte er die Sitzungen mit seinen Schilderungen und äußerte massive Rachephantasien gegen seine Peiniger. Einige Patienten in der Gruppe stiegen bereitwillig darauf ein, andere empfanden seine Geschichte völlig abwegig und wandten sich von ihm ab. Zwischendurch gab es jedoch Sitzungen, in denen er sehr sensibel auch auf andere Patienten einging und sich ausgesprochen klar und strukturiert zeigte. Dann wiederum beklagte er sich, dass auf ihn nicht genügend eingegangen werde, insbesondere nicht seitens der Therapeuten. Es kam zu Einzelgesprächen, in denen ein Therapeut versuchte, die Phänomene über die er sprach, zu verstehen. Das tat dem Patienten sichtlich gut, sein Misstrauen und seine aggressive Haltung lösten sich etwas, doch letztendlich blieb beim Therapeuten eine große Ratlosigkeit im Sinne von: es haben sich schon zu viele Ärzte die Zähne an ihm ausgebissen, das hat keinen Sinn... Es handele sich wahrscheinlich um Wahnvorstellungen. Der Patient sagte Sitzungen ab, kam nur noch sporadisch in die Gruppe, schließlich blieb er ohne Erklärung ganz weg. Aus der Ferne äußerte er sich sehr negativ über die Behandlung im Zentrum. Unser Behandlungsversuch war somit gescheitert und im Nachhinein muss man einräumen, dass außer einer Minderheit von Patienten in der Gruppe keiner diesen Patienten wirklich ernst genommen und sich die Mühe gemacht hatte, dem evtl. vorhandenen realen Kern seiner Geschichte auf den Grund zu gehen.

Ein anderer Patient, Herr K., behauptete ebenfalls, er sei in seiner Zelle in der Stasi-Untersuchungshaft mit elektronischen Techniken manipuliert worden. So sei er unablässig mit Stimmen beschallt worden. Er erinnert sich, dass die Stimmen mit ihm wie mit ein Freund in vertraulichem Ton per Du sprachen, ihm verwirrende widersprüchliche Botschaften gaben, einmal dass sein Vernehmer in Wirklichkeit für einen westlichen Dienst arbeite, dann wieder, dass er doch ein Stasi-Mann sei. Sein Vernehmer habe dann einmal mit einem verschmitzten Lächeln gesagt: „Sie sind doch allein auf der Zelle, oder?". Bei einer anderen Vernehmung machte der Stasioffizier eine Anspielung auf Spottverse, die der Patient in stummen Selbstgesprächen in seiner Zelle auf das MfS gereimt hatte und fragte ihn dann grinsend: „Was meinen Sie wohl, woher ich das alles weiß?" – „Aus meinen Gedanken" antwortete er.

Einmal habe die Stimme ihn auf seine Sehnsüchte nach einer Frau angesprochen. Kurz darauf habe ihm beim Gang durch den Flur eine Frau zugewunken und er habe geglaubt, dass das seine Freundin sei. Die Stimme suggerierte ihm, dass er das Adoptivkind seines Vernehmers sei. Auch das habe er geglaubt und gleichzeitig gewusst, dass es von der Stasi inszeniert war. Diese gespaltenen Gefühle seien teuflisch gewesen, man habe mit seinen Gefühlen gespielt, ihn manipuliert. Am Ende der U-Haft sei er nervlich völlig zusammengebrochen. Jahre danach habe er noch diese Stimmen aus der Haft gehört. Bei Vernehmungen standen zufällig Gegenstände im Raum, oder ließ der Vernehmer Worte fallen, die als Anspielung gedacht waren und auf intime Kenntnis der Stasi über seine Verbindungen zu Mitstreitern und Details seiner illegalen Arbeit schließen liessen.

Er berichtete, dass er nach der Wende seine Zelle in der U-Haftanstalt besucht habe und die Wände mit einem Metalldetektor untersucht habe. Dabei habe er Metallteile entdeckt, bei denen es sich möglicherweise um noch vorhandene Installationen von akustischen Geräten handele. Er berichtete weiter, dass bei einer Vernehmung ihm offenbar eine Droge in den Kaffee gemischt worden sei, er danach in ein rauschartiges Hochgefühl versetzt worden und anschließend in einen Tiefschlaf versunken sei. Er entdeckte in seiner Stasiakte später von ihm selbst schriftlich verfasste Aussagen, deren kompromittierenden Charakter und deren Zustandekommen er sich nicht erklären konnte. Ihm fiel auf, dass seine Handschrift sehr zittrig war. Er sieht das als Indiz dafür, dass ihm unter Drogen und Hypnose diese Aussagen abgepresst wurden.

Der Therapeut konnte seine Schilderungen anfangs nicht recht nachvollziehen. Er war sich unsicher, ihm kamen Zweifel an deren Glaubhaftigkeit. Der Patient war in Haft gewesen, es gab Auszüge aus seiner Stasiakte, die das bewiesen. Aber die Geschichten waren z.T. so verwirrend, passten nicht zusammen, die Beschallung mit einer Stimme, Metalldetektoren in den Wänden, das klang zu sehr nach Wahn. Auch drängte der Patient den Therapeuten, seine Schilderungen zu bestätigen, dass es sich um „psychische Folter" gehandelt habe. Er plante auch, seine Geschichte in einem öffentlichen Vortrag darzustellen und bat den Therapeuten, dabei zu sein und den Vortrag vom Standpunkt des Experten aus zu kommentieren, ihm sozusagen das Gütesiegel der Seriosität zu verleihen. Aus einer unbewussten Abwehr heraus nahm der Therapeut ihn nicht in Einzeltherapie auf sondern in eine Gruppe, wo er nicht so dicht mit ihm konfrontiert war. Die zweite Gruppentherapeutin konnte sich im Gegensatz zum aufnehmenden Therapeuten besser in den Patienten einfühlen und hielt seine Schilderungen für plausibel. Beide beschlossen jedoch, nicht zu dem öffentlichen Vortrag des Patienten zu gehen, da aus Prinzip der therapeutische und der öffentliche Raum nicht vermischt werden sollten. Der Patient liess nicht locker. Er monopolisierte Gruppensitzungen mit seiner Geschichte, die auch die Gruppenmitglieder z.T. sichtlich überforderte. Er brachte sie fast alle dazu, zu seinem öffentlichen Vortrag zu erscheinen. Wegen ihres Nichterscheinens attackierte er die Therapeuten heftig, diese glaubten ihm nicht, sie seien wie alle andern, die ihn für geisteskrank erklären wollten. Daraufhin vereinbarte der eine Therapeut mit ihm eine begrenzte Zahl von Einzelsitzungen, in denen er versuchte, Stück für Stück die verwirrenden Geschehnisse zu ordnen. Als der Therapeut den Patienten in einer Supervision vorstellte, war er überrascht, als die Kollegen und auch der Supervisor spontan davon überzeugt waren, dass die Geschichte des Patienten authentisch und plausibel sei. Der Therapeut ließ sich davon überzeugen, dass der Patient wohl an einer vorübergehenden reaktiven Psychose gelitten hatte, die von den psychischen Verwirr- und Manipulationstechniken der Stasi induziert worden war, auch in Anbetracht dessen, dass seine sonstige Anamnese und sein jetziger Status keinerlei Anhalt für eine psychotische Störung zeigten. Auch in einem nervenärztlichen Gutachten mehrere Jahre nach der Haft war keine Psychose festgestellt worden.

Der Patient zeigte dann in den folgenden Einzeltherapiestunden ein völlig geordnetes Denken, er konnte klar strukturiert und zusammenhängend die Dinge schildern. Er schrieb seine Geschichte sorgfältig geordnet und detailgenau auf. Nach mehreren Sitzungen, in denen er schließlich spürte, dass der Therapeut seine Zweifel überwunden hatte, fühlte er sich sichtlich entlastet und sein übergriffiges Verhalten in der Gruppe ging deutlich zurück. Der öffentliche Auftritt und das Niederschreiben seiner Erlebnisse, in dem er seine Erlebnisse mit Erkenntnissen aus der Fachliteratur koppelte, half ihm, das Unvorstellbare, das nicht Begreifbare, das ihm widerfahren war, im Nachhinein begreifbar zu machen, zu ordnen und in einen Zusammenhang zu stellen. Er konnte damit diesen Alptraum, der ihn über Jahre gequält hatte, von dem keiner etwas hören geschweige denn verstehen wollte, zu den Akten legen.

Das Entscheidende an dieser Art von psychischer Manipulation ist, dass Schritt für Schritt die Ich-Funktionen, die Realitätsprüfung, des Häftlings zerstört werden. Durch die Doppelgesichtigkeit und die doppelten Botschaften der Vernehmer, die bis in intimste Bereiche seiner sozialen Beziehungen hineingehen, durch unwirkliche, völlig absurde, verwirrende und nicht erklärbare, mittels gefühls- und verstandesmäßiger Verarbeitung nicht integrierbare Phänomene und Reize wird sein inneres Bezugssystem durcheinandergebracht. Er gerät in einen Zustand, in dem er nicht mehr unterscheiden kann, was wirklich ist und was eingebildet.

Es handelt sich bei den beiden Patienten Herrn K. und Herrn T. höchstwahrscheinlich um eine während der U-Haft induzierte paranoide Reaktion[3]. Was er-

---

[3] Im 19. Jahrhundert wird dieses Krankheitsbild erstmals von Magnan (1886) beschrieben als „Bouffées delirantes“. Im ICD 10 wird es unter die „vorübergehenden akuten psychotischen Störungen“ eingereiht und werden psychische Traumen durch Kriegshandlungen, Terrorismus und Folter als Auslöser genannt (Dilling et al. 1991, S. 107–110). In der forensischen Psychiatrie ist dieses Krankheitsbild auch als „Haftpsychose“ oder „prison psychosis“ bekannt (Peters 1990). Von *Keeler* und *Böker* werden als Auslöser der reaktiven psychotischen Störung angesehen das Hineingeworfensein in eine fremde stark reglementierte Umgebung, mit der man nicht nach vertrauten Mustern kommunizieren kann,

schwerend hinzukommt, dass die, die auf solche Weise „bearbeitet“ wurden, hinterher kaum einen Menschen geschweige denn einen Arzt oder Psychologen finden, der ihnen ihre Geschichte glaubt, wie es Herr K. ausdrückte: „die Folter soll unglaublich, unkommunizierbar und schließlich auch für das Opfer selbst unbegreiflich gemacht werden.“

Petra Morawe (2001) bestätigt dies in ihrer Auswertung von Interviews mit ehemaligen Häftlingen der Stasi Untersuchungshaftanstalt Hohenschönhausen. Ihre Gesprächspartner hatten häufig von den Vernehmungen nicht viel zu erzählen, denn es bestand eine große Unsicherheit über die eigenen Empfindungen und Wahrnehmungen. Sie berichten auch, dass ihnen keiner ihre Geschichten glauben wollte. Die psychologischen Manipulationen führten laut Morawe (a.a.O.) zu einer Verwirrung und Verzerrung der Wahrnehmung, zum Zerbrechen der inneren Wirklichkeit, Umwertung aller Werte und einer Realitätsdiffusion, aus der es manchen Häftlingen nie gelungen ist, sich zu lösen.

Bei Herrn K. gelang es dem Therapeuten im Gegensatz zum Fall des Herrn T., seine Abwehr mit Hilfe der Supervision zu überwinden und zusammen mit dem Patienten das „Verrückte“ an dessen Erlebnissen zu ordnen und zu integrieren. Bei Herrn T. war es u.a. vermutlich die negative Gegenübertragung des Therapeuten, die zum Therapieabbruch führte. Die Geschichte von Herrn T. wirft die Frage auf, wie weit man mitgehen muss mit den unwirklich erscheinenden Inhalten, um an den realen Kern des Geschehens zu gelangen. Geht man davon aus, dass durch Zersetzung eine paranoide Reaktion induziert werden kann, dann muss man sich ein Stück weit in die Welt des Patienten hineinbegeben. Es ist im Fall des Herrn T. wahrscheinlich so gewesen, dass real Erlebtes sich in der Erinnerung mit den irrealen Wahrnehmungen und Vorstellungen vermischt hat und der Patient dies allein nicht entwirren konnte. Möglicherweise hat der Therapeut ihn zu früh mit Realitätsprüfungen konfrontiert und damit überfordert. Bei Herrn K. wurde diese Überlagerung sehr deutlich. Seine Stimmen entstammten möglicherweise keiner technisch erzeugten Beschallung, sondern stammten aus Selbstgesprächen, die er infolge der Isolation und der Verwirrung- und Desorientierung bei den Vernehmungen entwickelte, um seiner Einsamkeit, Hilflosigkeit und seinem Ausgeliefertsein etwas entgegen zu setzen. Weil der Verlust der Selbstwahrnehmung, der Selbstkontrolle in der Psychose ein unerträglicher Zustand ist, sind auch die Halluzinationen des klassischen Psychotikers ein Selbstschutz, ein Coping-Mechanismus. Der Angreifer, der Bedroher wird nach außen in die Stimme verlagert. Die Bedrohung durch die totale Verlassenheit und Abhängigkeit löste bei beiden eine tiefe Regression aus, in der grundlegende Abwehrmechanismen zum Schutz des Ichs nicht mehr greifen und es zu einer Zersplitterung und Auflösung von Selbst und Objekt kommt, in der Wahrnehmen und Denken in der Wirklichkeit nicht mehr funktionieren (Segal 1974, S. 43–93).

Charakteristisch für alle unsere Patienten nach Foltererfahrung ist ihr Schweigen über das, was ihnen widerfahren ist. Das Schweigen nährt sich bei den hier genannten Patienten nicht allein aus Scham über das Erlebte, aus Angst vor weiterer Verfolgung, wie es zu DDR-Zeiten der Fall war, aus dem Unverständnis und

---

welches starke Ängste, Isolation, Hilflosigkeit und Unsicherheit hervorruft ohne Möglichkeit der Aggressionsabfuhr (Keeler u. Shands 1960; Böker u. Schwarz 1977).

der Abwehr ihrer Umwelt, sondern insbesondere auch aus den Zweifeln an ihrer eigenen Wahrnehmung, sie wissen es selbst nicht mehr. Was man selbst im Nachhinein nicht begreifen kann, wie es Herr K. ausdrückte, kann man auch keinem anderen begreiflich machen. Hinzu kommen die Angst und die Scham, vielleicht doch verrückt zu sein. Das nicht Begreifbare, nicht Kommunizierbare der abstrusen und „verrückten“ Dinge, die die Patienten berichten, überträgt sich auf den Therapeuten. Er kann es zunächst kaum glauben, wehrt es ab, ordnet es ein als Psychose. Es kostet viel Überwindung, sich auf diese unglaublichen Geschichten einzulassen. In der Gegenübertragung werden eigene Ängste vor Verrücktheit, vor einem Hineingezogenwerden in die Abgründe von Heuchelei, Lüge und Verrat mobilisiert. Wie eine Geheimschrift, wie ein in unzusammenhängende Einzelteile auseinandergesprengtes Mosaik müssen die Geschehnisse rekonstruiert, geordnet und zusammengefügt werden. Das stellt sehr hohe Anforderungen an die Geduld des Therapeuten und braucht viel kollegiale Stütze durch Intervision und Supervision. Vor allem: es kostet sehr viel Zeit. Ereignisse müssen oft mehrfach Stück für Stück nochmals aufgerollt werden und es bleibt trotzdem ein Rest Unsicherheit und Unklarheit. Das nicht kommunizierbare kommunizierbar zu machen, das müssen Therapeut und Patient sich in einem langwierigen steinigen Weg erarbeiten.

In der Folge seien einige Fälle referiert, in denen Partner und nahe Angehörige, Eltern, Kinder im Rahmen der Zersetzung gezielt instrumentalisiert wurden. Fast alle unsere Patienten haben nach Einsicht in ihre Stasiakte die schockierende Entdeckung gemacht, dass sie von einem engen Freund oder einem nahen Angehörigen bespitzelt worden sind bzw. dass sie im Nachhinein zumindest Zweifel an deren Loyalität haben müssen.[4]

Hier drei typische Beispiele: Frau U., die sechs Jahre in einem Stasi-Untersuchungsgefängnis, davon drei Jahre in Isolationshaft verbringen musste, machte nach ihrer Entlassung die Entdeckung, dass ihre Familie sich von ihr losgesagt hatte. Während der Haft ließ sie sich von einem bekannten Rechtsanwalt vertreten, der heute eine hervorgehobene Rolle in der Politik spielt. Als dieser ihrem Vater mitteilte, dass sie zu 10 Jahren Haft verurteilt worden sei, erlitt ihr Vater einen Schlaganfall und verstarb. Ihr Antrag, den schwer kranken Vater besuchen zu dürfen, wurde abgelehnt. Auf Anraten des Anwalts verzichtete sie auf ihr Erbe zugunsten des Bruders, da sonst, wie der Anwalt ihr sagte, der Staat das Eigentum konfiszieren würde. Ahnungs- und hilflos in ihrer Abgeschnittenheit von der Außenwelt unterschrieb sie die notarielle Verfügung. Der Bruder arbeitete, wie sie heute weiß, mit der Stasi zusammen und wurde offensichtlich an den Verhörstrategien beteiligt. Er manipulierte die Briefe, die ihr Vater an sie schrieb. Sie waren ganz unpersönlich und vorwurfsvoll formuliert, sie solle sich doch bekehren lassen. Ihr Vater, zu dem sie ein sehr vertrautes Verhältnis hatte, hätte so nie mit ihr gesprochen. Auch bei der verweigerten Besuchserlaubnis für den Vater hatte der Bruder die Hand im Spiel. (Die Stasi hat in diesem Fall offensichtlich die ausgeprägte Geschwisterrivalität und Eifersucht des Bruders auf die von den El-

[4] Der spektakulärste öffentlich bekannt gewordene Fall ist der der Bürgerrechtlerin Vera Wollenberger (heute Lengsfeld), die von ihrem eigenen Ehemann bespitzelt wurde (Wollenberger 1992, S. 154ff).

tern mehr geliebte Schwester instrumentalisiert, d. V.). Der Bruder riss sich durch den anwaltlichen Coup mit dem Erbverzicht der Schwester das ganze Erbe unter den Nagel – kein einziges Erinnerungsstück an die Eltern ist der Patientin geblieben. Heute plagen sie Schuldgefühle gegenüber dem Vater, dass sein Tod mit dem Gram über ihre Haft zu tun haben könnte. Ihren Sohn durfte die Patientin das ganze erste Jahr während der Haft kein einziges Mal sehen. Er musste Wehrdienst leisten in einem Stasi-Wachregiment, das die gleiche Anstalt bewachte, in der sie inhaftiert war. Beide wussten nichts davon. Als er sie dann besuchen durfte, wurde sie jedes Mal eigens in eine andere Haftanstalt überführt. Nach der Entlassung machte der Sohn ihr Vorwürfe, dass sie sich nie genügend um ihn gekümmert habe. Sie entfremdeten sich voneinander. Alles Zufall? Die Patientin war nach 6 Jahren Haft in die DDR entlassen worden, völlig verarmt und sozial isoliert. Sie konnte ihre Geschichte niemandem erzählen und entwickelte eine ausgeprägte chronische posttraumatische Belastungsstörung. Nach der Wende lernte sie ihren zweiten Mann kennen, dem sie sich offenbaren konnte. In einer Gruppentherapie konnte sie nach anfänglichem starken Misstrauen und Abwehr gegenüber anderen Gruppenmitgliedern, den Verrat ihres Bruders bearbeiten.

Eine andere Patientin „zersetzte" man damit, dass man sie und ihren Mann nach ihrer Verhaftung monatelang im Unklaren ließ über das Schicksal ihrer noch im Grundschulalter befindlichen Tochter, woran sie fast zerbrach. Als diese von der Schule nach Hause kam, war die Wohnung leer, die Eltern verschwunden, kurze Zeit später brachen Stasileute in die Wohnung ein und verschleppten das Kind in eine der berüchtigten Jugendverwahranstalten, wo Dinge passierten, über die es bis heute nicht sprechen kann. Schließlich kam es bei einer Angehörigen unter, deren Ehemann bei der Stasi arbeitete. Der Mann der Patientin sagte sich noch während der Haft von ihr los. Nach der Entlassung erkrankte sie an einer chronischen Sprech- und Angststörung, die Tochter litt jahrelang unter Sprechstörungen, und musste sich auch noch als Erwachsene mehrfach wegen einer Angststörung behandeln lassen. Im Verlauf der zweijährigen Therapie blieben einige Unklarheiten, was in der Haft eigentlich geschehen war, welche Rolle die verschiedenen Verwandten in der ganzen Sache gespielt hatten. Einmal kam die Patientin völlig verstört in die Stunde und offenbarte, dass sie in ihren schriftlichen Unterlagen entdeckt habe, dass sie nicht wie bei der Anamneseerhebung angegeben ein Jahr in Haft gewesen sei, sondern nur vier Monate. Sie fürchtete, dass der Therapeut sie jetzt als Schwindlerin und Simulantin wegschicken würde. Nachdem sie ein angst- und schambesetztes Geheimnis über einen Übergriff in der Haft, das sie bislang mit niemand teilen konnte, dem Therapeuten offenbarte, war ein Damm gebrochen, sie konnte den Schmerz über die Zerrüttung ihrer Familie überwinden, wieder einigermaßen flüssig sprechen und ihre phobischen Ängste abbauen, ohne das alle Rätsel, die auch für den Therapeuten noch im Raum standen, gelöst waren. Weder die Mutter noch die Tochter wollten ihre Stasiakte einsehen. Man muss mit einer gewissen Wahrscheinlichkeit davon ausgehen, dass diese seelischen Zerstörungen mit Zerrüttung der Familie unter Beteiligung von IMs aus dem engsten Umkreis geschehen sind. Da zu diesen Personen weiter Kontakt gesucht, gewünscht und auch z.T. gepflegt wurde, taten die Betroffenen möglicherweise intuitiv richtig daran, keine Einsicht in ihre Akten zu nehmen. Sie fürchteten, dass die

Entdeckung eines Verrats einer geliebten oder einer Vertrauensperson noch mehr Zerstörung anrichten könnte als bereits geschehen.

Ein weiterer Patient, Herr P., der nie in Haft war, ist durch eine jahrzehntelange von der Staatssicherheit gesteuerte Zersetzungskampagne in seinem Beruf und seinem Familienleben ruiniert worden. Herr P. war Arbeiterkind, sein Vater hatte gegen die Nazis gekämpft, und Herr P. wurde überzeugter Sozialist und Mitglied der SED. Er durfte studieren und arbeitete dann als Lektor und Autor bei einem Verlag in einer größeren Stadt im Süden der DDR. Sein Werdegang ist die Musterbiographie eines Zöglings der intellektuellen Elite der DDR. In den sechziger Jahren geriet er jedoch mit seinen Vorgesetzen aneinander, er kritisierte die kitschigen und phrasenhaften Publikationen seines Verlages, die Vettern- und Cliquenwirtschaft in seiner Abteilung, er schrieb eigene kritische Texte und er setzte sich für verfolgte Schriftsteller ein. Er trat aus dem FDGB (DDR-Gewerkschaftsbund) aus, nachdem er mitbekommen hatte, wie dieser soziale Ungerechtigkeiten und Bevorzugung von Parteibonzen deckte, er weigerte sich zur Wahl zu gehen und er stellte einen Ausreiseantrag. Das machte ihn zur Unperson, er wurde auf einer Versammlung des Parteikollektivs seines Verlages von seinem Vorgesetzten vor allen Kollegen an den Pranger gestellt und aus der Partei ausgeschlossen. Er wurde degradiert zu einer untergeordneten Tätigkeit im Verlag, sein Gehalt gekürzt. Da er jedoch den Glauben an die gute Sache und die Reformierbarkeit des Sozialismus in der DDR noch nicht aufgegeben hatte, arbeitete er fleißiger denn je zuvor. Man ließ ihn auflaufen. Von ihm vorgelegte Manuskripte wurden ausnahmslos abgelehnt. Er war ständigen Diffamierungen ausgesetzt. Schließlich wurde er nach zehn Jahren „mobbing" entlassen und man verhängte ein Arbeits- und Beschäftigungsverbot. Er konnte seine Familie kaum noch ernähren, schlug sich mit Hilfsarbeiterjobs wie Kohlenschippen durch. Da er nicht aufgab, sondern weiter zu Schriftstellerversammlungen ging, wo er seine Stimme erhob z.B. gegen die Verhaftung von Jürgen Fuchs 1976, gingen die Schikanen weiter. In der Wohnung über ihm zogen Leute ein, die einen unerträglichen Lärm machten. Heute weiß er aus seiner Stasiakte, dass dies eine gesteuerte Zersetzungsmaßnahme war. Er wurde auf dem Bahnhof von Rowdies zusammengeschlagen, was er im Nachhinein auch für einen inszenierten Vorfall hält. Sein damals halbwüchsiger Sohn opponierte gegen ihn, wie es für sein Alter typisch war. Die Stasi schürte diesen Konflikt. Der Sohn wurde zum überzeugten FDJ-Mitglied, er freundete sich mit der Tochter eines hohen Parteifunktionärs an, zu Hause kam es zu heftigen politischen Auseinandersetzungen zwischen Vater und Sohn. Herr P. überreagierte, er verlor häufiger die Kontrolle und wurde tätlich auch gegen seine Frau, die ihm Vorwürfe machte, er würde durch sein „Querulantentum" die Familie ruinieren. Er konnte den Protest des Sohnes nicht als natürliche und gesunde Reaktion eines Heranwachsenden tolerieren, er war verbittert und gefangen in der Position des von der „Mutter Partei" Verstoßenen – bezeichnenderweise hatten die Konflikte mit seinen Vorgesetzen und der Partei begonnen nach dem Tod seiner Mutter im Westen, zu deren Begräbnis man ihn nicht ausreisen ließ. Er sah im Sohn den Komplizen seiner Verfolger. Der Sohn, der offensichtlich von der Stasi gezielt bearbeitet wurde, geriet in einen massiven Loyalitätskonflikt und nahm sich schließlich das Leben. Nach diesem Ereignis stand Herr P. unter Schock. Es quälten ihn heftige Schuldgefühle, das Verhältnis zu seiner Frau war zerrüttet, die ihm eine Mitschuld am Tod des Sohnes gab. Da er gelegentlich auch in der Öffentlichkeit die Kontrolle verlor und ausfallend wurde, wenn jemand ein falsches Wort zu ihm sagte, lud man ihn zu einer psychiatrischen Untersuchung vor. Aus seiner Stasiakte weiß er heute, dass festgestellt werden sollte, ob seine Oppositionshaltung eine psychiatrische Krankheit sei, in diesem Falle hätte man ihn in eine Nervenheilanstalt zwangseingewiesen. Er hatte jedoch Glück, der gerichtsmedizinische Gutachter erklärte ihn für normal. Es hat ihn später sehr getroffen, in seiner Stasiakte zu entdecken, dass ein Schriftstellerkollege und guter Bekannter, dem er vertraut hatte, regelmäßig Berichte über ihn an die Stasi geliefert hat.

Herr P. hatte zunächst ähnlich wie der vorherige Patient Schwierigkeiten, seine Geschichte auch vor sich selbst als politische Verfolgung, als psychische Folter zu klassifizieren. Seine Familie hielt ihm ständig vor, er sei selbst schuld an allem, er sei ein Versager, hätte er mehr Kompromisse gemacht, wäre er nicht so störrisch gewesen, hätten alle ein gutes Leben haben können. Er fühlte sich schuldig in Bezug auf seinen Sohn und auch seiner Frau gegenüber, deren Leben er mit zerstört habe. Nach der Wende ging er geradezu zwanghaft auf jede Veranstaltung, auf der ehemalige SED-Größen aus dem Kulturbereich auftraten, attackierte sie heftig und holte sich damit eine ähnliche Abfuhr wie damals in der DDR. Denn der Zeitgeist hofierte diese Leute inzwischen wieder und Dissidenten wie er wurden als lästige Störer behandelt. Ebenso zwanghaft verbrachte er seine Tage damit, Leserbriefe an Zeitungen zu schreiben, in denen er dieses Hofiertwerden ehemaliger SED-Größen anprangerte. Seine Briefe wurden so gut wie nie gedruckt. D.h. er fand keinen, der seine Geschichte hören wollte. In Opferkreisen wollte er auch keiner rechte Heimat finden, da er keine Haft vorweisen konnte und es in diesen Kreisen eine unausgesprochene Hierarchie gibt, in der die Jahre der Haft, die Art der Haft und die Dicke der Stasi-Akte den Rang anzeigen. Die äußerst schambesetzte und schmerzhafte Geschichte mit seinem Sohn hatte er noch nie jemandem erzählt.

Er nahm mehrere Jahre an einer Gruppentherapie im BZFO teil. Es dauerte sehr lange und es kostete ihn große Überwindung, sich der Gruppe zu offenbaren über den Selbstmord seines Sohnes. Die verständnisvolle und mitfühlende Reaktion der Gruppe bedeutete eine große Entlastung für ihn. Zusätzlich erfuhr er eine nachträgliche Anerkennung seines literarischen Talents. Er las der Gruppe Auszüge aus seinen Texten vor, die er zum Teil längst verloren geglaubt aber z.T. in seiner Stasiakte wiedergefunden hatte. Die Gruppe ermutigte ihn, diese zu veröffentlichen und er nahm Kontakt zu Verlagen auf. Angeregt durch die Gruppe und die Schriften von Jürgen Fuchs über die Zersetzungsmethoden der Stasi, begann er seine Geschichte aufzuschreiben. Diese Schriften liessen ihn im Nachhinein vieles verstehen, was mit ihm geschehen war, hatte er es doch bisher dem eigenem Versagen zugeschrieben. Diese Tätigkeit hatte eine deutlich heilsame Wirkung, zum ersten Mal hatte seine Schreibleidenschaft ein Ziel, wurde er erhört, ernst genommen und nicht als querulatorischer Spinner und Nichtsnutz abgetan, als er der er sich selbst oft bezeichnete. Andererseits regte ihn das Wiederaufrühren der erlittenen Demütigungen und des tragischen Todes seines Sohnes sehr auf, verstärkte seine Schlaflosigkeit und seine Rachephantasien gegen die Täter. Ob er in seiner Stasiakte etwas darüber gefunden hatte, inwieweit die Stasi seinen Sohn „bearbeitet“ hatte, ließ er nie verlauten. Das wollte er möglicherweise in seine Niederschrift einbringen. Mitten in dieser Arbeit starb er eines plötzlichen Todes. Auf dem Weg zu einer Gruppensitzung brach er zusammen, man vermutete einen plötzlichen Herztod.

Die Stasi setzte dort an, wo ein Mensch am meisten verletzbar ist: den eigenen Kindern, dem Partner, den Freunden, den Arbeitskollegen. Morawe (2001, S. 394) schildert in ihrer Arbeit den Fall eines Häftlings, dem man einen fingierten Brief seiner Freundin vorlas, in dem sie sich von ihm lossagte. Die Handschrift sah der ihren täuschend ähnlich. Obwohl die Freundin ihm nach der Entlassung sagte, dass sie nie einen solchen Brief geschrieben habe, konnte er seine Zweifel und sein Misstrauen nie ganz los werden.

Neben der Erfahrung sexueller Gewalt ist eines der größten Tabus das „Weichwerden“, unter dem extremen Druck eingeknickt zu sein, Leute verraten zu haben und sich zur Mitarbeit verpflichtet zu haben. Wir wissen aus Andeutungen auch von unseren Patienten aus anderen Ländern, dass das nicht selten vorkommt, aber extrem selten offenbart wird. Ein Patient, der einer monatelangen Zersetzungsstrategie in der Haft ausgesetzt war, gestand mir nach vielen Therapiestunden, dass er einmal schwach geworden sei und Mithäftlinge bespitzelt habe. Er fragte mich ängstlich, ob er das für sich behalten dürfe. Es blieb ein Geheimnis zwischen uns. Man kann einen Menschen kaum dafür verurteilen, denn es kann der stärkste Mensch solchem Druck und solcher Ohnmacht gegenüber seinen Peinigern nicht unbedingt standhalten. Dies ist eine Erfahrung, die die Selbstachtung, das Selbstbild zerstört. Nicht von ungefähr wurde die Anwerbung zu Spitzeldiensten als „Zellen-IM“ von der Stasi als die wirksamste Zersetzungsstrategie gesehen und eingesetzt. Es reichte oft schon, das Gerücht einer Spitzeltätigkeit zu verbreiten, um jemanden fertig zu machen, zum Hassobjekt der anderen Häftlinge, ihn vor Mitkämpfern, Freunden und Angehörigen zu kompromittieren. *Jürgen Fuchs* beschreibt in den Vernehmungsprotokollen, die Versuchung, in die man gerät: „nein sagen / sofort / ohne Diskussionen / aber dann denkst du doch nach / nur so / um alles zu bedenken / um alle Möglichkeiten durchzurechnen / ... ‚die eigene Lage verbessern‘ / wer will das nicht / aber als Schwein schnell herauskommen, ist das eine Verbesserung der Lage? ... / ich will hier raus / sollst du dir sagen, koste es, was es wolle / aber dann kommen diese Lieder an / und plärren los / und legen sich quer: ‚Der erste Verrat kann aus Schwäche geschehn / und der zweite Verrat will schon Orden sehn / und beim dritten Verrat musst du morden gehen, selber morden gehen‘... Biermann... es wird keine Entschuldigung geben / nur ein paar Augen, die starren und weghuschen / und das Schweigen der Freunde / spiel nicht / rechne nicht / du willst doch dein Gesicht noch ertragen können am Morgen im Spiegel... / neinsagen / da gibt es doch gar nichts zu überlegen, wirst du ihnen sagen / aber du hast überlegt“ (Fuchs 1990/1978, S. 121–122).

Auffallend ist die Schutzfunktion der Selbstbeobachtung während der Verfolgung und die heilsame Wirkung des späteren Aufschreibens bei den Patienten Herrn K. und Herrn P. Es ist ein bekanntes Phänomen aus der Lager-Literatur, den Selbstzeugnissen von KZ-Häftlingen etwa, aus dem o.g. Selbstzeugnis von Jürgen Fuchs, auch von Jan Philipp Reemtsma, der seine Erlebnisse als Geisel in der Hand von Kriminellen minutiös aufgezeichnet und dies als Bewältigungsversuch verstanden hat (Reemtsma 1997). Es bedeutet ebenso wie die Verarbeitung des Geschehenen im therapeutischen Einzel- oder Gruppengespräch die Wiederaneignung eines geraubten Teils der eigenen Biographie, ein Glaubhaftmachen des Unglaublichen vor sich selbst und anderen, des Kommunizierens des „nicht Kommunizierbaren". Sibylle Plogstedt, die 1968 in Prag inhaftiert war, schildert in ihrem Buch „Im Netz der Gedichte" die Heilkraft des Schreibens. Jahrzehnte später rekonstruiert sie ihre Erlebnisse, die ihr unmittelbar nach der Haft so rätselhaft und unwirklich vorkamen, dass sie sie niemandem mitteilen konnte. Im Buch schildert sie, wie man eine psychotische Mitgefangene in ihre Zelle schleuste, die sie in ihr Wahnsystem mithineinzog, es zu abstrusen, nicht nachvollziehbaren Verknüpfungen und Verkettungen von Ereignissen und Phänomenen kam, die sie selbst an ihrem Verstand zweifeln ließen (Plogstedt 2001).

Die empirisch-psychologische Forschung bestätigt die heilende Wirkung des Sprechens und Schreibens über traumatische Erfahrungen. Nach Untersuchungen und einer Literaturübersicht von Müller ist es insbesondere die Nicht-Offenheit, die Nichtbereitschaft anderer, den Traumaerzählungen zuzuhören sowie die fehlende gesellschaftliche Anerkennung als Opfer, die eine Chronifizierung von posttraumatischer Belastungsstörung fördert und die Gesundung beeinträchtigt. Die heilende Wirkung des Offenlegens der traumatischen Erfahrung besteht in der Strukturierung ursprünglich verbal nicht zugänglicher Erlebnisse durch die Übersetzung der Erfahrungen in verbale Elemente und kognitiv-emotionale Strukturen. Stiles (zit. bei Müller et al. 2001, S. 413–427) vermutet, dass durch Sprechen über das Ereignis zwei wichtige Ziele erreicht werden: Erstens wird durch das Aussprechen Angst reflektiert und reduziert, zweitens wird durch das wiederholte Erzählen die Anpassung gefördert. Ebenso heilsam wirkt nach Esterling und Pennebaker (zit. bei Müller a.a.O.) das therapeutisch angeleitete Schreiben über belastende Erlebnisse.

Die Bedeutung der gesellschaftlichen Akzeptanz sei hier noch einmal besonders hervorgehoben. Was nach unseren Erfahrungen bei Stasi-Opfern die Heilung am meisten beeinträchtigt, ist die gesellschaftliche Verleugnung des DDR-Unrechts, die gesellschaftliche Nichtanerkennung und Ausgrenzung, der sie ausgesetzt sind. Opferberatung, Therapie, Gruppenarbeit, das öffentliche Zeugnisablegen, das Schreiben und Publizieren von Opfererfahrung kann dem bis zu einem gewissen Grade entgegenwirken.

Zusammenfassend lässt sich sagen, dass die Folgen der Zersetzung in Einzel- und Gruppenpsychotherapie erfolgreich behandelt werden können. Es gibt allerdings Grenzen, es gibt Bereiche, die nicht bearbeitbar bzw. aufklärbar sind. Auch mit einem Scheitern muss gerechnet werden, weil die Erlebnisse einerseits wirklich nur schwer kommunizierbar sind und weil jede aufdeckende Therapie eines Psychotraumas das Risiko einer Reaktualisierung in sich trägt. Dies geht einher mit einer anhaltenden Verschlimmerung der Symptome, wenn es dem Therapeuten nicht gelingt, das schmerzhafte Wiedererleben, die Intrusionen und Ängste aufzufangen. Viele Opfer ahnen das und meiden deshalb Arztkontakte. Z.B. haben uns mehrfach Partner oder Eltern von Traumatisierten aufgesucht, die aus Sorge und auch aus Überforderung den Wunsch an uns herantrugen, den Angehörigen zu behandeln, der dies aber gar nicht wollte.

Handelt es sich bei dem Geschilderten, handelt es sich bei der „Zersetzung" um Folter im strengen von der UNO-Konvention gegen Folter definierten Sinne oder handelt sich um eine besonders perfide Form von politischer Verfolgung? War die operative Psychologie wissenschaftlich fundiert? Es wird von manchen – auch solchen, die sich wissenschaftlich mit der Hinterlassenschaft der Stasi befassen – argumentiert, dass die Techniken der „operativen Arbeit“ der „Zersetzungsmaßnahmen“ des MfS gängiges Allgemeingut eines jeden Geheimdienstes seien und keine besondere neue Qualität besäßen. So hätten die Stasi-Vernehmer selbst keine psychologische Literatur gelesen, sondern nur die von Ausbildern weitervermittelten Taktiken angewandt. Es gebe unter den Vernehmern der Stasi so etwas wie eine internalisierte und nicht kodifizierte Vernehmungsrichtlinie, dieser internalisierte Stil habe in der Praxis viel mehr Bedeutung als schriftlich niedergelegte Anweisungen. Diese Taktiken stammten aus einer historisch weit zurückreichenden Erfahrungskette von Geheimdiensten auf der ganzen Welt, von der zaristischen Geheimpolizei Ochrana, die im 19. Jahrhundert die bestorganisierte Geheimpolizei gewesen sei, über die bolschewistische Tscheka und die stalinistische GPU, in die auch die Praktiken der Gehirnwäsche im kommunistischen China und Nordkorea eingeflossen seien (Lawrence et al. 1957; Biderman 1957; Lifton 1957). Holger Richter kommt in seiner umfangreichen Studie über die operative Psychologie zu ähnlichen Ergebnissen. Die Arbeiten und das Lehrprogramm, die an der Hochschule des MfS in Potsdam im Fach operative Psychologie erstellt worden seien, seien eher oberflächlicher Natur, von hoher sprachlicher Redundanz und dienten offenbar nur dazu, die Unterdrückungsmaßnahmen mit einem wissenschaftlichen Etikett zu versehen. Die Praxis der Zersetzung sei dagegen eher als krude und simplifizierende Alltagspsychologie zu verstehen. Dazu zitiert er einen anonymen Insider aus dem MfS: „Wenn Sie jemand ärgern wollen, dann wissen Sie, wie Sie das machen... dann machen Sie etwas, wo der hochgeht... Das wurde oftmals von den operativen Mitarbeitern und Führungsoffizieren das Knowhow der operativen Arbeit genannt, also wie mache ich nun so was. Das werden Sie nie in einem Buch finden, obwohl wir das ja alles hätten schreiben können. Es kam nie was raus... So hat manch einer solche Dinge bestimmt mit seinem IM abgemacht und gesagt: ‚Pass auf, da ist das Auto, geh mal hin und stich in die Reifen‘... So erklär ich mir vieles, was so passiert ist, also wie kann ich jemand ärgern. Dabei ist die Kreativität von uns Menschen unwahrscheinlich groß.“ (Richter 2001, S. 316–317. Dieses Buch weckt viele Erwartungen, beeindruckt durch sein umfangreiches Quellenmaterial, enttäuscht aber letztendlich, da es seitenlang wahllos aus Stasi-Dokumenten zitiert, Biographien einiger Akteure auflistet, aber am Ende zu wenig erklärt. Es ist, als habe der Autor sich im Gestrüpp der Pseudowelt und der Sprache des MfS verheddert. Das Buch über die Sprache der DDR-Diktatur muss noch geschrieben werden. Victor Klemperer, Autor des Klassikers „LTI – Die Sprache des Dritten Reiches“, plante eine „Lingua Quartii Imperii“ zu schreiben, nachdem er sich vom Stalinismus abgewandt hatte – vgl. Klemperer 1995). Das Wort „ärgern“ ist natürlich ein Euphemismus, mit dem ein Täter sein Tun verharmlost. Es müsste eigentlich heissen: fertig machen oder quälen. Klaus Behnke behauptet, innerhalb des MfS-Apparates selbst sei die operative Psychologie durchaus umstritten gewesen, da auf der Führungsebene die alten Methoden des Draufhauens weit verbreitet gewesen seien (Behnke u. Fuchs 1995, S. 15).

Hat Jürgen Fuchs also unrecht, wenn er die Zersetzung als eine neue und sehr moderne Technik bezeichnet, als *die* moderne Gefahr, als das Unterdrückungsinstrument der Zukunft? Man spricht von der sog. „weissen Folter“ (vgl. den Beitrag von Sepp Graessner in diesem Band). Etwas provozierend fragte Jürgen Fuchs in der Einleitung zu seinem letzten Buch: „Bei Folter zögere ich... Hatte ich wirklich Folter erlebt? Darf ich dieses Wort benutzen? Was hatte ich erlebt? Folter wollte ich eigentlich nicht erlebt haben.“ (Fuchs 1999) Ich meine, dass er recht hat. Auch wenn die „operative Psychologie“ nur krude Alltagspsychologie war, ihre zerstörerische Wirkung auf die Persönlichkeit und ein ganzes soziales Gefüge war enorm. Wir wissen, dass in den Ländern, in denen die „klassischen“ Foltermethoden wie Falanga, Schläge, Elektrofolter etc. angewandt werden wie in der Türkei und dem Iran, zunehmend auch psychologische Techniken wie Isolation, Beschallung mit lauter Musik, Desorientierung, perfide Verhörtechniken u.ä. an der Tagesordnung sind. In den Militärdiktaturen Lateinamerikas waren sie schon in den siebziger und achtziger Jahren des letzten Jahrhunderts verbreitet (Keller 1991, S. 83–87). Es ist zu befürchten, dass die Techniken der Stasi das Modell der Zukunft sind, da durch die zunehmende öffentliche Aufmerksamkeit und das Erstarken der Menschenrechtsbewegung, die Täter dazu übergehen, Methoden zu verwenden, die keine sichtbaren Spuren hinterlassen und schwer nachweisbar, „schwer kommunizierbar“ und deshalb schwer glaubhaft zu machen sind.

(Ich möchte dem Patienten Herrn K. danken, der mir mit seinen Aufzeichnungen wertvolle Hinweise gegeben hat, ferner Petra Morawe und Ferdinand Haenel für ihre Anregungen)

Literatur

Behnke K, Fuchs J (1995) Zersetzung der Seele, Psychologie und Psychiatrie im Dienste der Stasi. Rotbuch, Berlin

Biderman A D (1957) Communist Attempts to Elicit False Confessions from Air Force Prisoners of War. Bulletin of the New York Academy of Medicine 33(9):616–625

Böker W, Schwarz R (1977) Über Entstehung und Verlauf akuter paranoider Reaktionen im Zusammenhang mit Kulturwandel und Migration. Nervenarzt 48:19–24

Bundesbeauftragter für die Unterlagen des Staatssicherheitsdienstes der ehemaligen Deutschen Demokratischen Republik (BstU) (1993) Das Wörterbuch der Staatssicherheit. Definitionen des MfS zur „politisch-operativen Arbeit“. Abteilung Bildung und Forschung Reihe A: 1/93, Berlin

Dilling H, Mombour W, Schmidt MH (1991) Internationale Klassifikation psychischer Störungen (ICD 10). Hans Huber, Bern

Feindt J, Trampe T (1992) Der schwarze Kasten – Versuch eines Psychogramms. Basis-Film-Verleih GmbH

Fuchs J (1990, 1978) Gedächtnisprotokolle, Vernehmungsprotokolle, Rowohlt, Reinbek

Fuchs J (1990) „...und wann kommt der Hammer?“ Psychologie, Opposition und Staatssicherheit. Basis Druck, Berlin

Fuchs J (1994) Unter Nutzung der Angst. Die „leise Form“ des Terrors – Zersetzungsmaßnahmen des MfS. Schriftenreihe des Bundesbeauftragten für die Unterlagen des Staatssicherheitsdienstes der ehemaligen Deutschen Demokratischen Republik Nr. 2

Fuchs J (1997) Den spezifischen Formen des DDR-Terrors gerecht werden. Zur Anhörung „Aufarbeitung am Ende?“ 17.3.97 Bundestagsfraktion Bündnis 90/Grüne, Druckvorlage des Vortrags, Bonn

Fuchs J (1999) Magdalena. Rowohlt, Berlin

Hinkle LE, Wolff HG (1957) The methods of interrogation on indoctrination used by the communist state police. Bulletin New York Academy of Medicine 33(9):600–615

Keeler MH, Shands HC (1960) The problem of psychosis among felons in the North Carolina prison system. North Carolina Medical J 21:450–453

Keller G (1991) Die Psychologie der Folter. Fischer, Frankfurt

Klemperer V (1995) Und so ist alles schwankend. Tagebücher Juni bis Dezember 1945. Aufbau-Verlag, Berlin

Kulick H (1999) Der Dorfpolizist vom Prenzlauer Berg. Sascha Andersons letzte Geheimnisse. Horch und Guck 8(28):1–39

Kukutz I, Havemann K (1990) Geschützte Quelle. Gespräche mit Monika H. alias Karin Lenz. Basis Druck, Berlin

Kunze R (1990) Deckname „Lyrik“. Eine Dokumentation. Fischer, Frankfurt

Lifton R J (1957) Chinese communist „Thought Reform“: Confession and re-education of western civilians. Bulletin of the New York Academy of Medicine 33(9):626–644

Morawe P (2001) Realitätsdiffusionen infolge psychischer Folter. Untersuchungshaft durch die Staatssicherheit der DDR. In: Regner F, Bittenbinder E (Hrsg) Politische Traumatisierung: Therapie im Kontext. Zschrft für politische Psychologie 4/00 u. 1/01:381–395

Müller J, Beauducel A, Raschka J, Maercker A (2001) Kommunikationsverhalten nach politischer Haft in der DDR. Entwicklung eines Fragebogens zum Offenlegen der Traumaerfahrungen. In: Regner F, Bittenbinder E (Hrsg) Politische Traumatisierung: Therapie im Kontext. Ztschrft für politische Psychologie 4/00 u. 1/01:413–427

Peters UH (1990) Wörterbuch der Psychiatrie und medizinischen Psychologie. Urban und Schwarzenberg, München

Plogstedt S (2001) Im Netz der Gedichte – Gefangen in Prag nach 1968. Links, Berlin

Preuß T, Frenkel B (1993) Der Freund als Feind – Die Rollen des Ibrahim Böhme. Fernsehfilm ZDF, Mainz

Reemtsma J P (1997) Im Keller. Hamburger Edition, Hamburg

Richter H (2001) Die operative Psychologie des Ministeriums der Staatssicherheit der DDR. Mabuse, Frankfurt a. M.

Scharbert K-O (1967) Gegenstand, Aufgaben und Arbeitsgebiete der Psychologie. Die Bedeutung psychologischer Erkenntnisse für die Praxis des MfS. In: VVS MfS JHS 106/68, BstU ZA JHS 24 470

Segal H (1974) Melanie Klein. Eine Einführung in ihr Werk. Kindler, München

Wollenberger V (1992) Eine zweite Vergewaltigung. In: Schädlich HJ (Hrsg) Aktenkundig. Rowohlt, Berlin

Die Kampagne gegen Folter in der Türkei

Veli Lök, Coskun Üsterci

In der Türkei existiert eine tief verwurzelte Gewaltkultur, deren Anfänge weit in die Geschichte zurückreichen. Bereits zu Zeiten des Osmanischen Reiches war Folter ein Mittel zur Bekämpfung von „Straftaten" und „Straffälligen" und zur Aufrechterhaltung der Staatsautorität. Besonders nach dem Militärputsch vom 12. September 1980 und insbesondere während des 15 Jahre andauernden „latenten Bürgerkrieges" in der Südosttürkei wurde die Folter intensiviert und zu einer weit verbreiteten Praxis. Nach einer groben Schätzung können wir davon ausgehen, dass seit dem Militärputsch von 1980 mehr als eine Million Menschen in Polizei- und Militärgewahrsam und in Gefängnissen gefoltert wurden. Der hohe Verbreitungsgrad zeigt, dass die Folter, die primär Einzelne und ihre Familien persönlich in Mitleidenschaft zieht, darüberhinaus ein ernsthaftes Gesundheitsproblem ist, das die ganze Bevölkerung in ihrem alltäglichen Lebensumfeld betrifft.

Die Türkische Menschenrechtsstiftung (TIHV)

Aus einer Zusammenarbeit des Menschenrechtsvereins (IHD) und der Türkischen Ärztevereinigung (TTB) wurde die Türkische Menschenrechtsstiftung (TIHV) im Jahr 1990 mit dem Ziel gegründet, für die Abschaffung der Folter zu kämpfen. Die Zentrale der Stiftung ist in Ankara, mit Zweigstellen in Istanbul, Izmir, Adana und Diyarbakir. Sie ist eine unabhängige Nichtregierungsorganisa-tion (NGO) und wird von Menschenrechtsgruppen aus dem In- und Ausland finanziert. Aus Prinzip lehnt sie finanzielle Unterstützung ab, die von Regierungen oder Organisationen/Personen kommt, die sich an Menschenrechtsverletzungen beteiligt haben. Die beiden Hauptprojekte der Stiftung TIHV sind „Behandlung und Rehabilitation" und „Dokumentation". In der Dokumentationsabteilung werden Menschenrechtsverletzungen ausgewertet und an einen nationalen und internationalen Verteiler verschickt sowie in erweiterter Form als Jahresbericht auf Englisch und Türkisch veröffentlicht. Die Arbeit des Behandlungs- und Rehabilitationsprojektes wird in den fünf Zentren von hauptamtlich angestellten Ärzten, Psychiatern, Sozialarbeitern und Verwaltungskräften sowie von freiwilligen Spezialisten getragen.

Die TIHV kann nur einen Bruchteil der Folterfälle in der Türkei verfolgen. Im Zeitraum von 1990 bis 2000 haben sich 5.719 Folterüberlebende und deren Familien mit einem Behandlungswunsch an die Stiftung gewandt. Es sind Frauen und Männer in einer Altersspanne von 5 bis zu 70 Jahren. Allein im Jahr 2000 wurden 1.023 Menschen in der TIHV behandelt. Das ist die höchste Patientenzahl in der zehnjährigen Geschichte der Stiftung. Von diesen 1.023 Patienten waren 540 Personen (55.6%) akute Fälle, die im Jahre 2000 Folter erlitten hatten. Entgegen offiziellen Behauptungen hat die Folterpraxis nichts an ihrer Intensität eingebüßt und nimmt weiter einen wichtigen Platz innerhalb der Menschenrechtsverletzungen in der Türkei ein.

Parallel zu der wachsenden Sensibilität der Öffentlichkeit und den Aktivitäten der Stiftung intensivieren die Täter gleichzeitig ihre Bemühungen, keine Spuren zu hinterlassen. Wie in der ganzen Welt entwickeln sie auch in der Türkei immer komplexere Techniken. Die Gefolterten werden oft erst aus der Untersuchungshaft entlassen, wenn physische Anzeichen nicht mehr oder nur noch schwer festzustellen sind. An dieser Stelle gewinnen wissenschaftliche Recherchen zur Beweisführung und Feststellung von Folter eine große Bedeutung. Die TIHV widmet sich daher neben der Behandlung von Gefolterten auch der Forschung.

Obwohl Folter physische und psychische Auswirkungen hat, werden in der Türkei bei der Erstellung von gerichtsmedizinischen Attesten nur eindeutig sichtbare Verletzungen bewertet. Außerdem erstellen staatlich angestellte Ärzte unter Druck und Repressionen oft falsche oder unzureichende Atteste. Eine institutionelle und funktionelle Reform der Gerichtsmedizin, die nur ihrem Berufsethos verpflichtet ist und sich nicht zur Verschleierung von Folterfolgen instrumentalisieren lässt, ist noch in weiter Ferne.

Die TIHV erstellt in Kooperation mit der Türkischen Ärztevereinigung „alternative medizinische Atteste". Dank der objektiven, wissenschaftlichen und vertrauenswürdigen Atteste, die von unabhängigen Ärzten mittels Untersuchung von Gefolterten und der Bewertung von schriftlichen Befunden erstellt wurden, konnten sichtbare Erfolge im Kampf gegen die Folter erzielt werden. Als das Kassationsgericht forderte, die Folterer der Jugendlichen aus Manisa[1] zu bestrafen, hat es sich auf die „alternativen Atteste" der Ärztekammer von Izmir berufen, die in Zusammenarbeit mit der TIHV entstanden sind. Die Bemühungen der TIHV zur wirksamen Feststellung und Begutachtung von Folterschäden mündeten in der Erstellung eines offiziellen UN-Dokuments, dem sog. „Istanbuler Protokoll". Dieses Protokoll ist ein Handbuch für Ärzte, Juristen und Menschenrechtsorganisationen zur effektiven Untersuchung und Dokumentation von Folter und anderen menschenunwürdigen und erniedrigenden Praktiken und Bestrafungen. Es wurde auf Initiative des TIHV zusammen mit der Türkischen Ärztevereinigung und der Gerichtsmedizinischen Fachgesellschaft ATUD von 75 Fachleuten 40 verschiedener Organisationen aus 15 Ländern auf einer Tagung in Istanbul im Jahr 1999 zusammengestellt (Officer of the High Commission for Human Rights, UN, 2001).

[1] Im Dezember 1995 wurden in Manisa 15 Jugendliche im Alter von 14–24 Jahre verhaftet mit der Begründung „einer illegalen Organisation anzugehören" und anschließend auf einer Polizeiwache gefoltert. Sabri Ergül, Abgeordneter der CHP Partei, besuchte diese Polizeiwache unangemeldet und fand die Jugendlichen teilweise unbekleidet, zitternd und mit Spuren von Folter vor. Er brachte den Fall an die Öffentlichkeit und es kam zu einer Klage gegen die Polizisten. Nach neuesten Informationen (Februar 2002) hat der Oberste Gerichtshof das Urteil gegen die Polizisten bestätigt, das zuständige nachgeordnete Gericht spielt jedoch mit dem Zeitfaktor und versucht das Verfahren in die Länge zu ziehen, bis der Fall verjährt ist und die Polizisten somit straffrei ausgehen.

Hindernisse bei der Aufklärung

Kulturelle Barrieren und das Desinteresse der Öffentlichkeit. Eines der grössten Probleme in der Bekämpfung von Folter ist das mangelnde Bewusstsein und die indifferente Haltung der Bevölkerung zu diesem Thema. In den Statistiken der TIHV spiegelt sich wieder, dass dies besonders auf unpolitische Menschen zutrifft. Von den 972 ausgewerteten Fällen des Jahres 2000 sind 95,1% (924 Klienten) ihren eigenen Angaben nach aus politischen Gründen gefoltert worden und lediglich bei 4,9% (48 Klienten) handelte es sich um Kriminalfälle. Dieser große Unterschied bedeutet nicht etwa, dass bei Kriminalfällen die Eventualität gefoltert zu werden geringer ist. Schläge, Flüche, Erniedrigungen gehören in der Türkei zu den Routinehandlungen der „Sicherheitskräfte". Diese Methoden werden fast ausnahmslos während der Inhaftierung von Kriminalfällen angewendet. Es mag verwundern, aber die generelle Tendenz der Betroffenen ist, diese Situation als Normalität hinzunehmen. Bei manchen hat dies einen kulturell-moralischen Hintergrund: Die Autorität des „Vater" Staat wird anerkannt. Andere fühlen sich gegenüber den Sicherheitskräften allein und ohnmächtig. Die Gefahr, der gleichen Situation wieder ausgesetzt zu werden und der Mangel an Rückhalt z.B. in Solidaritätsgruppen, lässt Betroffene schweigen.

Bedauerlich ist, dass trotz der jahrelangen Kampagne gegen Folter sich die Einstellung der breiten Masse nicht wesentlich geändert hat. Für eine relativ große Bevölkerungsschicht scheint der Staat als Folterer gar nicht in Frage zu kommen. Behauptungen dieser Art seien reine Lügen. Gesagt wird oft: „Falls es mal ab und zu zu Folter kommt, dann waren das nur ein paar undisziplinierte Polizisten." Geht die Diskussion weiter, folgen Argumente wie: „Der Staat muss manchmal zu härteren Mitteln, wie der Folter, greifen, um Straftaten aufzudecken, um die Gesellschaft und sich selbst zu schützen, den Straftäter zu läutern oder den unverbesserlichen Landesverräter gerechterweise zu bestrafen."

Straffreiheit für die Täter. Ein weiteres großes Hindernis für eine erfolgreiche Bekämpfung der Folter ist die Straffreiheit der Täter. Um Folter verhindern zu können, ist es notwendig, die Täter ohne Zeitverlust vor Gericht stellen zu können, damit sie nach einem fairen Prozess angemessen bestraft werden. Ein solcher Prozess dient auch dazu, die psychische Integrität der Opfer wieder herzustellen. In der Türkei besteht für die Täter de facto der sichere Schutz, nicht bestraft zu werden. Das verhindert die Genesung der Opfer und verstärkt auch die einschüchternde Wirkung der Folter. Folter wird legitimiert, normalisiert und verwandelt sich in eine Art „Naturkatastrophe" – sie „geschieht" scheinbar unabhängig von handelnden, verantwortlichen Subjekten. Damit wird das oben bereits erwähnte Gefühl der Niederlage und Ohnmacht bei den Betroffenen genährt.

Der erste Schritt ist es, die Folter zu leugnen. Da Folter geheim stattfindet und nur schwer zu beweisen ist, wird jeder einzelne Fall anfangs von den Behörden bestritten. Erst wenn der Öffentlichkeit unbestreitbare Beweise vorgelegt werden, sehen sich die Behörden gezwungen, den Akt der Folter indirekt zuzugeben. Diese offizielle Leugnung eines zutiefst erschütternden Erlebnisses kann die Opfer erneut traumatisieren. Den zweiten Schritt gehen die Staatsanwälte, die die Foltervorwürfe ignorieren. Selbst wenn sie die eingereichten Klagen annehmen, ermitteln sie meist nicht oder legen die Akten mit allerlei Begründungen auf Eis. Ein besonderes deutliches Beispiel dafür ist der Umgang mit den Ergebnissen der Menschenrechtskommission des Türkischen Parlaments. Sie hatte Gefängnisse und Polizeiwachen aufgesucht und erhielt darüber hinaus Petitionen von Betroffenen. So wurden 451 Folter- und Misshandlungsfälle festgestellt und an 44 Staatsanwaltschaften weitergeleitet. Nur 17 der Staatsanwaltschaften haben auf 69 Anzeigen überhaupt reagiert. Von den 69 Anzeigen wurden 43 aus Mangel an Beweisen, zwölf wegen Nichtzuständigkeit des Gerichts und sechs wegen Verjährung abgelehnt. Nur sieben Anzeigen führten zu Ermittlungsverfahren und nur eine zu einem Prozess. Was aus den übrigen 382 Anzeigen wurde, ist nicht bekannt (Radikal und Cumhuriyet 3.8.2001). Es ist nicht zu erwarten, dass die Staatsanwaltschaften den Anzeigen von Bürgern mehr Interesse entgegen bringen als den offiziellen Anzeigen einer Kommission des formell höchsten Staatsorgans.

Falls ein Staatsanwalt eine Anzeige doch weiterverfolgen wollte, stößt er auf das *„Gesetz über die Zulässigkeit oder Durchführung eines Strafverfahrens gegen Beamte"*. Diesem Gesetz nach liegt die Entscheidung, ob ein Strafverfahren gegen einen Beamten eingeleitet wird, bei den Vorgesetzten dieser Beamten.[2] Diese Entscheidung fällt meist negativ aus. Besonders in Gebieten der Osttürkei, in denen der Ausnahmezustand herrscht, wird in der Regel die Aufnahme eines Strafverfahrens verweigert. Der Repräsentant der TIHV in Diyarbakir, Anwalt Sezgin Tanrikulu, hat festgestellt, dass im Zeitraum von 1999 bis 2000 insgesamt 29 Anzeigen aufgrund des genannten Gesetzes an den zuständigen Stadtgouverneur weitergeleitet wurden und in keinem einzigen der Fälle eine Genehmigung erteilt wurde, ein Strafverfahren durchzuführen. Der frühere Innenminister Sadettin Tantan hat im Januar 2000 in einer Antwort auf eine Anfrage im Parlament erklärt, dass im Zeitraum 1995–1999 gegen 577 Beamte Anzeige wegen Folter erstattet wurde und bei 118 dieser Beamten im Rahmen des genannten Gesetzes von einem Strafverfahren abgesehen wurde (Radikal 24.6.2001).

Selbst wenn es trotz all dieser Hindernisse zu einem Strafverfahren kommen sollte, können Polizisten, die wegen Folter angeklagt sind, im Rahmen des *„Gesetz*[es] *über die Pflichten und Kompetenzen der Polizei"* unbeschadet ihren Dienst weiterverfolgen und dem Prozess fern bleiben. Polizisten sind sogar während eines Prozesses befördert worden. Der Prozess zieht sich manchmal so lange hin, bis die Angeklagten das Pensionsalter erreicht haben und unbescholten in Rente gehen können.

---

[2] Das bis in die Zeit des Osmanischen Reichs zurück reichende Gesetz bestimmt, welche Dienststelle die erforderte Erlaubnis zu erteilen hat und welche Prozedur hierbei angewandt wird. Das Gesetz wurde als eines der wichtigsten Säulen der Straffreiheit von Folterern und straftätigen Beamten heftig kritisiert. Um die Kritik abzuschwächen und eine praktischere Anwendung zu ermöglichen, hat die momentane Koalitionsregierung das Gesetz 1999 modifiziert. Während früher ein Rat über die Zulässigkeit des Strafverfahrens zu entscheiden hatte, liegt die Entscheidungskraft nun allein bei den Stadtgouverneuren und in den Kleinstädten bei den die Gouverneure vertretenden Landräten. Die Staatsanwälte sind nicht befugt, die Beamten, gegen die Anzeige erstattet wurde, zu verhören. Sie dürfen nur Ermittlungen zur Beweissammlung anstellen oder müssen sich für die Eröffnung eines Straf-verfahrens an die zuständige Instanz wenden.

Dass die Täter nicht verhaftet werden und weiter ihrem Dienst nachgehen, schadet in erster Linie den Opfern. Das Risiko, dem Peiniger weiterhin begegnen zu können, ihm gar wieder ausgesetzt zu sein, erschwert es erheblich, vom Erlebten zu berichten und Anzeige zu erstatten. So haben z.B. einige der gefolterten Jugendlichen aus Manisa die Stadt und zum Teil das Land verlassen, um sich dieser Begegnung nicht aussetzen zu müssen.

Oft versuchen Beamte, die ihres Amtes nicht enthoben wurden, ihre Position und Beziehungen zu nutzen, um den Prozess zu torpedieren und auf diejenigen Druck auszuüben, die sich für die Aufdeckung der Folter einsetzen. Im Manisa-Prozess z.B. klagten die Täter die Anwältin Sema Pekdas mit der Behauptung an, sie hätte die Fotografien, die sie zur Identifikation der Täter dem Gericht übersandt hatte, der Presse ausgehändigt. Die Anklage endete mit einem Freispruch. Der Versuch aber, die Anwältin in den Augen des Gerichts und der Öffentlichkeit zu diskreditieren und über die eigentlichen Missstände hinweg zu täuschen, war für die Anwälte eine ernste Belastung. Ein weiteres Beispiel ist die Anzeige gegen die Ärztekammer von Izmir in der Frage der beweiskräftigen alternativen Atteste. Die Anzeige führte zu einem Ermittlungsverfahren gegen 14 Ärzte, die die alternativen Atteste unterschrieben hatten. Auch dieses Verfahren wurde aus Mangel an Beweisen eingestellt.

Was ebenfalls die Straffreiheit begünstigt, ist die umgekehrte Beweislast, die die Richter verlangen. Trotz anders lautenden Normen der Rechtssprechung fordern die Gerichte von den Opfern, dass sie ihre Behauptungen beweisen. Eigentlich ist es aber die Aufgabe der Beklagten, also des Staates, zu beweisen, ob gefoltert wurde oder nicht. So gab es grosse Probleme bei der Beweisführung im Fall Baki Erdogan, der 1994 in Aydin verhaftet und während der Folter getötet wurde. Das von der Ärztekammer Izmir retrospektiv erstellte alternative Attest wurde vom Gericht als Beweismittel nicht akzeptiert. Es wurde wieder und wieder zur Untersuchung an die Gerichtsmedizin geschickt und Jahre vergingen allein mit der Korrespondenz.

Eine weitere Taktik besteht darin, das Urteil hinaus zu zögern. Die Jugendlichen aus Manisa wurden 1995 verhaftet. Der Prozess gegen zehn Täter wurde 1996 eröffnet. Im Laufe des Verfahrens wurden die Jugendlichen inhaftiert, vor Gericht gestellt und wieder entlassen. Sie haben ihr Studium inzwischen hinter sich, sind erwachsen geworden. Der Prozess gegen die Polizisten dauert aber noch immer an. Die Bemühungen des Gerichts in Manisa die Polizisten frei zu sprechen, wurde zwei Mal vom Kassationsgericht vereitelt. Im dritten Verfahren musste sich das Gericht dem Urteil des Kassationsgerichts fügen und verurteilte die Polizisten zu Haftstrafen von fünf bis zehn Jahren. Doch dieses Mal wurde das Urteil aufgrund eines - selbst einem Laien ersichtlichen - Prozessfehlers aufgehoben. Diese Verzögerungstaktik wurde von den Sicherheitskräften und dem Justizapparat geschickt gesteuert. Das Gericht musste z.B. acht Monate auf die Aussage eines angeklagten Polizisten warten, der in eine andere Stadt versetzt worden war. Obwohl die Distanz zwischen dem Polizeipräsidium von Manisa und dem Gericht, welches eine Anordnung zur Aufnahme einer Aussage an den Justizpalast von Van zustellte, nur 20–25 Meter beträgt, konnte sie den Behördenschriftverkehr nicht abwickeln und so wurde der Polizist nicht „aufgefunden“. Eine solche Verzögerungstaktik kann trotz eindeutiger Beweisführung schließlich in der Verjährung enden. Die Verjährungsfrist im Manisa-Prozess beträgt 7,5 Jahre. Der Prozess dauert bereits sechs Jahre an. Falls innerhalb der nächsten eineinhalb Jahre kein endgültiges Urteil gefällt wird, werden die Polizisten straffrei bleiben (vgl. Anm. 1).

Eine weitere Taktik besteht darin, die Strafe zu senken oder sie zurück zu stellen. Das am 22. August 1999 erlassene *„Gesetz zur Amnestie der Disziplinarstrafen von Staatsbeamten"* hat sämtliche wegen Folter erteilte Disziplinarstrafen bis zur Amtsenthebung aufgehoben. Durch das *„Gesetz zur Strafrückstellung"* vom Dezember 2000 wurden Polizisten und andere Staatsbeamte, die wegen „Misshandlung" verurteilt worden waren, von ihren Haftstrafen befreit.

Verfolgung von Menschenrechtlern. Politiker, Anwälte, Ärzte und Mitglieder von Menschenrechtsorganisationen, die Folter aufdecken und sich für die Opfer einsetzen, geraten in der Türkei häufig selbst in das Visier der Verfolger. Keine noch so hohe Position schützt vor Repressionen. Es seien nur einige Beispiele aufgeführt.

Sema Piskinsüt Abgeordnete der DSP (Demokratische Linke Partei) und frühere Vorsitzende der parlamentarischen Menschenrechtskommission erregte Aufsehen durch ihr öffentliches Auftreten gegen Folter z.B., als sie am Rednerpult des Parlaments stehend Foltergeräte vorzeigte. Auf Grund einer Absprache zwischen den Koalitionsparteien wurde sie von Premierminister Bülent Ecevit persönlich ihres Amtes enthoben. Während ihrer Amtszeit hatte die Kommission einen elfbändigen Bericht über Foltermethoden in Gefängnissen, Gendarmerie- und Polizeiwachen veröffentlicht. Auf über 2000 Seiten werden die Aussagen von 4000 Betroffenen wiedergegeben. Mit diesem Bericht wurde das erste Mal die Existenz von Folter in der Türkei in einer offiziellen Publikation anerkannt und dokumentiert.

Wenn auch verspätet, entschied die Oberste Staatsanwaltschaft von Ankara, Ermittlungen zu den im Bericht genannten Folterungen anzustellen und forderte Piskinsüt auf, die Personalien der aussagenden Inhaftierten preiszugeben. Auffallend ist, dass die Kommission 451 Anzeigen erstattet hatte, in denen die Personalien angegeben waren und keine der Staatsanwaltschaften, die Oberste Staatsanwaltschaft von Ankara inbegriffen, den Anklagen nachgegangen ist (Radikal und Cumhuriyet, 3.8.2001). Piskinsüt lehnte die Forderung der Staatsanwaltschaft ab, da sie den Betroffenen das Versprechen gegeben hatte, die Personalien geheim zu halten. Die Oberste Staatsanwaltschaft forderte darauf, ihre Immunität als Abgeordnete aufzuheben, Gegen Piskinsüt soll ein Prozess eingeleitet werden, da sie „Täter in Schutz nimmt" (Hürriyet 25.7.2001). Die Staatsanwaltschaft beschuldigt Piskinsüt, durch die Geheimhaltung der Personalien die „Ermittlungen zu behindern" und die „Beweise zu verwischen" (Radikal und Milliyet 25.7.2001). Außerdem verkündet die Staatsanwaltschaft, dass durch *„die Dokumentation der Aussagen von Inhaftierten und die Veröffentlichung dieser in Form eines Berichts, der Eindruck entsteht, es würde gefoltert"*(Hürriyet 25.7.2001). Auf diese Weise wird versucht, den Bericht der Menschenrechtskommission abzuwerten.

Ziel eines ähnlichen Angriffs war 1995 die Türkische Menschenrechtsstiftung TIHV. Auf Einladung des Aussenministeriums haben sich im Jahr 1995 Funktionäre des Generalstabs, des Justizministeriums, des Innenministeriums, des Gesundheitsministeriums, des Türkischen Geheimdienstes (MIT) und des Generalsekretariats des Nationalen Sicherheitsrates versammelt. Auf dieser Versammlung wurde entschieden auf finanziellen, juristischen und administrativen Wegen gegen die TIHV einzuschreiten, weil sie mit ihren Aktivitäten und Publikationen den *„Eindruck schürt, es gäbe in der Türkei Folter"*.

Das Gesundheitsministerium führte daraufhin Inspektionen in den Zweigstellen Ankara, Istanbul, Izmir und Adana durch, und die Staatsanwaltschaften eröffneten Ermittlungsverfahren. Im Laufe der Ermittlungsverfahren in Ankara und Izmir wurde von einer Strafverfolgung abgesehen. Der Repräsentant der Zweigstelle Adana, Mustafa Cinkilic, wurde jedoch angeklagt, er habe ohne die erforderliche Genehmigung einzuholen, ein medizinisches Zentrum eröffnet. Der Arzt Tufan Köse wurde angeklagt, weil er der Meldepflicht nicht nachkam. Er habe die Folter, die seine Patienten erlitten, nicht an die Sicherheitskräfte gemeldet. Auch die Repräsentantin der Zweigstelle Istanbul, Sükran Irencin, wurde angeklagt, ein medizinisches Zentrum ohne Genehmigung gegründet zu haben. Während sie am ersten Prozesstag freigesprochen wurde, zog sich der Prozess in Adana in die Länge. Letztendlich wurde auch der Repräsentant der TIHV in Adana freigesprochen. Der Arzt, der sich weigerte, die Personalien seiner Patienten heraus zu geben, wurde zu einer Geldstrafe verurteilt. Die TIHV erfuhr im Laufe der gerichtlichen Auseinandersetzung grosse Unterstützung aus dem In- und Ausland. Dank der sorgfältigen Einhaltung der gesetzlichen Vorgaben seitens der Stiftung und der großen Unterstützung aus dem Ausland konnte dieser Angriff abgewehrt werden.

Ein weiteres Beispiel ist die Repression gegen Prof. Sebnem Fincanci. Sie ist Direktorin der Gerichtsmedizinischen Abteilung der Medizinischen Fakultät an der Istanbuler Universität und Mitglied im Gründerrat der TIHV.

Im März 1999 wurde der Gewerkschaftler Süleyman Yeter verhaftet und starb im Polizeipräsidium von Istanbul. Das Gerichtsmedizinische Institut attestierte, dass die Todesursache auf Folter zurückzuführen sei. Das Attest wurde von den sechs Mitgliedern der zuständigen Abteilung, u.a. Prof. Sebnem Fincanci, einstimmig unterschrieben. Einige Monate später, am 19. Oktober 1999, denunzierte das Amt des Gouverneurs von Istanbul Prof. Fincanci mit einem offiziellen Schreiben an das Justizministerium. Gemäss dem Schreiben des Gouverneurs Erol Cakir gebe es ernsthafte Zweifel an der Objektivität von Prof. Fincanci, wofür das oben genannte Attest als Beispiel diene. Das Justiz-ministerium bewertete das Schreiben des Gouverneurs als Anzeige und befahl der Staatsanwaltschaft von Istanbul ein Ermittlungsverfahren einzuleiten. Hierauf bat die Staatsanwaltschaft das Amt des Gouverneurs um die Beweise. Das Amt antwortete, dass es ausreiche Prof. Fincanci ihres Amtes zu entheben. Ein Ermittlungsverfahren sei vorläufig nicht nötig, da konkrete Beweise derzeit nicht zugänglich seien. Trotzdem fügte das Amt als Beweis an, dass bei Prof. Fincanci vor 20 Jahren bei einer Durchsuchung ein Buch mit linken Inhalten aufgefunden worden sei und sie sich in einer universitären Ermittlung zugunsten eines Lehrers, der zu Folter und Menschenrechten recherchiere, ausgesprochen hätte. Die Staatsanwaltschaft entschied, dass die gesammelten Beweise unzureichend und unglaubwürdig seien und beendete das Ermittlungsverfahren. Kurz darauf wurde Prof. Fincanci trotzdem ihres Amtes am Gerichtsmedizinischen Institut enthoben.

andere verletzt. Dieses Ereignis war der Vorbote, ja sogar die Probe des Angriffs vom 19. Dezember 2000, bei dem 20 Gefängnisse gestürmt und 32 Menschen, darunter zwei Soldaten, getötet wurden. Die parlamentarische Menschenrechtskommission veröffentlichte einen Bericht, der die Befehlshaber der Sicherheitskräfte in Ankara für die Todesfälle verantwortlich machte. Als der Leichnam einer der getöteten Inhaftierten im Dorf seiner Familie in der Nähe von Izmir begraben werde sollte, wollte sich eine Gruppe von Menschenrechtlern am Begräbnis beteiligen. In der Gruppe befanden sich Gewerkschaftler, Sprecher und Mitglieder von Berufskammern, Vereinen und Parteien, sowie drei Hauptamtliche der TIHV Zweigstelle Izmir: die Sekretärin Günseli Kaya, der Psychiater Dr. Alp Ayan und die medizinische Sekretärin Esin Akan. Die Gendarmerie verbarrikadierte die Einfahrt des Dorfes und verhinderte die Teilnahme am Begräbnis. Anschließend griff sie die Gruppe der Menschenrechtler an und verhaftete 67 Menschen. Vierzehn der 67 Personen wurden in Untersuchungshaft genommen, darunter Günseli Kaya und Alp Ayan. Alle anderen wurden ebenfalls angeklagt und aus der Untersuchungshaft entlassen. Die in Untersuchungshaft genommenen Personen wurden nach dreieinhalb Monaten am ersten Prozesstag entlassen.

Nach mehr als zwei Jahren ist der Prozess immer noch nicht abgeschlossen. Der Repräsentant der TIHV Zweigstelle Izmir, Prof. Veli Lök brachte gemeinsam mit anderen Menschenrechtlern in Presseerklärungen seine Empörung über das brutale Vorgehen der Gendarmerie und die Verhaftung der Menschenrechtler zum Ausdruck. Eine dieser Erklärungen wurde Gegenstand einer kleinen Zeitungsnachricht mit dem Titel *„Wird sich am Kampf gegen die Folter gerächt?“* In Folge der Berichterstattung forderte das Justizministerium die Oberste Staatsanwaltschaft von Izmir auf, ein Ermittlungsverfahren gegen Prof. Veli Lök einzuleiten. Die Staatsanwaltschaft kam zu dem Schluss, dass Prof. Veli Lök mit seiner Erklärung versucht hätte, das Gerichtsverfahren zu beeinflussen und somit die „juristische Unabhängigkeit“ beeinträchtigt habe. Auffällig ist, dass die juristische Unabhängigkeit auf Direktive des Justizministeriums, also der Exekutive, geschützt werden soll. Nach einigen Sitzungen wurde Prof. Lök zu einer einmonatigen Haftstrafe verurteilt, welche in eine Geldstrafe umgewandelt wurde. Mittlerweile wurde auch der Vorsitzende der TIHV, Yavuz Önen, der sich ebenfalls zu den Ereignissen in Izmir geäussert hatte, zu der gleichen Strafe verurteilt. Gegen beide Urteile wurde Einspruch eingelegt und sie befinden sich derzeit vor dem Kassationsgericht.

Während die Hauptamtlichen der TIHV Zweigstelle Izmir sich in Untersuchungshaft befanden und gegen den Repräsentanten Veli Lök prozessiert wurde, ereignete sich ein weiterer Vorfall. Der freie Mitarbeiter der Zweigstelle Izmir, der Gynäkologe Zeki Uzun, wurde in seiner Praxis von Anti-Terror Einheiten festgenommen und verhaftet. Ihm wurde vorgeworfen, in den vergangenen Jahren zwei Frauen behandelt zu haben, die Mitglieder illegaler Organisationen sind und somit habe er einer „illegalen Organisation Hilfe und Beistand“ geleistet. Dr. Zeki Uzun verbrachte sieben Tage im Gefängnis und wurde in dieser Zeit physisch und psychisch gefoltert. In derselben Woche durchsuchte man seine Praxis und konfiszierte die Akten seiner Patientinnen. Nach einer Woche wurde er vor das Staatssicherheitsgericht gestellt und wegen Verstoßes gegen den Artikel 169 des Türkischen Strafgesetzbuches („Hilfe und Beistand“) angeklagt. Die Ärztekammer

Izmir hat mit einem Attest Folterspuren bei Dr. Uzun nachgewiesen. Er wurde schließlich freigesprochen. Der weltweiten Solidarität von Kollegen aus aller Welt insbesondere auch der Prozessbeobachter aus Deutschland ist es zu verdanken, dass diese hier aufgeführten Angriffe gegen Menschenrechtler z.T. abgewehrt werden konnten.

Exkurs: Die Bedeutung des wissenschaftlich fundierten Nachweises von Folterspuren

Eine zentrale Rolle in der Arbeit der türkischen Menschenrechtsstiftung spielen die von unseren Ärzten z.T. selbst entwickelten wissenschaftlichen Methoden zum Nachweis von Folterspuren. Sie haben sich in der öffentlichen Auseinandersetzung als sehr wirksames Instrument erwiesen, konnte doch damit der offiziellen Verleugnung und Vertuschung von Folter entgegengewirkt werden.

Der Täter ist darauf bedacht, während der Folter keine bleibenden Spuren zu hinterlassen. Daher sollten Mediziner alle vorhandenen Methoden der modernen Diagnostik zu Rate ziehen beim Nachweis von Folterspuren. Routineuntersuchungen wie Röntgenaufnahmen reichen nicht aus, um Folterspuren zu diagnostizieren. Sie fördern eher die Verbreitung von „unkorrekten negativen Stellungnahmen". Wenn nötig, sollten alle Möglichkeiten der moderner Diagnostik genutzt werden. Dazu gehört eine ausführliche Erhebung der Kranken-geschichte. Die physischen und psychischen Untersuchungen sollten von Experten vorgenommen werden. Wenn indiziert, sollten diagnostische Untersuchungen wie Röntgen, Computertomographie (CT), Ultraschall, Elektromyogramm (EMG), Magnetische Resonanz Tomographie (MRT), Biopsie, Szintigraphie (dynamisch und statisch) sowie Audiometrie durchgeführt werden. In manchen Fällen reicht eine psychiatrische Untersuchung aus.

Das Ziel des Folterers ist nicht sein Opfer umzubringen. Daher muss er darauf achten, dass sein Opfer am Leben bleibt. Weil keine Spuren hinterlassen werden sollen, ist es durchaus möglich, dass Folter mit den heutigen Möglichkeiten der Gerichtsmedizin unentdeckt bleibt. Zumal bei gerichtsmedizinischen Untersuchungen eine psychiatrische Untersuchung, die einen wichtigen Teil der Diagnose darstellt, nicht üblich ist.

Folter ist kein Autounfall. Zwischen diesen beiden Ereignissen gibt es bereits beim Eintreten der Verletzung große Unterschiede. Autounfälle stellen ein plötzliches Trauma dar. Im Gegensatz dazu liegt bei der Folter die Schwere des zugefügten Schadens in der Hand des Täters. Er wird während der Folter alles daran setzen, auf jeden Fall mögliche bleibende Symptome zu vermeiden. Daher sollten unterschiedliche diagnostische Methoden für diese beiden Situationen eingesetzt werden.

Um eine Behandlung von Folterüberlebenden zu beginnen, sind moderne diagnostische Untersuchungen nicht unbedingt nötig. Allerdings im Falle einer gerichtsmedizinischen Stellungnahme (oder einer alternativen gerichtsmedizinischen Stellungnahme) kann es u.U. wichtig sein, diese Methoden mit heranzuziehen. Der Patient sollte in jedem Fall vorher über alle Untersuchungen unter-

zinischen Stellungnahme) kann es u.U. wichtig sein, diese Methoden mit heranzuziehen. Der Patient sollte in jedem Fall vorher über alle Untersuchungen unterrichtet werden und während der Untersuchungen ist streng auf die Einhaltung ethischer Prinzipien zu achten.

Mangelhafte offizielle gerichtsmedizinische Stellungnahmen, ausgestellt für Folterüberlebende, die sich bei der TIHV anmeldeten

In den Jahren 1998 und 1999 hatten von insgesamt 1359 Anmeldungen 42,7% (580) keine gerichtsmedizinischen Stellungnahmen vorzuweisen, während 52,3% (711) gerichtsmedizinische Stellungnahmen vorlegten. Von diesen gaben 80,2% (570) an, dass während der Untersuchung die Sicherheitsbeamten im Untersuchungsraum blieben. 79,9% (568) gaben an, dass die Untersuchungen unzureichend waren. 71,9% (511) gaben an, dass die Stellungnahme nicht mit den Ergebnissen der Untersuchung übereinstimmte. 7,5% (102) gelang es durch Eigeninitiative, mit medizinischen Stellungnahmen ihre Folter zu beweisen.

Mangelhafte offizielle gerichtsmedizinische Stellungnahmen werden von Ärzten ausgestellt, die unter den folgenden Möglichkeiten arbeiten müssen:

- Unwissen,
- Angst vor der Obrigkeit,
- Behinderung und Einschreiten durch die Sicherheitsbeamten,
- Ausstellen von bewusst falschen negativen Stellungnahmen,
- Druck seitens staatlicher Behörden und der Justiz,
- Androhung von Entlassung oder Versetzung,
- das Risiko, verklagt und vor Gericht gestellt zu werden.

Alternative medizinische Gutachten

Die oben aufgeführten Zahlen machen deutlich, dass die offiziellen Untersuchungen und Gutachten den Folterüberlebenden wenig Möglichkeiten geben, die Spuren ihrer Folter glaubwürdig vor Gericht zu beweisen. Aufgrund der Erfahrungen, die seit 1989 von der „Untersuchungs- und Begutachtungskommission" der Ärztekammer Izmir gesammelt wurden, entwickelte die Stiftung wissenschaftliche Beweismöglichkeiten für Folterspuren (Knochenszintigraphie zur Fixierung von Spuren von Falanga und physischem Trauma, feingewebliche Untersuchungen von Biopsiematerial im Fall von elektrischer Folter und Röntgenuntersuchungen im Fall von Aufhängen). Die wissenschaftlich fundierten Ergebnisse wurden national und international präsentiert, diskutiert und fanden praktische Anwendung.

In enger Kooperation mit der „Untersuchungs- und Begutachtungskommission" der Ärztekammer Izmir wurden „alternative gerichtsmedizinische Gutachten" basierend auf objektivem Material für Folterüberlebende erstellt, als Beweis der erlittenen Folter oder als Beweismaterial gegen die Täter. In über 100 Fällen wurden alternative medizinische Gutachten in Zusammenarbeit zwischen dem Behandlungszentrum der Menschenrechtsstiftung in Izmir und der Ärztekammer Izmir erstellt. Unter den behandelten Fällen ist auch der Fall der Jugendlichen von Manisa (s.o.).

Untersuchungsmethoden

Auf die selbstverständlichen und unerlässlichen Methoden der Anamneseerhebung, körperlichen Untersuchung sowie der psychiatrischen Exploration soll hier nicht näher eingegangen werden, sondern nur auf die nach unserer Erfahrung wichtigen traumatologischen Spezialuntersuchen.

Röntgenuntersuchungen. Sie sollten bei allen Traumata stattfinden, bei denen es zu Knochenbrüchen und Gelenkverrenkungen gekommen sein könnte. Es sei allerdings darauf hingewiesen, dass nicht alle Knochenbrüche im Röntgenbild zu sehen sind. Wenn daher die Untersuchung nur auf einer Röntgenuntersuchung basiert, kann das leicht zu einer „falsch-negativen Diagnose" führen. Wenn aufgrund der Anamnese und Untersuchungen der Verdacht auf Brüche oder andere Verletzungen wie z.B. Verletzungen der Knochenhaut besteht, dann sollte zusätzlich zu den Röntgenaufnahmen auch eine Szintigraphie vorgenommen werden.

Knochenszintigraphie. Mit ihr können sichtbare Befunde bei periostalen Reaktionen (Knochenneubildung) und endostaler Knochenbildung erhoben werden. Bei Folterüberlebenden, deren Knochenhaut oder Knochen durch starken Aufprall oder Stöße verletzt wurden und bei denen eine Knochenneubildung stattfindet, sehen wir eben solche Befunde. Eine Knochenszintigraphie kann bis zu 12 Stunden nach dem erlittenen Trauma vorgenommen werden. Da allerdings die Knochenneubildung mit der Zeit zunimmt, erhöht sich auch die Trefferquote zum Nachweis krankhafter Befunde. Ein negativer Befund zu Beginn heißt nicht, dass kein Trauma vorliegt und nach einer nochmaligen Untersuchung nach 48–72 Stunden nicht doch etwas zu sehen ist. Ein positiver Befund eine Woche später dient als Beweis eines Traumas (s. Abb. 1).

In chronischen Fällen kann ein positiver Befund bis zu 15 Jahre lang nachweisbar sein als charakteristisches Merkmal von Schlägen als Foltermethode (z.B. Falanga, s. Abb. 2). Die Eigenschaft dieser Foltermethode geht darauf zurück, dass wiederholte Schläge auf die gleiche Stelle andere pathologische Veränderungen auslöst als eine Verletzung, die von einem einzigen Schlag herrührt. Wenn Schläge als Foltermethode in der Anamnese angegeben werden, sollte daher immer eine Szintigraphie vorgenommen werden, und zwar sowohl bei akuten als auch chronischen Fällen. Auch bei negativen Szintigraphieresultaten sollte man die Möglichkeit von Schlägen nicht ausschließen. Es sollte berücksichtigt werden, dass neben Schlägen auf Füße und Hände wiederholte Schläge auf Knochen, die direkt unter der Hautoberfläche liegen wie z.B. das Schienbein die gleichen pathologischen Veränderungen hervorrufen können.

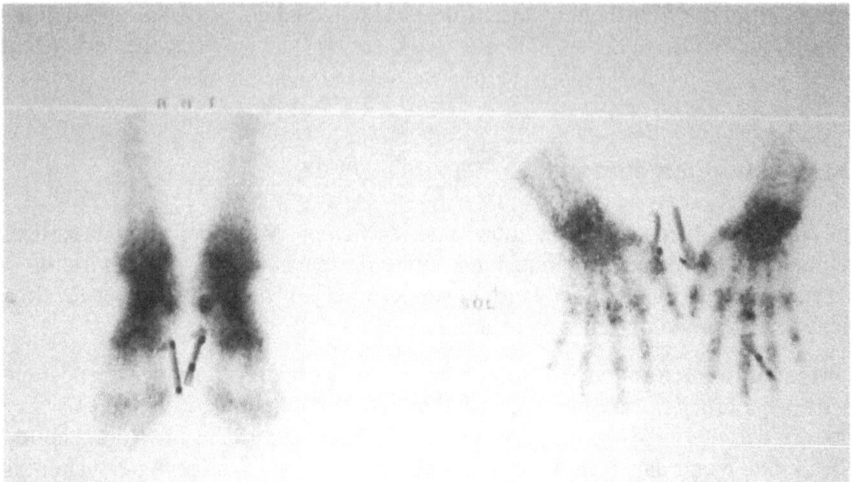

Abb. 1. HK, 41 Jahre alt, männlich. Folter am 16.02.1997, Szintigraphie am 14.03.1997, positiver Befund an Füßen und Händen

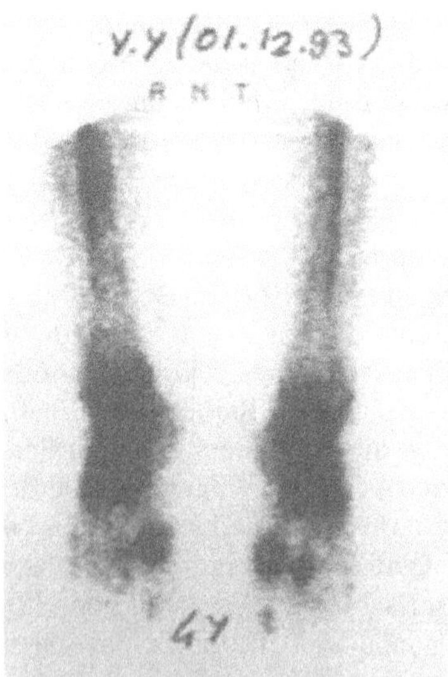

Abb. 2. YY, 26 Jahre alt, weiblich. Falanga (Schläge auf die Fußsohlen) am 04.12.1989. Knochenszintigraphie am 31.01.1990, positiver Befund an den Füßen (Mittelfußzehengelenke), dieser Befund ist auch 4 Jahre später noch positiv (am 01.12.1993)

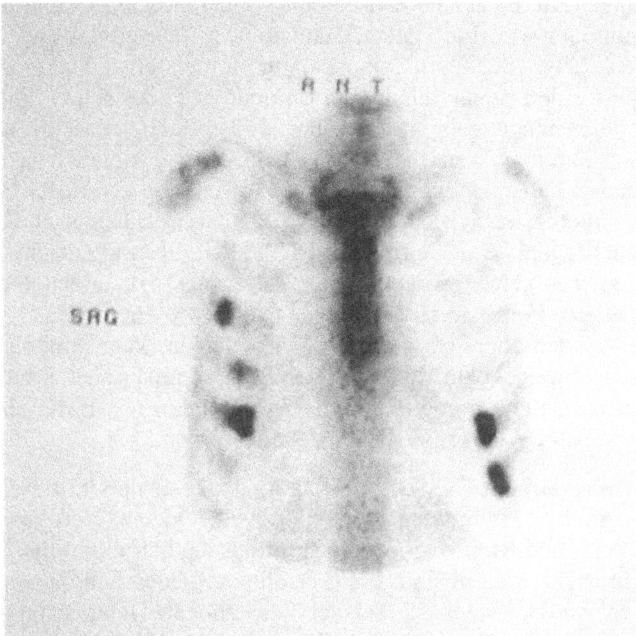

Abb. 3. YI, 33 Jahre alt, männlich. Folter am 21.01.1997, Szintigraphie am 06.02.1997, positiver Befund an den Rippen

Die Knochenszintigraphie kann auch bei Untersuchungen des Thorax (Brustkorbs) angewandt werden. In Fällen, bei denen z.B. Rippen verletzt wurden durch Schläge auf den Brustkorb, sind die pathologischen Veränderungen auf Röntgenbildern oft nicht zu sehen. Wenn daher nur mit Röntgenbildern gearbeitet wird, könnte eine wichtige Verletzung im Zusammenhang mit einer Folterdiagnose übersehen werden (s. Abb. 3).

Bei Menschen, die angeben vor langer Zeit gefoltert worden zu sein, muss man unbedingt Informationen über die Lebensweise vor der Verhaftung einholen. Im Szintigramm nachweisbare pathologische Veränderungen können nämlich auch von wiederholten Sportverletzungen, z.B. Fußverrenkungen herrühren, insbesondere bei Sporttreibenden, die einem strapaziösen Training ausgesetzt waren. Das ist in die differentialdiagnostischen Überlegungen mit einzubeziehen.

Drei Phasen dynamische Szintigraphie. Diese Technik wird zur Bestimmung von Weichteilverletzungen angewandt und sollte so früh wie möglich zur Anwendung kommen. Positive Befunde können bei Fällen erzielt werden, die ca. 1–2 Monate zurückliegen. Die Technik wird meist angewandt bei der Untersuchung von gequetschten Hoden, nach Körperverdrehungen und direkten Schlägen.

Schultersonographie (Ultraschall). Diese Untersuchungsmethode wird angewandt zur Feststellung von akuten oder chronischen Weichteiltraumen verursacht durch Aufhängen. In der akuten Phase können Ödeme an oder um die Schultergelenke, Ansammlung von Flüssigkeit, Hämatome (Blutergüsse) und Risse in der Rotatorenmanschette (Schulterdrehmuskulatur) mittels einer Schultersonographie nachgewiesen werden. Wenn die obigen Befunde nach der akuten Phase in späteren Sonographien nicht mehr nachweisbar sind, bestätigt das die Diagnose, da Flüssigkeitsansammlungen und Hämatome vom Körper ziemlich rasch resorbiert werden. In diesen Fällen ist die gleichzeitige Anwendung von EMG, Szintigraphie und anderen radiologischen Methoden wichtig, um eine Suche nach Korrelationen zwischen den Ergebnisse der einzelnen Methoden zu ermöglichen. Selbst wenn andere Methoden zu keiner eindeutigen Diagnose führen, kann durch die Schultersonographie alleine Folter durch Aufhängen nachgewiesen werden.

Im Falle wiederholter chronischer Verletzungen kann mittels des sonographischen Nachweises von Rissen in der Rotatorenmanschette, zusammen mit der körperlichen Untersuchung und anderen Methoden wie EMG eine Diagnose selbst noch nach einem langen Zeitraum erstellt werden.

Computertomographie (CT). Diese Methode ist besonders hilfreich, wenn vermutete Hämatome, Ansammlung von Flüssigkeit, Ödeme, Verletzungen innerer Organe, Knorpel- und Rippenverletzungen mittels anderer radiologischer Untersuchungen nicht nachzuweisen sind. Ein CT sollte auf jeden Fall bei Rippenbrüchen vorgenommen werden, wenn sie bei der körperlichen Untersuchung festgestellt wurden, aber weder auf dem Röntgenbild noch in der Szintigraphie zu erkennen sind. Ein CT kann auch bei der Diagnose von Verletzungen der Gesichtsknochen hilfreich sein. Ebenfalls können Ödeme und Flüssigkeitsansammlungen in den Fußsohlen nach Falanga mittels CT nachgewiesen werden.

Magnetische Resonanz Tomographie (MRT). Eine MRT sollte während der ersten Traumaevaluation veranlasst werden, besonders zum Nachweis von Ödemen nach Quetschungen. Dazu gehören minimale Veränderungen wie Knochenhautödeme nach Quetschungen und Knochenprellungen nach Folter durch Schläge (Falanga). Die MRT dient auch dem Nachweis von Gesichts- und Kieferverletzungen im Zusammenhang mit Schädelhirntraumen, sowie von Knochenbrüchen ausgenommen Rippenbrüche.

Biopsien (Gewebeproben). Seit 1976 führt eine interdisziplinäre Forschergruppe in Dänemark Experimente an Schweinen durch zur Feststellung von morphologischen Veränderungen nach Anwendung von Elektroschock (Karlsmark et al. 1988). Diese Studie wurde von einer Gruppe von türkischen Ärzten durchgeführt, die selbst Elektrofolter erlitten und sich an das Behandlungszentrum in Izmir gewandt hatten. Sie zeigten sichtbare Zeichen von Hautverletzungen und liessen Gewebsproben der Haut und Weichteile bei sich vornehmen zum Nachweis von Gewebeschäden, wie sie für Elektrofolter typisch sind. Solche Schnitt- oder Stanz-Biopsien wurden zwischen 1991 und 1994 bei 12 Menschen durchgeführt. Bei acht von ihnen konnten entsprechende charakteristische Gewebsveränderungen nachgewiesen werden (Öztop et al. 1994).

Ausblick

Die hier geschilderten bedrückenden Fakten zeigen, dass die Türkei noch immer ein Problemland ist in Sachen Demokratie und Menschenrechte. Besonders seitdem die Türkei sich darum bemüht, in die Europäische Union aufgenommen zu werden, versprechen die Verantwortlichen eine „Verbesserung" auf dem Gebiet der Menschenrechte und die „Befreiung vom Makel der Folter". Doch entgegen dem Optimismus im In- und Ausland, der durch diese Versprechen und Erklärungen verbreitet wird, kann von einer wirklichen Verbesserung und einem Bemühen, die systematische Folter abzuschaffen, keine Rede sein. Die halbherzigen Formulierungen im „Nationalen Programm" zum Eintritt in die EU bestätigen dies.[3] Die Bekämpfung von Folter ist nicht mit allgemeinen Versprechen, sondern nur auf dem Wege eines systematischen, konkreten, und detailliert geplanten Programmes umsetzbar, das verfassungsrechtliche und gesetzliche Absicherungen, ein Verbot des Imports von Foltergeräten, eine erweiterte Ausbildung der Sicherheitskräfte und weitere konkrete Schritte beinhaltet.

Literatur

Karlsmark T, Danielsen L, Aalund O, Thomsen HK, Nielsen O, Nielsen KG, Lyon H, Ammitzboll T, Moller R, Genefke IK (1988) Electrically-induced collagen calcification in pig skin: a histopathological and histochemical study. Forensic Science International 39:136–174

Lök V, Tunca M, Kumanlioglu K, Kapkin E, Dirik G (1991) Bone scintigraphy as clue to previous torture. Lancet 337:846–847

Lök V, Tunca M, Kumanlioglu K, Kapkin E, Tirnakli V, Dirik G, Öztop F, Bolat Y, Baykal T (1994) Bone scintigraphy as an evidence of previous torture. In: Human Rights Foundation of Turkey Treatment and Rehabilitation Centers Report, S 91–96

Office of the High Commission for Human Rights (2001) Istanbul Protocol – Manual on the Effective Investigation and Documentation of Torture and Other Cruel, Inhuman or Degrading Treatment or Punishment. United Nations, Professional Training Series No. 8, New York Geneva

Öztop F, Lök V, Baykal T, Tunca M (1994) Signs of electrical torture on the skin. In: Human Rights Foundation of Turkey Treatment and Rehabilitation Centers Report, S 97–104

Tunca M, Lök V (1998) Bone scintigraphy in screening of torture survivors. Lancet 352:1859

Radikal, Hürriyet, Milliyet, und Cumhuriyet – türkische Tageszeitungen

[3] An dieser Stelle können wir nicht auf die Einzelheiten des „Nationalen Programms" eingehen. Ein Beispiel für das unzureichende Ausmaß des Programms ist das genannte *„Gesetz über die Zulässigkeit oder Durchführung eines Strafverfahrens gegen Beamte"*.

Druck: Druckhaus Berlin-Mitte
Verarbeitung: Buchbinderei Stein & Lehmann, Berlin

GPSR Compliance
The European Union's (EU) General Product Safety Regulation (GPSR) is a set of rules that requires consumer products to be safe and our obligations to ensure this.

If you have any concerns about our products, you can contact us on

ProductSafety@springernature.com

In case Publisher is established outside the EU, the EU authorized representative is:

Springer Nature Customer Service Center GmbH
Europaplatz 3
69115 Heidelberg, Germany

www.ingramcontent.com/pod-product-compliance
Lightning Source LLC
LaVergne TN
LVHW050631051026
849532LV00002B/346

* 9 7 8 3 6 4 2 6 2 8 6 4 1 *